The Cardiovascular Diseases Volume

Interpretation
of Clinical Pathway

2018年 版

临床路径释义
INTERPRETATION OF CLINICAL PATHWAY
心血管病分册

霍 勇 葛均波 主编

 中国协和医科大学出版社

图书在版编目（CIP）数据

临床路径释义·心血管病分册/霍勇，葛均波主编. —北京：中国协和医科大学出版社，
2018.7

ISBN 978-7-5679-0936-6

Ⅰ. ①临… Ⅱ. ①霍… ②葛… Ⅲ. ①临床医学-技术操作规程 ②心脏血管疾病-诊疗-技术
操作规程 Ⅳ. ①R4-65

中国版本图书馆 CIP 数据核字（2017）第 247115 号

临床路径释义·心血管病分册

主　　　编：霍　勇　葛均波
责 任 编 辑：许进力　王朝霞
丛书总策划：林丽开
本 书 策 划：边林娜　许进力

出 版 发 行：**中国协和医科大学出版社**
　　　　　　（北京东单三条九号　邮编100730　电话65260431）
网　　　址：www. pumcp. com
经　　　销：新华书店总店北京发行所
印　　　刷：北京文昌阁彩色印刷有限责任公司

开　　　本：787×1092　1/16 开
印　　　张：30. 5
字　　　数：650 千字
版　　　次：2018 年 7 月第 1 版
版　　　次：2018 年 7 月第 1 次印刷
定　　　价：155. 00 元

ISBN 978-7-5679-0936-6

《临床路径释义》丛书指导委员会名单

主 任 委 员　王贺胜

副主任委员（按姓氏笔画排序）

王　辰	刘志红	孙颖浩	吴孟超	邱贵兴	陈香美	陈赛娟	郎景和
赵玉沛	赵继宗	郝希山	胡盛寿	钟南山	高润霖	曹雪涛	葛均波
韩德民	曾益新	詹启敏	樊代明				

委　　　员（按姓氏笔画排序）

丁燕生	于　波	马　丁	马芙蓉	马晓伟	王　兴	王　杉	王　群
王大勇	王天有	王宁利	王伊龙	王行环	王拥军	王宝玺	王建祥
王春生	支修益	牛晓辉	文卫平	方贻儒	方唯一	巴　一	石远凯
申昆玲	田　伟	田光磊	代华平	冯　华	冯　涛	宁　光	母义明
邢小平	吕传真	吕朝晖	朱　兰	朱　军	向阳	庄　建	刘　波
刘又宁	刘玉兰	刘宏伟	刘俊涛	刘洪生	刘惠亮	刘婷婷	刘潮中
闫永建	那彦群	孙　琳	杜立中	李　明	李立明	李仲智	李单青
李树强	李晓明	李陵江	李景南	杨爱明	杨慧霞	励建安	肖　毅
吴新宝	吴德沛	邹和建	沈　铿	沈　颖	宋宏程	张　伟	张力伟
张为远	张在强	张学军	张宗久	张星虎	张振忠	陆　林	岳　林
岳寿伟	金　力	金润铭	周　兵	周一新	周利群	周宗玫	郑　捷
郑忠伟	单忠艳	房居高	房静远	赵　平	赵　岩	赵金垣	赵性泉
胡　豫	胡大一	侯晓华	俞光岩	施慎逊	姜可伟	姜保国	洪天配
晋红中	夏丽华	夏维波	顾　晋	钱家鸣	倪　鑫	徐一峰	徐建明
徐保平	殷善开	黄晓军	葛立宏	董念国	曾小峰	蔡广研	黎晓新
霍　勇							

指导委员会办公室

主　任　王海涛

秘　书　张　萌

《临床路径释义》丛书编辑委员会名单

主任委员

赵玉沛　中国医学科学院北京协和医院

副主任委员

于晓初　中国医学科学院北京协和医院
郑忠伟　中国医学科学院
袁　钟　中国医学科学院
高文华　中国医学科学院北京协和医院
王海涛　中国医学科学院
刘爱民　中国医学科学院北京协和医院

委　员

俞桑丽　中国医学科学院
韩　丁　中国医学科学院北京协和医院
王　怡　中国医学科学院北京协和医院
吴欣娟　中国医学科学院北京协和医院
孙　红　中国医学科学院北京协和医院
李志远　中国医学科学院阜外医院
李　琳　中国医学科学院阜外医院
李庆印　中国医学科学院阜外医院
郝云霞　中国医学科学院阜外医院
王　艾　中国医学科学院肿瘤医院
何铁强　中国医学科学院肿瘤医院
徐　波　中国医学科学院肿瘤医院
李　睿　中国医学科学院血液病医院
马新娟　中国医学科学院血液病医院
吴信峰　中国医学科学院皮肤病医院
曹春燕　中国医学科学院皮肤病医院

《临床路径释义·心血管病分册》编审专家名单

指导编写委员会委员（按姓氏笔画排序）

张　澍　　中国医学科学院阜外医院
沈卫峰　　上海交通大学医学院附属瑞金医院
杨跃进　　中国医学科学院阜外医院
胡大一　　北京大学人民医院
胡盛寿　　中国医学科学院阜外医院
袁晋清　　中国医学科学院阜外医院
高润霖　　中国医学科学院阜外医院
黄德嘉　　四川大学华西医院
葛均波　　复旦大学附属中山医院
霍　勇　　北京大学第一医院

主　编

霍　勇　　葛均波

副主编

于　波　　方唯一　　丁燕生　　刘惠亮　　刘潮中

编　委（按姓氏笔画排序）

丁燕生　　北京大学第一医院
马　为　　北京大学第一医院
马长生　　首都医科大学附属北京安贞医院
王　华　　北京医院
王　亮　　中国医学科学院北京协和医院
王日胜　　首都医科大学附属北京同仁医院
王荣欣　　首都医科大学宣武医院
王禹川　　北京大学第一医院
王祖禄　　沈阳军区总医院
边　鹏　　山东省立医院
朱　俊　　中国医学科学院阜外医院
华　伟　　中国医学科学院阜外医院
向定成　　中国医学科学院阜外医院
刘　婧　　沈阳军区总医院
刘爱民　　中国医学科学院北京协和医院
刘惠亮　　中国人民武装警察部队总医院

刘潮中　中国人民解放军空军总医院
李　康　北京大学第一医院
李玉茜　中国人民解放军空军总医院
李学斌　北京大学人民医院
李建平　北京大学第一医院
李新立　南京医科大学第一附属医院
杨杰孚　北京医院
杨新春　首都医科大学附属北京朝阳医院
肖　华　南方医科大学珠江医院
邹玉宝　中国医学科学院阜外医院
宋　雷　中国医学科学院阜外医院
张　奇　上海交通大学医学院附属瑞金医院
张　健　中国医学科学院阜外医院
张抒扬　中国医学科学院北京协和医院
张建军　首都医科大学附属北京朝阳医院
张鲁燕　山东大学齐鲁医院
陈发东　上海市东方医院
陈甜甜　山东大学齐鲁医院
陈韵岱　中国人民解放军总医院
罗　瑶　北京医院
招晓俊　广西医科大学第二附属医院
荆志成　中国医学科学院阜外医院
段江波　北京大学人民医院
秦安京　首都医科大学附属复兴医院
钱菊英　复旦大学附属中山医院
盛琴慧　北京大学第一医院
彭建军　首都医科大学附属北京世纪坛医院
蒋　峻　浙江大学医学院附属第二医院
蒋　捷　北京大学第一医院
蒋雄京　中国医学科学院阜外医院
韩雅玲　沈阳军区总医院
曾　勇　中国医学科学院北京协和医院

总 序

作为公立医院改革试点工作的重要任务之一，实施临床路径管理对于促进医疗服务管理向科学化、规范化、专业化、精细化发展，落实国家基本药物制度，降低不合理医药费用，和谐医患关系，保障医疗质量和医疗安全等都具有十分重要的意义，是继医院评审、"以患者为中心"医院改革之后第三次医院管理的新发展。

临床路径是应用循证医学证据，综合多学科、多专业主要临床干预措施所形成的"疾病医疗服务计划标准"，是医院管理深入到病种管理的体现，主要功能是规范医疗行为、增强治疗行为和时间计划、提高医疗质量和控制不合理治疗费用，具有很强的技术指导性。它既包含了循证医学和"以患者为中心"等现代医疗质量管理概念，也具有重要的卫生经济学意义。临床路径管理起源于西方发达国家，至今已有30余年的发展历史。美国、德国等发达国家以及我国台湾、香港地区都已经应用了大量常见病、多发病的临床路径，并取得了一些成功的经验。20世纪90年代中期以来，我国北京、江苏、浙江和山东等部分医院也进行了很多有益的尝试和探索。截至目前，全国8400余家公立医院开展了临床路径管理工作，临床路径管理范围进一步扩大；临床路径累计印发数量达到1212个，涵盖30余个临床专业，基本实现临床常见、多发疾病全覆盖，基本满足临床诊疗需要。国内外的实践证明，实施临床路径管理，对于规范医疗服务行为，促进医疗质量管理从粗放式的质量管理，进一步向专业化、精细化的全程质量管理转变具有十分重要的作用。

经过一段时间临床路径试点与推广工作，对适合我国国情的临床路径管理制度、工作模式、运行机制以及质量评估和持续改进体系进行了探索。希望通过《临床路径释义》一书，对临床路径相关内容进行答疑解惑及补充说明，帮助医护人员和管理人员准确地理解、把握和正确运用临床路径，起到一定的作用。

马晓伟

中华医学会　会长

序 言

　　临床路径是针对一组有可预测临床过程的患者制订的多学科结合的、基于循证医学的管理工具；是医护人员对患者进行的各项干预按时间顺序（如小时、天、访视）进行规定和标准化所形成的"疾病医疗护理计划标准"；是用于医疗保健优化、系统化、标准化和质量管理的主要工具之一；是医院管理进一步精细化、逐步深入到单病种管理的体现。它既包含了循证医学理念，具有科学性、规范性、可操作性的特点，又融入了"以患者为中心"等现代医疗质量管理理念和模式，贴近临床、贴近患者，对于保障医疗质量与安全、规范诊疗行为、控制医疗费用具有重要的现实意义。研究与实践证明，临床路径对整合优化资源、节省成本、避免不必要的检查与药物应用、建立较好医疗组合、减少文书作业、减少人为疏失、提高医疗服务质量有重要作用。

　　当今，心血管病已成为我国居民的头号杀手。未来十年，将是我国应对心血管病挑战、实现医疗保健服务战略转型的关键时期。我国心血管病危险因素无论在增速上，还是规模上，都是史无前例的，如不加以控制，到2030年，生活方式和营养危险因素将使我国包括心血管病在内的慢病负担增长50%，人口迅速老龄化则可使慢病负担增加40%。国家心血管病中心发布的《中国心血管病报告》显示中国的心血管病仍在上升通道上，但美国每年发布的心血管病统计报告则显示心血管病死亡在持续下降。因此，加强预防、规范医疗行为、减少人为疏失、提高医疗质量显得至关重要。

　　鉴于此，2015年霍勇教授组织国内心血管领域知名专家对15个常见、多发心血管病临床路径进行规范化解读，并汇编成《临床路径释义·心血管病分册》一书。该书的出版对于各级医院积极应用临床路径规范医疗行为、提高医疗质量具有重要的指导意义。《临床路径释义·心血管病分册》的内容不是一成不变的，随着医学科学的进步和循证医学证据的积累，临床路径会有动态变化。此次，霍勇教授、葛均波教授在原书基础上，组织国内专家对原有内容进行了更新并增加了新的内容，对22个常见、多发心血管病临床路径进行详细规范化解读，汇编成《临床路径释义·心血管病分册》第三版。旨在帮助、指导各位临床医师在实践中执行临床路径。真诚希望本书能对心血管科医师的临床工作有所裨益并对提高医疗服务质量发挥重要作用。

中国工程院　院士
国家心血管病中心
中国医学科学院阜外医院

前 言

开展临床路径工作是我国医药卫生改革的重要举措。临床路径在医疗机构中的实施为医院管理提供标准和依据，是医院管理的抓手，是实实在在的医院内涵建设的基础，是一场重要的医院管理革命。

为更好地贯彻国务院办公厅医疗卫生体制改革的有关精神，帮助各级医疗机构开展临床路径管理，保证临床路径试点工作顺利进行，自 2011 年起，受国家卫生和计划生育委员会委托，中国医学科学院承担了组织编写《临床路径释义》的工作。

在医院管理实践中，提高医疗质量、降低医疗费用、防止过度医疗是世界各国都在努力解决的问题。重点在于规范医疗行为，抑制成本增长与有效利用资源。研究与实践证实，临床路径管理是解决上述问题的有效途径，尤其在整合优化资源、节省成本、避免不必要检查与药物应用、建立较好医疗组合、提高患者满意度、减少文书作业、减少人为疏失等诸多方面优势明显。因此，临床路径管理在医改中扮演着重要角色。2016 年 11 月，中共中央办公厅、国务院办公厅转发《国务院深化医药卫生体制改革领导小组关于进一步推广深化医药卫生体制改革经验的若干意见》，提出加强公立医院精细化管理，将推进临床路径管理作为一项重要的经验和任务予以强调。国家卫生计生委也提出了临床路径管理"四个结合"的要求，即：临床路径管理与医疗质量控制和绩效考核相结合、与医疗服务费用调整相结合、与支付方式改革相结合、与医疗机构信息化建设相结合。

到目前为止，临床路径管理工作对绝大多数医院而言，是一项有挑战性的工作，不可避免地会遇到若干问题，既有临床方面的问题，也有管理方面的问题，最主要是对临床路径的理解一致性问题。这就需要统一思想，在实践中探索解决问题的最佳方案。《临床路径释义》是对临床路径的答疑解惑及补充说明，通过解读每一个具体操作流程，提高医疗机构和医务人员对临床路径管理工作的认识，帮助相关人员准确地理解、把握和正确运用临床路径，合理配置医疗资源，规范医疗行为，提高医疗质量，保证医疗安全。

本书由霍勇教授、葛均波教授等数位知名专家亲自编写审定。编写前，各位专家认真研讨了临床路径在试行过程中各级医院所遇到的有普遍性的问题，在专业与管理两个层面，从医师、护士、患者多个角度进行了释义和补充，供临床路径管理者和实践者参考。同时本分册由华医心诚医生集团医学部的医学专家参加并完成了大部分《临床路径释义·心血管病分册》的审稿工作，再次表示衷心的感谢。

对于每个病种，我们补充了"疾病编码"和"检索方法"两个项目，将临床路径表单细化为"医师表单""护士表单"和"患者表单"，并对临床路径及释义中涉及的"给药方案"进行了详细地解读，即细化为"给药流程图""用药选择""药学提示""注意事项"，并附以参考文献。同时，为帮助实现临床路径病案质量的全程监控，我们在附录中增设"病案质量监控表单"，作为医务人员书写病案时的参考，同时作为病案质控人员在监控及评估时评定标准的指导。

疾病编码可以看做适用对象的释义，兼具标准化意义，使全国各医疗机构能够有统一标准，明确进入临床路径的范围。增加"检索方法"是为了使医院运用信息化工具管理临床路径时，可以全面考虑所有因素，避免漏检、误检数据。这样医院检索获取的数据能更完整，也有助于卫生行政部门的统计和考核。

依国际惯例，表单细化为"医师表单""护士表单"和"患者表单"，责权分明，便于使用。这些仅为专家的建议方案，具体施行起来，各医疗单位还需根据实际情况修改。

根据最新公布的《医疗机构抗菌药物管理办法》，2009 年路径中涉及的抗生素均应按照要求进行调整。

实施临床路径管理意义重大，但也艰巨而复杂。在组织编写这套释义的过程中，我们对此深有体会。本书附录对制定/修订《临床路径释义》的基本方法与程序进行了详细的描述，因时间和条件限制，书中不足之处难免，欢迎同行诸君批评指正。

编　者

2018 年 1 月

目 录

第一章

不稳定型心绞痛介入治疗临床路径释义

一、不稳定型心绞痛编码

1. 卫计委原编码

疾病名称及编码：不稳定型心绞痛（ICD-10：I20.0/20.1/20.9）

手术操作名称及编码：冠状动脉内支架植入术（ICD-9-CM-3：36.06/36.07）

2. 修改编码

疾病名称及编码：不稳定型心绞痛（ICD-10：I20.0/20.1）

手术操作名称及编码：非药物洗脱冠状动脉内支架植入术（ICD-9-CM-3：36.06）

药物洗脱冠状动脉内支架植入术（ICD-9-CM-3：36.07）

二、临床路径检索方法

（I20.0/I20.1）伴（36.06/36.07）

三、不稳定型心绞痛介入治疗临床路径标准住院流程

（一）适用对象

第一诊断为不稳定型心绞痛（ICD-10：I20.0/20.1/20.9）

行冠状动脉内支架植入术（ICD-9-CM-3：36.06/36.07）。

> **释义**
>
> ■ 适用对象编码参见第一部分。
>
> ■ 本路径适用对象为拟接受冠状动脉（冠脉）介入治疗的不稳定型心绞痛患者，包括紧急介入治疗、早期介入治疗和择期介入治疗。未接受冠脉造影或只进行了造影未接受支架治疗的不进入本路径。
>
> ■ 冠脉介入治疗，主要包括单纯球囊扩张成形术和支架植入术。本路径主要针对冠脉内支架植入术，包括非药物洗脱支架和药物洗脱支架。

（二）诊断依据

根据《临床诊疗指南·心血管内科分册》（中华医学会，人民卫生出版社，2009），《不稳定型心绞痛及非 ST 段抬高型心肌梗死诊断与治疗指南》（中华医学会心血管病学分会，2007）及 2007 年 ACC/AHA 与 ESC 相关指南。

1. 临床发作特点　表现为运动或自发性胸痛，休息或含服硝酸甘油可迅速缓解。

2. 心电图表现　胸痛发作时相邻两个或两个以上导联心电图 ST 段压低或抬高>0.1mV，或 T 波倒置≥0.2mV，胸痛缓解后 ST-T 变化可恢复。

3. 心肌损伤标志物不升高或未达到心肌梗死诊断水平。

4. 临床类型

（1）初发心绞痛：病程在 1 个月内新发生的心绞痛，可表现为自发性与劳力性发作并存，疼

痛分级在Ⅲ级以上。

（2）恶化劳力性心绞痛：既往有心绞痛史，近1个月内心绞痛恶化加重，发作次数频繁，时间延长或痛阈降低（即加拿大劳力型心绞痛分级［CCS Ⅰ～Ⅳ］至少增加Ⅰ级，或至少达到Ⅲ级）。

（3）静息心绞痛：心绞痛发生在休息或安静状态，发作持续时间通常在20分钟以上。

（4）梗死后心绞痛：指急性心肌梗死发病24小时后至1个月内发生的心绞痛。

（5）变异型心绞痛：休息或一般活动时发生的心绞痛，发作时心电图显示ST段一过性抬高，多数患者可自行缓解，仅有少数可演变为心肌梗死。

> **释义**
>
> ■ 不稳定型心绞痛的病理基础往往是冠状动脉粥样硬化斑块不稳定，继发血栓形成，是急性冠脉综合征的表现之一。临床上可表现为新出现的劳力性或自发性胸痛，也可以表现为原有稳定心绞痛基础上或心肌梗死稳定后胸痛频繁发作，或持续时间延长，含服硝酸甘油有效或效果差；活动耐量明显下降，静息状态下也有胸痛发作，心绞痛CCS分级较以往增加至少Ⅰ级，或在Ⅲ级以上。
>
> ■ 心电图表现为一过性ST段压低、抬高（变异型心绞痛）和T波倒置、低平、高尖等动态改变。应当注意，表现为正常的心电图不能排除急性冠脉综合征诊断，一定要动态观察心电图，发作胸痛时的心电图缺血改变最有助于诊断。对于疑诊不稳定型心绞痛的患者第1份心电图应该在第1次就诊的10分钟内完成。所有患者应该完成18导联的心电图，并最好与已有的既往心电图进行比较。
>
> ■ 不稳定型心绞痛患者的心肌损伤标志物不升高。而一旦肌钙蛋白水平升高（超过99%正常值范围），即可诊断非ST段抬高型心肌梗死。
>
> ■ 不稳定型心绞痛临床分型上主要依据原稳定劳力型心绞痛基础上加重，即恶化劳力型心绞痛；以及静息状态下心绞痛发作，即自发心绞痛；或二者并存，劳力+自发心绞痛；另外新发的心绞痛（1个月内），以及心肌梗死后再出现心绞痛都提示斑块性质不稳定，因此也是不稳定型心绞痛的表现类型。变异型心绞痛往往与冠脉痉挛有关，但也有些痉挛与冠脉斑块不稳定有关，而且此类型心绞痛如治疗不及时，往往导致急性心肌梗死，因此也归为不稳定型心绞痛。

（三）治疗方案的选择及依据

根据《临床诊疗指南·心血管内科分册》（中华医学会，人民卫生出版社，2009），《不稳定型心绞痛及非ST段抬高型心肌梗死诊断与治疗指南》（中华医学会心血管病学分会，2007）及2007年ACC/AHA与ESC相关指南。

1. 危险度分层　根据TIMI风险评分或患者心绞痛发作类型及严重程度、心肌缺血持续时间、心电图和心肌损伤标志物测定结果，分低、中、高危三个组别。

> **释义**
>
> ■ TIMI风险评分：①65岁以上；②存在3个以上冠心病危险因素（高血压病、糖尿病、高血脂、吸烟、冠心病家族史）；③既往冠心病病史；④7天内服用阿司匹林；⑤24小时内发作2次以上的心绞痛；⑥心电图ST段改变；⑦血心肌损伤标志物升高（CK-MB，TnT或TnI）。

每项 1 分，低危：0~2 分；中危：3~4 分；高危：5~7 分。

■补充：有明显血流动力学变化、严重低血压、心力衰竭或心源性休克表现和（或）严重恶性心律失常（室性心动过速、心室颤动）为极高危患者。左心室射血分数（LVEF）<40% 和（或）肾功能不全（肾小球滤过率<60ml/min）为中、高危患者。

■对不稳定型心绞痛患者应首先进行危险分层。危险程度越高越应尽早行 PCI，此类患者符合本路径。对于低危患者未进行介入治疗的，不进入本路径。

■其他常用的风险评分还有 GRACE 评分。用于 GRACE 评分的参数包括心功能 Killip 分级、收缩压、心率、年龄、血肌酐、发生过心脏骤停、心电图 ST 段的变化、心肌标志物的升高。根据上述这些参数的具体情况赋予不同的分值，最后计算出总的积分。GRACE 评分可以精准地评估患者院内及出院后风险，但 GRACE 评分计算繁琐，需要在计算机及相关软件的支持下才能进行。此外 2011 ESC 新公布的治疗指南推荐采用 CRUSADE 评分评估患者远期预后和出血风险。

2. 药物治疗　抗心肌缺血药物、抗血小板药物、抗凝药物及调脂药物。

释义

■不稳定型心绞痛是急性冠脉综合征的表现之一，其病理生理学基础是冠状动脉粥样硬化斑块不稳定，斑块糜烂甚至破裂，激活血小板、凝血系统，导致血栓形成。因此药物治疗是围术期治疗的重要基础，主要针对三个方面：①充分抗血小板、抗凝，降低血栓事件；②抗缺血治疗，扩张血管，改善冠脉血流，改善心肌代谢，改善患者症状；③控制冠心病危险因素，如有效控制高血压、高血糖和高血脂等。

3. 冠脉血运重建治疗　在强化药物治疗的基础上，中高危患者可优先选择经皮冠状动脉介入治疗（PCI）或冠状动脉旁路移植术（CABG）。

（1）PCI：有下列情况时，可于 2 小时内紧急行冠状动脉造影，对于没有严重合并疾病、冠状动脉病变适合 PCI 者，实施 PCI 治疗。①在强化药物治疗的基础上，静息或小运动量时仍有反复的心绞痛或缺血发作；②心肌标志物升高（TNT 或 TNI）；③新出现的 ST 段明显压低；④心力衰竭症状或体征，新出现或恶化的二尖瓣反流；⑤血流动力学不稳定；⑥持续性室性心动过速。无上述指征的中高危患者可于入院后 12~48 小时内进行早期有创治疗。

释义

■对于危险分层较高的不稳定型心绞痛患者需要结合患者的危险因素，包括心肌标志物升高、心电图 ST-T 动态改变、糖尿病、肾功能不全 [eGFR<60ml/（min·1.73m^2）]、左室收缩功能下降（EF<40%）、近期 PCI 史、既往 CABG 史及 GRACE 风险评分中高危具体情况及时行冠脉造影，根据是否存在明确的、需要干预的冠脉病变，决定是否行冠脉介入治疗。

> ■ 对于极高危患者无论心电图与心肌酶学的情况如何，只要合并有难治性心绞痛、心力衰竭、致命性恶性室性心律失常以及血流动力学不稳定的患者，2011ESC/ACC 指南推荐于发病 2 小时内行冠脉造影检查（Ⅰ类推荐，证据水平 C）。
> ■ 对于 GRACE 风险评分>140 分或肌钙蛋白升高或 ST-T 改变的高危患者建议 24 小时内行早期介入治疗（Ⅰ类推荐，证据水平 A）。
> ■ 对于 GRACE 风险评分<140 分合并以上至少一项危险因素的患者建议在住院期间，最好在 72 小时内行早期介入治疗（Ⅰ类推荐，证据水平 A）。
> ■ 对低危患者不推荐常规 PCI（Ⅲ类推荐，证据水平 C），可以对患者进行无创的评估。但对于存在再发心血管事件的高危者，应行择期冠脉造影，对需要干预的冠脉病变进行 PCI 治疗，这类患者可进入本路径。

（2）CABG：对于左主干病变、3 支血管病变或累及前降支的 2 支血管病变，且伴有左室功能不全或糖尿病者首选。

释义

> ■ 对于冠状动脉造影结果提示需要进行冠脉血运重建，但冠脉病变或患者自身因素不适合 PCI 治疗的不稳定型心绞痛患者，应考虑 CABG 术，进入外科手术治疗相应路径。

4. 主动脉内球囊反搏术　在强化药物治疗后仍有心肌缺血复发，在完成冠状动脉造影和血运重建前血流动力学不稳定的患者，可应用主动脉内球囊反搏术。
5. 保守治疗　对于低危患者，可优先选择保守治疗，在强化药物治疗的基础上，病情稳定后可进行负荷试验检查，择期冠状动脉造影和血运重建治疗。
6. 改善不良生活方式，控制危险因素。

释义

> ■ 对于危险程度不高，没有高危特征的患者可先进行单纯药物治疗，包括抗缺血、抗凝和抗血小板治疗等，不进入本路径。但对于存在再发心血管事件的危险者，或住院期间再发胸痛、心电图有缺血改变，心肌损伤标志物再次升高者应尽早或择期行冠脉造影及 PCI 治疗，这类患者可进入本路径。
> ■ 在没有相关高危因素时，PCI 不推荐用于单支血管病变，或者未进行内科治疗的多支病变。或者符合下述情况之一：①仅有小面积心肌存在风险；②所有病变和主要病变已经有形态学改变，再通成功率低；③与操作相关的并发症或死亡风险高；④病变不显著（冠脉狭窄程度小于 50%）；⑤左主干严重病变，适合 CABG 的患者以及心肌梗死后病情稳定但梗死相关冠脉持续闭塞的患者不推荐 PCI 治疗。此类患者不进入本路径。
> ■ 冠心病治疗的重要基础是生活方式的改变和危险因素的控制，特别是针对冠心病的二级预防和三级预防。

（四）标准住院日

7~10 天。

> **释义**
>
> ■ 不稳定型心绞痛患者入院后，术前准备 0~3 天，期间进行危险分层，药物治疗，根据病情决定早期介入治疗或暂时药物保守治疗；手术时间 0~7 天，对于高危患者最快可在入院 2~72 小时内进行冠脉造影及 PCI 治疗，通常发病 10 天内经药物治疗，病情可以有效控制，控制不理想的可以随时冠脉造影及血运重建（PCI 或 CABG）；术后恢复 3~5 天出院，术后可根据病情、病变、手术的情况进行观察和必要的实验室检查，合理调整药物治疗方案。总住院时间不超过 10 天均符合路径要求。

（五）进入路径标准

1. 第一诊断必须符合 ICD-10：I20.0/20.1/20.9 不稳定型心绞痛疾病编码。
2. 除外心肌梗死、主动脉夹层、急性肺栓塞、急性心包炎等疾病。
3. 如患有其他非心血管疾病，但在住院期间不需特殊处理（检查和治疗），也不影响第一诊断时，可以进入路径。

> **释义**
>
> ■ 第一诊断符合不稳定型心绞痛（以临床表现、心电图为主），拟接受冠状动脉介入治疗患者均适用本路径。
>
> ■ 不稳定型心绞痛的临床和心电图表现与急性心肌梗死、主动脉夹层、急性肺栓塞、心肌心包炎、主动脉瓣病变等疾病有相似之处，应予以鉴别。
>
> ■ 如患者伴有其他非心血管系统疾病，如慢性支气管炎、陈旧脑梗死等，如不影响第一诊断，住院期间不需特殊处理，可进入本路径。

（六）术前准备（术前评估）0~3 天

1. 必须的检查项目
（1）血常规+血型、尿常规+酮体、便常规+潜血。
（2）肝肾功能、电解质、血糖、血脂、血清心肌损伤标志物、凝血功能、感染性疾病筛查（乙型肝炎、丙型肝炎、艾滋病、梅毒等）。
（3）X 线胸片、心电图、超声心动图。
2. 根据患者具体情况可查
（1）血气分析、脑钠肽、D-二聚体、红细胞沉降率、C-反应蛋白或高敏 C-反应蛋白。
（2）24 小时动态心电图、心脏负荷试验。
（3）心肌缺血评估（低危、非急诊血运重建患者）。

> **释义**
>
> ■ 必查项目是确保手术治疗安全、有效开展的基础。术前必须完成。对检查的异常结果应予以分析，适当干预和纠正。对于行紧急介入治疗的患者则应该根据具

体的病情需要尽量完成相关检查，而不一定要等待所有的结果，以免延误治疗时机。

■ 对于检查发现有介入治疗禁忌证，或合并其他疾病不宜在本次住院期间进行介入治疗的患者不进入路径治疗。

■ 根据病情进行相关检查，有助于鉴别诊断和预测预后。如心肌损伤标志物升高达到心肌梗死水平，则进入心肌梗死介入治疗路径。另如脑钠肽显著升高的患者，远期预后差，死亡率高。D-二聚体升高合并低氧血症往往提示肺栓塞的可能性大。红细胞沉降率、C-反应蛋白或高敏C-反应蛋白升高，可能存在急性炎性反应，特别是免疫系统疾病活动期。这些患者均不适于介入治疗，不宜进入本路径。

■ 对于低危或经药物治疗后病情平稳的患者，可通过无创检查评价缺血程度或范围，如果有明确缺血证据，应当择期冠脉造影和 PCI 治疗。在同次住院期间完成介入治疗者进入路径。

（七）选择用药

1. 双重抗血小板药物　常规联用阿司匹林+氯吡格雷。对拟行介入治疗的中、高危患者，可考虑静脉应用 GP Ⅱ b/Ⅲa 受体拮抗剂。

2. 抗凝药物　低分子肝素或普通肝素等。

3. 抗心肌缺血药物　β 受体阻滞剂、硝酸酯类、钙离子通道阻滞剂等。

（1）β 受体阻滞剂：无禁忌证者 24 小时内常规口服。

（2）硝酸酯类：舌下含服硝酸甘油后静脉滴注维持，病情稳定后可改为硝酸酯类药物口服。

（3）钙离子通道阻滞剂：对使用足量 β 受体阻滞剂后仍有缺血症状或高血压者，如无禁忌可应用非二氢吡啶类钙离子通道阻滞剂。

4. 镇静镇痛药　硝酸甘油不能即刻缓解症状或出现急性肺充血时，可静脉注射吗啡。

5. 抗心律失常药物　有心律失常时应用。

6. 调脂药物　早期应用他汀类药物。

7. 血管紧张素转换酶抑制剂（ACEI）　用于左心室收缩功能障碍或心力衰竭、高血压，以及合并糖尿病者。如无低血压等禁忌证，应在 24 小时内口服。不能耐受者可选用 ARB 治疗。

8. 其他药物　伴随疾病的治疗药物等。

释义

■ 抗血小板药物使用依照《经皮冠状动脉介入治疗指南（2009）》原则使用，应当权衡出血与血栓的风险利弊。服药期间定期复查。

（1）阿司匹林：PCI 术前给予 100~300mg 负荷剂量口服。PCI 术后无论植入何种支架均需要 75~100mg/d 长期服用。

（2）P2Y12 抑制剂：除非有禁忌证或出血高风险行 PCI 患者，需要联合阿司匹林服用一种 P2Y12 抑制剂维持 12 个月。

氯吡格雷：PCI 术前应当给予负荷剂量 300mg 或 600mg，PCI 术后服用氯吡格雷 75mg/d 至少 12 个月（Ⅰ类推荐，证据水平 A）。

替格瑞洛（首次 180mg 负荷量，次日始 90mg，2 次/日）应用于中高危缺血的患者，高危出血患者禁用，中危出血患者慎用。（Ⅰ类推荐，证据水平 B）。

（3）血小板糖蛋白Ⅱb/Ⅲa受体阻断剂：非STEMI行PCI者，如未服用P2Y12受体抑制剂，应给予一种血小板糖蛋白Ⅱb/Ⅲa受体阻断剂如依替巴肽或替罗非班（Ⅰa类推荐，证据水平A）。在实施诊断性CAG前或PCI术前即刻给药均可。如已服用双重抗血小板药物治疗，可同时给予一种血小板糖蛋白Ⅱb/Ⅲa受体拮抗剂（Ⅱa类推荐，证据水平B）。接受择期PCI并植入支架的高危患者或高危病变，可应用血小板糖蛋白Ⅱb/Ⅲa受体阻断剂，但应充分权衡出血与获益风险（Ⅱa类推荐，证据水平B）。

（4）若患者因消化道出血，不能耐受常规抗血小板药物，可考虑使用具有活血作用的中成药，如三七或其制剂。系统评价显示，血塞通软胶囊（每粒含三七总皂苷60mg）的应用对缓解心绞痛症状、改善心电图表现、降低心绞痛发作频率等有一定的益处。

■ 抗凝药物依照《经皮冠状动脉介入治疗指南（2009）》原则使用。

（1）普通肝素：行PCI的患者应该使用普通肝素（Ⅰ类推荐，证据水平C）。不稳定型心绞痛拟行早期侵入检查或治疗者，建议优先选用普通肝素（与血小板糖蛋白Ⅱb/Ⅲa受体阻断剂合用）（Ⅰ类推荐，证据等级B）。应用普通肝素剂量的建议：与血小板糖蛋白Ⅱb/Ⅲa受体阻断剂合用者，围术期普通肝素剂量应为50~70IU/kg，使活化凝血时间（ACT）达到200秒；如未与血小板糖蛋白Ⅱb/Ⅲa受体阻断剂合用，围术期普通肝素剂量应为60~100IU/kg，使ACT达到250~350秒（HemoTec法）或300~350秒（Hemochron法）。

（2）直接凝血酶抑制剂（比伐卢定）：无论术前是否使用普通肝素，对于接受PCI的不稳定型心绞痛患者可以使用比伐卢定抗凝（Ⅰ类推荐，证据水平B）。对于合并高出血风险的患者，可以考虑使用比伐卢定抗凝（Ⅱa类推荐，证据水平B）推荐比伐卢定0.1mg/kg静脉推注，然后0.25mg/（kg·h）维持直至手术结束。

（3）低分子肝素：不稳定型心绞痛接受早期保守治疗或延迟PCI者，建议使用低分子肝素（Ⅰ类推荐，证据水平B）。如PCI术前已用低分子肝素抗凝，建议在PCI术中继续使用低分子肝素（Ⅰ类推荐，证据水平B），如PCI术前8小时内接受过标准剂量依诺肝素皮下注射，无需追加；如超过8小时则需要静脉追加注射0.3mg/kg。不推荐普通肝素与低分子肝素混用及不同低分子肝素之间交叉使用。严重肾功能障碍患者（肌酐清除率<30ml/min）如需使用低分子肝素抗凝，其用量应减少50%（Ⅱb类推荐，证据水平C）。

对于已经接受磺达肝癸钠抗凝的患者，在PCI时应该追加静脉普通肝素85IU/kg，当联合使用GPⅡb/Ⅲa受体拮抗剂时，普通肝素剂量调整为60IU/kg，并维持术中ACT时间在靶标范围内。

■ 积极使用硝酸酯类如单硝酸异山梨酯注射液、钙离子通道阻滞或β受体阻滞剂等改善缺血症状。也可使用具有增强心肌功能、扩张冠状动脉作用的二丁酰环磷腺苷钙，或加用磷酸肌酸等优化心肌能量代谢药物，进一步改善心肌缺血症状。研究显示丹参酮ⅡA磺酸钠、丹红注射液等丹参类注射液及注射用丹参多酚酸盐具有良好的抗炎、抗氧化应激、抗血小板聚集、扩血管等作用。可用于增加冠脉血流量、改善缺血区心肌的侧支循环及局部供血，提高治疗有效率；还可使用速效救心丸，增加冠状动脉血流量，迅速有效地改善缺血心肌血供，缓解心绞痛症状。如效果不明显，同时患者胸痛剧烈伴有烦躁、急性肺充血时可合理使用镇静镇痛药，如吗啡静脉推注，但应注意剂量及其对神经系统、呼吸系统的抑制等不良反应。

■ 控制冠心病危险因素，如降脂、降压、控制血糖，以及控制心律失常，改善心功能的药物应依据患者病情合理使用。常用降脂类药物为他汀类、贝特类预防及减少动脉粥样硬化的发生；常用降压药为钙离子通道阻滞剂，血管紧张素转化酶抑制剂等，或使用复方制剂，如氨氯地平贝那普利片（Ⅱ），可提高患者依从性，有效降低血压，减少心绞痛发作次数和持续时间；常用控制血糖药为磺酰脲类促泌剂、二甲双胍类等。应根据患者情况调整给药剂量与给药速度。

（八）手术日为入院第 0~7 天（如需要进行手术）

1. 麻醉方式　局部麻醉。
2. 手术方式　冠状动脉造影+支架植入术。
3. 手术内置物　冠状动脉内支架。
4. 术中用药　抗血栓药（肝素化，必要时可使用 GPⅡb/Ⅲa 受体拮抗剂）、血管活性药、抗心律失常药等。
5. 介入术后即刻需检查的项目　生命体征检查、心电监测、心电图、穿刺部位的检查。
6. 必要时，介入术后住重症监护病房。
7. 介入术后第 1 天需检查的项目　血常规、尿常规、心电图、心肌损伤标志物。必要时根据病情检查：大便潜血、肝肾功能、电解质、血糖、凝血功能、超声心动图、X 线胸片、血气分析等。

释义

■ 本路径规定冠脉介入治疗采用局部麻醉，主要在穿刺部位皮下给药。

■ 常规经桡动脉或股动脉穿刺，造影导管完成冠脉造影，介入治疗相关器械完成支架植入术。对 PCI 患者常规植入支架（Ⅰ类推荐，证据水平 C）。

■ 不稳定型心绞痛拟行早期侵入检查或治疗的患者，建议优先选用普通肝素（与血小板糖蛋白Ⅱb/Ⅲa 受体拮抗剂合用）（Ⅰ类推荐，证据等级 B）。应用普通肝素剂量的建议：与血小板糖蛋白Ⅱb/Ⅲa 受体拮抗剂合用者，围术期普通肝素剂量应为 50~70IU/kg，使活化凝血时间（ACT）达到 200 秒；如未与血小板糖蛋白Ⅱb/Ⅲa 受体拮抗剂合用，围术期普通肝素剂量应为 60~100IU/kg，使 ACT 达到 250~350 秒（HemoTec 法）或 300~350 秒（Hemochron 法）。当 ACT 降至 150~180 秒以下时，可拔除鞘管。对于行非复杂性 PCI 者，术后不应常规应用普通肝素（Ⅰ类推荐，证据水平 A）。严重肾功能障碍患者（肌酐清除率<30ml/min）建议优先选用普通肝素（Ⅱa 类推荐，证据水平 C）。

■ 根据术中患者病情、血流动力学状况，合理使用血管活性药物及抗心律失常等药物。

（九）术后住院恢复 3~5 天

必须复查的检查项目：

1. 观察患者心肌缺血等不适症状，及时发现和处理并发症。
2. 继续严密观察穿刺部位出血、渗血情况。

> **释义**
>
> ■根据患者病情及术中情况进行术后观察，完成术后即刻和术后第1天的各项检查。重点观察出血、血肿并发症，造影剂不良反应（脑、肾脏、胃肠道等），支架内急性、亚急性血栓形成，围术期心肌梗死等。术后尽早持续心电监测，主管医师评估患者病情平稳后方可终止。
>
> ■根据病情需要进行相应检查和治疗，包括常规检查、治疗和特殊检查、支持治疗，如有创血流动力学监测、IABP等。检查项目可以不只限定路径中的必查项目，如必须，也可增加同一项目的重复检查次数。

（十）出院标准

1. 生命体征平稳。
2. 血流动力学稳定。
3. 心肌缺血症状得到有效控制。
4. 无其他需要继续住院的并发症。

> **释义**
>
> ■患者病情平稳，生命体征平稳，完成各项必须复查项目，且检查项目无明显异常。

（十一）变异及原因分析

1. 冠脉造影后转外科行急诊冠状动脉旁路移植术。
2. 等待二次PCI或择期冠状动脉旁路移植术。
3. 病情危重。
4. 出现严重并发症。

> **释义**
>
> ■变异是指入选临床路径的患者未能按预定的路径完成医疗行为或未达到预期的医疗质量控制目标。引起变异的原因主要有：并发症、医院原因、个人原因、其他原因。其中微小变异可以不退出路径，重大变异须退出路径，或进入其他途径。但所有变异均应在医师表单中予以说明。
>
> ■微小变异：由于较轻的并发症，如穿刺部位血肿，术后心肌损伤标志物轻度升高、术后轻度体温升高等，不危及生命，但需要延长住院观察时间和增加必要的检查项目，需要延长的住院天数未超过规定住院天数的20%，可以不退出本路径。因采用不同耗材而增加医疗费用，但未延长或稍延长住院天数的病例，对医疗操作无影响，可不退出路径。
>
> ■重大变异
>
> （1）患者因不稳定型心绞痛进入路径，但在观察治疗中病情发展，达到急性心肌梗死诊断标准。此时退出本路径，进入急性心肌梗死介入治疗路径。

（2）介入治疗中病情危重或出现严重并发症，如冠脉破裂、冠脉急性闭塞、左主干夹层等，须急诊 CABG 术；股动脉穿刺部位血管动静脉瘘或假性动脉瘤或桡动脉穿刺后骨筋膜综合征须外科手术治疗；其他严重并发症，如严重出血性疾病、栓塞性疾病等导致后续治疗、住院时间延长、治疗费用增加，可退出路径。

（3）病情危重，合并症、并发症多，如合并多脏器疾病，或并发严重感染、多脏器衰竭等，病情复杂，需要长时间在监护病房抢救、治疗，需要长时间 IABP 等辅助治疗，住院时间长，医疗费用高，可退出路径。

（4）因医院或患者个人原因要求离院或转院的病例，如从心脏专科医院转至综合医院外科治疗等，可以退出路径。

（5）其他未能预知的原因导致入选路径的患者不能继续执行路径，或继续路径治疗可能影响对疾病的治疗，或治疗时间延长、住院时间超过规定住院天数的 20%，且医疗费用增加，应考虑退出路径。

四、不稳定型心绞痛介入治疗临床路径给药方案

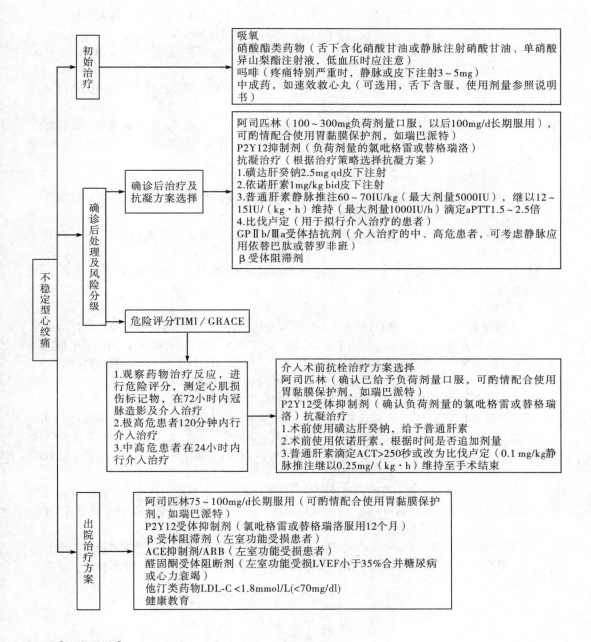

【用药选择】

1. 不稳定型心绞痛患者如无禁忌证尽量在发病24小时内早期应用β受体阻滞剂和ACEI。应用硝酸酯类药物尽管可以有效缓解症状，但不得影响β受体阻滞剂和ACEI的使用。

2. 患者应当在入院后即刻给予阿司匹林，如果可以耐受应长期使用。阿司匹林过敏或胃肠道不能耐受的患者，应当使用氯吡格雷。

3. 介入治疗患者，根据证据水平A（依诺肝素或普通肝素）和证据水平B（比伐卢定或磺达肝癸钠）选择治疗方案。

4. 早期 PCI 治疗适用于有 PCI 适应证、无严重并发症，以及具有任何高危险因素的不稳定型心绞痛患者（证据级别 A）。

5. PCI 推荐用于 1~2 支冠脉血管病变，伴或不伴左前降支近段严重病变，但无创检查提示高风险和大面积存活心肌的不稳定型心绞痛患者（证据级别 B）。

6. PCI 推荐用于具有正常冠脉解剖形态、正常左室功能、无糖尿病的多支冠脉病变的不稳定型心绞痛患者（证据级别 A）。

7. 静注 Ⅱb/Ⅲa 血小板拮抗剂推荐用于实施 PCI 的不稳定型心绞痛患者（证据级别 A）。

【药学提示】

1. NSAIDs（阿司匹林除外）因能增加死亡率以及再梗死、高血压、心力衰竭和心肌破裂的风险，不论是非选择性还是选择性 COX-2 抑制剂均不能用于住院期间的不稳定型心绞痛患者。

2. 硝酸酯类与磷酸二酯酶抑制剂联合应用可能导致严重的低血压。

3. 有胃肠道出血史的患者，单用阿司匹林或氯吡格雷及两者联用时，应使用胃黏膜保护剂（如质子泵抑制剂）减少胃肠道再出血风险。

4. 在没有应用 β 受体阻滞剂时，非二氢吡啶类钙离子通道阻滞剂即释剂型不能用于 NSTE-ACS 患者。

5. 住院期间持续 UFH（普通肝素）治疗 48 小时或依诺肝素或磺达肝癸钠治疗达到 8 天，停止抗凝治疗（证据级别 A）。

【注意事项】

1. 近年来诸多临床试验结果已经证实不稳定型心绞患者行 PCI 可有效预防缺血事件的反复发作，改善近期及远期预后。2011 ESC 指南对 NSTE-ACS 早期介入治疗的时间做了更新：对于症状反复发作且合并有高危危险因素（肌钙蛋白升高、ST-T 改变、糖尿病、肾功能不全、左室功能减低、既往心肌梗死、既往 PCI 或冠状动脉旁路移植术史、GRACE 风险评分>109 分）的 NST-ACS 患者推荐于发病 72 小时内行冠脉介入治疗（Ⅰ类推荐，证据水平 A）。对于合并有难治性心绞痛、心力衰竭、恶性室性心律失常以及血流动力学不稳定的患者，指南推荐于发病 2 小时内行冠脉造影检查（Ⅰ类推荐，证据水平 C）。对于 GRACE 风险评分>140 分或肌钙蛋白高或 ST-T 改变的 NST-ACS 建议 24 小时内行早期介入治疗（Ⅰ类推荐，证据水平 A）。

2. 目前一些新型的抗血小板药物获得大量循证医学证据，新指南更新推荐：替格瑞洛（首次 180mg 负荷量，次日始 90mg，2 次/日）应用于中高危缺血的患者，高危出血患者禁用，中危出血患者慎用（Ⅰ类推荐，证据水平 B）。

3. 磺达肝癸钠因其高选择性地抑制 Xa 因子，抑制凝血酶的产生，从而发挥其优异的抗凝作用，因此 2011 ESC 指南推荐磺达肝癸钠作为不稳定型心绞痛首选用药（Ⅰ类推荐，证据水平 B）。

五、推荐表单

（一）医师表单

不稳定型心绞痛介入治疗临床路径医师表单

适用对象：第一诊断为不稳定型心绞痛（ICD-10：I20.0/20.1/20.9）
　　　　　行冠状动脉内支架植入术（ICD-9-CM-3：36.06/36.07）

患者姓名：		性别：	年龄：	门诊号：	住院号：
住院日期：	年　月　日	出院日期：	年　月　日	标准住院日：7~14 天	
发病时间：	年　月　日　时　分	到达急诊科时间：	年　月　日　时　分		

时间	到达急诊科（0~10 分钟）	到达急诊科（0~30 分钟）
主要诊疗活动	□ 完成病史采集与体格检查 □ 描记 18 导联心电图，评价初始 18 导联心电图 □ 明确诊断，立即口服阿司匹林及 P2Y12 抑制剂（有禁忌除外） □ 开始常规治疗（参见不稳定型心绞痛诊断与常规治疗）	□ 心血管内科专科医师急会诊 □ 迅速危险分层，评估尽早血运重建治疗或保守治疗的适应证和禁忌证 □ 确定急诊冠脉造影及血运重建（直接 PCI 和急诊 CABG）治疗方案 □ 对于在急诊科未行早期有创治疗者，尽快将患者转入 CCU 继续治疗，再次评估早期血运重建的必要性及风险
重点医嘱	**长期医嘱：** □ 重症监护 □ 持续心电、血压和血氧饱和度监测等 □ 吸氧 **临时医嘱：** □ 描记 18 导联心电图，X 线胸片 □ 血清心肌损伤标志物测定 □ 血常规+血型 □ 尿常规+镜检 □ 便常规+潜血 □ 血脂、血糖、肝肾功能、电解质 □ 凝血功能 □ 感染性疾病筛查 □ 建立静脉通道 □ 其他特殊医嘱	**长期医嘱：** □ 不稳定型心绞痛护理常规 □ 一级护理或特级护理 □ 记 24 小时出入量 □ 卧床 □ 重症监护（持续心电、血压和血氧饱和度监测等） □ 吸氧 □ 镇静止痛：吗啡（酌情） □ 静脉滴注硝酸甘油
病情变异记录	□ 无　□ 有，原因： 1. 2.	□ 无　□ 有，原因： 1. 2.
医师签名		

时间	到达急诊科（0~60分钟）	住院第1天（CCU）
主要诊疗活动	对需要进行"急诊冠脉造影和血运重建"治疗的高危患者： □ 向患者及家属交代病情和治疗措施 □ 签署"手术知情同意书" □ 行"急诊冠脉造影和血运重建"治疗 □ 术前服用足量的抗血小板药物（阿司匹林及P2Y12抑制剂） □ 术前水化（肾功能不全者） □ 维持合适的血压、心率、心功能和重要脏器功能，能承受急诊冠脉造影及血运重建 □ 完成常规术前医嘱（预防性抗菌药物，必要时） □ 手术后将患者转入CCU或外科恢复室继续治疗	□ 监测血压、心率、尿量、呼吸、药物反应等情况 □ 观察穿刺点及周围情况；观察有无心电图变化；检查有无血红蛋白下降及心肌损伤标志物升高 □ 上级医师查房：危险性分层。监护强度和治疗效果评估，制订下一步诊疗方案 □ 完成病历及上级医师查房记录 □ 不稳定型心绞痛常规药物治疗 □ 预防手术并发症 □ 预防感染（必要时） □ 对于在急诊科未行早期有创治疗者，再次危险分层，评价手术必要性及风险，对于中、高危患者应在入院后24小时内完成冠脉造影和血运重建
重点医嘱	**长期医嘱：** □ 不稳定型心绞痛护理常规 □ 一级护理或特级护理 □ 卧床 □ 重症监护（持续心电、血压和血氧饱和度监测等） □ 吸氧 □ 记24小时出入量 □ 镇静镇痛：吗啡（酌情） □ 静脉滴注硝酸甘油 □ 急诊血运重建治疗 **临时医嘱：** □ 备皮 □ 造影剂皮试 □ 术前镇静 □ 预防性抗感染（必要时） □ 足量使用抗血小板药物（阿司匹林+氯吡格雷）	**长期医嘱：** □ 不稳定型心绞痛护理常规 □ 一级护理或特级护理 □ 吸氧 □ 病危通知 □ 卧床或床旁活动 □ 流食或半流食 □ 重症监护（持续心电、血压和血氧饱和度监测等） □ 保持排便通畅 □ β受体阻滞剂（无禁忌证者常规使用） □ ACEI（如无低血压等禁忌证、肺淤血或LVEF≤0.40、高血压或糖尿病者，应在24小时内口服。不能耐受者可选用ARB治疗） □ 硝酸酯类药物 □ 阿司匹林+P2Y12受体抑制剂联合应用 □ 术后持续UFH（普通肝素）治疗48小时或依诺肝素或磺达肝素治疗达到8天，停止抗凝治疗 □ 调脂治疗：他汀类药物 □ 钙离子通道阻滞剂（酌情） **临时医嘱：** □ 心电图 □ 动态监测心肌损伤标志物 □ 床旁胸片 □ 床旁超声心动图

时间	到达急诊科（0~60分钟）	住院第 1 天（CCU）
病情 变异 记录	□无 □有，原因： 1. 2.	□无 □有，原因： 1. 2.
医师 签名		

时间	住院第 2 天（CCU）	住院第 3 天（CCU）
主要诊疗工作	□ 继续重症监护 □ 观察穿刺点及周围情况 □ 观察有无心电图变化 □ 监测有无血红蛋白下降及心肌损伤标志物升高 □ 上级医师查房：评估治疗效果，修订诊疗方案 □ 完成病历、病程记录、上级医师查房记录 □ 继续不稳定型心绞痛常规药物治疗 □ 对于保守治疗患者，随时评价进行急诊血运重建的必要性，并强化抗心肌缺血药物治疗	□ 继续重症监护 □ 心电监测 □ 上级医师查房：评价心功能 □ 完成上级医师查房和病程记录 □ 继续和调整药物治疗 □ 确定患者是否可以转出 CCU □ 对于低危患者在观察期间未再发生心绞痛、心电图也无缺血改变，无左心衰竭的临床证据，留院观察 2~24 小时其间未发现心肌损伤标志物升高，可留院观察 24~48 小时后出院 □ 转出者完成转科记录
重点医嘱	**长期医嘱：** □ 不稳定型心绞痛护理常规 □ 一级护理或特级护理 □ 卧床 □ 床旁活动 □ 半流食或低盐低脂普食 □ 持续心电、血压和血氧饱和度监测等 □ 保持排便通畅 □ β 受体阻滞剂（无禁忌证者常规使用） □ ACEI 或 ARB 治疗（酌情） □ 硝酸酯类药物 □ 阿司匹林+P2Y12 受体抑制剂联合应用 □ 术后应用低分子肝素或磺达肝癸钠 2~8 天 □ 调脂治疗：他汀类药物 □ 钙离子通道阻滞剂（酌情） **临时医嘱：** □ 心电图 □ 心肌损伤标志物	**长期医嘱：** □ 不稳定型心绞痛护理常规 □ 一级护理或特级护理 □ 卧床 □ 床旁活动 □ 低盐低脂普食 □ 保持排便通畅 □ β 受体阻滞剂（无禁忌证者常规使用） □ ACEI 或 ARB 治疗（酌情） □ 硝酸酯类药物 □ 阿司匹林+氯吡格雷联合应用 □ 术后应用低分子肝素或磺达肝癸钠 2~8 天 □ 调脂治疗：他汀类药物 □ 钙离子通道阻滞剂（酌情） **临时医嘱：** □ 心电图 □ 心肌损伤标志物
病情变异记录	□ 无　□ 有，原因： 1. 2.	□ 无　□ 有，原因： 1. 2.
医师签名		

时间	住院第 4~6 天 （普通病房第 1~3 天）	住院第 7~9 天 （普通病房第 2~5 天）	住院第 8~14 天 （出院日）
主要诊疗工作	□ 上级医师查房：心功能和治疗效果评估 □ 确定下一步治疗方案 □ 完成上级医师查房记录 □ 完成"转科记录" □ 完成上级医师查房记录 □ 血运重建术（PCI 或 CABG）患者术后治疗 □ 预防手术并发症	□ 上级医师查房与诊疗评估 □ 完成上级医师查房记录 □ 预防并发症 □ 再次血运重建治疗评估，包括 PCI、CABG □ 完成择期 PCI □ 心功能再评价 □ 治疗效果、预后和出院评估 □ 确定患者是否可以出院 □ 康复和宣教	如果患者可以出院： □ 通知出院处 □ 通知患者及其家属出院 □ 向患者交代出院后注意事项，预约复诊日期 □ 将"出院总结"交给患者 □ 如果患者不能出院，请在"病程记录"中说明原因和继续治疗 □ 二级预防的方案
重点医嘱	长期医嘱： □ 不稳定型心绞痛护理常规 □ 二级护理 □ 床旁活动 □ 低盐低脂普食 □ β 受体阻滞剂（无禁忌证者常规使用） □ ACEI 或 ARB 治疗（酌情） □ 口服硝酸酯类药物 □ 阿司匹林＋P2Y12 抑制剂联用 □ 术后应用低分子肝素或磺达肝素 2~8 天 □ 调脂治疗：他汀类药物 □ 钙离子通道阻滞剂（酌情）	长期医嘱： □ 不稳定型心绞痛护理常规 □ 二级护理 □ 室内或室外活动 □ 低盐低脂普食 □ β 受体阻滞剂（无禁忌证者常规使用） □ ACEI 或 ARB 治疗（酌情） □ 口服硝酸酯类药物 □ 阿司匹林＋P2Y12 受体抑制剂联合应用 □ 调脂治疗：他汀类药物 □ 钙通道阻滞剂（酌情） 临时医嘱： □ 心电图 □ 心脏超声 □ X 线胸片 □ 肝肾功能、电解质 □ 血常规、尿常规、便常规 □ 凝血功能	出院医嘱： □ 低盐低脂饮食、适当运动、改善生活方式（戒烟） □ 控制高血压、高血脂、糖尿病等危险因素 □ 出院带药（根据情况）：他汀类药物、抗血小板药物、β 受体阻滞剂、ACEI、钙离子通道阻滞剂等 □ 定期复查
病情变异记录	□ 无　□ 有，原因： 1. 2.	□ 无　□ 有，原因： 1. 2.	□ 无　□ 有，原因： 1. 2.
医师签名			

（二）护士表单

不稳定型心绞痛介入治疗临床路径护士表单

适用对象：第一诊断为不稳定型心绞痛（ICD-10：I20.0/20.1/20.9）
　　　　　行冠状动脉内支架植入术（ICD-9-CM-3：36.06/36.07）

患者姓名：		性别：	年龄：	门诊号：	住院号：
发病时间： 年 月 日 时 分			到达急诊科时间： 年 月 日 时 分		
PCI 开始时间： 年 月 日 时 分					
标准住院日：10~14 天			实际住院日： 天		

时间	到达急诊（0~10 分钟）	到达急诊（0~30 分钟）	到达急诊（0~60 分钟）
主要护理工作	□ 协助患者或家属完成急诊挂号、交费和办理"入院手续"等工作 □ 取血、并建立静脉通道，记录患者一般情况和用药	□ 密切观察生命体征 □ 不稳定型心绞痛护理常规 □ 特级护理	□ 密切观察生命体征 □ 不稳定型心绞痛护理常规 □ 特级护理
重点医嘱	□ 详见医嘱执行单	□ 详见医嘱执行单	□ 详见医嘱执行单
病情变异记录	□ 无 □ 有，原因： 1. 2.	□ 无 □ 有，原因： 1. 2.	□ 无 □ 有，原因： 1. 2.
护士签名			

时间	到达病房（0~90分钟）	住院第1~2天（术前准备）	住院第2~3天（手术日）
健康宣教	□ 介绍主管医师、护士 □ 入院宣教（常规、安全） □ 做急诊PCI术后当日宣教 □ PCI患者予以饮食、饮水活动宣教	□ 做择期PCI术前宣教 □ 服药宣教 □ 疾病宣教	□ 做PCI术后当日宣教 □ PCI患者予以饮食、饮水活动宣教
护理处置	□ 准备抢救物品 □ 安置患者，佩戴腕带 □ 通知医师 □ 生命体征的监测测量 □ 吸氧 □ 交接液体 □ 病情交班 □ 配合急救治疗 □ 静脉采血 □ 注意化验结果回报 □ 完成护理记录	□ 观察生命体征 □ 观察24小时出入量 □ 协助患者完成临床检查 □ 遵医嘱配合急救和治疗 □ 完成护理记录 □ 维持静脉通畅 □ 静脉和口服给药 □ 协助患者进餐 □ 保持排便通畅	□ 评估患者全身情况 □ 观察生命体征 □ 协助患者完成临床检查 □ 注意化验结果回报 □ 完成护理记录
基础护理	□ 准备床单位、监护、吸氧 □ 评估皮肤、神志、肢体活动 □ 观察尿量 □ 做好病情变化的救治 □ 心率、心律的观察 □ 特级护理	□ 生命体征的观察 □ 一级护理 □ 观察24小时出入量 □ 协助患者完成各项检查 □ 协助患者进食 □ 协助患者做好生活护理	□ 病情的观察（症状、体征、神志、生命体征） □ 保持水、电解质平衡 □ 观察24小时出入量 □ 一级护理
专科护理	□ 使用药物的浓度剂量 □ 观察穿刺部位 □ 各种置管情况 □ PCI患者观察穿刺部位情况 □ 配合急救治疗（静脉口服给药）	□ 使用药物的浓度剂量 □ 各种置管情况 □ 观察胸痛情况 □ 做好术前准备（备皮、碘过敏试验）	□ 相关并发症的观察 □ PCI术后定时观察穿刺部位 □ 做好拔除动脉鞘管的准备 □ 股动脉鞘管拔除时注意迷走反射的发生 □ 鞘管拔除后，伤口沙袋压迫6小时，患侧肢体制动12小时
重点医嘱	□ 详见医嘱执行单	□ 详见医嘱执行单	□ 详见医嘱执行单
病情变异记录	□ 无 □ 有，原因： 1. 2.	□ 无 □ 有，原因： 1. 2.	□ 无 □ 有，原因： 1. 2.
护士签名			

时间	住院第 4~6 天 （普通病房第 1~3 天）	住院第 7~9 天 （普通病房第 4~6 天）	住院第 10~14 天 （出院日）
健康宣教	□ 饮食宣教 □ 服药宣教 □ 指导恢复期的康复和锻炼 　（床上肢体活动）	□ 指导恢复期的康复和锻炼 □ 饮食宣教 □ 疾病宣教 □ 康复宣教和二级预防	□ 活动指导 □ 康复宣教和二级预防 □ 出院宣教
护理处置	□ 观察生命体征 □ 观察 24 小时出入量 □ 观察穿刺部位 □ 遵医嘱配合急救和治疗 □ 完成护理记录 □ 维持静脉通畅 □ 静脉和口服给药 □ 协助患者进餐 □ 保持排便通畅	□ 观察生命体征 □ 完成常规化验采集 □ 观察 24 小时出入量 □ 遵医嘱完成治疗 □ 维持静脉通畅 □ 静脉和口服给药 □ 保持排便通畅 □ 生活护理 □ 给予心理支持 □ 完成护理记录	□ 观察生命体征 □ 观察 24 小时出入量 □ 遵医嘱完成治疗 □ 维持静脉通畅 □ 静脉和口服给药 □ 保持排便通畅 □ 生活护理 □ 给予心理支持 □ 完成护理记录 □ 配合患者做好出院准备
基础护理	□ 心率、心律、血压、血氧饱 　和度、呼吸 □ 准确记录出入量 □ 保持水、电解质平衡 □ 协助患者完成各项检查 □ 协助患者进食 □ 协助患者做好生活护理	□ 心率、心律、血压、血氧饱 　和度、呼吸 □ 完成常规标本采集 □ 准确记录出入量 □ 保持水、电解质平衡 □ 协助患者完成各项检查 □ 协助患者进食 □ 协助患者做好生活护理	□ 心率、心律、血压、血氧饱 　和度、呼吸 □ 完成常规标本采集 □ 准确记录出入量 □ 保持水、电解质平衡 □ 协助患者完成各项检查 □ 协助患者进食 □ 办理出院事项
专科护理	□ 相关并发症的观察 □ 穿刺部位的观察	□ 相关并发症的观察	□ 相关并发症的观察
重点医嘱	□ 详见医嘱执行单	□ 详见医嘱执行单	□ 详见医嘱执行单
病情变异记录	□ 无　□ 有，原因： 1. 2.	□ 无　□ 有，原因： 1. 2.	□ 无　□ 有，原因： 1. 2.
护士签名			

（三）患者表单

不稳定型心绞痛介入治疗临床路径患者表单

适用对象：第一诊断为不稳定型心绞痛（ICD-10：I20.0/20.1/20.9）

行冠状动脉内支架置入术（ICD-9-CM-3：36.06/36.07）

患者姓名：	性别：	年龄：	门诊号：	住院号：

发病时间：　年　月　日　时　分	到达急诊科时间：　年　月　日　时　分
PCI 开始时间：　年　月　日　时　分	
标准住院日：10~14 天	实际住院日：　　　天

时间	住院第 1 天	住院第 2 天	住院第 3 天
监测	□ 测量生命体征、体重	□ 测量生命体征	□ 测量生命体征
医患配合	□ 护士行入院护理评估 □ 医师询问现病史、既往史、用药情况，收集资料并进行体格检查 □ 配合完善术前相关化验、检查 □ 介绍主管医师、护士 □ 入院宣教（常规、安全）	□ 做 PCI 术后当日宣教 □ PCI 患者予以饮食、饮水活动宣教 □ 活动指导	□ 活动指导 □ 康复宣教和二级预防
重点诊疗及检查	**重点诊疗：** □ 特级护理 □ 重症监护（心电、血压和血氧饱和度监测等） □ 建立静脉通路 □ 溶栓治疗和直接 PCI □ 配合重症监护和救治 **重要检查：** □ 化验检查、心电图、X 线胸片 □ 血清心肌酶学和损伤标志物测定 □ 心肌酶动态监测、凝血监测 □ 感染性疾病筛查	**重点诊疗：** □ 一级护理 □ 继续重症监护 □ 配合急救和治疗 **重要检查：** □ 化验检查、心电图、X 线胸片 □ 血清心肌酶学和损伤标志物测定	**重点诊疗：** □ 一级护理 □ 继续重症监护 □ 配合急救和治疗 **重要检查：** □ 化验检查、心电图、X 线胸片 □ 血清心肌酶学和损伤标志物测定
饮食及活动	□ 卧床休息，自主体位 □ 患肢制动 □ 流质饮食	□ 卧床休息，自主体位 □ 患肢可活动 □ 半流质饮食	□ 床上或床边活动 □ 低盐低脂饮食

时间	住院第 4~6 天 （普通病房第 1~3 天）	住院第 7~9 天 （普通病房第 4~6 天）	住院第 10~14 天 （出院日）
监测	□ 测量生命体征、体重	□ 测量生命体征	□ 测量生命体征
医患配合	□ 测量生命体征 □ 活动指导 □ 康复宣教和二级预防	□ 测量生命体征 □ 活动指导 □ 康复宣教和二级预防	□ 活动指导 □ 康复宣教和二级预防
重点诊疗及检查	重点诊疗： □ 一级护理 □ 继续重症监护 □ 配合急救和治疗 重要检查： □ 化验检查、心电图、胸片 □ 血清心肌酶学和损伤标志物测定	重点诊疗： □ 一级护理 □ 继续监护：心电、血压 □ 配合急救和治疗 重要检查： □ 化验检查、心电图、胸片 □ 血清心肌酶学和损伤标志物测定	重点诊疗： □ 带好出院带药 □ 酌情配合相关检查
饮食及活动	□ 低盐低脂饮食 □ 床上或床边活动	□ 半流质饮食 □ 卧床休息，自主体位 □ 患肢可活动	□ 低盐低脂饮食 □ 床边活动

附：原表单（2009 年版）

不稳定型心绞痛介入治疗临床路径表单

适用对象：第一诊断为不稳定型心绞痛（ICD-10：I20.0/20.1/20.9）

行冠状动脉内支架置入术（ICD-9-CM-3：36.06/36.07）

患者姓名：		性别：　　年龄：　　门诊号：	住院号：
住院日期：	年　月　日	出院日期：　　年　月　日	标准住院日：7~14 天
发病时间：	年　月　日　时　分	到达急诊科时间：　　年　月　日　时　分	

时间	到达急诊科（0~10 分钟）	到达急诊科（0~30 分钟）
主要诊疗活动	□ 完成病史采集与体格检查 □ 描记 18 导联心电图，评价初始 18 导联心电图 □ 明确诊断，立即口服阿司匹林及氯吡格雷（有禁忌除外） □ 开始常规治疗（参见不稳定型心绞痛诊断与常规治疗）	□ 心血管内科专科医师急会诊 □ 迅速危险分层，评估尽早血运重建治疗或保守治疗的适应证和禁忌证 □ 确定急诊冠脉造影及血运重建（直接 PCI 和急诊 CABG）治疗方案 □ 对于在急诊科未行早期有创治疗者，尽快将患者转入 CCU 继续治疗，再次评估早期血运重建的必要性及风险
重点医嘱	**长期医嘱：** □ 重症监护 □ 持续心电、血压和血氧饱和度监测等 □ 吸氧 **临时医嘱：** □ 描记 18 导联心电图、胸片 □ 血清心肌损伤标志物测定 □ 血常规+血型 □ 尿常规+镜检 □ 便常规+潜血 □ 血脂、血糖、肝肾功能、电解质 □ 凝血功能 □ 感染性疾病筛查 □ 建立静脉通道 □ 其他特殊医嘱	**长期医嘱：** □ 不稳定型心绞痛护理常规 □ 一级护理或特级护理 □ 记 24 小时出入量 □ 卧床 □ 重症监护（持续心电、血压和血氧饱和度监测等） □ 吸氧 □ 镇静镇痛：吗啡（酌情） □ 静脉滴注硝酸甘油
主要护理工作	□ 协助患者或其家属完成急诊挂号、交费和办理"入院手续"等工作 □ 静脉取血	□ 不稳定型心绞痛护理常规 □ 特级护理
病情变异记录	□ 无　□ 有，原因： 1. 2.	□ 无　□ 有，原因： 1. 2.
护士签名		
医师签名		

时间	到达急诊科（0~60分钟）	住院第1天（CCU）
主要诊疗活动	对需要进行"急诊冠脉造影和血运重建"治疗的高危患者： □ 向患者及家属交代病情和治疗措施 □ 签署"手术知情同意书" □ 行"急诊冠脉造影和血运重建"治疗 □ 术前服用足量的抗血小板药物（阿司匹林及氯吡咯雷） □ 术前水化（肾功能不全者） □ 维持合适的血压、心率、心功能和重要脏器功能，能承受急诊造影及血运重建 □ 完成常规术前医嘱（预防性抗生素） □ 手术后将患者转入CCU或外科恢复室继续治疗	□ 监测血压、心率、尿量、呼吸、药物反应等情况 □ 观察穿刺点及周围情况；观察有无心电图变化；检查有无血色素下降及心肌损伤标志物升高 □ 上级医师查房：危险性分层，监护强度和治疗效果评估，制订下一步诊疗方案 □ 完成病历及上级医师查房记录 □ 不稳定型心绞痛常规药物治疗 □ 预防手术并发症 □ 预防感染（必要时） □ 对于在急诊科未行早期有创治疗者，再次危险分层，评价手术必要性及风险，对于中、高危患者应在入院后12~48小时内完成冠脉造影和血运重建
重点医嘱	长期医嘱： □ 不稳定型心绞痛护理常规 □ 一级护理或特级护理 □ 卧床 □ 重症监护（持续心电、血压和血氧饱和度监测等） □ 吸氧 □ 记24小时出入量 □ 镇静镇痛：吗啡（酌情） □ 静脉滴注硝酸甘油 □ 急诊血运重建治疗 临时医嘱： □ 备皮 □ 造影剂皮试 □ 术前镇静 □ 预防性抗感染 □ 足量使用抗血小板药物（阿司匹林+氯吡格雷）	长期医嘱： □ 不稳定型心绞痛护理常规 □ 一级护理或特级护理 □ 吸氧 □ 病危通知 □ 卧床或床旁活动 □ 流食或半流食 □ 重症监护（持续心电、血压和血氧饱和度监测等） □ 保持大便通畅 □ β受体阻滞剂（无禁忌证者常规使用） □ ACEI（如无禁忌证：低血压、肺淤血或LVEF≤0.40、高血压或糖尿病者，应在24小时内口服。不能耐受者可选用ARB治疗） □ 硝酸酯类药物 □ 阿司匹林+氯吡格雷联合应用 □ 术后应用低分子肝素2~8天 □ 调脂治疗：他汀类药物 □ 钙拮抗剂（酌情） 临时医嘱： □ 心电图 □ 动态监测心肌损伤标志物 □ 床旁胸片 □ 床旁超声心动图
主要护理工作	□ 不稳定型心绞痛护理常规 □ 特级护理	□ 疾病恢复期心理与生活护理 □ 根据患者病情和危险性分层，指导并监督患者恢复期的治疗与活动

时间	到达急诊科（0~60分钟）	住院第1天（CCU）
病情 变异 记录	□无 □有，原因： 1. 2.	□无 □有，原因： 1. 2.
护士 签名		
医师 签名		

时间	住院第 2 天（CCU）	住院第 3 天（CCU）
主要诊疗工作	□ 继续重症监护 □ 观察穿刺点及周围情况 □ 观察有无心电图变化 □ 监测有无血色素下降及心肌损伤标志物升高 □ 上级医师查房：评估治疗效果，修订诊疗方案 □ 完成病历、病程记录、上级医师查房记录 □ 继续不稳定型心绞痛常规药物治疗 □ 对于保守治疗患者，随时评价进行急诊血运重建的必要性，并强化抗心肌缺血药物治疗	□ 继续重症监护 □ 心电监测 □ 上级医师查房：评价心功能 □ 完成上级医师查房和病程记录 □ 继续和调整药物治疗 □ 确定患者是否可以转出 CCU □ 对于低危患者在观察期间未再发生心绞痛、心电图也无缺血改变，无左心衰竭的临床证据，留院观察家 2~24 小时其间未发现心肌损伤标志物升高，可留院观察 24~48 小时后出院 □ 转出者完成转科记录
重点医嘱	长期医嘱： □ 不稳定型心绞痛护理常规 □ 一级护理或特级护理 □ 卧床 □ 床旁活动 □ 半流食或低盐低脂普食 □ 持续心电、血压和血氧饱和度监测等 □ 保持大便通畅 □ β 受体阻滞剂（无禁忌证者常规使用） □ ACEI 或 ARB 治疗（酌情） □ 硝酸酯类药物 □ 阿司匹林+氯吡格雷联合应用 □ 术后应用低分子肝素 2~8 天 □ 调脂治疗：他汀类药物 □ 钙拮抗剂（酌情） 临时医嘱： □ 心电图 □ 心肌损伤标志物	长期医嘱： □ 不稳定型心绞痛护理常规 □ 一级护理或特级护理 □ 卧床 □ 床旁活动 □ 低盐低脂普食 □ 保持大便通畅 □ β 受体阻滞剂（无禁忌证者常规使用） □ ACEI 或 ARB 治疗（酌情） □ 硝酸酯类药物 □ 阿司匹林+氯吡格雷联合应用 □ 术后应用低分子肝素 2~8 天 □ 调脂治疗：他汀类药物 □ 钙拮抗剂（酌情） 临时医嘱： □ 心电图 □ 心肌损伤标志物
主要护理工作	□ 配合急救和诊疗 □ 生活与心理护理 □ 根据患者病情和危险性分层指导患者恢复期的康复和锻炼 □ 配合稳定患者由 CCU 转至普通病房	□ 配合医疗工作 □ 生活与心理护理 □ 配合康复和二级预防宣教 □ 如果患者可以转出 CCU：办理转出 CCU 事项 □ 如果患者不能转出 CCU：记录原因
病情变异记录	□ 无　□ 有，原因： 1. 2.	□ 无　□ 有，原因： 1. 2.
护士签名		
医师签名		

时间	住院第 4~6 天 （普通病房第 1~3 天）	住院第 7~9 天 （普通病房第 2~5 天）	住院第 8~14 天 （出院日）
主要诊疗工作	□ 上级医师查房：心功能和治疗效果评估 □ 确定下一步治疗方案 □ 完成上级医师查房记录 □ 完成"转科记录" □ 完成上级医师查房记录 □ 血运重建术（PCI 或 CABG）患者术后治疗 □ 预防手术并发症	□ 上级医师查房与诊疗评估 □ 完成上级医师查房记录 □ 预防并发症 □ 再次血运重建治疗评估，包括 PCI、CABG □ 完成择期 PCI □ 心功能再评价 □ 治疗效果、预后和出院评估 □ 确定患者是否可以出院 □ 康复和宣教	如果患者可以出院： □ 通知出院处 □ 通知患者及其家属出院 □ 向患者交代出院后注意事项，预约复诊日期 □ 将"出院总结"交给患者 □ 如果患者不能出院，请在"病程记录"中说明原因和继续治疗 □ 二级预防的方案
重点医嘱	长期医嘱： □ 不稳定型心绞痛护理常规 □ 二级护理 □ 床旁活动 □ 低盐低脂普食 □ β 受体阻滞剂（无禁忌证者常规使用） □ ACEI 或 ARB 治疗（酌情） □ 口服硝酸酯类药物 □ 阿司匹林+氯吡格雷联用 □ 术后应用低分子肝素 2~8 天 □ 调脂治疗：他汀类药物 □ 钙拮抗剂（酌情）	长期医嘱： □ 不稳定型心绞痛护理常规 □ 二级护理 □ 室内或室外活动 □ 低盐低脂普食 □ β 受体阻滞剂（无禁忌证者常规使用） □ ACEI 或 ARB 治疗（酌情） □ 口服硝酸酯类药物 □ 阿司匹林+氯吡格雷联合应用 □ 调脂治疗：他汀类药物 □ 钙拮抗剂（酌情） 临时医嘱： □ 心电图 □ 心脏超声 □ 胸片 □ 肝肾功能、电解质 □ 血常规、尿常规、大便常规 □ 凝血功能	出院医嘱： □ 低盐低脂饮食、适当运动、改善生活方式（戒烟） □ 控制高血压、高血脂、糖尿病等危险因素 □ 出院带药（根据情况）：他汀类药物、抗血小板药物、β 受体阻滞剂、ACEI、钙拮抗剂等 □ 定期复查
主要护理工作	□ 疾病恢复期心理与生活护理 □ 根据患者病情和危险性分层，指导并监督患者恢复期的治疗与活动 □ 二级预防教育	□ 疾病恢复期心理与生活护理 □ 根据患者病情和危险性分层，指导并监督患者恢复期的治疗与活动 □ 二级预防教育 □ 出院准备指导	□ 帮助患者办理出院手续、交费等事项 □ 出院指导
病情变异记录	□ 无 □ 有，原因： 1. 2.	□ 无 □ 有，原因： 1. 2.	□ 无 □ 有，原因： 1. 2.
护士签名			
医师签名			

第二章

慢性稳定型心绞痛介入治疗临床路径释义

一、慢性稳定型心绞痛编码

1. 卫计委原编码

疾病名称及编码：慢性稳定型心绞痛（ICD-10：I20.806）

手术操作名称及编码：冠状动脉内支架植入术（ICD-9-CM-3：36.06/36.07）

2. 修改编码

疾病名称及编码：稳定型心绞痛（ICD-10：I20.801）

　　　　　　　　劳力性心绞痛（ICD-10：I20.803）

　　　　　　　　慢性稳定型心绞痛（ICD-10：I20.806）

　　　　　　　　稳定劳力性心绞痛（ICD-10：I20.807）

手术操作名称及编码：非药物洗脱冠状动脉内支架植入术（ICD-9-CM-3：36.06）

　　　　　　　　　　药物洗脱冠状动脉内支架植入术（ICD-9-CM-3：36.07）

二、临床路径检索方法

（I20.801/I20.803/I20.806/I20.807）伴（36.06/36.07）

三、慢性稳定型心绞痛介入治疗临床路径标准住院流程

（一）适用对象

第一诊断为慢性稳定型心绞痛（ICD-10：I20.806）

行冠状动脉内支架植入术（ICD-9-CM-3：36.06/36.07）。

> **释义**
>
> ■慢性稳定型心绞痛是指心绞痛发作的程度、频度、性质及诱发因素在数周至数月内无显著变化的患者。慢性稳定型心绞痛的血管重建治疗，主要包括经皮冠状动脉介入治疗（PCI）和冠状动脉旁路移植术（CABG）等。本路径适用于 PCI 患者。

（二）诊断依据

根据《慢性稳定型心绞痛诊断与治疗指南》（中华医学会心血管病学分会，2007）及 2002 年 ACC/AHA 与 2006 年 ESC 相关指南。

1. 临床发作特点　由运动或其他增加心肌需氧量的情况所诱发，短暂的胸痛（<10 分钟），休息或含服硝酸甘油可使之迅速缓解。

2. 心电图变化　胸痛发作时相邻两个或两个以上导联心电图 ST 段压低≥0.1mV，胸痛缓解后 ST 段恢复。

3. 心肌损伤标志物（心脏特异的肌钙蛋白 T 或 I、肌酸激酶 CK、CK-MB）不升高。

4. 临床症状稳定在 1 个月以上。

释义

■ 心绞痛是由于暂时性心肌缺血引起的以胸痛为主要特征的临床综合征，是冠状动脉粥样硬化性心脏病（冠心病）的最常见表现。通常见于冠状动脉至少一支主要分支管腔直径狭窄在 50% 以上的患者，当体力或精神应激时，冠状动脉血流不能满足心肌代谢的需要，导致心肌缺血，而引起心绞痛发作，休息或含服硝酸甘油可缓解。心绞痛也可发生在瓣膜病（尤其主动脉瓣病变）、肥厚型心肌病和未控制的高血压以及甲状腺功能亢进、严重贫血等患者。冠状动脉"正常"者也可由于冠状动脉痉挛或内皮功能障碍等原因发生心绞痛。某些非心脏性疾病如食管、胸壁或肺部疾病也可引起类似心绞痛的症状，临床上需注意鉴别。

■ 可依据 2012 ACP/ACCF/AHA/AATS/PCNA/STS 稳定型缺血性心脏病的诊断：临床实践指南、2013 ESC 稳定性冠状动脉疾病管理指南、2016 中国经皮冠状动脉介入治疗指南、2017 年 ESC DAPT 指南。

（三）治疗方案的选择及依据

根据《慢性稳定型心绞痛诊断与治疗指南》（中华医学会心血管病学分会，2007）及 2002 年 ACC/AHA 与 2006 年 ESC 相关指南。

1. 危险度分层 根据临床评估、对负荷试验的反应（Duke 活动平板评分）、左心室功能及冠状动脉造影显示的病变情况综合判断。

2. 基础药物治疗 抗心肌缺血药物、抗血小板药物、调脂药物。

3. 冠状动脉造影检查 适应证如下。

（1）严重心绞痛（CCS 分级 3 级或以上者），特别是药物治疗不能缓解症状者。

（2）经无创方法评价为高危患者（不论心绞痛严重程度）。

（3）心脏停搏存活者。

（4）有严重室性心律失常的患者。

（5）血管重建（PCI 或 CABG）的患者，有早期的中等或严重的心绞痛复发。

（6）伴有慢性心力衰竭或左室射血分数明显减低的心绞痛患者。

4. 经皮冠状动脉介入治疗（PCI） 对药物难以控制的心绞痛，或无创检查提示较大面积心肌缺血，且冠状动脉病变适合 PCI 者，可行冠状动脉支架术（包括药物洗脱支架）治疗。

5. 冠状动脉旁路移植术（CABG） 糖尿病伴多支血管复杂病变、严重左心功能不全和无保护左主干病变者，CABG 疗效优于 PCI。

6. 改善不良生活方式，控制危险因素。

释义

■ 治疗方案的选择与治疗依据还可参考 2012 ACP/ACCF/AHA/AATS/PCNA/STS 稳定型缺血性心脏病的诊断：临床实践指南、2013 ESC 稳定性冠状动脉疾病管理指南、2016 中国经皮冠状动脉介入治疗指南和 2017 年 ESC DAPT 指南。

■ 药物治疗、介入治疗和冠状动脉旁路移植手术是现代冠心病治疗的三种方法，其中药物治疗是最基本的手段。慢性稳定型心绞痛患者在决定是否行介入治疗时，需要进行仔细的评估，防止过度检查和过度治疗。CABG 不适用本路径。药物治疗中 β 受体阻滞剂如无禁忌建议长期使用，调脂他汀类药物如无禁忌，其治疗的目标值为 LDL-C 小于 2.6mmol/L，极高危患者为小于 1.8mmol/L [《中国成人血脂异常防治指南（2016 年修订版)》]。

■ 改善不良生活方式：包括戒烟、适当运动、控制体重及饮食控制。对于中、重度尼古丁依赖的患者，需要更强的戒烟干预，如进行行为矫正及使用戒烟药物等。

■ 控制危险因素：包括控制血压、控制血脂及控制糖尿病。

（四）标准住院日

≤9 天。

> **释义**
>
> ■ 计划接受介入治疗的慢性稳定型心绞痛患者入院后，术前评估 1~3 天，在第 2~4 日实施手术，术后恢复 3~5 天出院。总住院时间不超过 9 天均符合路径要求。

（五）进入路径标准

1. 第一诊断必须符合 ICD-10：I20. 806 慢性稳定型心绞痛疾病编码。
2. 除外心肌梗死、主动脉夹层、急性肺栓塞等疾病。
3. 如患有其他非心血管疾病，但在住院期间不需特殊处理（检查和治疗），也不影响第一诊断时，可以进入路径。
4. 适用于择期 PCI 者，不适用于 STEMI 发病<12 小时患者。

> **释义**
>
> ■ 进入路径的标准必须是符合指南中明确诊断的慢性稳定型心绞痛的患者。
>
> ■ 需要除外患者有心肌梗死、主动脉夹层、肺栓塞、肥厚型心肌病等疾患。
>
> ■ 当患者同时患有其他非心血管疾病，本次住院期间不需要检查和治疗，且本次入院第一诊断为慢性稳定型心绞痛，也可以进入路径。
>
> ■ 本路径不适用于发病时间小于 12 小时的急性 ST 段抬高型心肌梗死的患者。

（六）术前准备（术前评估）

1~3 天。

1. 必须的检查项目

（1）血常规+血型，尿常规+酮体，便常规+潜血。

（2）血清心肌损伤标志物、凝血功能、肝肾功能、电解质、血糖、血脂、感染性疾病筛查（乙型肝炎、丙型肝炎、艾滋病、梅毒等）。

（3）心电图、胸片、超声心动图。

2. 根据患者具体情况可查

（1）脑钠肽、D-二聚体、血气分析、红细胞沉降率、C-反应蛋白或高敏 C-反应蛋白。

（2）24 小时动态心电图、心脏负荷试验。

释义

　　■ 必查项目是确保手术治疗安全、有效开展的基础，在术前必须完成。相关人员应认真分析检查结果，以便及时发现异常情况并采取对应处置。

　　■ 对于有心律失常、低氧血症等患者可进行动态心电图、肺功能、血气等检查。

　　■ 为缩短患者术前等待时间，检查项目可以在患者入院前于门诊完成。

　　■ 心电图是在术前必须做的，而 3 个月内曾做胸片和超声心动图检查，本次住院无特殊其他表现，可以考虑不再重复上述两项检查。

（七）选择用药

1. 抗心肌缺血药物　硝酸酯类、β 受体阻滞剂、钙离子通道阻滞剂等。

2. 抗血小板药物

（1）无用药禁忌证的患者均应长期服用阿司匹林，如使用阿司匹林有禁忌或不能耐受者，可改用氯吡格雷替代。

（2）行介入治疗者，常规联用阿司匹林+氯吡格雷。

（3）对介入治疗术中的高危病变患者，可考虑静脉应用血小板 GP Ⅱ b/Ⅲ a 受体拮抗剂。

3. 调脂药物　长期应用他汀类药物。

4. 血管紧张素转换酶抑制剂（ACEI）　所有合并糖尿病、心力衰竭、左心室收缩功能不全、高血压、心肌梗死后左室功能不全的患者，均应使用 ACEI。不能耐受者可选用 ARB 治疗。

5. 其他药物　伴随疾病的治疗药物等。

释义

　　■ 药物治疗是慢性稳定型心绞痛的基础治疗。到目前为止，抗血小板药、β 受体阻滞剂、降脂药物及 ACEI/ARB 药物已经成为标准治疗。

　　■ 积极使用硝酸酯类、钙离子通道阻滞剂或 β 受体阻滞剂以改善心肌缺血症状。还可使用速效救心丸，增加冠状动脉血流量，迅速有效地改善急性心肌缺血缺氧，缓解心绞痛症状；或使用二丁酰环磷腺苷钙，以增强心肌功能、扩张冠状动脉，进一步改善心肌缺血症状；亦可加用磷酸肌酸，优化心肌能量代谢，改善心肌缺血症状与左心功能。银杏叶滴丸也可扩张冠状动脉，抗心肌缺血，同时具有抑制血小板聚集、防止血栓形成等作用，可酌情选用。

　　■ 如无禁忌，阿司匹林、β 受体阻滞剂、他汀类药物均应长期服用。

　　■ 对于行介入治疗的患者联合阿司匹林+氯吡格雷抗血小板治疗，介入术中对于高危病变考虑使用血小板 GP Ⅱ b/Ⅲ a 受体拮抗剂。

　　■ 对于合并有糖尿病、心功能不全、高血压病、心肌梗死后左心室功能不全的患者均应使用 ACEI，不能耐受的患者使用 ARB 治疗。

（八）手术时间为入院后 2~4 天

1. 麻醉方式　局部麻醉。

2. 手术方式　冠状动脉造影+支架植入术。

3. 手术内置物　冠状动脉内支架。

4. 术中用药　抗血栓药（肝素化，必要时可使用血小板 GP Ⅱ b/Ⅲ a 受体拮抗剂）、血管活性药、抗心律失常药等。

5. 术后处理

（1）介入术后即刻需检查的项目：生命体征检查、心电图、心电监测、穿刺部位的检查。

（2）介入术后必要时住重症监护病房。

> **释义**
>
> ■ 本路径规定的慢性稳定型心绞痛的介入治疗麻醉方式均是局部麻醉。
>
> ■ 术中经过冠状动脉造影证实病变的位置、性质，依据情况选择相应的支架植入。
>
> ■ 术中需要给予肝素抗凝治疗，对于高危病变可酌情给予血小板 GP Ⅱ b/Ⅲ a 受体拮抗剂，对于术中出现低血压、心律失常等情况需要给予血管活性药物及抗心律失常药物。
>
> ■ 介入术后患者需要立即行心电图、心电监测，密切观察生命体征及穿刺部位的情况。
>
> ■ 对于介入术中出现低血压、心律失常、穿刺部位血肿等情况的患者必要时住重症监护病房。
>
> ■ 稳定型心绞痛患者病变直径狭窄≥90%时可直接干预；当病变直径狭窄<90%时，建议仅有相应缺血证据，或血流储备分数（FFR）<0.80 的病变进行干预 [《中国经皮冠状动脉介入治疗指南（2016）》]。

（九）术后住院恢复 3~5 天

1. 介入术后第 1 天需检查的项目　心电图、心肌损伤标志物、血常规、尿常规。必要时根据需要查：便潜血、肝肾功能、电解质、血糖、凝血功能、超声心动图、X 线胸片、血气分析。

2. 观察患者心肌缺血等不适症状，及时发现和处理并发症。

3. 继续严密观察穿刺部位出血、渗血情况。

> **释义**
>
> ■ 慢性稳定型心绞痛患者术后当日应行心电图检查，必要时查心肌损伤标志物、血尿常规等检查。以便及时掌握病情变化。术后主管医师对患者病情进行评估。
>
> ■ 根据患者病情需要，开展相应的检查及治疗。检查内容不只限于路径中规定的必须复查项目，可根据需要增加，如血气分析、凝血功能分析、超声、胸片等。必要时可增加同一项目的检查频次。

（十）出院标准

1. 生命体征稳定，无心肌缺血发作。

2. 穿刺部位愈合良好。

3. 无其他需要继续住院的并发症。

释义

■ 患者出院前不仅应完成必须复查项目，且复查项目应无明显异常。穿刺部位愈合良好，无出血、血肿、感染及血管杂音。无其他需要继续住院治疗的并发症。

(十一) 变异及原因分析

1. 冠脉造影后转外科行急诊冠状动脉旁路移植术。
2. 等待二次 PCI 或择期冠状动脉旁路移植术。
3. PCI 术中出现并发症转入 CCU。
4. 造影冠脉正常，需进一步检查明确诊断。
5. 药物保守治疗，观察治疗效果。

释义

■ 变异是指入选临床路径的患者未能按路径流程完成医疗行为或未达到预期的医疗质量控制目标。这包含三方面情况：①按路径流程完成治疗，但出现非预期结果，可能需要后续进一步处理。如本路径治疗后需要外科行冠状动脉旁路移植手术或需要二次行 PCI；②按路径流程完成治疗，但超出了路径规定的时限。实际住院日超出标准住院日要求，或未能在规定的手术日时间限定内实施手术等；③不能按路径流程完成治疗，患者需要中途退出路径。如治疗过程中出现严重并发症，导致必须中止路径或需要转入其他路径进行治疗等。对这些患者，主管医师均应进行变异原因的分析，并在临床路径的表单中予以说明。

■ 冠脉介入的并发症有：心内并发症，如心脏压塞（心包填塞）、冠状动脉夹层，穿刺部位并发症，如严重血肿（包括腹膜后血肿），其他脏器损伤如造影剂肾病、蓝趾综合征等。

■ 医师认可的变异原因主要指患者入选路径后，医师在检查及治疗过程中发现患者合并存在一些事前未预知的对本路径治疗可能产生影响的情况，需要中止执行路径或者是延长治疗时间、增加治疗费用。医师需在表单中明确说明。

■ 因患者方面的主观原因导致执行路径出现变异，也需要医师在表单中予以说明。

四、慢性稳定型心绞痛临床路径给药方案

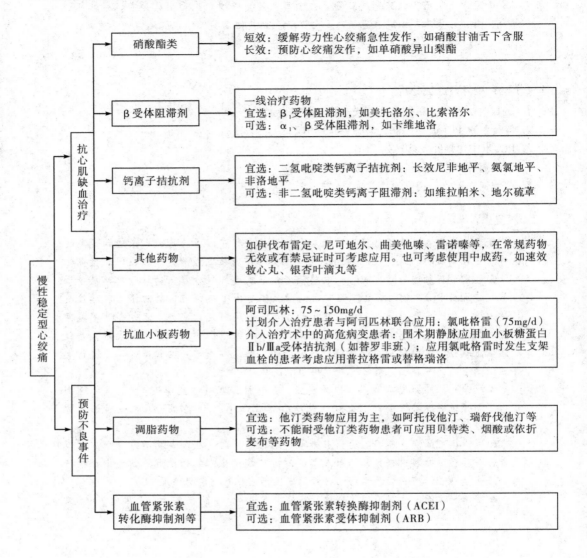

【用药选择】

稳定型心绞痛患者药物治疗的目的为缓解症状及预防心血管不良事件发生，具体药物如下：

1. 抗心肌缺血药物

（1）硝酸酯类：短效硝酸酯类药物，如硝酸甘油，舌下含服可缓解劳力性心绞痛急性发作；长效硝酸酯类药物，如单硝酸异山梨酯，应用于预防心绞痛发作。

（2）β受体阻滞剂：无禁忌证患者，β受体阻滞剂应用作为一线治疗药物。

（3）钙离子阻滞剂：非二氢吡啶类钙离子通道阻滞剂，如维拉帕米、地尔硫䓬，以降低心率属性为主，不推荐和β受体阻滞剂联用。二氢吡啶类钙离子通道阻滞剂，如长效尼非地平、氨氯地平、非洛地平，其强效动脉扩张作用使其适用于具有高血压的心绞痛患者，与β受体阻滞剂也可联合应用。

（4）其他药物：包括伊伐布雷定（ivabradine）：减慢心率，可用于不能耐受β受体阻滞剂患者；尼可地尔（nicorandil）：可在应用β受体阻滞剂及钙离子阻滞剂无效或有禁忌证患者中

加用；曲美他嗪（trimetazidine）：抗缺血代谢调节剂，抗心绞痛疗效与普萘洛尔相似；雷诺嗪（ranolazine）：阻止心肌细胞内 Na^+ 依赖钙超负荷，从而发挥抗缺血和改善代谢作用；速效救心丸：增加冠状动脉血流量。

2. 抗血小板药物

（1）小剂量阿司匹林：无禁忌证患者长期 75~150mg/d，口服应用。阿司匹林不能耐受患者应当应用氯吡格雷替代。

（2）P2Y12 抑制剂：计划接受介入治疗患者应联合阿司匹林同时应用。首要推荐药物为氯吡格雷（75mg/d）。另外，对于未计划接受介入治疗的患者，双联抗血小板药物在稳定型心绞痛患者中常规仍缺乏证据。

（3）对介入治疗术中的高危病变患者，可考虑围术期静脉负荷+维持或冠脉内负荷+静脉维持应用血小板 GP Ⅱb/Ⅲa 受体拮抗剂，如替罗非班 ［3 分钟内 10~25μg/kg 负荷应用+0.075~0.15μg/（kg·min）静脉维持］，静脉维持时间 12~36 小时，需密切评估出血风险。

3. 调脂药物　以低密度脂蛋白胆固醇（LDL）<1.8mmol/L 或较基础测及值降低 50% 为目标，通常以他汀类药物应用为主。对于他汀类药物不能耐受患者可应用贝特类、烟酸或依折麦布等药物，但此类药物尚缺乏证据来证实其临床获益。对于接受介入治疗的患者，围术期强化他汀类药物（高剂量阿托伐他汀）治疗可降低心肌梗死的发生率。

4. 血管紧张素转换酶抑制剂（ACEI）　无禁忌证的稳定型心绞痛患者，特别是合并高血压、糖尿病、左心室收缩功能不全（射血分数<40%）的患者，均应使用 ACEI。不推荐 ACEI 和血管紧张素受体阻断剂（ARB）同时应用，但 ACEI 不能耐受患者可选用 ARB 治疗。

5. 其他药物　可适当选用有证据支持且安全性较高的中成药，如银杏叶滴丸、大株红景天注射液、通脉养心丸等，进一步改善患者心绞痛症状，提高治疗有效率。不推荐常规应用止痛剂，如选择性环氧合酶-2（COX-2）抑制剂、非选择性非甾体抗炎药（NSAIDs）。若必须应用 NSAIDs 类药物，也应当小剂量开始并尽早停用，同时联用小剂量阿司匹林以取得充分的抗血小板效应。

【药学提示】

1. 硝酸酯类药物　通过激发血管活性成分一氧化氮（NO），扩张冠状动脉及静脉系统（降低前负荷）发挥抗缺血效应。β 受体阻滞剂直接作用于心脏，降低心率、心肌收缩力、房室结传导及异位节律的发生；同时可通过延长心脏舒张期及增加非缺血区域血管阻力来增加缺血心肌的冠状动脉血流。钙离子通道阻滞剂主要药理学作用为选择性抑制血管平滑肌和心肌细胞 L 通道开放，从而发挥血管扩张及降低外周血管阻力效应。二氢吡啶类钙离子阻滞剂的血管选择性更高。

2. 阿司匹林　不可逆性阻断血小板 COX-1 及后续血栓素的产生。P2Y12 抑制剂为血小板二磷酸腺苷（ADP）受体 P2Y12 拮抗剂，从而抑制血小板聚集。

【注意事项】

1. 相关药物应用时应熟知其不良反应、禁忌证、药物间的交互作用及慎用人群。

2. 药物干预应同时考虑症状缓解及事件预防，同时需要考虑患者接受介入治疗所需的相关药物，如联合应用阿司匹林和氯吡格雷。

五、推荐表单

(一) 医师表单

慢性稳定型心绞痛介入治疗临床路径医师表单

适用对象: 第一诊断为慢性稳定型心绞痛 (ICD-10: I20.806)

行冠状动脉内支架植入术 (ICD-9-CM-3: 36.06/36.07)

患者姓名:		性别: 年龄: 门诊号:	住院号:
住院日期: 年 月 日		出院日期: 年 月 日	标准住院日: ≤9 天

时间	住院第 1 天	住院第 1~3 天 (术前准备)
主要诊疗工作	□ 病史采集与体格检查 □ 描记 18 导联心电图 □ 上级医师查房: 危险分层, 明确诊断, 制订诊疗方案 □ 进行常规治疗 (参见《心血管病诊疗指南解读》) □ 完成病历书写及上级医师查房记录	□ 日常查房, 完成病程记录 □ 上级医师查房: 确定冠脉造影和支架植入方案 □ 完成上级医师查房记录 □ 完善术前常规检查, 复查异常的检验结果 □ 向家属及患者交代冠脉造影和介入手术风险, 签署知情同意书 □ 检查抗血小板药物剂量 □ PCI 术前准备, 术前医嘱 □ 术者术前看患者, 确认手术指征、禁忌证, 决定是否手术
重点医嘱	**长期医嘱:** □ 冠心病护理常规 □ 一级或二级护理 □ 低盐低脂饮食 □ 戒烟 □ 持续心电监测 □ β 受体阻滞剂 (无禁忌证者常规使用) □ 硝酸酯类药物 □ 阿司匹林、氯吡格雷联合应用 □ 调脂治疗: 他汀类药物 □ 钙离阻滞剂: 可与 β 受体阻滞剂联合应用 □ ACEI **临时医嘱:** □ 血常规+血型、尿常规+酮体, 便常规+潜血 □ 血清心肌损伤标志物、凝血功能、肝肾功能、电解质、血糖、血脂、感染性疾病筛查 □ 心电图、X 线胸片、超声心动图 □ 必要时检查: 脑钠肽、D-二聚体、血气分析、红细胞沉降率、C-反应蛋白、24 小时动态心电图、心脏负荷试验	**长期医嘱:** □ 冠心病护理常规 □ 一级或二级护理 □ 低盐低脂饮食 □ 戒烟 □ 持续心电监测 □ β 受体阻滞剂 (无禁忌证者常规使用) □ 硝酸酯类药物 □ 阿司匹林、氯吡格雷联合应用 □ 调脂治疗: 他汀类药物 □ 钙离子通道阻滞剂: 可与 β 受体阻滞剂联合应用 □ ACEI **临时医嘱:** □ 拟明日行冠脉造影+支架植入术 □ 明早禁食、禁水 □ 备皮 □ 造影剂皮试 □ 术前镇静 □ 足量使用抗血小板药物 (阿司匹林+氯吡格雷) □ 术前晚可适当使用镇静药物

续　表

时间	住院第 1 天	住院第 1~3 天（术前准备）
病情 变异 记录	□无　□有，原因： 1. 2.	□无　□有，原因： 1. 2.
医师 签名		

时间	住院第 2~4 天（手术日）		住院第 3~5 天
	术前	术后（当日）	（术后第 1 天）
主要诊疗工作	□ 住院医师查房，检测心率、血压、心电图，完成术前病程记录 □ 慢性稳定型心绞痛常规治疗 □ 检查抗血小板药物剂量	□ 住院医师接诊术后患者，检查心率、血压、心电图，并书写术后病程记录 □ 严密观察穿刺部位出血、渗血征象 □ 观察患者不适症状，及时发现和处理 PCI 术后并发症 □ 慢性稳定型心绞痛常规治疗 □ PCI 术后常规治疗（参见《心血管病诊疗指南解读》）	□ 上级医师查房 □ 完成上级医师查房记录 □ 穿刺部位换药 □ 严密观察病情，及时发现和处理 PCI 术后并发症
重点医嘱	**长期医嘱：** □ 冠心病护理常规 □ 一级或二级护理 □ 低盐低脂饮食 □ 戒烟 □ 持续心电监测 □ β 受体阻滞剂（无禁忌证者常规使用） □ 硝酸酯类药物 □ 阿司匹林、氯吡格雷联合应用 □ 调脂治疗：他汀类药物 □ 钙离子通道阻滞剂：可与 β 受体阻滞剂联合应用 □ ACEI □ 慢性稳定型心绞痛的常规治疗 **临时医嘱：** □ 今日行冠脉造影 + 支架植入术	**长期医嘱：** □ PCI 术后护理常规 □ 一级护理 □ 低盐低脂饮食 □ 戒烟 □ 持续心电监测 □ 药物治疗同前 □ PCI 术后常规治疗 **临时医嘱：** □ 急查尿常规 □ 心肌损伤标志物（TNT、TNI、CK-MB）、血常规 □ 心电图	**长期医嘱：** □ PCI 术后护理常规 □ 一级或二级护理 □ 低脂饮食 □ 戒烟 □ 持续心电监测 □ 药物治疗同前 □ PCI 术后常规治疗
病情变异记录	□ 无 □ 有，原因： 1. 2.	□ 无 □ 有，原因： 1. 2.	□ 无 □ 有，原因： 1. 2.
医师签名			

时间	住院第4~6天（术后第2天）	住院第5~7天（术后第3天）	住院第6~9天（出院日）
主要诊疗工作	□ 住院医师查房 □ 完成查房记录 □ PCI术后常规治疗 □ 严密观察病情，及时发现和处理PCI术后并发症 □ 观察穿刺部位情况	□ 上级医师查房，确定患者出院指征及出院后治疗方案 □ 治疗效果、预后评估 □ 完成上级医师查房记录 □ 严密观察病情，及时发现和处理PCI术后并发症 □ 观察穿刺部位情况 □ 康复及宣教	□ 住院医师查房，监测心率、血压、心电图，并完成出院前病程记录 □ 书写出院记录、诊断证明，填写住院病历首页 □ 向患者及家属交代出院后注意事项，预约复诊时间 □ 如果患者不能出院，在病程记录中说明原因和继续治疗的方案 □ 二级预防的方案
重点医嘱	长期医嘱： □ PCI术后护理常规 □ 一级或二级护理 □ 低盐低脂饮食 □ 戒烟 □ 药物治疗同前	长期医嘱： □ PCI术后护理常规 □ 二级护理 □ 低盐低脂饮食 □ 戒烟 □ 药物治疗同前 □ PCI术后常规治疗	出院医嘱： □ 低盐低脂饮食、适当运动、改善生活方式（戒烟）；对于中重度尼古丁依赖的患者，可进行行为矫正并使用戒烟药物 □ 控制高血压、高血脂、糖尿病等危险因素 □ 出院带药（根据情况）：他汀类药物、抗血小板药物、β受体阻滞剂、ACEI、钙离子通道阻滞剂等 □ 定期复查
病情变异记录	□ 无　□ 有，原因： 1. 2.	□ 无　□ 有，原因： 1. 2.	□ 无　□ 有，原因： 1. 2.
医师签名			

（二）护士表单

慢性稳定型心绞痛介入治疗临床路径护士表单

适用对象：第一诊断为慢性稳定型心绞痛（ICD-10：I20.806）

行冠状动脉内支架植入术（ICD-9-CM-3：36.06/36.07）

患者姓名：	性别： 年龄： 门诊号：	住院号：
住院日期：　　年　月　日	出院日期：　　年　月　日	标准住院日：≤9 天

时间	住院第 1 天	住院第 1~2 天（术前准备）	住院第 2~3 天（手术日）
健康宣教	□ 介绍主管医师、护士 □ 入院宣教（常规、安全） □ 吸烟者评估尼古丁依赖程度	□ 做 PCI 术前宣教 □ 服药宣教 □ 疾病宣教 □ 饮食、饮水活动的宣教	□ 做 PCI 术后当日宣教 □ PCI 患者予以饮食、饮水活动宣教
护理处置	□ 安置患者，佩戴腕带 □ 通知医师 □ 生命体征的监测测量 □ 吸氧 □ 交接液体 □ 病情交班 □ 配合治疗 □ 完成护理记录	□ 协助患者完成临床检查 □ 遵医嘱完成治疗 □ 完成护理记录	□ 评估患者全身情况 □ 观察生命体征 □ 协助患者完成临床检查 □ 注意化验结果回报 □ 完成护理记录
基础护理	□ 准备床单位、监护、吸氧 □ 生命体征的观察 □ 一级或二级护理 □ 观察 24 小时出入量 □ 生活护理 □ 患者安全及心理护理	□ 生命体征的观察 □ 一级或二级护理 □ 生活护理 □ 观察 24 小时出入量 □ 患者安全及心理护理	□ 病情的观察（症状、体征神志、生命体征） □ 保持水、电解质平衡 □ 观察 24 小时出入量 □ 一级护理
专科护理	□ 使用药物的浓度剂量 □ 各种置管情况 □ 观察胸痛情况	□ 使用药物的浓度剂量 □ 各种置管情况 □ 观察胸痛情况	□ 相关并发症的观察 □ PCI 术后定时观察穿刺部位 □ 做好拔除动脉鞘管的准备 □ 股动脉鞘管拔除时注意迷走反射的发生 □ 鞘管拔除后伤口沙袋压迫 10 小时，患侧肢体制动 12 小时 □ 桡动脉穿刺患者定时放松压迫程度
重点医嘱	□ 详见医嘱执行单	□ 详见医嘱执行单	□ 详见医嘱执行单

续　表

时间	住院第 1 天	住院第 1~2 天（术前准备）	住院第 2~3 天（手术日）
病情 变异 记录	□无 □有，原因： 1. 2.	□无 □有，原因： 1. 2.	□无 □有，原因： 1. 2.
护士 签名			

时间	住院第 3~4 天（术后第 1 天）	住院第 4~5 天（术后第 2 天）	住院第 6 天（出院日）
健康宣教	□ 饮食宣教 □ 服药宣教 □ 指导恢复期的康复和锻炼 　（床上肢体活动） □ 疾病宣教	□ 指导恢复期的康复和锻炼 　（床上肢体活动） □ 饮食宣教 □ 疾病宣教 □ 康复宣教和二级预防	□ 活动指导 □ 康复宣教和二级预防 □ 出院宣教 □ 对于吸烟者给予戒烟宣教
护理处置	□ 观察生命体征 □ 观察 24 小时出入量 □ 观察穿刺部位 □ 遵医嘱配合急救和治疗 □ 完成护理记录 □ 维持静脉通畅 □ 静脉和口服给药 □ 协助患者进餐 □ 保持排便通畅	□ 观察生命体征 □ 完成常规化验采集 □ 观察 24 小时出入量 □ 遵医嘱完成治疗 □ 维持静脉通畅 □ 静脉和口服给药 □ 保持排便通畅 □ 生活护理 □ 给予心理支持 □ 完成护理记录	□ 观察生命体征 □ 观察 24 小时出入量 □ 遵医嘱完成治疗 □ 维持静脉通畅 □ 静脉和口服给药 □ 保持排便通畅 □ 生活护理 □ 给予心理支持 □ 完成护理记录 □ 配合患者做好出院准备
基础护理	□ 心率、心律、血压、血氧饱 　和度、呼吸 □ 一级或二级护理 □ 准确记录出入量 □ 保持水、电解质平衡 □ 协助患者完成各项检查 □ 协助患者进食 □ 协助患者做好生活护理	□ 心率、心律、血压、血氧饱 　和度、呼吸 □ 完成常规标本采集 □ 准确记录出入量 □ 保持水、电解质平衡 □ 协助患者完成各项检查 □ 协助患者进食 □ 协助患者做好生活护理 □ 一级或二级护理	□ 心率、心律、血压、血氧饱 　和度、呼吸 □ 完成常规标本采集 □ 准确记录出入量 □ 保持水、电解质平衡 □ 协助患者完成各项检查 □ 协助患者进食 □ 办理出院事项 □ 二级护理
专科护理	□ 相关并发症的观察 □ 穿刺部位的观察	□ 相关并发症的观察	□ 相关并发症的观察
重点医嘱	□ 详见医嘱执行单	□ 详见医嘱执行单	□ 详见医嘱执行单
特殊情况记录	□ 无　□ 有，原因： 1. 2.	□ 无　□ 有，原因： 1. 2.	□ 无　□ 有，原因： 1. 2.
护士签名			

（三）患者表单

慢性稳定型心绞痛介入治疗临床路径患者表单

适用对象：第一诊断为慢性稳定型心绞痛（ICD-10：I20.806）

行冠状动脉内支架植入术（ICD-9-CM-3：36.06/36.07）

患者姓名：	性别：　　年龄：　　门诊号：	住院号：
住院日期：　　年　月　日	出院日期：　　年　月　日	标准住院日：≤9天

时间	住院第1~2天	住院第2~4天（手术日）	住院第5~6天（出院日）
监测	□ 测量生命体征、体重	□ 测量生命体征	□ 测量生命体征
医患配合	□ 护士行入院护理评估 □ 介绍主管医师、护士 □ 医师询问现病史、既往史、用药情况，收集资料并进行体格、检查 □ 配合完善术前相关化验、检查 □ 入院宣教（常规、安全）	□ 做PCI术后当日宣教 □ PCI患者予以饮食、饮水、活动宣教 □ 活动指导	□ 活动指导 □ 康复宣教和二级预防
重点诊疗及检查	重点诊疗： □ 一级或二级护理 □ 监护：心电、血压和血氧饱和度等 □ 建立静脉通路 □ 配合重症监护和救治 重要检查： □ 化验检查、心电图、X线胸片 □ 血清心肌酶学和损伤标志物测定 □ 心肌酶动态监测，凝血监测 □ 感染性疾病筛查	重点诊疗： □ 一级护理 □ 继续监护：心电、血压 □ 配合急救和治疗 重要检查： □ 化验检查、心电图、胸片 □ 血清心肌酶学和损伤标志物测定	重点诊疗： □ 二级护理 □ 带好出院带药 □ 酌情配合相关检查
饮食及活动	□ 流质饮食 □ 卧床休息，自主体位 □ 患肢制动	□ 半流质饮食 □ 卧床休息，自主体位 □ 患肢可活动	□ 低盐低脂饮食 □ 床边活动

附：原表单（2009 年版）

慢性稳定型心绞痛介入治疗临床路径表单

适用对象：第一诊断为慢性稳定型心绞痛（ICD-10：I20.806）

　　　　　行冠状动脉内支架植入术（ICD-9-CM-3：36.06/36.07）

患者姓名：		性别：	年龄：	门诊号：		住院号：
住院日期：	年　月　日	出院日期：		年　月　日	标准住院日：≤9 天	

时间	住院第 1 天	住院第 1~3 天（术前准备）
主要诊疗工作	□ 病史采集与体格检查 □ 描记 18 导联心电图 □ 上级医师查房：危险性分层，明确诊断，制订诊疗方案 □ 进行常规治疗（参见《心血管病诊疗指南解读》） □ 完成病历书写及上级医师查房记录	□ 日常查房，完成病程记录 □ 上级医师查房：确定冠脉造影和支架植入方案 □ 完成上级医师查房记录 □ 完善术前常规检查，复查异常的检验结果 □ 向家属及患者交代冠脉造影和介入手术风险，签署知情同意书 □ 检查抗血小板药物剂量 □ PCI 术前准备，术前医嘱 □ 术者术前看患者，确认手术指征、禁忌证，决定是否手术
重点医嘱	**长期医嘱：** □ 冠心病护理常规 □ 一级或二级护理 □ 低盐、低脂饮食 □ 持续心电监测 □ β 受体阻滞剂（无禁忌证者常规使用） □ 硝酸酯类药物 □ 阿司匹林、氯吡格雷联合应用 □ 调脂治疗：他汀类药物 □ 钙离子阻滞剂：可与 β 受体阻滞剂联合应用 □ ACEI **临时医嘱：** □ 血常规+血型、尿常规+酮体，便常规+潜血 □ 血清心肌损伤标志物、凝血功能、肝肾功能、电解质、血糖、血脂、感染性疾病筛查 □ 心电图、X 线胸片、超声心动图 □ 必要时检查：脑钠肽、D-二聚体、血气分析、红细胞沉降率、C-反应蛋白、24 小时动态心电图、心脏负荷试验	**长期医嘱：** □ 冠心病护理常规 □ 一级或二级护理 □ 低盐、低脂饮食 □ 持续心电监测 □ β 受体阻滞剂（无禁忌证者常规使用） □ 硝酸酯类药物 □ 阿司匹林、氯吡格雷联合应用 □ 调脂治疗：他汀类药物 □ 钙离子阻滞剂：可与 β 受体阻滞剂联合应用 □ ACEI **临时医嘱：** □ 拟明日行冠脉造影+支架植入术 □ 明早禁食、禁水 □ 备皮 □ 造影剂皮试 □ 术前镇静 □ 足量使用抗血小板药物（阿司匹林+氯吡格雷） □ 术前晚可适当使用镇静药物
主要护理工作	□ 入院宣教 □ 完成患者心理与生活护理 □ 安排各项检查时间 □ 完成日常护理工作	□ 完成患者心理与生活护理 □ 安排各项检查时间 □ 完成日常护理工作

续　表

时间	住院第1天	住院第1~3天（术前准备）
病情 变异 记录	□ 无　□ 有，原因： 1. 2.	□ 无　□ 有，原因： 1. 2.
护士 签名		
医师 签名		

时间	住院第2~4天（手术日）		住院第3~5天（术后第1天）
	术前	术后	
主要诊疗工作	□ 住院医师查房，检测心率、血压、心电图，完成术前病程记录 □ 慢性稳定型心绞痛常规治疗 □ 检查抗血小板药物剂量	□ 住院医师接诊术后患者，检查心率、血压、心电图，并书写术后病程记录 □ 严密观察穿刺部位出血、渗血征象 □ 观察患者不适症状，及时发现和处理PCI术后并发症 □ 慢性稳定型心绞痛常规治疗 □ PCI术后常规治疗（参见《心血管病诊疗指南解读》）	□ 上级医师查房 □ 完成上级医师查房记录 □ 穿刺部位换药 □ 严密观察病情，及时发现和处理PCI术后并发症
重点医嘱	长期医嘱： □ 冠心病护理常规 □ 一级或二级护理 □ 低盐、低脂饮食 □ 持续心电监测 □ β受体阻滞剂（无禁忌证者常规使用） □ 硝酸酯类药物 □ 阿司匹林、氯吡格雷联合应用 □ 调脂治疗：他汀类药物 □ 钙离子通道阻滞剂：可与β受体阻滞剂联合应用 □ ACEI □ 慢性稳定型心绞痛的常规治疗 临时医嘱： □ 今日行冠脉造影+支架植入术	长期医嘱： □ PCI术后护理常规 □ 一级护理 □ 低盐、低脂饮食 □ 持续心电监测 □ 药物治疗同前 □ PCI术后常规治疗 临时医嘱： □ 急查尿常规 □ 心肌损伤标志物（TNT、TNI、CK-MB）、血常规 □ 心电图	长期医嘱： □ PCI术后护理常规 □ 一或二级护理 □ 低脂饮食 □ 持续心电监测 □ 药物治疗同前 □ PCI术后常规治疗
主要护理工作	□ 完成患者心理与生活护理 □ 完成日常护理工作 □ 完成术前护理工作 □ 执行术前医嘱，建立静脉通道，术前药物	□ 完成患者心理与生活护理 □ 安排各项检查时间 □ 完成日常护理工作 □ 观察患者穿刺部位出血、渗血情况 □ 记录尿量，术后4~6小时>800ml	□ 完成患者心理与生活护理 □ 完成日常护理工作 □ 观察穿刺部位情况
病情变异记录	□ 无 □ 有，原因： 1. 2.	□ 无 □ 有，原因： 1. 2.	□ 无 □ 有，原因： 1. 2.
护士签名			
医师签名			

时间	住院第 4~6 天（术后第 2 天）	住院第 5~7 天（术后第 3 天）	住院第 6~9 天（出院日）
主要诊疗工作	□ 住院医师查房 □ 完成查房记录 □ PCI 术后常规治疗 □ 严密观察病情，及时发现和处理 PCI 术后并发症 □ 观察穿刺部位情况	□ 上级医师查房，确定患者出院指征及出院后治疗方案 □ 治疗效果、预后评估 □ 完成上级医师查房记录 □ 严密观察病情，及时发现和处理 PCI 术后并发症 □ 观察穿刺部位情况 □ 康复及宣教	□ 住院医师查房，监测心率、血压、心电图，并完成出院前病程记录 □ 书写出院记录、诊断证明，填写住院病历首页 □ 向患者及家属交代出院后注意事项，预约复诊时间 □ 如果患者不能出院，在病程记录中说明原因和继续治疗的方案 □ 二级预防的方案
重点医嘱	长期医嘱： □ PCI 术后护理常规 □ 一级或二级护理 □ 低盐、低脂饮食 □ 药物治疗同前	长期医嘱： □ PCI 术后护理常规 □ 二级护理 □ 低盐、低脂饮食 □ 药物治疗同前 □ PCI 术后常规治疗	出院医嘱： □ 低盐低脂饮食、适当运动、改善生活方式（戒烟） □ 控制高血压、高血脂、糖尿病等危险因素 □ 出院带药（根据情况）：他汀类药物、抗血小板药物、β 受体阻滞剂、ACEI、钙离阻滞剂等 □ 定期复查
主要护理工作	□ 完成患者心理与生活护理 □ 完成日常护理工作 □ 观察穿刺部位情况 □ 冠心病预防知识教育	□ 完成患者心理与生活护理 □ 完成日常护理工作 □ 出院准备指导 □ 冠心病预防知识教育	□ 帮助办理出院手续 □ 出院指导 □ 出院后冠心病二级预防宣教
病情变异记录	□ 无　□ 有，原因： 1. 2.	□ 无　□ 有，原因： 1. 2.	□ 无　□ 有，原因： 1. 2.
护士签名			
医师签名			

第三章

急性 ST 段抬高型心肌梗死临床路径释义

一、急性 ST 段抬高型心肌梗死编码

疾病名称及编码：急性 ST 段抬高型心肌梗死（ICD-10：I21.0~I21.3）

二、临床路径检索方法

I21.0~I21.3

三、急性 ST 段抬高型心肌梗死（STEMI）临床路径标准住院流程

（一）适用对象

第一诊断为急性 ST 段抬高型心肌梗死（STEMI）（ICD-10：I21.0~I21.3）。

> **释义**
>
> ■ 本路径适用于对象为指南中明确诊断为 ST 段抬高的急性心肌梗死患者，不适用于非 ST 段抬高（NSTEMI）的患者。

（二）诊断依据

根据《急性 ST 段抬高型心肌梗死的诊断与治疗指南》（中华医学会心血管病分会，2001）、2007 年 ACC/AHA 及 2008 年 ESC 相关指南。

持续剧烈胸痛>30 分，含服硝酸甘油（NTG）不缓解。

相邻两个或两个以上导联心电图 ST 段抬高≥0.1mv。

心肌损伤标志物（肌酸激酶 CK、CK 同工酶 MB、心肌特异的肌钙蛋白 cTNT 和 cTNI、肌红蛋白）异常升高。

注：符合前两项条件时，即确定诊断为 STEMI，不能因为等待心肌标志物检测的结果而延误再灌注治疗的开始。

> **释义**
>
> ■ STEMI 的早期诊断和早期治疗是提高患者生存率和改善生活质量的关键。急诊应在 10 分钟内完成临床检验和 18 导联 ECG，做出 STEMI 的诊断，询问缺血性胸痛病史和即刻描记心电图是筛查 STEMI 的主要方法。STEMI 的初步诊断应具备以下两个条件：有缺血性胸痛的临床病史，有心电图的动态演变。值得注意的是心肌生物标志物的动态改变不是 STEMI 初步诊断的必需条件，不能因为等待检验结果延误进一步的治疗。应注意到对于老年人和有心肌梗死病史的患者，心肌标志物检查尤其是肌钙蛋白对于 AMI 有重要的诊断价值。

（三）治疗方案的选择及依据

根据《急性 ST 段抬高型心肌梗死的诊断与治疗指南》（中华医学会心血管病分会，2001）、2007 年 ACC/AHA 及 2008 年 ESC 相关指南。

1. 一般治疗。

2. 再灌注治疗

（1）直接 PCI（经皮冠状动脉介入治疗）（以下为优先选择指征）：

1）具备急诊 PCI 的条件，发病<12 小时的所有患者；尤其是发病时间>3 小时的患者；

2）高危患者，如并发心源性休克，但 AMI<36 小时，休克<18 小时，尤其是发病时间>3 小时的患者；

3）有溶栓禁忌证者；

4）高度疑诊为 STEMI 者。

急诊 PCI 指标：从急诊室至血管开通（door-to-balloon time）<90 分钟。

（2）静脉溶栓治疗（以下为优先选择指征）：

1）无溶栓禁忌证，发病<12 小时的所有患者，尤其是发病时间≤3 小时的患者；

2）无条件行急诊 PCI 者；

3）PCI 需延误时间者（door-to-balloon time>90 分钟）。

启动溶栓的时间指标：从急诊室到溶栓治疗开始（door-to-needle time）<30 分钟。

> **释义**
>
> ■ STEMI 的急诊治疗以血运重建（包括溶栓和急诊 PCI）为主，药物治疗为辅，目标是实现闭塞的冠脉再通。早期的再灌注治疗能改善左心室收缩功能和提高存活率，时间越早获益越大。STEMI 患者就诊于可行 PCI 的医院时，应在就诊 90 分钟内直接 PCI。对于没有能力在 90 分钟内开始 PCI 治疗的医院，立刻转院到有能力进行 PCI 的医院是最佳选择，条件是保证就诊-球囊扩张时间在 90 分钟内。对于没有能力在 90 分钟内开始 PCI 治疗的医院，而且又不能在 90 分钟内到达有能力进行 PCI 治疗的医院，溶栓治疗非常重要，启动溶栓治疗的时间目标是从就诊到溶栓开始的时间不长于 30 分钟。

（四）标准住院日

10~14 天。

> **释义**
>
> ■ 急性心肌梗死患者入院后于 CCU 监护 3~7 天，转至普通病房后恢复 3~5 天，总住院天数不超过 14 天均符合路径要求。

（五）进入路径标准

1. 第一诊断必须符合 ICD-10：I21.0~I21.3 急性 ST 段抬高型心肌梗死疾病编码。

2. 除外主动脉夹层、急性肺栓塞等疾病或严重机械性并发症者。

3. 当患者同时具有其他疾病诊断时，如在住院期间不需特殊处理也不影响第一诊断的临床路径流程实施，可以进入路径。

> **释义**
>
> ■ 进入路径的入选标准：临床明确诊断的 STEMI 的患者。
>
> ■ 诊断中能明确除外主动脉夹层、急性肺栓塞、室间隔穿孔等严重机械并发症者。
>
> ■ 当患者同时患有多种疾病，STEMI 为当前致命疾病，且其他疾病在住院期间不需要特殊处理不影响目前 AMI 治疗的也可以进入路径。

（六）术前准备（术前评估）

就诊当天必须的检查项目：

1. 心电、血压监护。
2. 血常规+血型。
3. 凝血功能。
4. 心肌损伤标志物。
5. 肝功能、肾功能、电解质、血糖。
6. 感染性疾病筛查（乙型肝炎、丙型肝炎、HIV、梅毒等）。

根据患者具体情况可查：

1. 血脂、D-二聚体（D-Dimer）、脑钠肽（BNP）。
2. 尿、便常规+潜血、酮体。
3. 血气分析。
4. 床旁胸部 X 线片。
5. 床旁心脏超声。

> **释义**
>
> ■ 必查项目是确保介入治疗安全、有效开展的基础，在术前必须完成。相关人员应认真分析检查结果，以便及时发现异常情况并采取对应处置。但血运重建治疗，无论是直接 PCI，还是溶栓，不依赖于这些检查项目结果，不必等待结果出来后方开始实施。
>
> ■ 对于患者术前进行心功能评估，胸片及床旁超声检查是最直接简便的手段。
>
> ■ 为缩短患者术前等待时间，检查项目可以在患者行介入手术准备时同时进行。

（七）选择用药

1. 抗心肌缺血药物　硝酸酯类药物、β 受体阻滞剂。
2. 抗血小板药物　阿司匹林和氯吡格雷（常规合用）；对于行介入治疗者，术中可选用 GP Ⅱ b/ Ⅲ a 受体拮抗剂。
3. 抗凝药物　普通肝素或低分子肝素。
4. 调脂药物　他汀类药物。
5. 血管紧张素转化酶抑制剂（ACEI）。
6. 镇静镇痛药　吗啡或哌替啶。

释义

■ 患者入院后，需要给予抗心肌缺血药物，如硝酸酯类药物、β 受体阻滞剂，以增加冠脉流量，改善心肌缺血症状。

■ 对于 STEMI 的患者入院后应即刻给予阿司匹林＋氯吡格雷负荷治疗。术中冠状动脉内血栓负荷较重的患者或发生无复流/慢血流的患者可使用 GP Ⅱb/Ⅲa 受体拮抗剂。

■ 成人 STEMI 患者入院后还需使用抗凝药物，如普通肝素、低分子肝素。或使用重组人组织型纤溶酶原激酶衍生物行溶栓治疗，以改善心肌梗死患者心脏功能，减少充血性心力衰竭的发生并降低死亡率。

■ 可以使用硝酸酯类、钙离子通道阻滞剂或 β 受体阻滞剂以改善心肌缺血症状，可酌情联用丹参酮 ⅡA 磺酸钠，提高治疗效果。

■ 对于入院后 24 小时之内无明确禁忌的患者均应给予 β 受体阻滞剂，以减少梗死面积，预防恶性心律失常并保护心功能。

■ 住院期间对于无禁忌的患者应给予 ACEI/ARB 以改善心室重构，保护心功能。

■ 无禁忌证患者均应使用强化他汀治疗，以降低再发缺血事件风险。

■ 无明确出血禁忌患者肝素或低分子肝素或依诺肝素等使用时间为 2~8 天。

（八）介入治疗时间

AMI 起病 12 小时内实施急诊 PCI 治疗；时间超过 12 小时，如患者仍有缺血性疼痛证据，或血流动力学不稳定，或合并心源性休克者，仍应实施急诊 PCI 治疗。

1. 麻醉方式　局部麻醉。
2. 手术内置物　冠状动脉内支架。
3. 术中用药　抗凝药（肝素等）、抗血小板药（GP Ⅱb/Ⅲa 受体拮抗剂）、血管活性药、抗心律失常药。
4. 术后住院第 1 天需检查项目　心电图（动态观察）、心肌损伤标志物（6 小时测 1 次，至发病 24 小时）、血常规、尿常规、便常规＋OB、凝血功能、血生化、血气分析、BNP、C-反应蛋白或 hsCRP、D-Dimer、心脏超声心动图、胸部 X 线片。

释义

■ 只要能保证从就诊至血管开通时间在 90 分钟内，对于发病时间小于 12 小时的 STEMI 患者，直接 PCI 是首选治疗，对于发病时间超过 12 小时，且出现心源性休克的患者指南中指出也应积极给予 PCI 治疗。

■ 术中依据病变的性质、范围选取相应的支架进行血运重建。原则上仅对罪犯血管进行介入治疗。对于影响到患者血流动力学稳定性的非罪犯病变，也可以考虑一并治疗。

■ 术中常规要给予抗凝治疗（肝素或比伐卢定）；对于血栓负荷重的患者可以给予相应的处理（血栓抽吸、冠脉内应用血小板 GP Ⅱb/Ⅲa 受体拮抗剂）

■ 术后 24 小时之内要动态监测心电图，评估心电图 ST 段回落、T 波的变化，同时监测心肌损伤的标志物直至其正常，监测血气、血生化等指标，评估血氧、血脂等情况，且出院前重新评估心功能是必要的。

（九）术后住院恢复 7~14 天

■ 对于 STEMI 的 AMI 患者在术后应入住 CCU 病房，进行生命体征、血流动力学、心肌损伤标志物、并发症等方面的监测，主管医师评估患者病情平稳后，方可中止持续监测，转出监护病房。

■ 根据患者病情需要，开展相应的检查及治疗。检查内容不只限于路径中规定的必须复查项目，可根据需要增加，如外周血管超声、血栓弹力图等项目。必要时可增加同一项目的检查频次。

（十）出院标准（围绕一般情况、切口情况、第一诊断转归）

1. 生命体征平稳。
2. 血流动力学稳定。
3. 心电稳定。
4. 心功能稳定。
5. 心肌缺血症状得到有效控制。

■ 患者出院前应对其生命体征（包括血压、心率、心律等）、血流动力学、心电活动等方面进行评估，出院前应再次评估心功能，以上评估情况均无异常。出院前主管医师应进行仔细分析并做出相应处置。

（十一）有无变异及原因分析

1. 冠状动脉造影后转外科行急诊冠脉搭桥。
2. 等待第 2 次择期 PCI。
3. 有合并症、病情危重不能出 CCU 和出院。
4. 等待择期 CABG。
5. 患者拒绝出院。

■ 变异是指入选临床路径的患者未能按路径流程完成医疗行为或未达到预期的医疗质量控制目标。这包含三方面情况：①按路径流程完成治疗，但出现非预期结果，可能需要后续进一步处理。如本路径治疗后出现心肌梗死后并发症，如梗死后综合征、机械并发症等。②按路径流程完成治疗，但超出了路径规定的时限或限定的费用。如实际住院日超出标准住院日要求或未能在规定的时间及限定内好转出院等。③不能按路径流程完成治疗，患者需要中途退出路径。如治疗过程中出现严重并发症，导致必须中止路径或需要转入其他路径进行治疗等。对这些患者，主管医师均应进行变异原因的分析，并在临床路径的表单中予以说明。

　　■ 急性心肌梗死并发症，包括心律失常、心力衰竭、心源性休克、机械并发症、梗死延展、再梗死等。

　　■ 医师认可的变异原因主要指患者入选路径后，医师在检查及治疗过程中发现患者合并存在一些事前未预知的对本路径治疗可能产生影响的情况，需要中止执行路径或者是延长治疗时间、增加治疗费用。医师需在表单中明确说明。

　　■ 因患者方面的主观原因导致执行路径出现变异，也需要医师在表单中予以说明。

　　■ 注：适用于 STEMI 发病<12 小时者，择期 PCI 患者不适用本流程。

四、急性 ST 段抬高型心肌梗死介入治疗临床路径给药方案

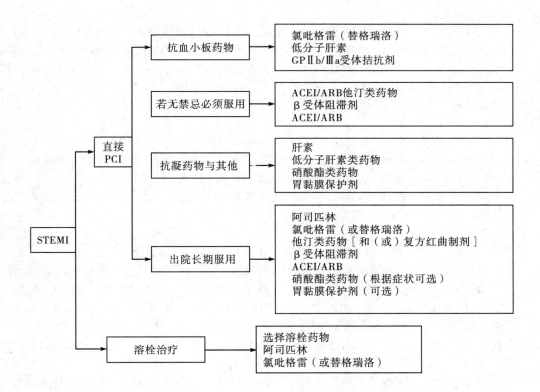

【用药选择】

1. 对于拟行急诊 PCI 治疗的 STEMI 患者而言，术前常规使用负荷剂量的阿司匹林、氯吡格雷（或替格瑞洛）符合指南最高级别推荐（Ⅰ类推荐，证据水平 A）。

2. 指南推荐无论初始血清胆固醇水平如何，如无明显禁忌或既往不耐受等情况，推荐对所有 STEMI 患者早期启动并继续大剂量他汀治疗，其中他汀类药物首选阿托伐他汀。

3. 如无明显禁忌，所有患者均应于入院 24 小时内接受 β 受体阻滞剂治疗，并在出院后长期服用（Ⅱa 类推荐，证据级别 B）。

4. 对伴有心力衰竭证据、左室收缩功能减低、糖尿病或前壁梗死的 STEMI 患者，推荐在 24

小时内加用 ACEI 治疗（Ⅰ类推荐，证据级别 A）。如无明显禁忌，所有患者均应接受 ACEI/ARB 治疗，并在出院后长期使用（Ⅱa 类推荐，证据级别 A）。在 ACEI 不耐受的情况下，可选用 ARB 药物（Ⅰ类推荐，证据级别 B）。

5. 血小板糖蛋白Ⅱb/Ⅲa 受体拮抗剂：对于高危患者，指南推荐应考虑在急性期使用 GPⅡb/Ⅲa 受体拮抗剂（Ⅱa 类推荐，证据水平 C）；如果没有特别禁忌，可同时给予一种 GPⅡb/Ⅲa 受体拮抗剂（Ⅱa 类推荐，证据水平 B）。但应充分权衡出血与获益风险。

6. 对于溶栓的患者，应在有条件的情况下在院前即启动溶栓治疗，并根据指南推荐，应在溶栓的同时给予阿司匹林与氯吡格雷的双联抗血小板治疗（Ⅰ类推荐，证据水平 B）。

7. 抗凝药物　急诊 PCI 时必须应用静脉抗凝药物，有国外指南更推荐比伐卢定而非普通肝素（Ⅰ类推荐，证据水平 C），但指南均不推荐在急诊 PCI 时使用磺达肝癸钠（Ⅲ类推荐，证据水平 B）；有出血高危证或 HIT 明确诊断的患者，可选用比法卢定。

8. 选择胃黏膜保护剂，尤其是 PPI 类药物时，应充分考虑其与氯吡格雷间的药物相互作用。

【药学提示】

1. β 受体阻滞剂的常见禁忌情况有：严重心动过缓、房室传导阻滞、支气管哮喘、重度心力衰竭、急性肺水肿等。

2. ACEI 类药物在下列的情况需慎用：重度血容量减少；重度主动脉、二尖瓣狭窄；限制性心包炎；重度充血性心力衰竭（NYHA Ⅳ级）；肾性高血压尤其是双侧肾血管病变或孤立肾伴肾动脉狭窄；原因未明的肾功能不全；有血管杂音的老年吸烟者；服用非甾体抗炎药的肾功能不全者；咳嗽。在 ACEI 无法耐受的情况下可以选择 ARB 类药物。

【注意事项】

1. 溶栓治疗的适应证

（1）典型的缺血性胸痛或等同症状，持续时间≥30 分钟，含服硝酸甘油症状不缓解；

（2）心电图至少 2 个相邻导联出现 ST 段抬高，肢体导联≥0.1mV，胸前导联≥0.2mV；

（3）发病时间≤12 小时，最佳溶栓时间是发病时间≤3 小时；

（4）年龄<70 岁；如年龄>70 岁，应根据梗死范围、一般情况、有无高血压、脑血管疾病史等综合考虑风险-效益比，慎重选择。

2. 溶栓治疗的禁忌证

（1）心血管方面：①心源性休克。②怀疑或确诊主动脉夹层。③急性心包炎。

（2）出血风险：①发病后出现的任何轻微头部损伤；②2~4 周内的活动性出血：消化性溃疡（包括便潜血+）、咯血、肉眼血尿；③2~4 周内的内脏手术、分娩、活体组织检查、外伤；④2~4 周内有过创伤性或长时间的心肺复苏；⑤2 周内进行过不能压迫部位的血管穿刺；⑥各种血液病、出血性疾病或有出血倾向者；⑦有出血性脑卒中或 1 年内有缺血性脑卒中（包括 TIA）病史；⑧已知颅内肿瘤或动静脉畸形；⑨溶栓前血压>180/110mmHg 或长期严重高血压。

（3）相关药物：①正在使用抗凝药物或 INR>1.5；②已知对普通肝素、低分子肝素过敏；③有过链激酶过敏或 6 个月内使用过链激酶者，禁用链激酶。

（4）一般情况：①妊娠；②严重肝肾功能障碍；③恶性肿瘤或其他威胁生命的疾病。

五、推荐表单

（一）医师表单

急性 ST 段抬高型心肌梗死临床路径表单

适用对象：第一诊断为急性 ST 段抬高型心肌梗死（STEMI）（ICD-10：I21.0~I21.3）

患者姓名：		性别：	年龄：	门诊号：	住院号：
发病时间： 年 月 日 时 分			到达急诊科时间： 年 月 日 时 分		
溶栓开始时间： 年 月 日 时 分			PCI 开始时间： 年 月 日 时 分		
住院日期： 年 月 日			出院日期： 年 月 日		
标准住院日：10~14 天			实际住院日： 天		

时间	到达急诊科（0~10 分钟）	到达急诊科（11~30 分钟）
主要诊疗工作	□ 询问病史与体格检查 □ 建立静脉通道 □ 心电和血压监测 □ 描记并评价"18 导联"心电图 □ 开始急救和常规治疗	□ 急请心血管内科二线医师会诊（5 分钟内到达）：复核诊断、组织急救治疗 □ 迅速评估"溶栓治疗"或"直接 PCI 治疗"的适应证和禁忌证 □ 确定再灌注治疗方案 □ 对拟行"直接 PCI"者，尽快术前准备（药物、实验室检查、交代病情、签署知情同意书、通知术者和导管室、运送准备等） □ 对拟行"溶栓治疗"者，立即准备、签署知情同意书并尽早实施
重点医嘱	□ 描记"18 导联"心电图 □ 卧床、禁止活动 □ 吸氧 □ 重症监护（持续心电、血压和血氧饱和度监测等） □ 开始急性心肌梗死急救和"常规治疗"	□ 急性心肌梗死护理常规 □ 特级护理、卧床、禁食 □ 镇静镇痛 □ 静脉滴注硝酸甘油 □ 尽快准备和开始急诊"溶栓"治疗 □ 从速准备和开始急诊 PCI 治疗 □ 实验室检查（溶栓或急诊 PCI 前必查项目） □ 建立静脉通道 □ 血清心肌酶学和损伤标志物测定（不必等结果）
病情变异记录	□ 无 □ 有，原因： 1. 2.	□ 无 □ 有，原因： 1. 2.
医师签名		

注：适用于 STEMI 发病<12 小时者，择期 PCI 患者不适用本流程

时间	到达急诊科（31~90 分钟）	住院第 1 天（进入 CCU24 小时内）
主要诊疗工作	□ 做好患者"急诊室导管室 CCU"安全转运准备 □ 密切观察并记录溶栓过程中的病情变化和救治情况 □ 尽早运送患者到导管室，实施"直接 PCI"治疗 □ 密切观察并记录"直接 PCI"治疗中的病情变化和救治过程 □ 溶栓或介入治疗后患者安全运送至 CCU 继续治疗 □ 重症监护和救治 □ 若无血运重建治疗条件，尽快将患者转运至有血运重建条件的医院	□ 监护、急救和常规药物治疗 □ 密切观察、防治心肌梗死并发症 □ 密切观察和防治溶栓和介入并发症 □ 完成病历书写和病程记录 □ 上级医师查房：诊断、鉴别诊断、危险性分层分析、确定诊疗方案 □ 预防感染（必要时） □ 实验室检查 □ 梗死范围和心功能评价 □ 危险性评估
重点医嘱	□ 急性心肌梗死护理常规 □ 特级护理 □ 密切观察并记录溶栓治疗和直接 PCI 过程中的病情变化和救治过程 □ 持续重症监护（持续心电、血压等监测） □ 吸氧 □ 准备溶栓、直接 PCI 治疗中的救治 □ 实施溶栓治疗 □ 实施直接 PCI 治疗	**长期医嘱：** □ 急性心肌梗死护理常规 □ 特级护理 □ 卧床、吸氧 □ 记录 24 小时出入量 □ 流食或半流食 □ 保持排便通畅 □ 镇静镇痛 □ 重症监护（持续心电、血压和血氧饱和度监测等） □ 心肌酶动态监测 □ β 受体阻滞剂（无禁忌证者常规使用） □ ACEI（不能耐受者可选用 ARB 治疗） □ 硝酸酯类药物 □ 阿司匹林、氯吡格雷或替格雷洛联合应用 □ 术后应用低分子肝素、依诺肝素 2~8 天 □ 调脂治疗：他汀类药物 **临时医嘱：** □ 病危通知 □ 心电图 □ 感染性疾病筛查 □ 床旁胸部 X 线片 □ 床旁超声心动图
病情变异记录	□ 无　□ 有，原因： 1. 2.	□ 无　□ 有，原因： 1. 2.
医师签名		

时间	住院第 2 天（进入 CCU24~48 小时）	住院第 3 天（进入 CCU48~72 小时）
主要诊疗工作	□ 继续重症监护 □ 急性心梗和介入并发症预防和诊治 □ 病历书写和病程记录 □ 上级医师查房：治疗效果评估和诊疗方案调整或补充	□ 继续重症监护 □ 心电监测 □ 上级医师查房：梗死面积和心功能再评价 □ 完成上级医师查房和病程记录 □ 继续和调整药物治疗 □ 确定患者是否可以转出 CCU
重点医嘱	长期医嘱： □ 急性心肌梗死护理常规 □ 特级护理或 I 级护理 □ 卧床或床旁活动 □ 流食或半流食 □ 保持排便通畅 □ 吸氧 □ 记录 24 小时出入量 □ 重症监护（持续心电、血压和血氧饱和度监测等） □ β 受体阻滞剂（无禁忌证者常规使用） □ ACEI（不能耐受者可选用 ARB 治疗） □ 硝酸酯类药物 □ 阿司匹林、氯吡格雷或替格瑞洛联合应用 □ 术后应用低分子肝素、依诺肝素 2~8 天 □ 调脂治疗：他汀类药物 临时医嘱： □ 心电图 □ 心肌损伤标志物	长期医嘱： □ 急性心肌梗死护理常规 □ I 级护理 □ 床上或床旁活动 □ 半流食或低盐低脂普食 □ 保持排便通畅 □ 间断吸氧 □ 记录 24 小时出入量 □ 重症监护（持续心电、血压和血氧饱和度监测等） □ β 受体阻滞剂（无禁忌证者常规使用） □ ACEI（不能耐受者可选用 ARB 治疗） □ 硝酸酯类药物 □ 阿司匹林、氯吡格雷或替格瑞洛联合应用 □ 术后应用低分子肝素、依诺肝素 2~8 天 □ 调脂治疗：他汀类药物 临时医嘱： □ 心电图 □ 心肌损伤标志物
病情变异记录	□ 无 □ 有，原因： 1. 2.	□ 无 □ 有，原因： 1. 2.
医师签名		

注：如患者发生恶性心律失常，加用胺碘酮；如发生心力衰竭，加用利尿剂等药物；低血压者可给予多巴胺

时间	住院第 4~6 天 （普通病房第 1~3 天）	住院第 7~9 天 （普通病房第 4~6 天）	住院第 10~14 天 （出院日）
主要诊疗工作	□ 上级医师查房：危险性分层、心功能、监护强度和治疗效果评估 □ 确定下一步治疗方案 □ 完成上级医师查房记录 □ 急性心肌梗死"常规治疗" □ 完成上级医师查房记录	□ 上级医师查房与诊疗评估 □ 完成上级医师查房记录 □ 预防并发症 □ 再次血运重建治疗评估：包括 PCI、CABG □ 完成择期 PCI □ 梗死面积和心功能再评价 □ 治疗效果、预后和出院评估 □ 确定患者是否可以出院 □ 康复和宣教	如果患者可以出院： □ 通知出院处 □ 通知患者及其家属出院 □ 向患者交代出院后注意事项，预约复诊日期 □ 将"出院总结"交给患者 如患者不能出院： □ 请在"病程记录"中说明原因和继续治疗和二级预防的方案
重点医嘱	长期医嘱： □ 急性心肌梗死护理常规 □ Ⅱ级护理 □ 床旁活动 □ 低盐低脂普食 □ β受体阻滞剂（无禁忌证者常规使用） □ ACEI（不能耐受者可选用 ARB 治疗） □ 口服硝酸酯类药物 □ 阿司匹林、氯吡格雷或替格雷洛联合应用 □ 术后应用低分子肝素、依诺肝素 2~8 天 □ 调脂治疗：他汀类药物 临时医嘱： □ 心电图 □ 心肌损伤标志物	长期医嘱： □ 急性心肌梗死护理常规 □ Ⅱ级护理 □ 室内或室外活动 □ 低盐低脂普食 □ β受体阻滞剂（无禁忌证者常规使用） □ ACEI（不能耐受者可选用 ARB 治疗） □ 口服硝酸酯类药物 □ 阿司匹林、氯吡格雷或替格雷洛联合应用 □ 术后应用低分子肝素、依诺肝素 2~8 天 □ 调脂治疗：他汀类药物 临时医嘱： □ 血、尿、便常规，凝血功能，生化检查 □ 心电图、心脏超声、胸部 X线片	长期医嘱： □ 急性心肌梗死护理常规 □ Ⅲ级护理 □ 室内或室外活动 □ 低盐低脂普食 □ β受体阻滞剂（无禁忌证者常规使用） □ ACEI（不能耐受者可选用 ARB 治疗） □ 口服硝酸酯类药物 □ 阿司匹林、氯吡格雷或替格雷洛联合应用 □ 调脂治疗：他汀类药物
病情变异记录	□ 无　□ 有，原因： 1. 2.	□ 无　□ 有，原因： 1. 2.	□ 无　□ 有，原因： 1. 2.
医师签名			

（二）护士表单

急性 ST 段抬高型心肌梗死临床路径护士表单

适用对象：第一诊断为急性 ST 段抬高型心肌梗死（STEMI）（ICD-10：I21.0~I21.3）

患者姓名：		性别：	年龄：	门诊号：	住院号：

发病时间： 年 月 日 时 分		到达急诊科时间： 年 月 日 时 分	
溶栓开始时间： 年 月 日 时 分		PCI 开始时间： 年 月 日 时 分	
标准住院日：10~14 天		实际住院日： 天	

时间	到达急诊（0~10 分钟）	到达急诊（11~30 分钟）	到达急诊（31~90 分钟）
主要护理工作	□ 建立静脉通道 □ 给予吸氧 □ 实施重症监护、做好除颤准备 □ 配合急救治疗（静脉/口服给药等） □ 静脉抽血准备 □ 完成护理记录 □ 指导家属完成急诊挂号、交费和办理"入院手续"等工作	□ 急性心肌梗死护理常规 □ 完成护理记录 □ 特级护理 □ 观察并记录溶栓治疗过程中的病情变化及救治过程 □ 配合监护和急救治疗 □ 配合急诊 PCI 术前准备 □ 做好急诊 PCI 患者转运准备	□ 急性心肌梗死护理常规 □ 特级护理、完成护理记录 □ 配合溶栓治疗监护、急救和记录 □ 配合直接 PCI 观察、监护、急救和记录 □ 做好转运至介入中心的准备
重点医嘱	□ 详见医嘱执行单	□ 详见医嘱执行单	□ 详见医嘱执行单
病情变异记录	□ 无 □ 有，原因： 1. 2.	□ 无 □ 有，原因： 1. 2.	□ 无 □ 有，原因： 1. 2.
护士签名			

时间	到达病房（0~10分钟）	到达病房（11~30分）	到达病房（31~90分）
健康宣教		□ 介绍主管医师、护士 □ 入院宣教（常规、安全）	□ 做PCI术后当日宣教 □ 做溶栓术后当日宣教 □ PCI患者予以饮食饮水活动 □ 宣教
护理处置	□ 准备抢救物品 □ 安置患者，佩戴腕带 □ 通知医师 □ 生命体征的监测测量 □ 吸氧 □ 交接液体 □ 病情交班 □ 配合急救治疗 □ 完成护理记录 □ 建立静脉通路（溶栓）	□ 评估患者全身情况 □ 静脉采血 □ 遵医嘱完成治疗 □ 特级护理 □ 完成护理记录	□ 观察生命体征 □ 协助患者完成临床检查 □ 注意化验结果回报 □ 完成护理记录 □ 病情交班 □ 配合急救治疗 □ 完成护理记录 □ 建立静脉通路（溶栓）
基础护理	□ 准备床单位、监护、吸氧 □ 心率、心律的观察 □ 特级护理	□ 评估皮肤、神志、肢体活动 □ 观察尿量 □ 做好病情变化的救治 □ 特级护理	□ 病情的观察（症状、体征、神志、生命体征） □ 保持水、电解质平衡 □ 特级护理
专科护理	□ 使用药物的浓度剂量 □ 各种置管情况 □ 溶栓患者完成实验室检查 □ 溶栓患者建立两条静脉通路给药与采血分开 □ 配合急救治疗（静脉口服给药）	□ PCI患者观察穿刺部位情况 □ 观察再灌注心律失常的发生 □ 观察并记录溶栓治疗过程胸痛缓解情况 □ 观察胸痛缓解情况 □ 观察穿刺部位	□ 穿刺部位渗血血肿及足背动脉搏动情况的观察 □ 准确给予静脉溶栓药 □ 观察溶栓患者有无出血
重点医嘱	□ 详见医嘱执行单	□ 详见医嘱执行单	□ 详见医嘱执行单
特殊情况记录	□ 无 □ 有，原因： 1. 2.	□ 无 □ 有，原因： 1. 2.	□ 无 □ 有，原因： 1 2
护士签名			

时间	住院第 1 天	住院第 2 天	住院第 3 天
健康宣教	□ 饮食宣教 □ 服药宣教	□ 指导恢复期的康复和锻炼 　（床上肢体活动） □ 饮食宣教 □ 疾病宣教	□ 活动指导 □ 康复宣教和二级预防 □ 转科及出院宣教
护理处置	□ 观察生命体征 □ 观察 24 小时出入量 □ 观察穿刺部位 □ 遵医嘱配合急救和治疗 □ 完成护理记录 □ 维持静脉通畅 □ 静脉和口服给药 □ 协助患者进餐 □ 保持排便通畅	□ 观察生命体征 □ 完成常规化验采集 □ 观察 24 小时出入量 □ 遵医嘱完成治疗 □ 维持静脉通畅 □ 静脉和口服给药 □ 保持排便通畅 □ 生活护理 □ 给予心理支持 □ 完成护理记录	□ 观察生命体征 □ 观察 24 小时出入量 □ 遵医嘱完成治疗 □ 维持静脉通畅 □ 静脉和口服给药 □ 保持排便通畅 □ 生活护理 □ 给予心理支持 □ 完成护理记录 □ 配合稳定患者转出 CCU
基础护理	□ 心率、心律、血压、血氧饱和度、呼吸 □ 准确记录出入量 □ 保持水、电解质平衡 □ 协助患者完成各项检查 □ 协助患者进食 □ 协助患者做好生活护理	□ 心率、心律、血压、血氧饱和度、呼吸 □ 完成常规标本采集 □ 准确记录出入量 □ 保持水、电解质平衡 □ 协助患者完成各项检查 □ 协助患者进食 □ 协助患者做好生活护理	□ 心率、心律、血压、血氧饱和度、呼吸 □ 完成常规标本采集 □ 准确记录出入量 □ 保持水、电解质平衡 □ 协助患者完成各项检查 □ 协助患者进食 □ 办理转出 CCU 事项
专科护理	□ 相关并发症的观察 □ 股动脉鞘管拔除时注意迷走反射的发生 □ 鞘管拔除后伤口沙袋压迫 6 小时，患侧肢体制动 12 小时	□ 相关并发症的观察	
重点医嘱	□ 详见医嘱执行单	□ 详见医嘱执行单	□ 详见医嘱执行单
特殊情况记录	□ 无　□ 有　原因： 1. 2.	□ 无　□ 有　原因： 1. 2.	□ 无　□ 有　原因： 1. 2.
护士签名			

时间	住院第 4~6 天 （普通病房第 1~3 天）	住院第 7~9 天 （普通病房第 4~6 天）	住院第 10~14 天 （出院日）
健康宣教	□ 饮食宣教 □ 服药宣教 □ 指导恢复期的康复和锻炼 　（床上肢体活动） □ 疾病宣教	□ 指导恢复期的康复和锻炼 　（床上肢体活动） □ 饮食宣教 □ 疾病宣教 □ 二级预防宣教	□ 活动指导 □ 康复宣教和二级预防 □ 出院宣教
护理处置	□ 观察生命体征 □ 观察 24 小时出入量 □ 遵医嘱配合急救和治疗 □ 完成护理记录 □ 维持静脉通畅 □ 静脉和口服给药 □ 协助患者进餐 □ 保持排便通畅 □ 完成常规化验采集	□ 观察生命体征 □ 完成常规化验采集 □ 观察 24 小时出入量 □ 遵医嘱完成治疗 □ 维持静脉通畅 □ 静脉和口服给药 □ 保持排便通畅 □ 生活护理 □ 给予心理支持	□ 观察生命体征 □ 遵医嘱完成治疗 □ 维持静脉通畅 □ 静脉和口服给药 □ 保持排便通畅 □ 生活护理 □ 给予心理支持 □ 配合患者做好出院准备
基础护理	□ 心率、心律、血压、血氧饱 　和度、呼吸 □ 准确记录出入量 □ 保持水、电解质平衡 □ 协助患者完成各项检查 □ 协助患者进食 □ 协助患者做好生活护理	□ 心率、心律、血压、血氧饱 　和度、呼吸 □ 完成常规标本采集 □ 准确记录出入量 □ 保持水、电解质平衡 □ 协助患者完成各项检查 □ 协助患者进食 □ 协助患者做好生活护理	□ 心率、心律、血压、血氧饱 　和度、呼吸 □ 完成常规标本采集 □ 准确记录出入量 □ 保持水、电解质平衡 □ 协助患者完成各项检查 □ 协助患者进食 □ 办理出院事项
专科护理	□ 相关并发症的观察 □ 穿刺部位的观察	□ 相关并发症的观察	□ 相关并发症的观察
重点医嘱	□ 详见医嘱执行单	□ 详见医嘱执行单	□ 详见医嘱执行单
特殊情况记录	□ 无　□ 有，原因： 1. 2.	□ 无　□ 有，原因： 1. 2.	□ 无　□ 有，原因： 1. 2.
护士签名			

（三）患者表单

急性 ST 段抬高型心肌梗死临床路径患者表单

适用对象：第一诊断为急性 ST 段抬高型心肌梗死（STEMI）（ICD-10：I21.0~I21.3）

患者姓名：		性别：	年龄：	门诊号：	住院号：

发病时间：	年 月 日 时 分	到达急诊科时间：	年 月 日 时 分
溶栓开始时间：	年 月 日 时 分	PCI 开始时间：	年 月 日 时 分
住院日期：	年 月 日	出院日期：	年 月 日

时间	住院第 1 天	住院第 2 天	住院第 3 天
监测	□ 测量生命体征、体重	□ 测量生命体征	□ 测量生命体征
医患配合	□ 护士行入院护理评估 □ 医师询问现病史、既往史、用药情况，收集资料并进行体格检查 □ 配合完善术前相关化验、检查 □ 介绍主管医师、护士 □ 入院宣教（常规、安全）	□ 做 PCI 术后当日宣教 □ PCI 患者予以饮食、饮水活动宣教 □ 活动指导	□ 活动指导 □ 康复宣教和二级预防
重点诊疗及检查	重点诊疗： □ 特级护理 □ 重症监护（心电、血压和血氧饱和度监测等） □ 建立静脉通路 □ 溶栓治疗和直接 PCI □ 配合重症监护和救治 重要检查： □ 化验检查、心电图，胸片 □ 血清心肌酶学和损伤标志物测定 □ 心肌酶动态监测，凝血监测 □ 感染性疾病筛查	重点诊疗： □ 一级护理 □ 继续重症监护 □ 配合急救和治疗 重要检查： □ 化验检查、心电图，X 线胸片 □ 血清心肌酶学和损伤标志物测定	重点诊疗： □ 一级护理 □ 继续重症监护 □ 配合急救和治疗 重要检查： □ 化验检查、心电图，X 线胸片 □ 血清心肌酶学和损伤标志物测定
饮食及活动	□ 流质饮食 □ 卧床休息，自主体位 □ 患肢制动	□ 半流质饮食 □ 卧床休息，自主体位 □ 患肢可活动	□ 低盐低脂饮食 □ 床上或床边活动

时间	住院第 4~6 天 （普通病房第 1~3 天）	住院第 7~9 天 （普通病房第 4~6 天）	住院第 10~14 天 （出院日）
监测	□ 测量生命体征、体重	□ 测量生命体征	□ 测量生命体征
医患配合	□ 测量生命体征 □ 活动指导 □ 康复宣教和二级预防	□ 测量生命体征 □ 活动指导 □ 康复宣教和二级预防	□ 活动指导 □ 康复宣教和二级预防
重点诊疗及检查	重点诊疗： □ 一级护理 □ 继续重症监护 □ 配合急救和治疗 重要检查： □ 化验检查、心电图、X 线胸片 □ 血清心肌酶学和损伤标志物测定	重点诊疗： □ 一级护理 □ 继续监护：心电、血压 □ 配合急救和治疗 重要检查： □ 化验检查、心电图、胸片 □ 血清心肌酶学和损伤标志物测定	重点诊疗： □ 带好出院带药 □ 酌情配合相关检查
饮食及活动	□ 低盐低脂饮食 □ 床上或床边活动	□ 半流质饮食 □ 卧床休息，自主体位 □ 患肢可活动	□ 低盐低脂饮食 □ 床边活动

附：原表单（2009 年版）

急性 ST 段抬高型心肌梗死临床路径表单

适用对象：第一诊断为急性 ST 段抬高型心肌梗死（STEMI）（ICD-10：I21.0~I21.3）

患者姓名：		性别：	年龄：	门诊号：	住院号：

发病时间： 年 月 日 时 分	到达急诊科时间： 年 月 日 时 分
溶栓开始时间： 年 月 日 时 分	PCI 开始时间： 年 月 日 时 分
住院日期： 年 月 日	出院日期： 年 月 日
标准住院日：10~14 天	实际住院日： 天

时间	到达急诊科（0~10 分钟）	到达急诊科（11~30 分钟）
主要诊疗工作	□ 询问病史与体格检查 □ 建立静脉通道 □ 心电和血压监测 □ 描记并评价 18 导联心电图 □ 开始急救和常规治疗	□ 急请心血管内科二线医师会诊（5 分钟内到达）：复核诊断、组织急救治疗 □ 迅速评估"溶栓治疗"或"直接 PCI 治疗"的适应证和禁忌证 □ 确定再灌注治疗方案 □ 对拟行"直接 PCI"者，尽快术前准备（药物、实验室检查、交待病情、签署知情同意书、通知术者和导管室、运送准备等） □ 对拟行"溶栓治疗"者，立即准备、签署知情同意书并尽早实施
重点医嘱	□ 描记 18 导联心电图 □ 卧床、禁活动 □ 吸氧 □ 重症监护（持续心电、血压和血氧饱和度监测等） □ 开始急性心肌梗死急救和"常规治疗"	□ 急性心肌梗死护理常规 □ 特级护理、卧床、禁食 □ 镇静镇痛 □ 静脉滴注硝酸甘油 □ 尽快准备和开始急诊"溶栓"治疗 □ 从速准备和开始急诊 PCI 治疗 □ 实验室检查（溶栓或急诊 PCI 前必查项目） □ 建立静脉通道 □ 血清心肌酶学和损伤标志物测定（不必等结果）
主要护理工作	□ 建立静脉通道 □ 给予吸氧 □ 实施重症监护、做好除颤准备 □ 配合急救治疗（静脉/口服给药等） □ 静脉抽血准备 □ 完成护理记录 □ 指导家属完成急诊挂号、交费和办理"入院手续"等工作	□ 急性心肌梗死护理常规 □ 完成护理记录 □ 特级护理 □ 观察并记录溶栓治疗过程中的病情变化及救治过程 □ 配合监护和急救治疗 □ 配合急诊 PCI 术前准备 □ 做好急诊 PCI 患者转运准备
病情变异记录	□ 无 □ 有，原因： 1. 2.	□ 无 □ 有，原因： 1. 2.

续　表

时间	到达急诊科（0~10 分钟）	到达急诊科（11~30 分钟）
护士 签名		
医师 签名		

注：适用于 STEMI 发病<12 小时者，择期 PCI 患者不适用本流程

时间	到达急诊科（31~90 分钟）	住院第 1 天（进入 CCU24 小时内）
主要诊疗工作	□ 做好患者"急诊室导管室 CCU"安全转运准备 □ 密切观察并记录溶栓过程中的病情变化和救治情况 □ 尽早运送患者到导管室，实施"直接 PCI"治疗 □ 密切观察并记录"直接 PCI"治疗中的病情变化和救治过程 □ 溶栓或介入治疗后患者安全运送至 CCU 继续治疗 □ 重症监护和救治 □ 若无血运重建治疗条件，尽快将患者转运至有血运重建条件的医院	□ 监护、急救和常规药物治疗 □ 密切观察、防治心肌梗死并发症 □ 密切观察和防治溶栓和介入并发症 □ 完成病历书写和病程记录 □ 上级医师查房：诊断、鉴别诊断、危险性分层分析、确定诊疗方案 □ 预防感染（必要时） □ 实验室检查 □ 梗死范围和心功能评价 □ 危险性评估
重点医嘱	□ 急性心肌梗死护理常规 □ 特级护理 □ 密切观察并记录溶栓治疗和直接 PCI 过程中的病情变化和救治过程 □ 持续重症监护（持续心电、血压等监测） □ 吸氧 □ 准备溶栓、直接 PCI 治疗中的救治 □ 实施溶栓治疗 □ 实施直接 PCI 治疗	**长期医嘱：** □ 急性心肌梗死护理常规 □ 特级护理 □ 卧床、吸氧 □ 记录 24 小时出入量 □ 流食或半流食 □ 保持排便通畅 □ 镇静镇痛 □ 重症监护（持续心电、血压和血氧饱和度监测等） □ 心肌酶动态监测 □ β 受体阻滞剂（无禁忌证者常规使用） □ ACEI（不能耐受者可选用 ARB 治疗） □ 硝酸酯类药物 □ 阿司匹林、氯吡格雷或替格瑞洛联合应用 □ 术后应用低分子肝素 2~8 天 □ 调脂治疗：他汀类药物 **临时医嘱：** □ 病危通知 □ 心电图 □ 感染性疾病筛查 □ 床旁胸部 X 线片 □ 床旁超声心动图
主要护理工作	□ 急性心肌梗死护理常规 □ 特级护理、完成护理记录 □ 配合溶栓治疗监护、急救和记录 □ 配合直接 PCI 观察、监护、急救和记录 □ 做好转运回 CCU 的准备	□ 急性心肌梗死护理常规 □ 特级护理、护理记录 □ 实施重症监护 □ 配合急救和治疗 □ 维持静脉通道（包括中心静脉）、静脉和口服给药 □ 抽血化验 □ 执行医嘱和生活护理

续 表

时间	到达急诊科（31~90 分钟）	住院第 1 天（进入 CCU24 小时内）
病情 变异 记录	□无　□有，原因： 1. 2.	□无　□有，原因： 1. 2.
护士 签名		
医师 签名		

注：如患者发生恶性心律失常，加用胺碘酮；如发生心力衰竭，加用利尿剂等药物；低血压者可给予多巴胺

时间	住院第 2 天（进入 CCU24~48 小时）	住院第 3 天（进入 CCU48~72 小时）
主要诊疗工作	□ 继续重症监护 □ 急性心肌梗死和介入并发症预防和诊治 □ 病历书写和病程记录 □ 上级医师查房：治疗效果评估和诊疗方案调整或补充	□ 继续重症监护 □ 心电监测 □ 上级医师查房：梗死面积和心功能再评价 □ 完成上级医师查房和病程记录 □ 继续和调整药物治疗 □ 确定患者是否可以转出 CCU
重点医嘱	**长期医嘱：** □ 急性心肌梗死护理常规 □ 特级护理或一级护理 □ 卧床或床旁活动 □ 流食或半流食 □ 保持排便通畅 □ 吸氧 □ 记录 24 小时出入量 □ 重症监护（持续心电、血压和血氧饱和度监测等） □ β 受体阻滞剂（无禁忌证者常规使用） □ ACEI（不能耐受者可选用 ARB 治疗） □ 硝酸酯类药物 □ 阿司匹林、氯吡格雷或替格瑞洛联合应用 □ 术后应用低分子肝素 2~8 天 □ 调脂治疗：他汀类药物 **临时医嘱：** □ 心电图 □ 心肌损伤标志物	**长期医嘱：** □ 急性心肌梗死护理常规 □ 一级护理 □ 床上或床旁活动 □ 半流食或低盐低脂普食 □ 保持排便通畅 □ 间断吸氧 □ 记录 24 小时出入量 □ 重症监护（持续心电、血压和血氧饱和度监测等） □ β 受体阻滞剂（无禁忌证者常规使用） □ ACEI（不能耐受者可选用 ARB 治疗） □ 硝酸酯类药物 □ 阿司匹林、氯吡格雷或替格瑞洛联合应用 □ 术后应用低分子肝素 2~8 天 □ 调脂治疗：他汀类药物 **临时医嘱：** □ 心电图 □ 心肌损伤标志物
主要护理工作	□ 配合急救和治疗 □ 生活与心理护理 □ 根据患者病情和危险性分层指导患者恢复期的康复和锻炼 □ 配合稳定患者转出 CCU 至普通病房	□ 配合医疗工作 □ 生活与心理护理 □ 配合康复和二级预防宣教
病情变异记录	□ 无　□ 有，原因： 1. 2.	□ 无　□ 有，原因： 1. 2.
护士签名		
医师签名		

时间	住院第 4~6 天 （普通病房第 1~3 天）	住院第 7~9 天 （普通病房第 4~6 天）	住院第 10~14 天 （出院日）
主要诊疗工作	□ 上级医师查房：危险性分层、心功能、监护强度和治疗效果评估 □ 确定下一步治疗方案 □ 完成上级医师查房记录 □ 急性心肌梗死"常规治疗" □ 完成上级医师查房记录	□ 上级医师查房与诊疗评估 □ 完成上级医师查房记录 □ 预防并发症 □ 再次血运重建治疗评估：包括 PCI、CABG □ 完成择期 PCI □ 梗死面积和心功能再评价 □ 治疗效果、预后和出院评估 □ 确定患者是否可以出院 □ 康复和宣教	如果患者可以出院： □ 通知出院处 □ 通知患者及其家属出院 □ 向患者交代出院后注意事项，预约复诊日期 □ 将"出院总结"交给患者 如患者不能出院： □ 请在"病程记录"中说明原因和继续治疗和二级预防的方案
重点医嘱	长期医嘱： □ 急性心肌梗死护理常规 □ 二级护理 □ 床旁活动 □ 低盐低脂普食 □ β 受体阻滞剂（无禁忌证者常规使用） □ ACEI（不能耐受者可选用 ARB 治疗） □ 口服硝酸酯类药物 □ 阿司匹林、氯吡格雷或替格雷洛联合应用 □ 术后应用低分子肝素 2~8 天 □ 调脂治疗：他汀类药物 临时医嘱： □ 心电图 □ 心肌损伤标志物	长期医嘱： □ 急性心肌梗死护理常规 □ 二级护理 □ 室内或室外活动 □ 低盐低脂普食 □ β 受体阻滞剂（无禁忌证者常规使用） □ ACEI（不能耐受者可选用 ARB 治疗） □ 口服硝酸酯类药物 □ 阿司匹林、氯吡格雷或替格雷洛联合应用 □ 术后应用低分子肝素 2~8 天 □ 调脂治疗：他汀类药物 临时医嘱： □ 血、尿、便常规，凝血功能，生化检查 □ 心电图、心脏超声、胸部 X 线片	长期医嘱： □ 急性心肌梗死护理常规 □ 三级护理 □ 室内或室外活动 □ 低盐低脂普食 □ β 受体阻滞剂（无禁忌证者常规使用） □ ACEI（不能耐受者可选用 ARB 治疗） □ 口服硝酸酯类药物 □ 阿司匹林、氯吡格雷或替格雷洛联合应用 □ 调脂治疗：他汀类药物
主要护理工作	□ 疾病恢复期心理与生活护理 □ 根据患者病情和危险性分层指导并监督者恢复期的治疗与活动 □ 二级预防教育	□ 疾病恢复期心理与生活护理 □ 根据患者病情和危险性分层指导并监督患者恢复期的治疗与活动 □ 二级预防教育 □ 出院准备及出院指导	□ 协助患者办理出院手续 □ 出院指导 □ 二级预防教育
病情变异记录	□ 无 □ 有，原因： 1. 2.	□ 无 □ 有，原因： 1. 2.	□ 无 □ 有，原因： 1. 2.
护士签名			
医师签名			

第四章

急性非 ST 段抬高型心肌梗死
介入治疗临床路径释义

一、急性非 ST 段抬高型心肌梗死编码

疾病名称及编码：急性非 ST 段抬高型心肌梗死（ICD-10：I21.4）

手术操作及编码：非药物洗脱冠状动脉内支架植入术（ICD-9-CM-3：36.06）

药物洗脱冠状动脉内支架植入术（ICD-9-CM-3：36.07）

二、临床路径检索方法

I21.4 伴（36.06 或 36.07）

三、急性非 ST 段抬高型心肌梗死介入治疗临床路径标准住院流程

（一）适用对象

第一诊断为急性非 ST 段抬高型心肌梗死（ICD-10：I21.4）

行冠状动脉内支架植入术（ICD-9-CM-3：36.06/36.07）。

> **释义**
>
> ■ 本路径适用对象为拟接受冠状动脉介入治疗的急性非 ST 段抬高型心肌梗死患者，包括早期介入治疗和择期介入治疗。未接受冠脉造影，或只进行了造影未接受支架治疗的不进入本路径。
>
> ■ 冠脉介入治疗主要包括单纯球囊扩张成形和支架植入。本路径主要针对冠脉内支架植入术。

（二）诊断依据

根据《不稳定型心绞痛及非 ST 段抬高型心肌梗死诊断与治疗指南》（中华医学会心血管病学分会，2007）及 2007 年 ACC/AHA 与 ESC 相关指南。

心肌损伤标志物增高或增高后降低，至少有 1 次数值超过参考值上限的 99 百分位，具备至少下列一项心肌缺血证据者即可诊断：

1. 缺血症状（缺血性胸痛大于 15 分钟，含服硝酸甘油缓解不明显）。

2. 心电图变化提示有新的心肌缺血，即新的 ST-T 动态演变（新发或一过性 ST 压低 ≥ 0.1mV，或 T 波倒置 ≥ 0.2mV）。

> **释义**
>
> ■ 心肌损伤标志物主要包括：心脏肌钙蛋白在确诊及危险分层方面至关重要。相比于传统的心肌损伤标志物磷酸肌酸激酶（CK）及其同工酶（CK-MB），具有更高的特异性和敏感性。对于心梗患者，肌钙蛋白在症状发作 4 小时内即可出现升高，

并可持续至 2 周。诊断心梗的界值为超过正常值上限的 99%。2011 ESC 指南首次推荐通过检测高敏（超敏）肌钙蛋白对患者进行快速诊断筛查，高敏肌钙蛋白的敏感性是肌钙蛋白的 10~100 倍，可在胸痛发作后 3 小时内检测到。应注意除外其他原因导致的心肌损伤标志物升高，如心脏手术、主动脉夹层、肺栓塞、呼吸衰竭、肾衰竭、急性脑血管意外、急性感染性疾病、药物中毒、过度运动等。

■ 非 ST 段抬高型心肌梗死临床症状与 STEMI 症状相似，可以表现为持续胸痛不缓解，持续 15 分钟以上，含服硝酸甘油无效或效果差，或胸痛反复发作，以及活动耐量明显下降，心绞痛 CCS 分级Ⅲ级以上，以及静息状态胸痛发作。

■ 与 STEMI 不同，此类患者心电图可以表现为 ST 段压低和 T 波倒置等动态改变，也可以出现一过性的 ST 段抬高。应当注意，表现为正常的心电图不能排除急性冠脉综合征。因此，诊断应依据临床表现、心电图和心肌损伤标志物综合判定。

（三）治疗方案的选择

根据《不稳定型心绞痛及非 ST 段抬高型心肌梗死诊断与治疗指南》（中华医学会心血管病学分会，2007）及 2007 年 ACC/AHA 与 ESC 相关指南。

1. 危险分层　根据患者 TIMI 风险评分或心绞痛发作类型及严重程度、心肌缺血持续时间、心电图和心肌损伤标志物测定结果，分为低、中、高危三个组别。

> **释义**
>
> ■ TIMI 风险评分：①65 岁以上；②存在 3 个以上冠心病危险因素（高血压病、糖尿病、高血脂、吸烟、冠心病家族史）；③既往冠心病病史；④7 天内服用阿司匹林；⑤24 小时内发作 2 次以上的心绞痛；⑥心电图 ST 段改变；⑦血心肌损伤标志物升高（CK-MB，TnT 或 TnI）。
>
> 每项 1 分，低危：0~2 分；中危：3~4 分；高危：5~7 分。
>
> ■ 补充：有明显血流动力学变化、严重低血压、心力衰竭或心源性休克表现，和（或）严重恶性心律失常：室性心动过速、心室颤动为极高危患者。左心室射血分数（LVEF）<40% 和（或）肾功能不全（肾小球滤过率<60ml/min）为中、高危患者。
>
> ■ 对非 ST 段抬高型心肌梗死应首先进行危险分层，有助于合理选择治疗策略。危险程度越高越应尽早行 PCI，此类患者符合本路径。对于低危患者未进行介入治疗的，不进入本路径。
>
> ■ GRACE 评分与 TIMI 评分相比，在危险分层上更加科学、细致，并与患者的预后密切相关；但临床操作略为复杂，需要借助专业的计算软件，具体可以参考 GRACE 评分的官方网站（http://www.outcomes-umassmed.org/grace/）。

2. 药物治疗　抗心肌缺血药物、抗血小板药物、抗凝药物以及调脂药物。

> **释义**
>
> ■ 非 ST 段抬高型心肌梗死往往伴有斑块不稳定性和血小板、凝血系统的活化，导致血栓形成。因此药物治疗是围术期治疗的重要基础，主要针对三个方面：①充分抗血小板、抗凝，降低血栓事件；②抗缺血治疗，改善患者症状；③控制冠心病危险因素。

3. 冠状动脉血运重建治疗 在强化药物治疗的基础上，中、高危患者可优先选择经皮冠状动脉介入治疗（PCI）或冠状动脉旁路移植术（CABG）。
(1) PCI：有下列情况时，可于 2 小时内紧急行冠状动脉造影，对于无严重合并疾病、冠状动脉病变适合 PCI 的患者，实施 PCI 治疗。①在强化药物治疗的基础上，静息或小运动量时仍有反复的心绞痛或缺血发作；②心肌标志物升高（TNT 或 TNI）；③新出现的 ST 段明显压低；④心力衰竭症状或体征，新出现或恶化的二尖瓣反流；⑤血流动力学不稳定；⑥持续性室性心动过速。无上述指征的中、高危患者可于入院后 12~48 小时内进行早期有创治疗。

> **释义**
>
> ■ 对于危险分层较高的非 ST 段抬高型心肌梗死患者应及时行冠脉造影，根据是否存在明确的、需要干预的冠脉病变，决定是否行冠脉介入治疗。对于极高危患者行紧急 PCI（2 小时内）（Ⅱa 类推荐，证据水平 B；ISAR-COOL 研究，BARI 研究）；对中、高危患者行早期 PCI（12~48 小时内）（Ⅰ 类推荐，证据水平 A；FRISC Ⅱ 研究，TACTICS-TIMI18 研究，RATA3 研究，Hoffman 等）。
>
> ■ 对低危患者不推荐常规 PCI（Ⅲ 类推荐，证据水平 C）。但对于存在再发心血管事件的危险者，应行择期冠脉造影，对需要干预的冠脉病变进行 PCI 治疗，这类患者可进入本路径。

(2) CABG：对于左主干病变，3 支血管病变，或累及前降支的 2 支血管病变，且伴有左室功能不全或糖尿病者优先选择 CABG。

> **释义**
>
> ■ 对于冠脉造影结果提示需要进行冠脉血运重建，但冠脉病变或患者自身因素不适合 PCI 治疗的非 ST 段抬高型心肌梗死患者，应考虑 CABG 术，进入外科手术治疗相应路径。

4. 主动脉内球囊反搏术 在强化药物治疗后仍有心肌缺血复发，在完成冠状动脉造影和血运重建前血流动力学不稳定的患者，可应用主动脉内球囊反搏术。
5. 保守治疗 对于低危患者，可优先选择保守治疗，在强化药物治疗的基础上，病情稳定后可进行负荷试验检查，择期冠脉造影和血运重建治疗。

> **释义**
>
> ■对于危险程度不高、没有高危特征的患者可先进行单纯药物治疗，包括抗缺血、抗凝和抗血小板治疗等，不进入本路径。但对于存在再发心血管事件的危险者，或住院期间再发胸痛、心电图有缺血改变、心肌损伤标志物再次升高者应尽早或择期冠脉造影及 PCI 治疗，这类患者可进入本路径。
>
> ■对于早期冠脉造影提示病变不需要或不适合实施 PCI 干预的患者，如狭窄程度<50%，仅小面积可能受累，病变或患者自身条件不允许，应积极药物治疗或考虑 CABG 术。此类患者不进入本路径。

6. 改善不良生活方式，控制危险因素。

> **释义**
>
> ■冠心病治疗的重要基础是生活方式的改变和危险因素的控制，特别是针对冠心病的二级预防和三级预防。

（四）标准住院日

7~14 天。

> **释义**
>
> ■非 ST 段抬高型心肌梗死患者入院后，术前准备0~8天，期间进行危险分层，药物治疗，根据病情决定早期介入治疗或暂时药物保守治疗；手术时间0~10天，对于高危患者最快可在入院12~48小时内进行冠脉造影及 PCI 治疗，通常发病10天内经药物治疗，病情可以有效控制，控制不理想的可以随时行冠脉造影及血运重建（PCI 或 CABG）；术后恢复3~5天出院，术后可根据病情、病变、手术的情况进行观察和必要的实验室检查，合理调整药物治疗方案。总住院时间不超过14天符合路径要求。

（五）进入路径标准

1. 第一诊断必须符合急性非 ST 段抬高型心肌梗死（ICD-10：I21.4）疾病编码。
2. 除外主动脉夹层、急性肺栓塞、心包炎等疾病。
3. 如患有其他非心血管疾病，但在住院期间不需特殊处理（检查和治疗），也不影响第一诊断时，可以进入路径。

> **释义**
>
> ■第一诊断符合急性非 ST 段抬高型心肌梗死（临床表现、心电图和心肌损伤标志物达到诊断标准），拟接受冠状动脉介入治疗的患者均适用本路径。
>
> ■急性非 ST 段抬高型心肌梗死的临床和心电图表现与主动脉夹层、急性肺栓塞、心肌心包炎、主动脉瓣病变等疾病有相似之处，应予以鉴别。

■ 如患者伴有其他非心血管系统疾病，如慢性支气管炎、陈旧脑梗死等，如不影响第一诊断，住院期间不需特殊处理，可进入本路径。

（六）术前准备（术前评估）0~8 天

1. 必须的检查项目
（1）血常规+血型、尿常规+酮体、大便常规+潜血。
（2）凝血功能、肝肾功能、电解质、血糖、血脂、血清心肌损伤标志物、感染性疾病筛查（乙型肝炎、丙型肝炎、艾滋病、梅毒等）。
（3）心电图、胸片、超声心动图。
2. 根据患者具体情况可查
（1）脑钠肽、D-二聚体、血气分析、红细胞沉降率、C-反应蛋白或高敏 C-反应蛋白。
（2）24 小时动态心电图（holter）、心脏负荷试验、心肌缺血评估（低危、非急诊血运重建患者）。

释义

■ 必查项目是确保手术治疗安全、有效开展的基础，术前必须完成。对检查的异常结果应予以分析，适当干预和纠正。

■ 对于检查发现有介入治疗禁忌证，或合并其他疾病不宜在本次住院期间进行介入治疗的患者不进入路径治疗。

■ 根据病情进行相应相关检查，有助于鉴别诊断和预测预后。如脑钠肽显著升高的患者，远期预后差，死亡率高。D-二聚体升高合并低氧血症往往提示肺栓塞的可能性大。红细胞沉降率、C-反应蛋白或高敏 C-反应蛋白升高，可能存在急性炎性反应，特别是免疫系统疾病活动期。这些患者均不适于介入治疗，不宜进入本路径。

■ 对于低危或经药物治疗后病情平稳的患者，可通过无创检查评价缺血程度或范围，如果有明确缺血证据，应当择期冠脉造影和 PCI 治疗。在同次住院期间完成介入治疗者进入路径。

（七）选择用药

1. 双重抗血小板药物 常规联用阿司匹林+氯吡格雷。对拟行介入治疗的中、高危患者，可考虑静脉应用 GP Ⅱb/Ⅲa 受体拮抗剂。
2. 抗凝药物 低分子肝素或普通肝素等。
3. 抗心肌缺血药物 β受体阻滞剂、硝酸酯类、钙离子通道阻滞剂等。
4. 镇静镇痛药 硝酸甘油不能即刻缓解症状或出现急性肺充血时，可静脉注射吗啡。
5. 抗心律失常药物。
6. 调脂药物 早期应用他汀类药物。
7. 血管紧张素转换酶抑制剂（ACEI） 用于左心室收缩功能障碍或心力衰竭、高血压，以及合并糖尿病者。如无禁忌证或低血压，应在 24 小时内口服。不能耐受者可选用 ARB 治疗。
8. 其他药物 伴随疾病的治疗药物等。

释义

■ 抗血小板药物依照《经皮冠状动脉介入治疗指南（2009）》原则使用，应当权衡出血与缺血的风险利弊。

（1）阿司匹林：PCI 术前给予 100~300mg 负荷剂量口服。PCI 术后无论植入何种支架均需要 75~100mg/d 长期服用。

（2）P2Y12 受体抑制剂：除非有禁忌证或出血高风险行 PCI 患者需要联合阿司匹林服用一种 P2Y12 抑制剂维持 12 个月。

氯吡格雷：PCI 术前应当给予负荷剂量 300mg 或 600mg，PCI 术后服用氯吡格雷 75mg/d 至少 12 个月（Ⅰ类推荐，证据水平 A）。

替格瑞洛（首次 180mg 负荷量，次日始 90mg，2 次/日）应用于中高危缺血的患者，且无禁忌证（Ⅰ类推荐，证据水平 B）。

（3）血小板糖蛋白Ⅱb/Ⅲa 受体阻断剂：非 STEMI 行 PCI 者，如未服用 P2Y12 抑制剂，应给予一种血小板糖蛋白Ⅱb/Ⅲa 受体阻断剂如依替巴肽或替罗非班（Ⅰ类推荐，证据水平 A）。在实施诊断性 CAG 前或 PCI 术前即刻给药均可。如已服用双重抗血小板治疗，可同时给予一种血小板糖蛋白Ⅱb/Ⅲa 受体拮抗剂（Ⅱa 类推荐，证据水平 B）。接受择期 PCI 并植入支架的高危患者或高危病变，可应用血小板糖蛋白Ⅱb/Ⅲa 受体阻断剂，但应充分权衡出血与获益风险（Ⅱa 类推荐，证据水平 B）。

■ 抗凝药物依照《经皮冠状动脉介入治疗指南（2009）》原则使用。

（1）普通肝素：行 PCI 的患者应该使用普通肝素（Ⅰ类推荐，证据水平 C）。不稳定型心绞痛拟行早期侵入检查或治疗者，建议优先选用普通肝素（与血小板糖蛋白Ⅱb/Ⅲa 受体拮抗剂合用）（Ⅰ类推荐，证据等级 B）。应用普通肝素剂量的建议：与血小板糖蛋白Ⅱb/Ⅲa 受体阻断剂合用者，围术期普通肝素剂量应为 50~70IU/kg，使活化凝血时间（ACT）>200 秒；如未与血小板糖蛋白Ⅱb/Ⅲa 受体阻断剂合用，围术期普通肝素剂量应为 60~100IU/kg，使 ACT 达到 250~350s（HemoTec 法）或 300~350s（Hemochron 法）。

（2）直接凝血酶抑制剂（比伐卢定）：无论术前是否使用普通肝素，对于接受 PCI 的不稳定型心绞痛患者可以使用比伐卢定抗凝（Ⅰ类推荐，证据水平 B）。对于合并高出血风险的患者，可以考虑使用比伐卢定抗凝（Ⅱa 类推荐，证据水平 B）推荐比伐卢定 0.1mg/kg 静脉推注，然后 0.25mg/（kg·h）维持直至手术结束。

（3）低分子肝素：不稳定型心绞痛接受早期保守治疗或延迟 PCI 者，建议使用低分子肝素（Ⅰ类推荐，证据水平 B）。如 PCI 术前已用低分子肝素抗凝，建议在 PCI 术中继续使用低分子肝素（Ⅰ类推荐，证据水平 B），如 PCI 术前 8 小时内接受过标准剂量依诺肝素皮下注射，无需追加；如超过 8 小时则需要静脉追加注射 0.3mg/kg。不推荐普通肝素与低分子肝素混用及不同低分子肝素之间交叉使用。严重肾功能障碍患者（肌酐清除率<30ml/min）如需使用低分子肝素抗凝，其用量应减少 50%（Ⅱb 类推荐，证据水平 C）。

（4）对于已经接受磺达肝癸钠抗凝的患者，在 PCI 时应该追加静脉普通肝素 85IU/kg，当联合使用 GPⅡb/Ⅲa 受体拮抗剂时，普通肝素剂量调整为 60IU/kg，并维持术中 ACT 时间维持在靶标范围内。

■ 积极使用硝酸酯类、钙通道阻滞剂或 β 受体阻滞剂改善缺血症状，还可使用中成药，如速效救心丸，增加冠状动脉血流量，改善缺血心肌血供，缓解心绞痛症状，迅速有效地改善急性心肌缺血缺氧。如效果不明显，同时患者胸痛剧烈伴烦躁，急性肺充血时可合理使用镇静镇痛药，如吗啡静脉推注，但应注意剂量及其对神经、呼吸系统的抑制等副作用。

■ 控制冠心病危险因素，如降脂、降压、控制血糖，以及控制心律失常，改善心功能的药物应依据患者病情合理使用。常用降脂药为他汀类、贝特类等，预防及减少动脉粥样硬化的发生；常用降压药为钙离子通道阻滞剂、血管紧张素转化酶抑制剂等，或使用复方制剂，如氨氯地平贝那普利片（Ⅱ），可提高患者依从性，有效降低血压，减少充血性心力衰竭的发生率；常用控制血糖药为磺酰脲类促泌剂、二甲双胍等。应根据患者具体情况调整给药剂量与给药速度。

（八）手术日为入院第 0~10 天（如需要进行手术）

1. 麻醉方式　局部麻醉。
2. 手术方式　冠状动脉造影+支架植入术。
3. 手术内置物　冠状动脉内支架。
4. 术中用药　抗血栓药（肝素化，必要时可使用 GPⅡb/Ⅲa 受体拮抗剂）、血管活性药、抗心律失常药等。

> **释义**
>
> ■ 本路径规定冠脉介入治疗采用局部麻醉，主要在穿刺部位皮下给药。
>
> ■ 常规经桡动脉或股动脉穿刺，造影导管完成冠脉造影，介入治疗相关器械完成支架植入术。对 PCI 患者常规植入支架（Ⅰ类推荐，证据水平 C）。
>
> ■ NSTEMI 拟行早期侵入检查或治疗的患者，建议优先选用普通肝素（与血小板糖蛋白Ⅱb/Ⅲa 受体拮抗剂合用）（Ⅰ类推荐，证据等级 B）。应用普通肝素剂量的建议：与血小板糖蛋白Ⅱb/Ⅲa 受体拮抗剂合用者，围术期普通肝素剂量应为 50~70IU/kg，使活化凝血时间（ACT）>200 秒；如未与血小板糖蛋白Ⅱb/Ⅲa 受体拮抗剂合用，围术期普通肝素剂量应为 60~100IU/kg，使 ACT 达到 250~350 秒（HemoTec 法）或 300~350 秒（Hemochron 法）。当 ACT 降至 150~180 秒以下时，可拔除鞘管。对于行非复杂性 PCI 者，术后不应常规应用普通肝素（Ⅰ类推荐，证据水平 A）。严重肾功能障碍患者（肌酐清除率<30ml/min）建议优先选用普通肝素（Ⅱa 类推荐，证据水平 C）。
>
> ■ 根据术中患者病情、血流动力学状况，合理使用血管活性药物及抗心律失常等药物。

（九）术后住院恢复 3~5 天

1. 介入术后必要时住重症监护病房。
2. 介入术后即刻需检查项目　生命体征检查、心电图、心电监测、穿刺部位的检查。
3. 介入术后第 1 天需检查项目　心电图、心肌损伤标志物、血常规、尿常规。必要时根据需要复查：大便潜血、肝肾功能、电解质、血糖、凝血功能、超声心动图、胸片、血气分析。
4. 根据患者病情，必要时行血流动力学监测和 IABP 支持。
5. 观察患者心肌缺血等不适症状，及时发现和处理并发症。

> **释义**
>
> ■ 根据患者病情及术中情况进行术后观察，完成术后即刻和术后第1天的各项检查。重点观察出血、血肿并发症，造影剂不良反应（脑、肾脏、胃肠道等），支架内急性、亚急性血栓形成，围术期心肌梗死等。术后尽早持续心电监测，主管医师评估患者病情平稳后方可终止。
>
> ■ 根据病情需要进行相应检查和治疗，包括常规检查、治疗和特殊检查、支持治疗，如有创血流动力学监测、IABP 等。检查项目可以不只限定路径中的必查项目，如必须，也可增加同一项目的重复检查次数。

（十）出院标准

1. 生命体征平稳，心肌缺血症状得到有效控制，心功能稳定。
2. 血流动力学稳定。
3. 心电稳定。
4. 无其他需要继续住院处理的并发症。

> **释义**
>
> ■ 患者病情平稳，生命体征平稳，完成各项必须复查项目，且检查项目无明显异常。

（十一）变异及原因分析

1. 冠脉造影后转外科行急诊冠状动脉旁路移植术。
2. 等待二次 PCI 或择期冠状动脉旁路移植术。
3. 病情危重。
4. 出现严重并发症。

> **释义**
>
> ■ 变异是指入选临床路径的患者未能按预定路径完成医疗行为或未达到预期的医疗质量控制目标。引起变异的原因主要有：并发症、医院原因、个人原因、其他原因。其中微小变异可以不退出路径，重大变异需退出路径，或进入其他途径。但所有变异均应在医师表单中予以说明。
>
> ■ 微小变异：由于较轻的并发症，如穿刺部位血肿，术后心肌损伤标志物轻度升高，术后轻度体温升高等，不危及生命，但需要延长住院观察时间和增加必要的检查项目，但需要延长的住院天数未超过规定住院天数的20%，可以不退出本路径。因采用不同耗材而增加医疗费用，但未延长或稍延长住院天数的病例，对医疗操作无影响，可不退出路径。
>
> ■ 重大变异
>
> （1）介入治疗中病情危重或出现严重并发症，如冠脉破裂、冠脉急性闭塞、左主干夹层等，须急诊 CABG 术；股动脉穿刺部位血管动静脉瘘或假性动脉瘤或桡动

脉穿刺后骨筋膜综合征须外科手术治疗；其他严重并发症，如严重出血性疾病、栓塞性疾病等导致后续治疗、住院时间延长、治疗费用增加，可退出路径。

（2）病情危重，合并症、并发症多，如合并多脏器疾病，或并发严重感染、多脏器衰竭等，病情复杂，需要长时间在监护病房抢救、治疗，需要长时间 IABP 等辅助治疗，住院时间长，医疗费用高，可退出路径。

（3）因医院或患者个人原因要求离院或转院的病例，如从心脏专科医院转至综合医院外科治疗等，可以退出路径。

（4）其他未能预知的原因导致入选路径的患者不能继续执行路径，或继续路径治疗可能影响对疾病的治疗，或治疗时间延长、住院时间超过规定住院天数的 20%，且医疗费用增加，应考虑退出路径。

四、NSTEMI 临床路径给药方案

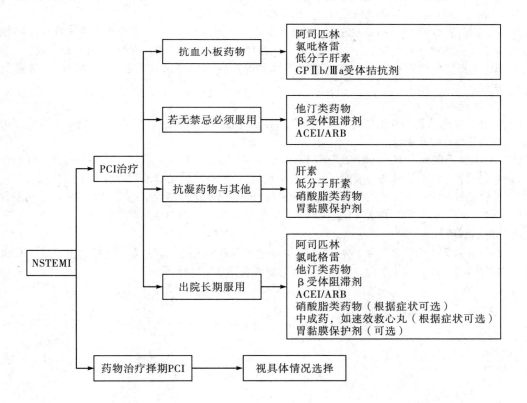

【用药选择】

1. 根据危险分层针对不同患者制定个性化治疗方案，无论是否行 PCI 治疗，药物治疗是治疗的基础，主要针对三个方面：①充分抗血小板、抗凝，降低血栓事件；②抗缺血治疗，改善患者症状；③控制冠心病危险因素。

2. 无论是否行 PCI 治疗，就诊时即接受双联抗血小板治疗符合指南推荐（Ⅰ类推荐，证据级别 A）。

3. NSTE-ACS 患者应在入院 24 小时内测定空腹血脂水平（Ⅰ类推荐，证据级别 C），如无禁忌证，无论基线 LDL-C 水平如何，所有患者均应给予他汀类药物治疗（Ⅰ类推荐，证据级别 A）。

4. 如无明显禁忌，所有患者均应常规使用 β 受体阻滞剂治疗（Ⅰ类推荐，证据级别 B）。

5. 对于存在胸痛或心肌缺血表现的患者，应给予硝酸酯类药物（Ⅰ类推荐，证据级别 A）。但应注意硝酸酯类药物可能出现耐药性，应维持每天至少 8 小时的无药期。

6. 钙离子通道阻滞剂（CCB）用于 NSTE-ACS 治疗的主要目的是缓解心绞痛症状或控制血压，目前尚无证据支持 CCB 可改善 NSTE-ACS 的长期预后。在应用 β 受体阻滞剂和硝酸酯类药物之后患者仍存在心绞痛症状或难以控制的高血压，应加用长效二氢吡啶类 CCB（Ⅰ类推荐，证据级别 C），同时应尽量避免非二氢吡啶类 CCB 与 β 受体阻滞剂的联用（Ⅲ类推荐，证据级别 C）。

7. 除非不能耐受，所有 NSTE-ACS 患者均应接受 ACEI 治疗（Ⅰ类推荐，证据级别 C）。

8. 血小板糖蛋白Ⅱb/Ⅲa 受体拮抗剂：NSTEMI 行 PCI 者，如未服用氯吡格雷，应给予一种 GP Ⅱb/Ⅲa 受体拮抗剂（Ⅰ类推荐，证据水平 A）。在实施诊断性 CAG 前或 PCI 术前即刻给药均可。如已服用氯吡格雷，可同时给予一种 GP Ⅱb/Ⅲa 受体拮抗剂（Ⅱa 类推荐，证据水平 B）。接受择期 PCI 并植入支架的高危患者或高危病变，可应用 GP Ⅱb/Ⅲa 受体拮抗剂，但应充分权衡出血与获益风险（Ⅱa 类推荐，证据水平 B）。

9. 抗凝药物　所有 NSTE-ACS 患者在无明确禁忌的情况下，均推荐接受抗凝治疗（Ⅰ类推荐，证据水平 A），应根据缺血和（或）出血风险、疗效和（或）安全性选择抗凝药物。

10. 选择胃黏膜保护剂，尤其是 PPI 类药物时，应充分考虑其与氯吡格雷间的相互药物作用。

【药学提示】

1. β 受体阻滞剂的常见禁忌情况有：严重心动过缓、房室传导阻滞，支气管哮喘，重度心力衰竭、急性肺水肿等。

2. ACEI 类药物在下列的情况需慎用：重度血容量减少；重度主动脉、二尖瓣狭窄；限制性心包炎；重度充血性心力衰竭（NYHA Ⅳ级）；肾性高血压尤其是双侧肾血管病变或孤立肾伴肾动脉狭窄；原因未明的肾功能不全；有血管杂音的老年吸烟者；服用非甾体抗炎药的肾功能不全者；咳嗽。在 ACEI 无法耐受的情况下可以选择 ARB 类药物。

【注意事项】

作为心血管疾病的常见急重症，NSTE-ACS 包含了多种情况，并且常合并心力衰竭、心律失常等情况出现，具体用药方案应综合评估患者具体临床情况后决定。

五、推荐表单

（一）医师表单

急性非 ST 段抬高型心肌梗死介入治疗临床路径医师表单

适用对象：第一诊断为急性非 ST 段抬高型心肌梗死（ICD-10：I21.4）

行冠状动脉内支架植入术（ICD-9-CM-3：36.06/36.07）

患者姓名：		性别：　　年龄：　　门诊号：		住院号：
住院日期：　　年　月　日		出院日期：　　年　月　日		标准住院日：7~14 天
发病时间：　年　月　日　时　分		到达急诊科时间：　　年　月　日　时　分		

时间	到达急诊科（0~10 分钟）	到达急诊科（0~30 分钟）	到达急诊科（0~60 分钟）
主要诊疗活动	□ 完成病史采集与体格检查 □ 描记 18 导联心电图，评价初始 18 导联心电图 □ 明确诊断，立即口服阿司匹林及氯吡格雷，有禁忌除外 □ 开始"常规治疗"（参见非 ST 段抬高型心肌梗死诊断与常规治疗）	□ 心血管内科专科医师急会诊 □ 迅速危险分层，评估尽早血运重建治疗或"保守治疗"的适应证和禁忌证 □ 确定急诊冠脉造影及血运重建（直接 PCI 和急诊 CABG）治疗方案 □ 对于在急诊科未行早期有创治疗者，尽快将患者转入 CCU 继续治疗，再次评估早期血运重建的必要性及风险	需行"急诊冠脉造影和血运重建"的高危患者 □ 向患者及其家属交代病情和治疗措施 □ 签署"手术知情同意书" □ 落实术前服用足量的抗血小板药物 □ 肾功能不全者术前水化 □ 保证生命体征和重要脏器功能 □ 开始"急诊冠脉造影和血运重建"治疗 □ 手术后患者转入 CCU 或外科恢复室继续治疗
重点医嘱	**长期医嘱：** □ 重症监护（持续心电、血压和血氧饱和度监测等） **临时医嘱：** □ 吸氧 □ 描记"18 导联"心电图 □ 血清心肌标志物测定 □ 血常规+血型、尿常规+镜检 □ 血脂、血糖、红细胞沉降率、凝血功能、电解质 □ 建立静脉通道 □ 非 ST 段抬高型心肌梗死"常规治疗"	**长期医嘱：** □ 非 ST 抬高型心肌梗死护理常规 □ 一级护理或特级护理 □ 记 24 小时出入量 □ 卧床 □ 重症监护（持续心电、血压和血氧饱和度监测等） □ 吸氧 □ 镇静、镇痛：吗啡 □ 静脉滴注硝酸甘油	**长期医嘱：** □ 同前 □ 急诊血运重建治疗 **临时医嘱：** □ 备皮 □ 造影剂皮试 □ 术前镇静 □ 预防性抗感染（必要时） □ 足量使用抗血小板药物
病情变异记录	□ 无　□ 有，原因： 1. 2.	□ 无　□ 有，原因： 1. 2.	□ 无　□ 有，原因： 1. 2.
医师签名			

时间	住院第 1 天 (CCU)	住院第 2 天 (CCU)	住院第 3 天 (CCU)
主要诊疗工作	□ 监测生命体征及有无呼吸急促、皮疹等过敏状态 □ 观察患者病情变化（穿刺点及周围情况、心电图变化、血红蛋白及心肌损伤标志物变化） □ 上级医师查房：危险性分层、监护强度和治疗效果评估 □ 确定下一步诊疗方案 □ 完成病历及上级医师查房记录 □ 预防手术并发症 □ 预防感染（必要时） □ 在急诊科未行早期有创治疗者，再次危险分层，中、高危患者应在入院后 12~48 小时内完成冠脉造影和血运重建	□ 继续重症监护 □ 观察患者病情变化 □ 上级医师查房：效果评估和诊疗方案调整 □ 完成病历书写及上级医师查房记录 □ 继续非 ST 段抬高型心肌梗死常规药物治疗 □ 对于保守治疗患者，随时评价进行急诊血运重建的必要性，并强化抗心肌缺血药物治疗	□ 继续重症监护 □ 心电监测 □ 上级医师查房 □ 完成病程记录 □ 继续和调整药物治疗 □ 确定患者可否转出 CCU，转出者完成转科记录 □ 低危患者在观察期间未再出现心肌缺血及左心衰竭的临床表现，可留院观察 24~48 小时后出院
重点医嘱	**长期医嘱：** □ 非 ST 段抬高型心肌梗死护理常规 □ 病危通知 □ 一级护理或特级护理 □ 流食或半流食 □ 吸氧 □ 卧床 □ 保持排便通畅 □ 术后应用低分子肝素 2~8 天 □ β 受体阻滞剂（无禁忌证者常规使用） □ ACEI（不能耐受者可选用 ARB 治疗） □ 硝酸酯类药物 □ 阿司匹林+氯吡格雷联合 □ 调脂治疗：他汀类药物 □ 钙离子通道阻滞剂（必要时） **临时医嘱：** □ 心电图、床旁胸片、超声心动图 □ 动态监测心肌损伤标志物 □ 感染性疾病筛查	**长期医嘱：** □ 非 ST 段抬高型心肌梗死护理常规 □ 一级护理或特级护理 □ 卧床或床旁活动 □ 半流食或低盐低脂普食 □ 重症监护 □ 保持排便通畅 □ 药物治疗同前 **临时医嘱：** □ 心电图 □ 心肌损伤标志物	**长期医嘱：** □ 非 ST 段抬高型心肌梗死护理常规 □ 一级护理或特级护理 □ 卧床或床旁活动 □ 低盐低脂普食 □ 保持大便通畅 □ 药物治疗同前 **临时医嘱：** □ 心电图 □ 心肌损伤标志物

时间	住院第 1 天（CCU）	住院第 2 天（CCU）	住院第 3 天（CCU）
病情 变异 记录	□ 无　□ 有，原因： 1. 2.	□ 无　□ 有，原因： 1. 2.	□ 无　□ 有，原因： 1. 2.
医师 签名			

时间	住院第 4~6 天 （普通病房第 1~3 天）	住院第 7~9 天 （普通病房第 2~5 天）	住院第 8~14 天 （出院日）
主要诊疗工作	□ 上级医师查房：心功能和治疗效果评估 □ 确定下一步治疗方案 □ 完成上级医师查房记录 □ 完成转科记录 □ 血运重建术（PCI 或 CABG）术后治疗 □ 预防手术并发症	□ 上级医师查房与诊疗评估 □ 完成上级医师查房记录 □ 预防并发症 □ 再次血运重建治疗评估，包括 PCI、CABG □ 完成择期 PCI □ 复查相关检查 □ 心功能再评价 □ 治疗效果、预后和出院评估	□ 通知患者及其家属出院 □ 向患者交代出院后注意事项，预约复诊日期 □ 将"出院总结"交给患者 □ 通知出院处 □ 如果患者不能出院，在病程记录中说明原因和继续治疗
重点医嘱	长期医嘱： □ 非 ST 段抬高型心肌梗死护理常规 □ 二级护理 □ 床旁活动 □ 低盐低脂普食 □ 药物治疗同前，根据情况调整	长期医嘱： □ 非 ST 段抬高型心肌梗死护理常规 □ 二级护理 □ 室内或室外活动 □ 低盐低脂普食 □ 药物治疗同前，根据情况调整 临时医嘱： □ 心电图、超声心动图、X 线胸片 □ 血常规、尿常规、排便常规 □ 肝肾功能、电解质、凝血功能	出院医嘱： □ 改善生活方式 □ 低盐低脂普食 □ 适当运动 □ 控制高血压、高血脂、糖尿病等危险因素 □ 定期复查 □ 出院带药：β 受体阻滞剂、ACEI、硝酸酯类药物、阿司匹林、氯吡格雷、他汀类药物、钙离子通道阻滞剂（根据情况）
病情变异记录	□ 无　□ 有，原因： 1. 2.	□ 无　□ 有，原因： 1. 2.	□ 无　□ 有，原因： 1. 2.
医师签名			

（二）护士表单

急性非 ST 段抬高型心肌梗死介入治疗临床路径护士表单

适用对象：第一诊断为急性非 ST 段抬高型心肌梗死（ICD-10：I21.4）

行冠状动脉内支架植入术（ICD-9-CM-3：36.06/36.07）

患者姓名：	性别： 年龄： 门诊号：	住院号：
发病时间： 年 月 日 时 分	到达急诊科时间： 年 月 日 时 分	
PCI 开始时间： 年 月 日 时 分		
标准住院日：10~14 天	实际住院日： 天	

时间	到达急诊（0~10 分钟）	到达急诊（0~30 分钟）	到达急诊（0~60 分钟）
主要护理工作	□ 协助患者或其家属完成急诊挂号、交费和办理"入院手续"等工作 □ 静脉取血，建立静脉通道	□ 非 ST 段抬高型心肌梗死护理常规 □ 特级护理	□ 非 ST 段抬高型心肌梗死护理常规 □ 特级护理
重点医嘱	□ 详见医嘱执行单	□ 详见医嘱执行单	□ 详见医嘱执行单
病情变异记录	□ 无 □ 有，原因： 1. 2.	□ 无 □ 有，原因： 1. 2.	□ 无 □ 有，原因： 1. 2.
护士签名			

时间	到达病房（0~90分钟）	住院第1~2天（术前准备）	住院第1~2天（手术日）
健康宣教	□ 介绍主管医师、护士 □ 入院宣教（常规、安全） □ 做急诊PCI术后当日宣教 □ PCI患者予以饮食、饮水活动宣教	□ 做择期PCI术前宣教 □ 服药宣教 □ 疾病宣教	□ 做PCI术后当日宣教 □ PCI患者予以饮食、饮水宣教
护理处置	□ 准备抢救物品 □ 安置患者，佩戴腕带 □ 通知医师 □ 生命体征的监测测量 □ 吸氧 □ 交接液体 □ 病情交班 □ 配合急救治疗 □ 静脉采血 □ 注意化验结果回报 □ 完成护理记录	□ 观察生命体征 □ 观察24小时出入量 □ 观察穿刺部位 □ 协助患者完成临床检查 □ 遵医嘱配合急救和治疗 □ 完成护理记录 □ 维持静脉通畅 □ 静脉和口服给药 □ 协助患者进餐 □ 保持排便通畅	□ 评估患者全身情况 □ 观察生命体征 □ 协助患者完成临床检查 □ 注意化验结果回报 □ 完成护理记录
基础护理	□ 准备床单位、监护、吸氧 □ 评估皮肤、神志、肢体活动 □ 观察尿量 □ 做好病情变化的救治 □ 心率、心律的观察 □ 特级护理	□ 生命体征的观察 □ 一级护理 □ 观察24小时出入量 □ 协助患者完成各项检查 □ 协助患者进食 □ 协助患者做好生活护理 □ 患者安全及心理护理	□ 病情的观察（症状、体征、神志、生命体征） □ 保持水、电解质平衡 □ 观察24小时出入量 □ 一级护理
专科护理	□ 使用药物的浓度剂量 □ 观察穿刺部位 □ 各种置管情况 □ PCI患者观察穿刺部位情况 □ 观察胸痛缓解情况 □ 配合急救治疗（静脉口服给药）	□ 使用药物的浓度剂量 □ 各种置管情况 □ 观察胸痛情况 □ 做好术前准备（备皮、碘过敏试验）	□ 相关并发症的观察 □ PCI术后定时观察穿刺部位 □ 做好拔除动脉鞘管的准备 □ 股动脉鞘管拔除时注意迷走反射的发生 □ 鞘管拔除后，伤口沙袋压迫6小时，患侧肢体制动12小时
重点医嘱	□ 详见医嘱执行单	□ 详见医嘱执行单	□ 详见医嘱执行单
病情变异记录	□ 无　□ 有，原因： 1. 2.	□ 无　□ 有，原因： 1. 2.	□ 无　□ 有，原因： 1. 2.
护士签名			

时间	住院第 3~4 天（术后第 1 天）	住院第 4~5 天（术后第 2 天）	住院第 6 天（出院日）
健康宣教	□ 饮食宣教 □ 服药宣教 □ 指导恢复期的康复和锻炼（床上肢体活动） □ 疾病宣教	□ 指导恢复期的康复和锻炼 □ 饮食宣教 □ 疾病宣教 □ 康复宣教和二级预防	□ 活动指导 □ 康复宣教和二级预防 □ 出院宣教
护理处置	□ 观察生命体征 □ 观察 24 小时出入量 □ 观察穿刺部位 □ 遵医嘱配合急救和治疗 □ 完成护理记录 □ 维持静脉通畅 □ 静脉和口服给药 □ 协助患者进餐 □ 保持排便通畅	□ 观察生命体征 □ 完成常规化验采集 □ 观察 24 小时出入量 □ 遵医嘱完成治疗 □ 维持静脉通畅 □ 静脉和口服给药 □ 保持排便通畅 □ 生活护理 □ 给予心理支持 □ 完成护理记录	□ 观察生命体征 □ 观察 24 小时出入量 □ 遵医嘱完成治疗 □ 维持静脉通畅 □ 静脉和口服给药 □ 保持排便通畅 □ 生活护理 □ 给予心理支持 □ 完成护理记录 □ 配合患者做好出院准备
基础护理	□ 心率、心律、血压、血氧饱和度、呼吸 □ 准确记录出入量 □ 保持水、电解质平衡 □ 协助患者完成各项检查 □ 协助患者进食 □ 协助患者做好生活护理	□ 心率、心律、血压、血氧饱和度、呼吸 □ 完成常规标本采集 □ 准确记录出入量 □ 保持水、电解质平衡 □ 协助患者完成各项检查 □ 协助患者进食 □ 协助患者做好生活护理	□ 心率、心律、血压、血氧饱和度、呼吸 □ 完成常规标本采集 □ 准确记录出入量 □ 保持水、电解质平衡 □ 协助患者完成各种事项 □ 协助患者进食 □ 办理出院事项
专科护理	□ 相关并发症的观察 □ 穿刺部位的观察	□ 相关并发症的观察	□ 相关并发症的观察
重点医嘱	□ 详见医嘱执行单	□ 详见医嘱执行单	□ 详见医嘱执行单
病情变异记录	□ 无　□ 有，原因： 1. 2.	□ 无　□ 有，原因： 1. 2.	□ 无　□ 有，原因： 1. 2.
护士签名			

（三）患者表单

急性非 ST 段抬高型心肌梗死介入治疗临床路径患者表单

适用对象：第一诊断为急性非 ST 段抬高型心肌梗死（ICD-10：I21.4）
行冠状动脉内支架植入术（ICD-9-CM-3：36.06/36.07）

患者姓名：		性别：	年龄：	门诊号：	住院号：

发病时间： 年 月 日 时 分	到达急诊科时间： 年 月 日 时 分
PCI 开始时间： 年 月 日 时 分	
标准住院日：10~14 天	实际住院日： 天

时间	住院第 1 天	住院第 2 天	住院第 3 天
监测	□ 测量生命体征、体重	□ 测量生命体征、体重	□ 测量生命体征、体重
医患配合	□ 护士行入院护理评估 □ 医师询问现病史、既往史、用药情况，收集资料并进行体格、检查 □ 配合完善术前相关化验、检查 □ 介绍主管医师、护士 □ 入院宣教（常规、安全）	□ 做 PCI 术后当日宣教 □ PCI 患者予以饮食、饮水活动宣教 □ 活动指导	□ 活动指导 □ 康复宣教和二级预防
重点诊疗及检查	**重点诊疗：** □ 特级护理 □ 重症监护（心电、血压和血氧饱和度监测等） □ 建立静脉通路 □ 溶栓治疗和直接 PCI □ 配合重症监护和救治 **重要检查：** □ 化验检查、心电图、胸片 □ 血清心肌酶学和损伤标志物测定 □ 心肌酶动态监测、凝血监测 □ 感染性疾病筛查	**重点诊疗：** □ 一级护理 □ 继续重症监护 □ 配合急救和治疗 **重要检查：** □ 化验检查、心电图、X 线胸片 □ 血清心肌酶学和损伤标志物测定	**重点诊疗：** □ 一级护理 □ 继续重症监护 □ 配合急救和治疗 **重要检查：** □ 化验检查、心电图、胸片 □ 血清心肌酶学和损伤标志物测定
饮食及活动	□ 流质饮食 □ 卧床休息，自主体位 □ 患肢制动	□ 半流质饮食 □ 卧床休息，自主体位 □ 患肢可活动	□ 低盐低脂饮食 □ 床上或床边活动

时间	住院第 4~6 天 （普通病房第 1~3 天）	住院第 7~9 天 （普通病房第 4~6 天）	住院第 10~14 天 （出院日）
监测	□ 测量生命体征、体重	□ 测量生命体征	□ 测量生命体征
医患配合	□ 测量生命体征 □ 活动指导 □ 康复宣教和二级预防	□ 测量生命体征 □ 活动指导 □ 康复宣教和二级预防	□ 活动指导 □ 康复宣教和二级预防
重点诊疗及检查	重点诊疗： □ 一级护理 □ 继续重症监护 □ 配合急救和治疗 重要检查： □ 化验检查、心电图、胸片 □ 血清心肌酶学和损伤标志物测定	重点诊疗： □ 一级护理 □ 继续监护：心电、血压 □ 配合急救和治疗 重要检查： □ 化验检查、心电图、X 线胸片 □ 血清心肌酶学和损伤标志物测定	重点诊疗： □ 带好出院用药 □ 酌情配合相关检查
饮食及活动	□ 低盐低脂饮食 □ 床上或床边活动	□ 半流质饮食 □ 卧床休息，自主体位 □ 患肢可活动	□ 低盐低脂饮食 □ 床边活动

附：原表单（2009 年版）

急性非 ST 段抬高型心肌梗死介入治疗临床路径表单

适用对象：第一诊断为急性非 ST 段抬高型心肌梗死（ICD-10：I21.4）
行冠状动脉内支架植入术（ICD-9-CM-3：36.06/36.07）

患者姓名：	性别：	年龄：	门诊号：	住院号：

住院日期： 年 月 日	出院日期： 年 月 日	标准住院日：7~14 天

发病时间： 年 月 日 时 分	到达急诊科时间： 年 月 日 时 分

时间	到达急诊科（0~10 分钟）	到达急诊科（0~30 分钟）	到达急诊科（0~60 分钟）
主要诊疗活动	□ 完成病史采集与体格检查 □ 描记 18 导联心电图，评价初始 18 导联心电图 □ 明确诊断，立即口服阿司匹林及氯吡格雷，有禁忌除外 □ 开始"常规治疗"（参见非 ST 段抬高型心肌梗死诊断与常规治疗）	□ 心血管内科专科医师急会诊 □ 迅速危险分层，评估尽早血运重建治疗或"保守治疗"的适应证和禁忌证 □ 确定急诊冠脉造影及血运重建（直接 PCI 和急诊 CABG）治疗方案 □ 对于在急诊科未行早期有创治疗者，尽快将患者转入 CCU 继续治疗，再次评估早期血运重建的必要性及风险	需行急诊冠脉造影和血运重建的高危患者： □ 向患者及其家属交代病情和治疗措施 □ 签署"手术知情同意书" □ 落实术前服用足量的抗血小板药物 □ 肾功能不全者术前水化治疗 □ 保证生命体征和重要脏器功能 □ 开始急诊冠脉造影和血运重建治疗 □ 手术后患者转入 CCU 或外科恢复室继续治疗
重点医嘱	长期医嘱： □ 重症监护（持续心电、血压和血氧饱和度监测等） 临时医嘱： □ 吸氧 □ 描记 18 导联心电图 □ 血清心肌标志物测定 □ 血常规+血型、尿常规+镜检 □ 血脂、血糖、红细胞沉降率、凝血功能、电解质 □ 建立静脉通道 □ 非 ST 段抬高型心肌梗死"常规治疗"	长期医嘱： □ 非 ST 抬高型心肌梗死护理常规 □ 一级护理或特级护理 □ 记 24 小时出入量 □ 卧床 □ 重症监护（持续心电、血压和血氧饱和度监测等） □ 吸氧 □ 镇静镇痛：吗啡 □ 静脉滴注硝酸甘油	长期医嘱： □ 同前 □ 急诊血运重建治疗 临时医嘱： □ 备皮 □ 造影剂皮试 □ 术前镇静 □ 预防性抗感染（必要时） □ 足量使用抗血小板药物
主要护理工作	□ 协助患者或其家属完成急诊挂号、交费和办理"入院手续"等工作 □ 静脉取血	□ 非 ST 段抬高型心肌梗死护理常规 □ 特级护理	□ 非 ST 段抬高型心肌梗死护理常规 □ 特级护理

续　表

时间	到达急诊科（0~10 分钟）	到达急诊科（0~30 分钟）	到达急诊科（0~60 分钟）
病情 变异 记录	□无 □有，原因： 1. 2.	□无 □有，原因： 1. 2.	□无 □有，原因： 1. 2.
护士 签名			
医师 签名			

时间	住院第 1 天（CCU）	住院第 2 天（CCU）	住院第 3 天（CCU）
主要诊疗工作	□ 监测生命体征及有无呼吸急促、皮疹等过敏状态 □ 观察患者病情变化（穿刺点及周围情况、心电图变化、血红蛋白及心肌损伤标志物变化） □ 上级医师查房：危险性分层、监护强度和治疗效果评估 □ 确定下一步诊疗方案 □ 完成病历及上级医师查房记录 □ 预防手术并发症 □ 预防感染（必要时） □ 在急诊科未行早期有创治疗者，再次危险分层，中、高危患者应在入院后 12~48 小时内完成冠脉造影和血运重建	□ 继续重症监护 □ 观察患者病情变化 □ 上级医师查房：效果评估和诊疗方案调整 □ 完成病历书写及上级医师查房记录 □ 继续非 ST 段抬高型心肌梗死常规药物治疗 □ 对于保守治疗患者，随时评价进行急诊血运重建的必要性，并强化抗心肌缺血药物治疗	□ 继续重症监护 □ 心电监测 □ 上级医师查房 □ 完成病程记录 □ 继续和调整药物治疗 □ 确定患者可否转出 CCU，转出者完成转科记录 □ 低危患者在观察期间未再出现心肌缺血及左心衰竭的临床表现，可留院观察 24~48 小时后出院
重点医嘱	**长期医嘱：** □ 非 ST 段抬高型心肌梗死护理常规 □ 病危通知 □ 一级护理或特级护理 □ 流食或半流食 □ 吸氧 □ 卧床 □ 保持排便通畅 □ 术后应用低分子肝素 2~8 天 □ β 受体阻滞剂（无禁忌证者常规使用） □ ACEI（不能耐受者可选用 ARB 治疗） □ 硝酸酯类药物 □ 阿司匹林+氯吡格雷联合 □ 调脂治疗：他汀类药物 □ 钙离子通道阻滞剂（必要时） **临时医嘱：** □ 心电图、床旁胸片、超声心动图 □ 动态监测心肌损伤标志物 □ 感染性疾病筛查	**长期医嘱：** □ 非 ST 段抬高型心肌梗死护理常规 □ 一级护理或特级护理 □ 卧床或床旁活动 □ 半流食或低盐低脂普食 □ 重症监护 □ 保持排便通畅 □ 药物治疗同前 **临时医嘱：** □ 心电图 □ 心肌损伤标志物	**长期医嘱：** □ 非 ST 段抬高型心肌梗死护理常规 □ 一级护理或特级护理 □ 卧床或床旁活动 □ 低盐低脂普食 □ 保持排便通畅 □ 药物治疗同前 **临时医嘱：** □ 心电图 □ 心肌损伤标志物

续　表

时间	住院第 1 天（CCU）	住院第 2 天（CCU）	住院第 3 天（CCU）
主要护理工作	□ 疾病恢复期心理与生活护理 □ 根据患者病情和危险性分层指导并监督患者恢复期的治疗与活动	□ 配合急救和诊疗 □ 生活与心理护理 □ 指导恢复期康复和锻炼	□ 生活与心理护理 □ 康复和二级预防宣教 □ 办理转出 CCU 事项
病情变异记录	□ 无　□ 有，原因： 1. 2.	□ 无　□ 有，原因： 1. 2.	□ 无　□ 有，原因： 1. 2.
护士签名			
医师签名			

时间	住院第 4~6 天 （普通病房第 1~3 天）	住院第 7~9 天 （普通病房第 2~5 天）	住院第 8~14 天 （出院日）
主要诊疗工作	□ 上级医师查房：心功能和治疗效果评估 □ 确定下一步治疗方案 □ 完成上级医师查房记录 □ 完成转科记录 □ 血运重建术（PCI 或 CABG）术后治疗 □ 预防手术并发症	□ 上级医师查房与诊疗评估 □ 完成上级医师查房记录 □ 预防并发症 □ 再次血运重建治疗评估；包括 PCI、CABG □ 完成择期 PCI □ 复查相关检查 □ 心功能再评价 □ 治疗效果、预后和出院评估	□ 通知患者及其家属出院 □ 向患者交代出院后注意事项，预约复诊日期 □ 将"出院总结"交给患者 □ 通知出院处 □ 如果患者不能出院，在病程记录中说明原因和继续治疗
重点医嘱	长期医嘱： □ 非 ST 段抬高型心肌梗死护理常规 □ 二级护理 □ 床旁活动 □ 低盐低脂普食 □ 药物治疗同前，根据情况调整	长期医嘱： □ 非 ST 段抬高型心肌梗死护理常规 □ 二级护理 □ 室内或室外活动 □ 低盐低脂普食 □ 药物治疗同前，根据情况调整 临时医嘱： □ 心电图、超声心动图、胸片 □ 血常规、尿常规、便常规 □ 肝肾功能、电解质、凝血功能	出院医嘱： □ 改善生活方式 □ 低盐低脂普食 □ 适当运动 □ 控制高血压、高血脂、糖尿病等危险因素 □ 定期复查 □ 出院带药：β 受体阻滞剂、ACEI、硝酸酯类药物、阿司匹林、他汀类药物、钙离子通道阻滞剂（根据情况）
主要护理工作	□ 心理与生活护理 □ 根据患者病情和危险性分层指导并监督患者恢复期的治疗与活动 □ 二级预防教育	□ 疾病恢复期心理与生活护理 □ 根据患者病情和危险性分层指导并监督患者恢复期的治疗与活动 □ 二级预防教育 □ 出院准备指导	□ 帮助患者办理出院手续、交费等事项 □ 出院指导
病情变异记录	□ 无　□ 有，原因： 1. 2.	□ 无　□ 有，原因： 1. 2.	□ 无　□ 有，原因： 1. 2.
护士签名			
医师签名			

第五章
急性心肌梗死临床路径释义

一、急性心肌梗死编码

1. 卫计委原编码

疾病名称及编码：急性心肌梗死（ICD-10：I21.900B~V）

2. 修改编码

疾病名称及编码：急性心肌梗死（ICD-10：I21）

二、临床路径检索方法

I21

三、标准住院流程

（一）适用对象

第一诊断为急性心肌梗死（ICD-10：I21.900B~V）。

> **释义**
>
> ■ 心肌梗死新定义（全球统一定义）将心肌梗死分为五型。
>
> 1型：自发性心肌梗死 由于动脉粥样斑块破裂、溃疡、裂纹、糜烂或夹层，引起一支或多支冠状动脉血栓形成，导致心肌血流减少或远端血小板栓塞伴心肌坏死。患者大多有严重的冠状动脉病变，少数患者冠状动脉仅有轻度狭窄甚至正常。
>
> 2型：继发于心肌氧供需失衡的心肌梗死 除冠状动脉病变外的其他情形引起心肌需氧与供氧失平衡，导致心肌损伤和坏死，例如冠状动脉内皮功能异常、冠状动脉痉挛或栓塞、心动过速/过缓性心律失常、贫血、呼吸衰竭、低血压、高血压伴或不伴左心室肥厚。
>
> 3型：心脏性猝死 心脏性死亡伴心肌缺血症状和新的缺血性心电图改变或左束支阻滞，但无心肌损伤标志物检测结果。
>
> 4a型：经皮冠状动脉介入治疗（PCI）相关心肌梗死 基线心脏肌钙蛋白（cTn）正常的患者在PCI后cTn升高超过正常上限的5倍；或基线cTn增高的患者，PCI术后cTn升高≥20%，然后稳定下降。同时发生：①心肌缺血症状；②心电图缺血性改变或新发左束支阻滞；③造影示冠状动脉主支或分支阻塞或持续性慢血流或无复流或栓塞；④新的存活心肌丧失或节段性室壁运动异常的影像学表现。
>
> 4b型：支架血栓形成引起的心肌梗死 冠状动脉造影或尸检发现支架植入处血栓性阻塞，患者有心肌缺血症状和（或）至少1次心肌损伤标志物高于正常上限。
>
> 5型：外科冠状动脉旁路移植术（CABG）相关心肌梗死 基线cTn正常患者，CABG后cTn升高超过正常上限10倍，同时发生：①新的病理性Q波或左束支阻滞；②血管造影提示新的桥血管或自身冠状动脉阻塞；③新的存活心肌丧失或节段性室壁运动异常的影像学证据。

■ 临床路径主要针对 1 型心肌梗死（即缺血相关的自发性急性 STEMI）的诊断和治疗。

（二）诊断依据

根据 ICD10 标准：I21.900B-V。急性心肌梗死是指在冠状动脉病变的基础上发生冠状动脉血供急剧减少或中断，使相应的心肌严重而持久地急性缺血导致心肌坏死。心肌梗死新定义（全球统一定义）：因心肌缺血引起的心肌坏死均为心肌梗死。诊断标准：血清心肌标志物（主要是肌钙蛋白）升高（至少超过 99%参考值上限），并至少伴有以下一项临床指标：

1. 典型心肌缺血症状（持续胸痛>30 分钟，含 NTG1~2 片不缓解，伴出汗、恶心呕吐、面色苍白）。
2. 新发生的缺血/损伤性 ECG 改变［包括 T 波增宽增高、新发生的 ST-T 改变或左束支传导阻滞（LBBB）］，ECG 病理性 Q 波形成。
3. 影像学证据显示有新发生的局部室壁运动异常。
4. 冠脉造影或尸检证实冠状动脉内有血栓。

释义

■ 急性心肌梗死包括急性 ST 段抬高型心肌梗死和非 ST 段抬高型心肌梗死。其主要发病机制是动脉粥样硬化不稳定斑块破裂或者糜烂，血小板激活，最终导致的冠状动脉内血栓形成。与心绞痛发作相比，时间更长（>30 分钟），性质更加剧烈，可出现恶性心律失常、低血压、休克、心力衰竭等表现。

■ NSTEMI 心电图表现主要为 ST 段的压低或一过性 ST 段抬高，同时伴肌钙蛋白升高，若第一次肌钙蛋白不升高，则需在 6~12 小时后复查肌钙蛋白。若使用可靠的超敏肌钙蛋白检测手段，可复查时间可以适当缩短。对于不典型患者，若复查肌钙蛋白阴性，则排除 NSTEMI，可于出院前给予负荷心电图或者冠状动脉造影等检查。

■ STEMI 心电图有动态演变：起病数小时内出现超急性期 T 波高尖改变；数小时后 ST 段弓背向上抬高，数小时至 2 天内 R 波减低、Q 波形成；数日至数周后，ST 段回落、T 波倒置。同时应根据相应导联的 ST-T 改变来确定心肌梗死的部位并判断相应的"罪犯血管"。特殊的心电图改变主要为新发的 LBBB。如急性胸痛患者伴有心电图有典型改变，则立即开始溶栓或者急诊 PCI，不能因为等待肌钙蛋白结果而耽误救治时间。主要与心绞痛、主动脉夹层、肺动脉栓塞、急性心包炎、急腹症等疾病进行鉴别。

（三）进入路径标准

1. 第一诊断必须符合急性心肌梗死疾病编码（ICD-10：I21.900B~V）。
2. 当患者同时具有其他疾病诊断，但在住院期间不需要特殊处理也不影响第一诊断的临床路径流程实施时，可以进入路径。
3. 除外主动脉夹层、肺栓塞或严重机械性并发症者。
4. 急诊 PCI、溶栓或保守治疗的患者均可进入路径。急诊 PCI、溶栓须符合适应证。

释义

■ 进入路径的标准必须是符合指南中明确诊断的急性心肌梗死的患者。

■ 当患者第一诊断为急性心肌梗死，同时患有其他疾病，但本次住院期间不需要检查和治疗，或者该疾病的检查和治疗并不影响急性心肌梗死的临床路径流程的实施，则该患者可以进入路径。

■ 急性心肌梗死、主动脉夹层、肺栓塞是三大胸痛高危疾病，但三者处理流程完全不同，诊断急性心肌梗死时必须排除主动脉夹层和肺栓塞。另急性心肌梗死合并有严重的机械并发症（乳头肌功能失调或断裂、心脏破裂）或者再灌注治疗禁忌证（消化道大出血、合并颅内出血、严重肾功能不全、恶性肿瘤预期寿命较短等）时，不进入临床路径。

■ 无论采取何种治疗方式，只要诊断明确，都可以进入路径。急诊 PCI 和溶栓必须符合适应证［见（六）治疗方案的选择］。

（四）标准住院日

根据病情轻重及复杂程度，1~2 周。

释义

■ 急性心肌梗死入院后给予一般治疗、抗血小板治疗，并根据发病时间给予不同的再灌注治疗策略或者保守策略，如无并发症及病情平稳者，1 周左右已度过死亡高峰；病情严重者如并发心力衰竭、心源性休克等情况者，住院时间相应延长，总住院时间不超过 2 周均符合本路径要求。

（五）住院期间的检查项目

1. 必须的检查项目

（1）血常规、尿常规、便常规+大便隐血；

（2）肝功能、肾功能、电解质、血脂、血糖（空腹和餐后 2 小时）、DIC 全套、CRP、BNP（或 NT-pro-BNP）、动脉血气分析、甲功三项、AA+ADP 诱导的血小板聚集率；

（3）心肌酶及心肌坏死标志物（q8h×3，然后 qd×3，溶栓治疗者应按照溶栓方案要求进行检测）；

（4）胸部 X 线片、心电图（q8h×3，qd×3）、床旁超声心动图、床旁心电监测。

释义

■ 急性心肌梗死是一种高死亡风险疾病，必查项目是诊断该疾病、判断心肌坏死的程度、判断病情严重程度、预防出现恶性心律失常的手段，相关人员应认真分析检查结果，以便及时发现异常情况并采取对应处置。其中心电图和肌钙蛋白两者结合可诊断疾病、判断病情变化；动脉血气分析判断酸碱平衡；BNP（或 NT-pro-BNP）、胸部 X 线片、床旁超声心动图判断坏死心肌及心功能情况，了解有无肺部感染、心脏结构有无改变。所有患者入院后必须给予床旁心电监测以早期发现恶性心律失常。

■必须指出，症状和心电图能够明确诊断 STEMI 的患者不需等待心肌损伤标志物和（或）影像学检查结果，而应尽早给予再灌注及其他相关治疗。

2. 根据患者病情进行的检查项目　冠脉造影、CTA、MRI、核素灌注心肌显像检查、B 超、肝炎系列等。

释义

■AMI 患者无特殊原因，均建议给予冠脉造影，一旦决定行冠脉造影，术前查传染病相关项目是合理的；对于低危的 NSTEMI-ACS 患者，出院前给予 CTA 是合理的。对于怀疑冠脉痉挛的患者，给予核素灌注心肌显像检查是合理的。

（六）治疗方案的选择

1. 一般治疗　心电血压监护、吸氧（$SO_2<95\%$）、镇痛等治疗。
2. 药物治疗　抗血小板（阿司匹林、氯吡格雷或替格瑞洛、Ⅱb/Ⅲa 受体拮抗剂）、抗凝（普通肝素或低分子肝素）、调脂（他汀类药物）、抗心肌缺血治疗（β 受体阻滞剂、硝酸酯类、钙拮抗剂）、抗重构（β 受体阻滞剂、ACEI 或 ARB、螺内酯）、抗心力衰竭（利尿剂、正性肌力药，扩血管药物）。
3. 再灌注治疗　PCI、溶栓。
4. 对症支持治疗　维持生命体征，维持内环境稳定，预防或治疗应激性溃疡，心肌保护。

释义

■在 CCU 进行心电血压监测，可密切观察心律、心率、血压和心功能的变化，为及时发现和处理心律失常、血流动力学异常、避免猝死提供客观资料。对氧饱和度低的患者，给予间断鼻导管或面罩吸氧改善缺氧状态，病情严重者应进行无创甚至有创性呼吸支持。AMI 患者处于交感神经过度兴奋状态，并常有濒死感，镇痛治疗可以减轻上述情况。另急性期患者还需卧床休息，避免不良刺激，注意保持大便通畅，必要时使用缓泻剂，避免用力排便导致心脏破裂、心律失常或心力衰竭。

■急性心肌梗死的病理生理基础是冠状动脉急性闭塞，对于 STEMI 患者而言，尽早开通闭塞的冠状动脉是最关键的治疗措施，可根据医院的实际条件选择最快捷的再灌注治疗措施。直接 PCI 是疗效最肯定的再灌注治疗手段，应该成为首选再灌注治疗策略。当不具备直接 PCI 条件或者不能在指南规定的时间内完成直接 PCI 治疗时应选择溶栓治疗。而 NSTEMI 患者的临床危急状态和预后差异性较大，越是危重患者从早期急诊介入治疗中获益越大，而中、低危患者并不一定能从急诊介入治疗中获益。因此，应根据其危险分层决定实施再灌注治疗的时机。

■NSTEMI 患者危险分层的基本标准如下：①极高危患者：具有下列临床表现的（符合 1 项即可）属于极高危患者：血流动力学不稳定或心源性休克；规范药物治疗下仍有复发性或持续性胸痛症状；危及生命的心律失常或心脏骤停；心肌梗死合并机械性并发症；急性心力衰竭伴顽固性心绞痛或 ST 段下移；ST 段或 T 波重复性动

态演变，尤其是伴有间歇性 ST 段抬高。②高危患者：具备以下一项高危标准：与心肌梗死对应的肌钙蛋白升高或降低；ST 段或 T 波动态演变（有症状或无症状）；GRACE 评分>140。③中危患者：患者至少具备以下一项中危标准：患者有糖尿病；肾功能不全 [eGFR<60ml/(min·1.73m^2)]；LVEF<40%或充血性心力衰竭；早期心肌梗死后心绞痛；最近行 PCI；之前行冠脉搭桥手术；109<GRACE 评分<140，或者非侵入性检查时复发心绞痛或缺血，推荐 72 小时内行介入治疗。④低危患者：对无复发性胸痛，无心力衰竭指征，入院 6~12 小时内无新的心电图演变，入院 6~12 小时 TnI 阴性的患者属于低危患者。

(七) 预防性抗菌药物选择与使用时机

无需预防使用抗生素。

> **释义**
>
> ■ 急性心肌梗死无细菌感染，PPCI 也是Ⅰ类切口，故无需预防性使用抗生素。

(八) 手术日

发病 6~12 小时内的 STEMI 应立即行再灌注治疗，根据病情可选择溶栓或直接 PCI。发病 12 小时的 STEMI，若还有胸痛，仍可行再灌注治疗。发病 12 小时以上仍有缺血症状、血流动力学不稳定者，可酌情行 PCI。超过 12 小时的 STEMI 一般需待 7 天以后择期手术。

溶栓治疗适应证：STEMI 发病<12 小时、年龄≤75 岁又无溶栓禁忌证者。禁忌证包括：既往发生过出血性脑卒中，1 年内发生过缺血性脑卒中或脑血管事件；颅内肿瘤；近期（2~4 周）有活动性内脏出血；入院时严重且未控制的高血压（>180/110mmHg）或慢性严重高血压病史；目前正在使用治疗剂量的抗凝药或已知有出血倾向；近期（2~4 周）创伤史；包括头外伤、创伤性心肺复苏或较长时间的心肺复苏（>10 分钟）；近期外科大手术（<3 周）；近期有在不能压迫位置的大血管性穿刺术（<2 周）；严重疾病如肿瘤、严重肝肾功能损害者。

对于 NSTEMI，原则上根据 Grace 评分或肌钙蛋白检测结果、临床表现进行危险分层，极高者 2 小时内、高危患者 24 小时内进行冠脉造影检查，必要时早期血运重建。

> **释义**
>
> ■ STEMI 患者以及极高危的 NSTEMI 患者应尽早进行急诊 PCI 治疗，高危 NSTEMI 患者应 24 小时内完成早期 PCI 治疗，中危患者在 72 小时内完成延迟 PCI 治疗。有心肌缺血依据的低危 NSTEMI 患者以及过了再灌注时间窗的 STEMI 患者则属于择期 PCI 手术。手术日除了要明确适应证以及禁忌证外，还应检查术前抗血小板药物是否落实、知情同意书是否签署。
>
> ■ STEMI 患者的再灌注治疗：①发病 12 小时内的 STEMI 患者应优先选择直接 PCI 治疗，在年龄≤75 岁的患者，无直接 PCI 条件又不能在 120 分钟内完成转运 PCI 或者直接就诊于 PCI 医院者不能在 90 分钟内完成直接 PCI 治疗时应选择溶栓治疗；

②发病时间在 12~24 小时之间但仍有胸痛、胸闷症状的患者仍可进行直接 PCI 治疗；③合并心源性休克等血流动力学不稳定的患者即使过了上述时间窗仍应尽早进行直接 PCI 治疗。

■ NSTEMI 患者的再灌注治疗：基本原则是根据危险分层决定再灌注治疗时机：①极高危人群应在确定危险分层后 2 小时内完成紧急冠状动脉造影并根据情况决定是否进行紧急 PCI 治疗；②高危人群应在 24 小时内完成早期冠状动脉造影；③中危人群应在 72 小时内完成延迟冠状动脉造影；④低危人群应在 72 小时内进行心脏负荷试验评估是否存在心肌缺血，不能进行负荷试验者应进行冠状动脉 CTA 评估冠状动脉病变，有明确心肌缺血或严重冠状动脉狭窄者在接受冠状动脉造影，否则长期进行二级预防。

（九）术后恢复

监护病房继续药物治疗。

> **释义**
>
> ■ 患者行 PPCI 目的是挽救濒死心肌，降低死亡率。术后可能出现心律失常、心力衰竭、乳头肌功能失调或断裂、栓塞等并发症，需继续住监护病房观察并给予相应治疗。

（十）出院标准

1. 无严重并发症。
2. 病情稳定。

> **释义**
>
> ■ 患者出院前需病情稳定，无其他需要继续住院治疗的并发症。

（十一）变异及原因分析

> **释义**
>
> ■ 变异是指入选临床路径的患者未能按路径流程完成医疗行为或未达到预期的医疗质量控制目标。这包含三方面情况：①按路径流程完成治疗，但出现非预期结果，可能需要后续进一步处理。如本路径治疗后需要外科处理者；②按路径流程完成治疗，但超出了路径规定的时限。实际住院日超出标准住院日要求，或未能在规定的手术日时间限定内实施手术等；③不能按路径流程完成治疗，患者需要中途退出路径。如治疗过程中出现严重并发症，导致必须中止路径或需要转入其他路径进行治疗等。对这些患者，主管医师均应进行变异原因的分析，并在临床路径的表单中予以说明。
>
> ■ 医师认可的变异原因主要指患者入选路径后，医师在检查及治疗过程中发现患者合并存在一些事前未预知的对本路径治疗可能产生影响的情况，需要中止执行

路径或者是延长治疗时间、增加治疗费用。医师需在表单中明确说明。

■ 因患者方面的主观原因导致执行路径出现变异，也需要医师在表单中予以说明。

四、急性心肌梗死临床路径给药方案

1. 急性 ST 段抬高型心肌梗死临床路径给药方案 根据再灌注策略的不同，STEMI 患者的临床用药方案略有差异，详见下图。

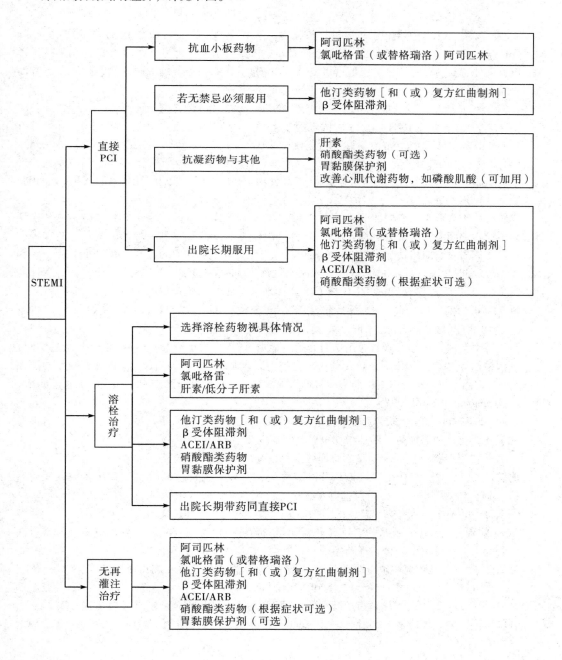

【用药选择】

1. 所有无禁忌证的 STEMI 患者均应立即口服水溶性阿司匹林或嚼服肠溶阿司匹林 300mg（Ⅰ，B），继以 75~100mg/d 长期维持（Ⅰ，A）。

2. STEMI 直接 PCI（特别是置入 DES）患者，氯吡格雷 600mg 负荷量，以后 75 毫克/次，每日 1 次，至少 12 个月（Ⅰ，A），应给予负荷量替格瑞洛 180mg，以后 90 毫克/次，每日 2 次，至少 12 个月（Ⅰ，B）。

STEMI 静脉溶栓患者，如年龄≤75 岁，应给予氯吡格雷 300mg 负荷量，以后 75mg/d，维持 12 个月（Ⅰ，A）。如年龄>75 岁，则用氯吡格雷 75mg，以后 75mg/d，维持 12 个月（Ⅰ，A）。挽救性 PCI 或延迟 PCI 时，P2Y12 抑制剂的应用与直接 PCI 相同。

未接受再灌注治疗的 STEMI 患者可给予任何一种 P2Y12 受体抑制剂，例如氯吡格雷 75mg、1 次/天或替格瑞洛 90mg，2 次/天，至少 12 个月（Ⅰ，B）。

3. 在有效的双联抗血小板及抗凝治疗情况下，不推荐 STEMI 患者造影前常规应用 GPⅡb/Ⅲa 受体拮抗剂（Ⅱb，B）。造影提示血栓负荷重、未给予适当负荷量 P2Y12 受体抑制剂的患者可静脉使用替罗非班或依替巴肽（Ⅱa，B）。直接 PCI 时，冠状动脉脉内注射替罗非班有助于减少无复流、改善心肌微循环灌注（Ⅱb，B）。

4. 直接 PCI 患者，静脉推注普通肝素（70~100U/kg），维持活化凝血时间（ACT）250~300 秒。联合使用 GPⅡb/Ⅲa 受体拮抗剂时，静脉推注普通肝素（50~70U/kg），维持 ACT 200~250 秒（Ⅰ，B）。或者静脉推注比伐卢定 0.75mg/kg，继而 1.75mg/（kg·h）静脉滴注（合用或不合用替罗非班）（Ⅱa，A），并维持至 PCI 术后 3~4 小时，以减低急性支架血栓形成的风险。出血风险高的 STEMI 患者，单独使用比伐卢定优于联合使用普通肝素和 GPⅡb/Ⅲa 受体拮抗剂（Ⅱa，B）。

静脉溶栓患者应至少接受 48 小时抗凝治疗（最多 8 天或至血运重建）（Ⅰ，A）：静脉推注普通肝素 4000U，继以 1000U/h 滴注，维持 APTT 1.5~2.0 倍（50~70 秒）（Ⅰ，C）；根据年龄、体质量、肌酐清除率（CrCl）给予依诺肝素。年龄<75 岁的患者，静脉推注 30mg，继以每 12 小时皮下注射 1mg/kg（前 2 次最大剂量 100mg）（Ⅰ，A）；年龄≥75 岁的患者仅需每 12 小时皮下注射 0.75mg/kg（前 2 次最大剂量 75mg）。如 CrCl<30ml/min，则不论年龄，每 24 小时皮下注射 1mg/kg。静脉推注磺达肝癸钠 2.5mg，之后每天皮下注射 2.5mg（Ⅰ，B）。如果 CrCl<30ml/min，则不用磺达肝癸钠。

溶栓后 PCI 患者可继续静脉应用普通肝素，根据 ACT 结果及是否使用 GPⅡb/Ⅲa 受体拮抗剂调整剂量（Ⅰ，C）。对已使用适当剂量依诺肝素而需 PCI 的患者，若最后 1 次皮下注射在 8 小时之内，PCI 前可不追加剂量，若最后 1 次皮下注射在 8~12 小时，则应静脉注射依诺肝素 0.3mg/kg（Ⅰ，B）。

发病 12 小时内未行再灌注治疗或发病>12 小时的患者须尽快给予抗凝治疗，磺达肝癸钠有利于降低死亡和再梗死，而不增加出血并发症（Ⅰ，B）。

5. β 受体阻滞剂 有利于缩小心肌梗死面积，减少复发性心肌缺血、再梗死、心室颤动及其他恶性心律失常，对降低急性期病死率有肯定的疗效。无禁忌证的 STEMI 患者应在发病后 24 小时内常规口服 β 受体阻滞剂（Ⅰ，B）。

6. ACEI 和 ARB 所有无禁忌证的 STEMI 患者均应给予 ACEI 长期治疗（Ⅰ，A）。早期使用 ACEI 能降低死亡率，高危患者临床获益明显，前壁心肌梗死伴有左心室功能不全的患者获益最大。应从低剂量开始，逐渐加量。不能耐受 ACEI 者用 ARB 替代（Ⅰ，B）。

7. 硝酸酯类 静脉滴注硝酸酯类药物用于缓解缺血性胸痛、控制高血压或减轻肺水肿（Ⅰ，B）。如患者收缩压<90mmHg 或较基础血压降低>30%、严重心动过缓（<50 次/分）或心动过速（>100 次/分）、拟诊右心室梗死的 STEMI 患者不应使用硝酸酯类药物（Ⅲ，C）。

静脉滴注硝酸甘油应从低剂量（5~10μg/min）开始，酌情逐渐增加剂量（每 5~10 分钟增加 5~10μg)，直至症状控制、收缩压降低 10mmHg（血压正常者）或 30mmHg（高血压患者）的有效治疗剂量。单硝酸异山梨酯注射液开始给药速度为 60μg/分，一般速度 60~120μg/min。

8. 改善心肌能量代谢类药物　依据患者病情，可酌情加用对抗缺血状态下的心肌损伤药物，如磷酸肌酸等。

9. 调脂药物　所有无禁忌证的 STEMI 患者入院后应尽早开始他汀类药物治疗，且无需考虑胆固醇水平（Ⅰ，A）。复方红曲制剂如脂必泰胶囊具有综合调脂、保肝护肝的特点，较少引起转氨酶升高，不良反应少，与他汀类联合应用有较好的协同调脂作用，对于他汀类药物不能耐受的患者可单独使用。

10. 胃黏膜保护剂　急性心肌梗死时易出现应激性胃溃疡或者胃黏膜损害，需选用胃黏膜保护剂。

11. 醛固酮受体拮抗剂　通常在 ACEI 治疗的基础上使用。对 STEM 后 LVEF≤0.40、有心功能不全或糖尿病，无明显肾功能不全 [血肌酐男性 ≤221μmol/L（2.5mg/dl），女性 ≤177μmol/L（2.0mg/dl）、血钾≤5.0mmol/L] 的患者，应给予醛固酮受体拮抗剂（Ⅰ，A）。

12. 中医药　根据《急性心肌梗死中西医结合诊疗专家共识》，中医药的及时干预有利于 PCI 围手术期的心肌保护，进一步改善患者预后；如芪参益气滴丸与常规西药联用可加强对血小板聚集的抑制作用，进一步改善患者心功能，且在心肌梗死的二级预防中，本药与阿司匹林降低心血管事件发生率无显著差异，安全性好；PCI 术后联用注射用益气复脉（冻干），可降低心力衰竭和恶性心律失常的发生率，明显改善患者的术后心功能，对于已合并心衰的患者可降低心衰复发率；PCI 术后血流动力学不稳定者，可选用参附注射液，提高心功能，调节外周循环阻力，改善氧代谢。

【药学提示】

1. 以下情况时需暂缓或减量使用 β 受体阻滞剂：心力衰竭或低心排血量；心源性休克高危患者（年龄>70 岁，收缩压<120mmHg、窦性心率>110 次/分）；其他相对禁忌情况有：严重心动过缓、房室传导阻滞，支气管哮喘、重度心力衰竭、急性肺水肿等。建议口服美托洛尔，从低剂量开始，逐渐加量。若患者耐受良好，2~3 天后换用相应剂量的长效控释制剂。

2. ACEI 的禁忌证　包括 STEMI 急性期收缩压<90mmHg、严重肾衰竭（血肌酐>265μmol/L）、双侧肾动脉狭窄、移植肾或孤立肾伴肾功能不全、对 ACEI 过敏或导致严重咳嗽者、妊娠及哺乳期妇女等。在 ACEI 无法耐受的情况下可以选择 ARB 类药物。

3. 选择胃黏膜保护剂，尤其是 PPI 类药物时，应充分考虑其与氯吡格雷间的药物相互作用。

4. 使用肝素期间应监测血小板计数，及时发现肝素诱导的血小板减少症。

【注意事项】

1. 溶栓治疗的适应证　①典型的缺血性胸痛或等同症状，持续时间≥30 分钟，含服硝酸甘油症状不缓解。②心电图至少 2 个相邻导联出现 ST 段抬高，肢体导联≥0.1mV，胸前导联≥0.2mV。③发病时间≤12 小时。④年龄<70 岁；如年龄>70 岁，应根据梗死范围、一般情况、有无高血压、脑血管疾病史等综合考虑风险-效益比，慎重选择。

2. 溶栓治疗的禁忌证

（1）心血管方面：①心源性休克。②怀疑或确诊主动脉夹层。③急性心包炎。

（2）出血风险：①发病后出现的任何轻微头部损伤；②2~4 周内的活动性出血：消化性溃疡（包括便潜血+）、咯血、肉眼血尿；③2~4 周内的内脏手术、分娩、活体组织检查、外伤；④2~4 周内有过创伤性或长时间的心肺复苏；⑤2 周内进行过不能压迫部位的血管穿刺；⑥各种血液病、出血性疾病或有出血倾向者；⑦有出血性脑卒中或 1 年内有缺血性脑卒中（包括 TIA）病史；⑧已知颅内肿瘤或动静脉畸形；⑨溶栓前血压>180/110mmHg 或长期严重高血压。

（3）相关药物：①正在使用抗凝药物或 INR>1.5；②已知对普通肝素、低分子肝素过敏；③有过链激酶过敏或 6 个月内使用过链激酶者，禁用链激酶。

（4）一般情况：①妊娠；②严重肝肾功能障碍；③恶性肿瘤或其他威胁生命的疾病。

2. 急性非 ST 段抬高型心肌梗死临床路径给药方案

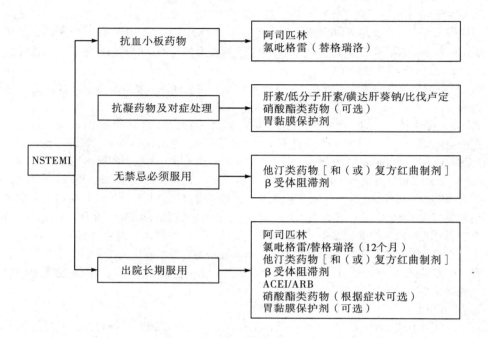

【用药选择】

1. 抗血小板药物治疗

（1）对于所有没有禁忌证的患者，建议使用口服阿司匹林，初始计量为 150~300mg 以及维持剂量为 75~100mg/d，长期给药，与治疗策略无关。（I，A）

（2）如果没有如重度的出血风险之类的禁忌证，建议在阿司匹林的基础上添加 P2Y12 抑制剂，维持治疗 12 个月。（I，A）

（3）对于疑似有高出血风险且行 DES 植入的患者，建议在植入手术后行 3~6 个月短期的 P2Y12 抑制剂治疗方案。（Ⅱb，A）

（4）对于冠脉解剖影像学资料尚未完善的患者，不建议使用 GP Ⅱb/Ⅲa 受体拮抗剂（Ⅲ，A）。若在 PCI 术间出现紧急情况或者血栓栓塞，建议使用 GPⅡb/Ⅲa 受体拮抗剂。（Ⅱa，C）

2. 抗凝治疗

（1）建议使用磺达肝癸钠（2.5mg，皮下注射，qd）。（I，B）

（2）PCI 手术期间，建议将普通肝素+GP Ⅱb/Ⅲa 受体拮抗剂换成比伐卢定（0.75mg/kg，静脉注射；术后 4 小时内注射剂量为 1.75mg/(kg·h)）。（I，A）

（3）若患者预行 PCI 且未服用任何抗凝药物，建议使用普通肝素，70~100IU/kg，静脉注射（如果同时使用 GP Ⅱb/Ⅲa 受体拮抗剂，则将剂量调整为 50~70IU/kg）。（I，B）

（4）对于正在服用磺达肝癸钠且预行 PCI 的患者，建议单独使用普通肝素，静脉注射（如果同时使用 GPⅡb/Ⅲa 受体拮抗剂，则将剂量调整为 50~60IU/kg 或者 70~80IU/kg）。（I，B）

（5）如果磺达肝癸钠的效果不佳，建议换成低分子肝素（1mg/kg，bid）或者普通肝素。（I，B）

（6）对于预行 PCI 手术且术前皮下注射过了低分子肝素的患者，可以考虑继续使用低分子肝

素。（Ⅱa，B）

3. 无禁忌证的 NSTEMI 患者有缺血症状者应在发病后立即常规口服 β 受体阻滞剂。（Ⅰ，B）

4. 除非存在禁忌，否则推荐尽早启动高强度他汀类治疗，并长期维持。（I，A）

5. 对于反复发生心绞痛患者，建议舌下含服或者静脉给予硝酸甘油。（I，C）

6. 除非存在禁忌，否则推荐 LVEF ≤ 40% 或心力衰竭、高血压或糖尿病患者服用 ACEI，ARBs 可作为 ACEI 替代药物，尤其是 ACEI 不耐受时。（I，A）

7. 对于非 ST 段抬高型 ACS 后 LVEF ≤ 35% 以及心力衰竭或糖尿病，但无明显肾功能不全或高钾血症的患者，推荐服用醛固酮受体拮抗剂，且优先选择依普利酮。（I，A）

8. 尽管他汀已达最大耐受剂量，LDL 仍 ≥ 1.8mmol/L（70mg/dl）的患者，应考虑加用非他汀类降脂药物进一步降低 LDL-c（Ⅱa，B）。对于他汀类药物不能耐受，包括肝酶和肌酶升高的血脂异常患者，可单独使用胆固醇吸收抑制剂或复方红曲制剂，如脂必泰胶囊。此外脂必泰胶囊与他汀类药物的联合应用，有良好的协同调脂作用，不仅可降低他汀类药物的剂量，还可降低其不良反应的发生率。

9. 中药　当患者不能耐受双联抗血小板药物时，可考虑选用具有较强抗血小板活性的中药制剂，如芪参益气滴丸等作为替代治疗，也可以用于心肌梗死的二级预防。PCI 术后联用注射用益气复脉（冻干），可改善患者的术后心功能，降低心力衰竭和恶性心律失常的发生率。

【药学提示】

1. 对于有高胃肠出血风险的患者，建议在 DAPT 方案的基础上添加质子泵抑制剂。（I，B）

2. 除非患者有缺血事件的高危因素且临床实施困难，若服用 P2Y12 抑制剂的患者预行非紧急非心脏的大手术，建议延期手术，替格瑞洛或氯吡格雷停药后至少 5 天。（Ⅱa，C）

3. 如果非心脏手术无法推迟或者合并出血，建议停用 P2Y12 抑制剂，PCI 手术中植入裸金属支架和新一代的药物涂层支架分别停用药物至少 1 个月和 3 个月。（Ⅱb，C）

4. 除非有其他用药指征，否则 PCI 术后都应考虑停止抗凝药物。（Ⅱa，C）

【注意事项】

1. 不建议切换普通肝素和低分子肝素。

2. 疑诊为变异性心绞痛的患者，建议应用硝酸酯类和钙离子拮抗剂，避免使用 β 受体阻滞剂。

3. 对于贫血但无活动性出血证据的患者，如果出现血流动力学受损、血细胞比容 < 25% 或者血红蛋白水平低于 7g/dl，可以考虑输血。

五、推荐表单

（一）医师表单

急性心肌梗死临床路径医师表单

适用对象：第一诊断为急性心肌梗死（ICD-10：I21.900B~V）

患者姓名：		性别：	年龄：	门诊号：	住院号：
住院日期： 年 月 日		出院日期： 年 月 日			标准住院日：7~14 天
发病时间： 年 月 日 时 分			到达急诊时间： 年 月 日 时 分		

时间	到达急诊科 30 分钟内	转入 CCU
主要诊疗工作	□ 生命体征监测 □ 完成病史采集与体格检查 □ 描记 18 导联心电图并对其判断（10 分钟） □ 急诊化验肌钙蛋白（20 分钟内判断结果） □ 交代病情，下病危 □ 立即口服双联抗血小板 □ 心内科会诊，决定再灌注策略 □ 溶栓策略 30 分钟内开始 □ 直接 PCI 策略绕行 CCU 入导管室 □ NSTEMI 患者危险分层并决定策略 □ 急诊 PCI 或者溶栓治疗者签署知情同意书	□ 依据化验、检查、介入结果对患者的病情做出进一步的分析和判断 □ 抢救治疗方案的制定和实施 □ 完善检查如胸部 X 线片和超声心动图 □ 抢救效果的判断 □ 向患者家属再次交代病情
重点医嘱	长期医嘱： □ 持续心电监测 □ 无创血压监测 □ 血氧饱和度监测 □ 吸氧 临时医嘱： □ 描记 18 导联心电图 □ 血常规、电解质、肝肾功能、血糖、心肌损伤标志物（TNI 或 TNT、CKMB） □ 建立静脉输液通路（必要时行深静脉穿刺） □ 静脉注射吗啡 3~5mg（呼吸急促而意识清醒者） □ 应用硝酸甘油 □ 口服阿司匹林 □ 口服替格瑞洛/氯吡格雷 □ 静脉滴注溶栓药	长期医嘱： □ 急性心肌梗死常规护理 □ 特级护理 □ 重症监护（心电、血压和血氧饱和度监测） □ 吸氧 □ 记录出入量 □ 口服双联抗血小板药物 □ 口服 β 受体阻滞剂（继续原剂量或减量） □ 口服 ACEI/ARB（无禁忌证者） □ 口服他汀类药物 □ 口服螺内酯（无禁忌证者） 临时医嘱： □ 静脉泵入 GP Ⅱb/Ⅲa 受体拮抗剂 □ 皮下注射低分子肝素 □ 皮下注射磺达肝癸钠 □ 收缩压<100mmHg 者，静脉点滴或泵入收缩血管的正性肌力药物：多巴胺、去甲肾上腺素等（可以与血管扩张剂合用） □ IABP 置入 □ 必要时导尿 □ 拍床旁 X 线胸片 □ 做床旁超声心动图 □ 维持水、电解质和酸碱平衡紊乱

续　表

时间	到达急诊科 30 分钟内	转入 CCU
病情 变异 记录	□无　□有，原因： 1. 2.	□无　□有，原因： 1. 2.
医师 签名		

时间	住院第 1 天	住院第 2 天	住院第 3 天
主要诊疗活动	□ 病史询问和体格检查 □ 完成住院病历书写 □ 安排相应检查 □ 上级医师查房 □ 完善治疗方案 □ 完成上级医师查房记录 □ 病情的观察和动态评价 □ 变异情况的判断及与其他路径的衔接	□ 上级医师查房 □ 完成上级医师查房记录 □ 对各项化验检查的综合分析 □ 根据病情调整诊疗方案 □ 复查电解质等 □ 变异情况的判断及与其他路径的衔接	□ 上级医师查房 □ 完成三级医师查房记录 □ 根据病情调整诊疗方案 □ 复查电解质等 □ 变异情况的判断及与其他路径的衔接
重点医嘱	**长期医嘱：** □ 急性心肌梗死常规护理 □ 特级护理 □ 重症监护（心电、血压和血氧饱和度监测） □ 吸氧 □ 记录出入量 □ 口服双联抗血小板药物 □ 口服 β 受体阻滞剂（继续原剂量或减量） □ 口服 ACEI/ARB（无禁忌证者） □ 口服他汀类药物 □ 口服螺内酯（无禁忌证者） □ 皮下注射低分子肝素/磺达肝癸钠 □ 静脉泵入 GPⅡb/Ⅲa 受体拮抗剂 **临时医嘱：** □ 开常规化验单：血常规、尿常规、便常规+潜血、生化全项、甲状腺功能、凝血功能、D-二聚体、红细胞沉降率、CRP、ASO、RF、乙肝 5 项、丙肝抗体、艾滋病和梅毒血清学检查等 □ 复查 BNP/NT-proBNP、cTnI/T、血气分析、心电图、胸部 X 线片等 □ 心脏超声 □ 血管活性药物的剂量调整 □ 静脉注射毛花苷 C 或胺碘酮 □ 利尿剂使用 □ 深静脉置管行中心静脉压监测	**长期医嘱：** □ 急性心肌梗死常规护理 □ 一级护理 □ 重症监护（心电、血压和血氧饱和度监测） □ 吸氧 □ 记录出入量 □ 口服双联抗血小板药物 □ 口服 β 受体阻滞剂（继续原剂量或减量） □ 口服 ACEI/ARB（无禁忌证者） □ 口服他汀类药物 □ 口服螺内酯（无禁忌证者） □ 皮下注射低分子肝素/磺达肝癸钠 □ 静脉泵入 GPⅡb/Ⅲa 受体拮抗剂 **临时医嘱：** □ 复查床旁胸片（酌情） □ 复查心电图 □ 复查心肌酶谱、肌钙蛋白、电解质、血常规等 □ 用药调整	**长期医嘱：** □ 急性心肌梗死常规护理 □ 一级护理 □ 重症监护（心电、血压和血氧饱和度监测） □ 吸氧 □ 记录出入量 □ 口服双联抗血小板药物 □ 口服 β 受体阻滞剂（继续原剂量或减量） □ 口服 ACEI/ARB（无禁忌证者） □ 口服他汀类药物 □ 口服螺内酯（无禁忌证者） □ 皮下注射低分子肝素/磺达肝癸钠 □ 静脉泵入 GPⅡb/Ⅲa 受体拮抗剂 **临时医嘱：** □ 复查电解质、血气等（酌情） □ 用药调整

时间	住院第 1 天	住院第 2 天	住院第 3 天
病情 变异 记录	□无　□有，原因： 1. 2.	□无　□有，原因： 1. 2.	□无　□有，原因： 1. 2.
医师 签名			

时间	住院第 4~6 天	住院第 7~14 天（出院日）
主要诊疗工作	□ 进一步稳定病情 □ 根据病情调整诊疗方案 □ 病情稳定者转普通病房	□ 通知患者和家属 □ 通知住院处 □ 向患者交代出院后注意事项，预约复诊日期 □ 完成病历书写 □ 将出院记录副本交给患者 □ 如果患者不能出院，在病程记录中说明原因和继续治疗的方案
重点医嘱	**长期医嘱:** □ 急性心肌梗死常规护理 □ 一级护理 □ 吸氧 □ 记录出入量 □ 口服双联抗血小板药物 □ 口服 β 受体阻滞剂（继续原剂量或减量） □ 口服 ACEI/ARB（无禁忌证者） □ 口服他汀类药物 □ 口服螺内酯（无禁忌证者） **临时医嘱:** □ 复查电解质、血气等（酌情） □ 复查胸片（酌情） □ 用药调整	**出院医嘱:** □ 注意事项 □ 出院带药 □ 门诊随诊
病情变异记录	□ 无　□ 有，原因: 1. 2.	□ 无　□ 有，原因: 1. 2.
医师签名		

（二）护士表单

急性心肌梗死临床路径护士表单

适用对象：第一诊断为急性心肌梗死（ICD-10：I21.900B~V）

| 患者姓名： | 性别： | 年龄： | 门诊号： | 住院号： |

| 住院日期： 年 月 日 | 出院日期： 年 月 日 | 标准住院日：7~14 天 |

| 发病时间： 年 月 日 时 分 | 到达急诊时间： 年 月 日 时 分 |

时间	到达急诊科 30 分钟内	转入 CCU
健康宣教	□ 给予患者及家属心理支持 □ 告知采取检查、治疗的意义及注意事项	□ 入院宣教：介绍主管医师、护士，介绍环境、设施，介绍陪住、探视制度、作息时间，介绍病房安全管理 □ 给予患者及家属心理支持 □ 告知采取检查、治疗的意义及注意事项 □ 告知使用药物的作用及不良反应 □ 告知出入量的记录方法
护理处置	□ 心电、血压、血氧饱和度监护 □ 氧气吸入 □ 采集血标本 □ 建立静脉通路 □ 协助患者或家属完成急诊挂号、交费	□ 核对患者，佩戴腕带 □ 建立入院病历 □ 更换病号服 □ 心电、血压、血氧饱和度监护 □ 氧气吸入 □ 遵医嘱完成相关检查 □ 采集血标本
基础护理	□ 特级护理 □ 卧位护理：选择合理的卧位（坐位或半坐卧位，必要时双下肢下垂） □ 患者安全管理	□ 特级护理 □ 卧位护理：选择合理的卧位（坐位或半坐卧位，必要时双下肢下垂），预防压疮 □ 饮食护理 □ 晨晚间护理 □ 排泄护理 □ 患者安全管理
专科护理	□ 病情观察 □ 选择合理的给氧方式：鼻导管、面罩、麻醉机、无创呼吸机、有创呼吸机（若使用麻醉机、有创呼吸机则为病情变异） □ 遵医嘱给药 □ 书写特护记录 □ 心理护理	□ 病情观察 □ 完成入院评估 □ 氧气吸入 □ 选择合理的给氧方式 □ 遵医嘱给药 □ 书写特护记录 □ 记录出入量 □ 心理护理
重点医嘱	□ 详见医嘱执行单	□ 详见医嘱执行单

续　表

时间	到达急诊科 30 分钟内	转入 CCU
病情 变异 记录	□无　□有，原因： 1. 2.	□无　□有，原因： 1. 2.
护士 签名		

时间	住院第 1 天	住院第 2 天	住院第 3 天
健康宣教	□ 给予患者及家属心理支持 □ 告知采取检查、治疗的意义及注意事项 □ 告知使用药物的作用及不良反应	□ 给予患者及家属心理支持 □ 告知采取检查、治疗的意义及注意事项 □ 告知使用药物的作用及不良反应	□ 给予患者及家属心理支持 □ 告知采取检查、治疗的意义及注意事项 □ 告知使用药物的作用及不良反应
护理处置	□ 心电、血压、血氧饱和度监护 □ 氧气吸入 □ 遵医嘱完成相关检查 □ 采集血标本	□ 心电、血压、血氧饱和度监护 □ 氧气吸入 □ 遵医嘱完成相关检查 □ 采集血标本	□ 心电、血压、血氧饱和度监护 □ 氧气吸入 □ 遵医嘱完成相关检查 □ 采集血标本
基础护理	□ 特级护理 □ 卧位护理：选择合理的卧位（坐位或半坐卧位，必要时双下肢下垂），预防压疮 □ 饮食护理 □ 晨晚间护理 □ 排泄护理 □ 患者安全管理	□ 特级护理 □ 卧位护理：选择合理的卧位（坐位或半坐卧位，必要时双下肢下垂），预防压疮 □ 饮食护理 □ 晨晚间护理 □ 排泄护理 □ 患者安全管理	□ 特级护理 □ 卧位护理：选择合理的卧位（坐位或半坐卧位，必要时双下肢下垂），预防压疮 □ 饮食护理 □ 晨晚间护理 □ 排泄护理 □ 患者安全管理
专科护理	□ 病情观察 □ 完成入院评估 □ 氧气吸入 □ 选择合理的给氧方式：鼻导管、面罩、麻醉机、无创呼吸机、有创呼吸机（若使用麻醉机、有创呼吸机则为病情变异） □ 遵医嘱给药 □ 书写特护记录 □ 记录出入量 □ 心理护理	□ 病情观察 □ 氧气吸入 □ 选择合理的给氧方式：鼻导管、面罩、麻醉机、无创呼吸机、有创呼吸机（若使用麻醉机、有创呼吸机则为病情变异） □ 遵医嘱给药 □ 书写特护记录 □ 记录出入量 □ 心理护理	□ 病情观察 □ 氧气吸入 □ 选择合理的给氧方式：鼻导管、面罩、麻醉机、无创呼吸机、有创呼吸机（若使用麻醉机、有创呼吸机则为病情变异） □ 遵医嘱给药 □ 书写特护记录 □ 记录出入量 □ 心理护理
重点医嘱	□ 详见医嘱执行单	□ 详见医嘱执行单	□ 详见医嘱执行单
病情变异记录	□ 无　□ 有，原因： 1. 2.	□ 无　□ 有，原因： 1. 2.	□ 无　□ 有，原因： 1. 2.
护士签名			

时间	住院第 4~6 天	住院第 7~14 天（出院日）
健康宣教	□ 疾病相关知识宣教 　　急性心肌梗死病因、发病诱因、治疗 □ 饮食、活动指导 □ 服药注意事项 □ 出入量记录的意义及方法 □ 复查患者对疾病相关知识掌握情况	□ 出院宣教 　　药物服用方法 　　复查时间 　　活动指导 　　饮食指导 　　疾病监测 □ 出院手续办理方法 □ 病历复印方法
护理处置	□ 遵医嘱完成相关检查 □ 采集血标本 □ 生命体征监测	□ 办理出院手续 □ 领取出院带药
基础护理	□ 一级护理 □ 卧位护理：选择合理的卧位，预防压疮 □ 饮食护理 □ 晨晚间护理 □ 排泄护理 □ 患者安全管理	□ 二级护理 □ 协助或指导进食、进水 □ 协助或指导床旁活动 □ 晨晚间护理 □ 患者安全管理
专科护理	□ 重症到普通病房转科的安全护理及交接班 □ 病情观察 □ 遵医嘱给药 □ 书写护理记录 □ 记录出入量 □ 心理护理	□ 病情观察 □ 心理护理
重点医嘱	□ 详见医嘱执行单	□ 详见医嘱执行单
病情变异记录	□ 无　□ 有，原因： 1. 2.	□ 无　□ 有，原因： 1. 2.
护士签名		

（三）患者表单

急性心肌梗死临床路径患者表单

适用对象：第一诊断为急性心肌梗死（ICD-10：I21.900B～V）

患者姓名：	性别：　　年龄：　　门诊号：	住院号：
住院日期：　　年　月　日	出院日期：　　年　月　日	标准住院日：10～14 天
发病时间：　年　月　日　时　分	到达急诊时间：　年　月　日　时　分	

时间	到达急诊科 30 分钟内	转入 CCU
医患配合	□ 配合询问病史、收集资料 　请务必详细告知此次疾病发生的诱因，既往史、用药史、过敏史 □ 向医师详细叙述目前存在的不适症状 □ 配合完成体格检查 □ 医师向患者及家属介绍病情 □ 选择再灌注策略	□ 配合询问病史、收集资料 　请务必详细告知此次心力衰竭发生的诱因，既往史、用药史、过敏史 □ 配合完成体格检查 □ 医师向患者及家属介绍病情 □ 有任何不适及时告知医师
护患配合	□ 配合完成心电、血压、血氧饱和度监护 □ 配合吸氧 □ 配合采取舒适体位 □ 配合完成血标本采集 □ 配合建立静脉通路	□ 配合完成心电、血压、血氧饱和度监护 □ 配合吸氧 □ 配合完成入院评估 □ 配合采取合理体位 □ 配合完成相关检查及治疗 □ 配合完成出入量的记录 □ 接受入院宣教（主管医师、护士；环境、设施介绍；陪住、探视制度、作息时间介绍；病房安全管理介绍） □ 配合床上活动，避免压疮 □ 注意避免坠床 □ 有任何不适及时告知护士
饮食	□ 记录 24 小时入量	□ 记录 24 小时入量
排泄	□ 记录 24 小时尿量	□ 记录 24 小时尿量 □ 必要时配合导尿
活动	□ 绝对卧床	□ 绝对卧床

时间	住院第 1 天	住院第 2 天	住院第 3 天
医患配合	□ 配合完成相关检查及治疗 □ 有任何不适及时告知医师 □ 医师向患者及家属介绍病情	□ 配合完成相关检查及治疗 □ 有任何不适及时告知医师 □ 医师向患者及家属介绍病情	□ 配合完成相关检查及治疗 □ 有任何不适及时告知医师 □ 医师向患者及家属介绍病情
护患配合	□ 配合完成重症监护（持续心电、血压和血氧饱和度监测等） □ 配合吸氧 □ 配合记录 24 小时出入量 □ 配合完成相关检查及治疗 □ 配合床上活动，避免压疮 □ 注意避免坠床 □ 有任何不适及时告知护士	□ 配合完成重症监护（持续心电、血压和血氧饱和度监测等） □ 配合吸氧 □ 配合记录 24 小时出入量 □ 配合完成相关检查及治疗 □ 配合床上活动，避免压疮 □ 注意避免坠床 □ 有任何不适及时告知护士	□ 配合完成重症监护（持续心电、血压和血氧饱和度监测等） □ 配合吸氧 □ 配合记录 24 小时出入量 □ 配合完成相关检查及治疗 □ 配合床上活动，避免压疮 □ 注意避免坠床 □ 有任何不适及时告知护士
饮食	□ 记录 24 小时入量	□ 记录 24 小时入量	□ 记录 24 小时入量
排泄	□ 记录 24 小时尿量	□ 记录 24 小时尿量	□ 记录 24 小时尿量
活动	□ 绝对卧床	□ 绝对卧床	□ 绝对卧床

时间	住院第 4~6 天	住院第 7~14 天（出院日）
医患配合	□ 配合完成相关检查及治疗 □ 有任何不适及时告知医师 □ 医师向患者及家属介绍病情	□ 接受出院前指导 □ 指导复查程序 □ 获取出院诊断证明书
护患配合	□ 配合完成心电、血压、血氧饱和度监护 □ 配合吸氧 □ 配合完成相关检查及治疗 □ 配合完成出入量的记录 □ 接受疾病相关知识宣教 □ 注意活动安全，避免坠床或跌倒 □ 有任何不适及时告知护士	□ 接受出院宣教 □ 办理出院手续 □ 获取出院带药 □ 知道服药方法及服药注意事项 □ 知道复印病历的方法
饮食	□ 记录 24 小时入量	□ 正常饮食，适量控制水的摄入量
排泄	□ 记录 24 小时尿量	□ 正常排便
活动	□ 卧床休息为主，减少活动	□ 适度活动，避免疲劳

附：原表单（2016 年版）

急性心肌梗死临床路径执行表单

适用对象：第一诊断急性心肌梗死（ICD-10：I21.900B~V）
　　　　　行急诊 PCI 或者择期 PCI 术

| 患者姓名： | 性别： | 年龄： | 门诊号： | 住院号： |
| 住院日期：　年　月　日 | 出院日期：　年　月　日 | | 标准住院日：　　天 | |

时间	住院第 1 天（急诊 PCI）	住院第 2 天（术后第 1 日）	住院第 3 天（术后第 2 日）
诊疗工作	□ 询问病史及体格检查 □ 上级医师查房 □ 初步的诊断和治疗方案 □ 告知患者及家属病情危重 □ 完成病历书写（入院录，首程，术前小结，告病危，第 1 天主任查房记录、术后首程、抢救记录） □ 完善检查 □ 决定是否行急诊冠脉造影备 PCI 术	□ 上级医师查房 □ 确定诊断 □ 完成上级医师查房记录 □ 完善检查项目 □ 收集检查检验结果并评估病情 □ 观察穿刺点有无出血、感染等 □ 根据病情调整药物及治疗措施	□ 上级医师查房 □ 完成上级医师查房记录 □ 继续完善检查项目 □ 收集检查检验结果并评估病情 □ 观察穿刺点有无出血、感染等 □ 根据病情调整药物及治疗措施
重点医嘱	**长期医嘱：** □ 监护室一级护理 □ 心电血压监护 □ 卧床 □ 吸氧 □ 记录 24 小时尿量 □ 饮食：根据患者情况 □ 测血糖（糖尿病患者） □ 心梗健康教育 □ 阿司匹林 100mg qd □ 氯吡格雷 75mg qd 或替格瑞洛 90mg bid □ 低分子肝素 40mg 皮下注射 q12h □ 他汀类药物 □ β 受体阻滞剂及 ACEI，根据病情，尽早使用 □ 患者既往疾病基础用药 **临时医嘱：** □ 阿司匹林 600mg po st □ 氯吡格雷 600mg po st 或替格瑞洛 180mg po □ 大分子肝素 50U/kg，iv 冠脉介入手术 □ 备皮 □ 血常规、尿常规、粪常规+隐血	**长期医嘱：** 同前 **临时医嘱：** □ 完善检查 □ 对症治疗	**长期医嘱：** 同前 **临时医嘱：** □ 完善检查 □ 对症治疗

时间	住院第 1 天（急诊 PCI)	住院第 2 天（术后第 1 日）	住院第 3 天（术后第 2 日）
	□ 肝功能、肾功能、电解质、血脂、血糖（空腹和餐后 2 小时）、DIC 全套、CRP、proBNP、动脉血气分析、甲功三项、肿瘤全套、AA＋ADP 诱导的血小板聚集率 □ 心梗一套（q8h×3, qd×3）、心肌酶谱（q8h×3, qd×3） □ 胸部 X 线片、心电图（q8h×3, qd×3）、床旁心超、床旁动态心电图		
护理工作			
病情变异记录	□ 无　□ 有，原因： 1. 2.	□ 无　□ 有，原因： 1. 2.	□ 无　□ 有，原因： 1. 2.
护士签名			
医师签名			

时间	住院第　天（手术日）		住院第4天 （手术后第3天）
	术前	术后	
诊疗工作	□ 不适用	□ 不适用	□ 上级医师查房 □ 完成上级医师查房记录 □ 继续完善检查项目 □ 收集检查检验结果并评估病情 □ 根据病情调整药物及治疗措施
重点医嘱	□ 不适用	□ 不适用	长期医嘱: 同前 临时医嘱: □ 完善检查 □ 对症治疗
护理工作			
病情变异记录	□ 无　□ 有，原因： 1. 2.	□ 无　□ 有，原因： 1. 2.	□ 无　□ 有，原因： 1. 2.
护士签名			
医师签名			

时间	住院第 5 天	住院第 6 天	住院第 7 天
诊疗工作	□ 上级医师查房 □ 完成上级医师查房记录 □ 继续完善检查项目 □ 收集检查检验结果并评估病情 □ 根据病情调整药物及治疗措施 □ 鼓励早期下床活动，遵循循序渐进的原则	□ 上级医师查房 □ 完成上级医师查房记录 □ 继续完善检查项目 □ 收集检查检验结果并评估病情 □ 根据病情调整药物及治疗措施 □ 鼓励早期下床活动，遵循循序渐进的原则	□ 上级医师查房，评估病情，确定有无并发症和恢复情况，明确是否出院 □ 完成出院志、病案首页、出院诊断证明书等病历 □ 向患者交代出院后的用药及注意事项，如复诊的时间、地点，发生紧急情况时的处理等
重点医嘱	长期医嘱： 同前 临时医嘱： □ 完善检查 □ 对症治疗	长期医嘱： 同前 临时医嘱： □ 完善检查 □ 对症治疗	□ 出院带药 □ 出院后心内科门诊复查 □ 不适随诊
护理工作			
病情变异记录	□ 无　□ 有，原因： 1. 2.	□ 无　□ 有，原因： 1. 2.	□ 无　□ 有，原因： 1. 2.
护士签名			
医师签名			

第六章

急性左心衰竭临床路径释义

一、急性左心衰竭编码

疾病名称及编码：急性左心衰竭（ICD-10：I50.1）

二、临床路径检索方法

I50.1

三、急性左心衰竭临床路径标准住院流程

（一）适用对象

第一诊断为急性左心衰竭（ICD-10：I50.1）。

> **释义**
>
> ■ 本路径适用对象为急性左心衰竭患者，临床特点是急性肺淤血、肺水肿和组织器官灌注不足所引起的相关症状、体征和实验室表现。包括射血分数减低、射血分数保留或边缘的心衰患者发生的急性左心衰竭。
>
> ■ 急性左心衰竭是一种复杂的临床综合征，病因多种多样，如急性心肌梗死、急性心肌炎、急性心脏瓣膜病变、高血压急症、各种慢性心力衰竭急性失代偿、主动脉夹层、感染性心内膜炎等；而且可以有多种合并症和并发症，如急性肾功能不全、严重肺部感染、急性肝功能不全、心源性休克、各种严重心律失常、呼吸衰竭、急性肺栓塞、急性脑血管病变、应激性溃疡等。因此，变异情况多样，诊断和治疗的复杂程度高，相关病因及并发症的治疗需与相关临床路径衔接。

（二）诊断依据

根据《临床诊疗指南·心血管内科分册》（中华医学会，人民卫生出版社，2009），《欧洲急性心力衰竭临床诊疗指南》。

1. 临床表现　呼吸困难（端坐呼吸）。
2. 体征　肺部干湿性啰音。
3. 辅助检查　胸部呈肺淤血或肺水肿表现，超声心动图可提示心脏扩大、心功能严重低下，心电图可出现严重心肌缺血的客观证据。

> **释义**
>
> ■ 诊断依据还可参考《急性心力衰竭诊断和治疗指南》和《中国急性和慢性心力衰竭诊断和治疗指南2014》。
>
> ■ 急性左心衰竭是一种复杂的临床综合征，其诊断依据症状、体征、心力衰竭生物标志物B型利钠肽的升高，以及胸部X线片所显示的肺部淤血/水肿表现和心

影增大表现、心电图和超声心动图所示的左心结构和功能损害的客观证据等综合表现。

■ 急性左心衰竭的症状突出特点是急性发生或急性加重的呼吸困难,表现为稍活动或平卧时感胸憋气短,休息或坐位时缓解,严重者端坐位仍感呼吸困难,甚至喘息、出现急性肺水肿,咳大量粉红色泡沫痰。也可表现为合并组织低灌注状态的心源性休克。

■ 急性左心衰竭的体征,主要是肺部淤血/水肿的表现,如双肺呼吸音减低、逐渐可闻及肺部湿性啰音(可局限于肺底或满布双肺)、可表现为哮鸣音;可有心脏浊音界扩大、心脏杂音、舒张期奔马律、第2心音亢进等心脏体征;严重者出现端坐呼吸、呼吸急促等急性肺水肿表现,严重时血压下降、末梢循环障碍等,发生心源性休克的表现。

■ 胸部X线片显示的肺部淤血/水肿表现。

■ 左心结构和功能损害的客观证据:心电图所示的房室扩大、心肌梗死或心肌缺血、各种心律失常的表现;超声心动图所示的心脏结构和功能异常;胸部X线片所显示的心影增大。

■ 心力衰竭生物标志物B型利钠肽(BNP或NT-proBNP)的升高有助于急性心力衰竭的诊断和鉴别诊断。BNP<100pg/ml 或 NT-proBNP<300pg/ml,可排除急性心衰。NT-proBNP诊断急性心衰时应根据年龄和肾功能进行分层:50岁以下的成人血浆 NT-proBNP 浓度>450ng/L,50岁以上>900ng/L,75岁以上>1800ng/L,或估测的肾小球滤过率<60ml/min 时 NT-proBNP>1200ng/L,应考虑急性心力衰竭的可能。

■ 在明确急性左心衰竭的同时,要特别注意对心力衰竭的病因和并发症的诊断。

(三)治疗方案的选择及依据

根据《临床诊疗指南·心血管内科分册》(中华医学会,人民卫生出版社,2009),《欧洲急性心力衰竭临床诊疗指南》。

1. 一般治疗 取坐位,吸氧,心电、血压和指端血氧饱和度监测。
2. 急救措施 根据病情使用吗啡。
3. 消除肺淤血的治疗措施 利尿剂和血管扩张剂的应用。
4. 稳定血流动力学的措施 若血压降低(收缩压≤90mmHg),使用血管活性药物。
5. 洋地黄制剂的应用 无禁忌证、必要时可使用。
6. 其他药物 解痉平喘、糖皮质激素。
7. 原发病的治疗 治疗原发病和诱因。
8. 非药物治疗措施 必要时可给予气管插管和呼吸机辅助呼吸、血液超滤等治疗。

释义

■ 治疗方案的选择还可参考《急性心力衰竭诊断和治疗指南》和《中国急性和慢性心力衰竭诊断和治疗指南2014》。

■ 急性左心衰竭的治疗目标是:消除肺淤血/水肿,缓解缺氧和呼吸困难症状,稳定血流动力学,挽救生命,防治各种并发症,降低病死率。

■ 患者焦虑不安时，如果没有禁忌证可以考虑使用吗啡。

■ 消除肺淤血和肺水肿最快速有效的治疗是静脉注射祥利尿剂，如呋塞米、托拉塞米、布美他尼，同时还要注意限制液体摄入量。

■ 对血压不低的患者，静脉应用扩血管药物以降低心脏的前负荷和（或）后负荷，是改善心功能、缓解肺部淤血/水肿的有效方法。常用药物有硝酸甘油、硝酸异山梨酯、硝普钠、重组人 B 型利钠肽；主动脉夹层、严重高血压者可选用乌拉地尔。

■ 对血压低、心源性休克的患者，静脉应用多巴胺、去甲肾上腺素等。

■ 有哮鸣音等支气管痉挛表现者，静脉应用茶碱类药物。

■ 对合并快速心室率的房颤患者，可静脉应用毛花苷 C 或胺碘酮，可口服地高辛；在一些情况下，可静脉应用 β 受体阻滞剂或地尔硫革。

■ 对于收缩功能不全患者，可口服地高辛；严重者静脉应用非洋地黄类正性肌力药物，如多巴胺、多巴酚丁胺、米力农或左西孟旦，有临床试验证实，对于终末期心力衰竭患者，长期使用米力农患者的预后优于使用多巴酚丁胺的患者。

■ 患者容易出现低血钾、高血钾、低血钠及代谢性酸中毒和呼吸性酸中毒等电解质紊乱和酸碱平衡失调，应予及时纠正。

■ 针对心力衰竭病因和诱因的治疗，是急性左心衰竭治疗的难点和重点之一，也是其关键的变异之处。包括：药物治疗，如冠心病、高血压、感染性心内膜炎的相应规范治疗等。对于急性冠状动脉综合征（ACS）患者强调血运重建治疗，如溶栓、急诊 PCI、急诊外科手术治疗。如急性心肌梗死合并室间隔穿孔，则应力争急诊手术治疗。对具体病因的治疗需衔接相关临床路径。

■ 非药物治疗措施：必要时可给予气管插管和呼吸机辅助呼吸、血液超滤、主动脉内球囊反搏（IABP）、体外膜肺氧合（ECMO），甚至左心室辅助装置（LVAD）等治疗。

■ 一般情况下，急性左心衰时不考虑使用糖皮质激素，少数情况下如重症心肌炎时根据病情酌情考虑。

（四）标准住院日

7~14 天。

> **释义**
>
> ■ 进入本临床路径的患者的总住院日是 10~14 天，因患者的病因、病情轻重及对治疗的反应不同而异。
>
> ■ 在住院后的前 5~7 天时间内，经利尿、扩血管等综合治疗，病情逐渐得到缓解；此后 5~7 天，静脉药物减量并停用，改用口服利尿剂，ACEI/ARB 和 β 受体阻滞剂等逐渐加量。
>
> ■ 对于有各种并发症而延长住院时间者，进入相应临床路径诊治。
>
> ■ 对病因未明的急性左心衰竭患者，为了明确病因而需要进一步检查，需要延长住院时间并增加住院费用，并进入相应病因的临床路径诊治。
>
> ■ 针对病因的治疗，如瓣膜病的手术治疗、感染性心内膜炎的控制感染治疗、

冠心病的介入治疗等，需要延长住院时间并增加住院费用，并进入相应病因的临床路径诊治。

■ 对于依赖持续静脉应用正性肌力药，或机械辅助装置的晚期心力衰竭或重症心力衰竭患者，则住院时间延长，并进入相应临床路径。

（五）进入路径标准

1. 第一诊断必须符合 ICD-10：I50.1 急性左心衰竭疾病编码。
2. 如患有其他非心血管疾病，但在住院期间不需特殊处理（检查和治疗），也不影响第一诊断时，可进入路径。

> 释义

■ 凡符合 ICD-10：I50.1 急性左心衰竭疾病编码的患者，可进入本临床路径。

■ 急性心力衰竭患者均有病因，即基础疾病，晚期重症患者多合并其他系统疾病和并发症。因此，症状缓解后需要针对病因治疗，并进入相应临床路径诊治。

（六）必需的检查项目

1. 血常规、尿常规。
2. 肝肾功能、电解质、血糖、血脂、心力衰竭的生化标志物（如 BNP 或 NT-proBNP）、血清心肌损伤标志物（如 TNT 或 TNI、CK-MB）、凝血功能、D-二聚体、血气分析。
3. 心电图、心电监测、床旁胸片及超声心动图。

> 释义

■ 急性左心衰竭的确定诊断需要多项实验室检查的客观结果，如便常规+潜血、肝功能、肾功能、血糖、血脂、心肌酶、甲状腺功能、CRP 或 hs-CRP、ASO、类风湿因子、乙肝五项、丙肝抗体、HIV 抗体和梅毒血清学检查、血浆 BNP 或 NT-proBNP、TnT/TnI 等检测；心电图、超声心动图、胸部 X 线片（床旁胸片或心脏远达片）等影像学检查；床旁心电监测，必要时血流动力学监测等。

■ 急性左心衰竭可以由各种病因引起，也可以合并各系统病变，患者的病情评价需要全面系统的化验检查和实验室指标的动态监测，有些检查如电解质、血气分析、心电图和胸片等常需要多次复查，以便动态评价患者的病情变化。病因检查则可能需要做心脏 MRI、核素心肌灌注显像、心肌存活检查、冠状动脉造影等。

（七）出院标准

1. 症状缓解，可平卧。
2. 生命体征稳定。
3. 胸片显示肺水肿、肺淤血征象明显改善或正常。
4. 原发病得到有效控制。

释义

　　■ 急性左心衰竭患者在气短等症状缓解，生命体征平稳后，复查胸片示肺淤血/水肿基本消退，电解质和血气分析等指标正常后，初诊患者应进一步做病因诊断，反复住院的患者则可以出院并门诊随诊。

　　■ 因为心力衰竭的病因或并发症需要进一步治疗者，进入相关临床路径。

（八）变异及原因分析

1. 病情危重，需气管插管及人工呼吸机辅助呼吸。
2. 合并肾功能不全需血液滤过或血液透析。
3. 合并心肌缺血或心肌梗死需行冠脉造影和介入治疗。
4. 合并严重感染不易控制者。
5. 等待外科手术。

释义

　　■ 急性左心衰竭是一种复杂的临床综合征，而不是单一的疾病，其复杂性表现在三个方面：一是病因复杂，各种心脏和大血管疾病均可引起急性左心衰竭，一些全身性疾病也可引起急性左心衰竭，而多数患者的病因诊断和治疗难度大，花费高；二是心脏病变的特点和程度差异大，使得治疗方法的选择难度大，有很多差别和变异；三是急性左心衰竭的病情复杂，病情轻重差异巨大，病情变化快，临床合并症多，多数急性左心衰竭是各种心脏病的终末阶段的表现。因此急性左心衰竭的诊治需与多个临床路径衔接。

　　■ 出现变异的原因很多，如合并呼吸衰竭，需要麻醉机吸氧或气管插管呼吸机辅助治疗者；合并严重肾功能不全，需血液滤过或血液透析治疗；合并心肌缺血或心肌梗死需行冠脉造影和介入治疗；合并严重感染者；需急诊外科手术治疗者，如感染性心内膜炎所致的急性瓣膜病变；合并心源性休克；合并严重缓慢型心律失常，需临时或永久起搏器治疗者；发生心脏骤停事件并行心肺复苏者；需 IABP 或 ECMO 等机械辅助治疗者；合并其他系统疾病，需相应诊断和治疗者；需特殊检查以明确导致心力衰竭的病因者，如心肌淀粉样变等。均需要在医师表单中说明。

　　■ 变异及原因还应包括病因的寻找和诊断。

四、急性左心衰竭临床路径给药方案

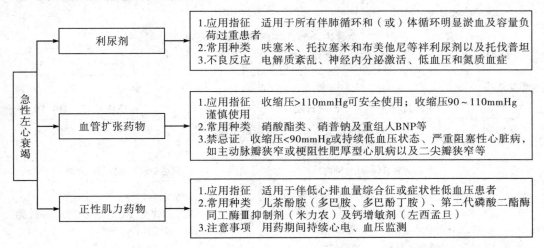

【用药选择】

1. 利尿剂　适用于急性左心衰竭伴肺循环和（或）体循环明显淤血以及容量负荷过重的患者。采用静脉利尿剂，首选呋塞米，亦可应用托拉塞米或布美他尼。利尿剂静脉推注与持续静脉滴注的疗效相当。常规利尿剂治疗效果不佳、有低钠血症或有肾功能损害倾向患者，可考虑应用托伐普坦。

2. 急性左心衰竭血压不低的患者可以应用血管扩张药物降低心脏前、后负荷。收缩压水平是评估此类药物是否适宜的重要指标，收缩压＞110mmHg 的患者可安全使用；收缩压在 90～110mmHg 的患者谨慎使用；收缩压＜90mmHg 的患者禁止使用。硝酸酯类特别适用于急性冠脉综合征伴急性左心衰竭的患者；硝普钠适用于严重心力衰竭伴后负荷增加以及肺淤血或肺水肿的患者；重组人 BNP 不仅可以扩张静脉和动脉（包括冠状动脉），还有一定的促进钠排泄和利尿作用。

3. 正性肌力药物　适用于低心排血量综合征，如伴症状性低血压（＜90mmHg）或心排出量降低伴肺循环淤血患者。洋地黄类制剂（如毛花苷 C 缓慢静脉注射）适用于合并快速心室律的房颤患者；小剂量多巴胺 [＜3μg/(kg·min)] 有选择性扩张肾动脉、促进利尿的作用，大剂量 [＞5μg/(kg·min)] 应用有正性肌力作用和血管收缩作用；多巴酚丁胺短期应用可增加心排出量，改善外周灌注；米力农和左西孟旦不仅可以促进心肌收缩，还可以发挥血管舒张作用，同时有一定降低肺动脉压的作用。

【药学提示】

1. 大剂量应用利尿剂可引起低钾、低钠血症等电解质紊乱而诱发心律失常，需注意预防，并监测电解质水平，对于难于监测的电解质如镁、钙等微量元素则需酌情补给。

2. 血管扩张剂应用过程中要密切监测血压，根据血压水平及时调整合适的维持剂量。

3. 正在接受 β 受体阻滞剂的患者合用多巴胺和多巴酚丁胺的益处尚需临床证据支持（机制不支持，临床常用）。米力农和左西孟旦可用于接受 β 受体阻滞剂治疗的患者。

【注意事项】

血管扩张药物和正性肌力药物使用过程中需监测血压和心电图，避免血压过低和心律失常的发生。

五、推荐表单

(一) 医师表单

急性左心衰竭临床路径医师表单

适用对象：第一诊断为急性左心衰竭（ICD-10：I50.1）

患者姓名：		性别：	年龄：	门诊号：	住院号：
住院日期： 年 月 日		出院日期： 年 月 日			标准住院日：10~14 天
发病时间： 年 月 日 时 分			到达急诊时间： 年 月 日 时 分		

时间	到达急诊科 30 分钟内	到达急诊科 30~120 分钟
主要诊疗工作	□ 生命体征监测 □ 完成病史采集与体格检查 □ 描记 18 导联心电图并对其做出评价 □ 进行急诊抽血化验检查 □ 急性左心力衰竭的初步诊断和病情判断 □ 向患者家属交代病情	□ 心内科专科医师会诊 □ 依据化验和监测结果对患者的病因和病情做出进一步的分析和判断 □ 抢救治疗方案的制定和实施 □ 进一步检查，如胸部 X 线片和超声心动图 □ 抢救效果的初步判断 □ 尽快收入监护病房住院治疗 □ 向患者家属再次交代病情
重点医嘱	**长期医嘱：** □ 持续心电监测 □ 无创血压监测 □ 血氧饱和度监测 □ 吸氧 **临时医嘱：** □ 描记 18 导联心电图 □ 血气分析、血常规、电解质、肝肾功能、血糖、心肌损伤标志物（TNI 或 TNT、CKMB）、心力衰竭生物标志物（BNP 或 NT-proBNP） □ 建立静脉输液通路（必要时行深静脉穿刺） □ 静脉注射吗啡 3~5mg（呼吸急促而意识清醒者） □ 静脉应用强效利尿剂：呋塞米、布美他尼、托拉塞米	**长期医嘱：** □ 心力衰竭常规护理 □ 特级护理 □ 重症监护（心电、血压和血氧饱和度监测） □ 吸氧 □ 记录出入量 □ 口服袢利尿剂 □ 口服补钾药 □ 口服螺内酯（无禁忌证者） □ 口服地高辛（无禁忌证者） □ 口服 ACEI/ARB（无禁忌证者） □ 口服 β 受体阻滞剂（继续原剂量或减量） **临时医嘱：** □ 收缩压≥100mmHg 者，静脉点滴或泵入硝酸甘油、二硝酸异山梨酯、硝普钠或重组 BNP 等血管扩张剂 □ 再次静脉应用加倍剂量的强效利尿剂：呋塞米、布美他尼、托拉塞米（首次利尿剂 1 小时后仍无尿者） □ 静脉点滴或泵入扩张血管的正性肌力药物：多巴酚丁胺、米力农、左西孟旦（左室收缩功能严重低下者可选用） □ 收缩压<100mmHg 者，静脉点滴或泵入收缩血管的正性肌力药物：多巴胺、去甲肾上腺素等（可以与血管扩张剂合用）

续　表

时间	到达急诊科 30 分钟内	到达急诊科 30~120 分钟
		□ 静脉注射毛花苷 C（心室率≥120 次/分的快速房颤者）或胺碘酮（快速房颤合并预激综合征者） □ 喘息明显者可选用二羟丙茶碱或氨茶碱 □ 必要时导尿 □ 拍床旁 X 线胸片 □ 做床旁超声心动图 □ 纠正水、电解质和酸碱平衡紊乱的治疗
病情 变异 记录	□ 无　□ 有，原因： 1. 2.	□ 无　□ 有，原因： 1. 2.
医师 签名		

时间	住院第 1 天	住院第 2 天	住院第 3 天
主要诊疗活动	□ 病史询问和体格检查 □ 完成住院病历书写 □ 安排相应检查 □ 上级医师查房 □ 完善治疗方案 □ 完成上级医师查房记录 □ 病情的观察和动态评价 □ 变异情况的判断及与其他路径的衔接	□ 上级医师查房 □ 完成上级医师查房记录 □ 对各项化验检查的综合分析 □ 根据病情调整诊疗方案 □ 复查电解质等 □ 变异情况的判断及与其他路径的衔接	□ 上级医师查房 □ 完成三级医师查房记录 □ 根据病情调整诊疗方案 □ 复查电解质等 □ 变异情况的判断及与其他路径的衔接
重点医嘱	**长期医嘱：** □ 心力衰竭常规护理 □ 特级护理 □ 重症监护（持续心电、血压和血氧饱和度监测等） □ 吸氧（必要时用无创呼吸机） □ 卧床 □ 记录 24 小时出入量 □ 口服或静脉利尿剂 □ 口服补钾药 □ 口服螺内酯 □ 口服地高辛（无禁忌证者） □ 口服 ACEI/ARB □ 口服 β 受体阻滞剂 □ 收缩压≥100mmHg 者，静脉点滴或泵入硝酸酯、硝普钠或重组 BNP 等扩张血管药 □ 静脉点滴或泵入扩张血管的正性肌力药物：多巴酚丁胺、米力农、左西孟旦（左室收缩功能低下者可选用） □ 若收缩压<100mmHg 则静脉点滴或泵入收缩血管的正性肌力药物：多巴胺、去甲肾上腺素等（可以与血管扩张剂合用） □ 喘息明显者可用二羟丙茶碱或氨茶碱 □ 静脉注射毛花苷 C（心室率≥120 次/分的快速房颤者）或胺碘酮（快速房颤合并预激综合征者），必要时，在有选择的情况下，可静脉应用 β 受体阻滞剂或地尔硫䓬	**长期医嘱：** □ 心力衰竭常规护理 □ 特级护理 □ 重症监护（持续心电、血压和血氧饱和度监测等） □ 吸氧（必要时用无创呼吸机） □ 卧床 □ 记录 24 小时出入量 □ 口服或静脉利尿剂 □ 口服补钾药 □ 口服螺内酯 □ 口服地高辛（无禁忌证者） □ 口服 ACEI/ARB □ 口服 β 受体阻滞剂 □ 收缩压≥100mmHg 者，静脉点滴或泵入硝酸酯、硝普钠或重组 BNP 等扩张血管药 □ 静脉点滴或泵入扩张血管的正性肌力药物：多巴酚丁胺、米力农、左西孟旦（左室收缩功能低下者可选用） □ 若收缩压<100mmHg 则静脉点滴或泵入收缩血管的正性肌力药物：多巴胺、去甲肾上腺素等（可以与血管扩张剂合用） □ 喘息明显者可用二羟丙茶碱或氨茶碱 **临时医嘱：** □ 复查床旁胸片（酌情） □ 完成常规化验检查 □ 复查电解质、血气等 □ 用药调整 □ 补钾药（低血钾）	**长期医嘱：** □ 心力衰竭常规护理 □ 特级护理 □ 重症监护（持续心电、血压和血氧饱和度监测等） □ 吸氧（必要时用无创呼吸机） □ 卧床 □ 记录 24 小时出入量 □ 口服或静脉利尿剂 □ 口服补钾药 □ 口服螺内酯 □ 口服地高辛（无禁忌证者） □ 口服 ACEI/ARB □ 口服 β 受体阻滞剂 □ 收缩压≥100mmHg 者，静脉点滴或泵入硝酸酯硝普钠或重组 BNP 等扩张血管药 □ 静脉点滴或泵入扩张血管的正性肌力药物：多巴酚丁胺、米力农、左西孟旦（左室收缩功能低下者可选用） □ 若收缩压<100mmHg 则静脉点滴或泵入收缩血管的正性肌力药物：多巴胺、去甲肾上腺素等（可以与血管扩张剂合用） □ 喘息明显者可用二羟丙茶碱或氨茶碱 **临时医嘱：** □ 复查床旁胸片（酌情） □ 复查电解质、血气等 □ 用药调整 □ 补钾药（低血钾） □ 补钠治疗（严重低钠血症）

续　表

时间	住院第 1 天	住院第 2 天	住院第 3 天
	临时医嘱： □ 开常规化验单：血常规、尿常规、便常规+潜血、生化全项、甲状腺功能、凝血功能、D-二聚体、红细胞沉降率、CRP、ASO、RF、乙肝 5 项、丙肝抗体、艾滋病和梅毒血清学检查等 □ 复查 BNP/NT-proBNP、cTnI/T、血气分析、心电图、胸部 X 线片等 □ 血管活性药物的剂量调整 □ 补钾药（低血钾） □ 补钠治疗（严重低钠血症） □ 碳酸氢钠（代谢性酸中毒） □ 血压低者可穿刺桡动脉行动脉内血压监测	□ 补钠治疗（严重低钠血症） □ 碳酸氢钠（代谢性酸中毒者）	□ 碳酸氢钠（代谢性酸中毒者）
病情 变异 记录	□ 无　□ 有，原因： 1. 2.	□ 无　□ 有，原因： 1. 2.	□ 无　□ 有，原因： 1. 2.
医师 签名			

时间	住院第 4~5 天	住院第 6~10 天	住院第 11~14 天（出院日）
主要诊疗工作	□ 进一步稳定病情 □ 根据病情调整诊疗方案	□ 上级医师查房 □ 完成上级医师查房记录 □ 根据病情调整治疗方案 □ 心脏远达片、动态心电图和超声心动图检查 □ 病情稳定者转普通病房 □ 对病因不明者进行明确心力衰竭病因所需的检查 □ 可复查 BNP/NT-proBNP、cTnI/T	□ 通知患者和家属 □ 通知住院处 □ 向患者交代出院后注意事项，预约复诊日期 □ 完成病历书写 □ 将出院记录副本交给患者 □ 如果患者不能出院，在病程记录中说明原因和继续治疗的方案 □ 可复查 BNP/NT-proBNP、cTnI/T
重点医嘱	**长期医嘱：** □ 心力衰竭常规护理 □ 一级护理 □ 吸氧（必要时） □ 重症监护（持续心电、血压和血氧饱和度监测等） □ 卧床 □ 记录 24 小时出入量 □ 口服利尿剂 □ 口服补钾药 □ 口服螺内酯 □ 口服地高辛（无禁忌证者） □ 口服 ACEI/ARB（无禁忌证者） □ 口服 β 受体阻滞剂（无禁忌证者） □ 静脉扩血管药 **临时医嘱：** □ 复查床旁胸片（酌情） □ 复查电解质等 □ 追加利尿剂（必要时） □ 补钾药（必要时） □ 扩血管药（必要时） □ 升压药（必要时） □ 纠正水电解质和酸碱平衡紊乱	**长期医嘱：** □ 心力衰竭常规护理 □ 二级护理 □ 床旁活动 □ 普食 □ 记录 24 小时出入量 □ 口服利尿剂 □ 口服补钾药 □ 口服螺内酯（无禁忌证者） □ 口服地高辛（无禁忌证者） □ 口服 ACEI/ARB（无禁忌证者） □ 口服 β 受体阻滞剂（无禁忌证者） **临时医嘱：** □ 心脏远达片 □ 超声心动图 □ 动态心电图 □ 病因相关的检查	**出院医嘱：** □ 注意事项 □ 出院带药 □ 门诊随诊
病情变异记录	□ 无　□ 有，原因： 1. 2.	□ 无　□ 有，原因： 1. 2.	□ 无　□ 有，原因： 1. 2.
医师签名			

（二）护士表单

急性左心衰竭临床路径护士表单

适用对象：第一诊断为急性左心衰竭（ICD-10：I50.1）

患者姓名：			性别：	年龄：	门诊号：	住院号：
住院日期：	年 月 日	出院日期：	年 月 日			标准住院日：10~14 天
发病时间：	年 月 日 时 分		到达急诊时间：		年 月 日 时 分	

时间	到达急诊科 30 分钟内	到达急诊科 30~120 分钟
健康宣教	□ 给予患者及家属心理支持 □ 告知采取检查、治疗的意义及注意事项	□ 给予患者及家属心理支持 □ 告知采取检查、治疗的意义及注意事项 □ 告知使用药物的作用及不良反应 □ 告知出入量的记录方法
护理处置	□ 心电、血压、血氧饱和度监护 □ 氧气吸入 □ 采集血标本 □ 建立静脉通路 □ 协助患者或家属完成急诊挂号、交费	□ 心电、血压、血氧饱和度监护 □ 氧气吸入 □ 遵医嘱给药 □ 遵医嘱完成相关检查
基础护理	□ 特级护理 □ 卧位护理：选择合理的卧位（坐位或半坐卧位，必要时双下肢下垂） □ 患者安全管理	□ 特级护理 □ 卧位护理：选择合理的卧位（坐位或半坐卧位，必要时双下肢下垂） □ 排泄护理 □ 患者安全管理
专科护理	□ 病情观察 □ 选择合理的给氧方式：鼻导管、面罩、麻醉机、无创呼吸机、有创呼吸机（若使用麻醉机、有创呼吸机则为病情变异） □ 遵医嘱给药 □ 书写特护记录 □ 心理护理	□ 病情观察 □ 选择合理的给氧方式：鼻导管、面罩、麻醉机、无创呼吸机、有创呼吸机（若使用麻醉机、有创呼吸机则为病情变异） □ 遵医嘱给药 □ 书写特护记录 □ 记录出入量 □ 必要时导尿 □ 心理护理
重点医嘱	□ 详见医嘱执行单	□ 详见医嘱执行单
病情变异记录	□ 无 □ 有，原因： 1. 2.	□ 无 □ 有，原因： 1. 2.
护士签名		

时间	住院第 1 天	住院第 2 天	住院第 3 天
健康宣教	□ 入院宣教 　介绍主管医师、护士 　介绍环境、设施 　介绍陪住、探视制度、作息时间 　介绍病房安全管理 □ 给予患者及家属心理支持 □ 告知采取检查、治疗的意义及注意事项 □ 告知使用药物的作用及不良反应 □ 告知出入量的记录方法	□ 给予患者及家属心理支持 □ 告知采取检查、治疗的意义及注意事项 □ 告知使用药物的作用及不良反应	□ 给予患者及家属心理支持 □ 告知采取检查、治疗的意义及注意事项 □ 告知使用药物的作用及不良反应
护理处置	□ 核对患者，佩戴腕带 □ 建立入院病历 □ 更换病号服 □ 心电、血压、血氧饱和度监护 □ 氧气吸入 □ 遵医嘱完成相关检查 □ 采集血标本	□ 心电、血压、血氧饱和度监护 □ 氧气吸入 □ 遵医嘱完成相关检查 □ 采集血标本	□ 心电、血压、血氧饱和度监护 □ 氧气吸入 □ 遵医嘱完成相关检查 □ 采集血标本
基础护理	□ 特级护理 □ 卧位护理：选择合理的卧位（坐位或半坐卧位，必要时双下肢下垂），预防压疮 □ 饮食护理 □ 晨晚间护理 □ 排泄护理 □ 患者安全管理	□ 特级护理 □ 卧位护理：选择合理的卧位（坐位或半坐卧位，必要时双下肢下垂），预防压疮 □ 饮食护理 □ 晨晚间护理 □ 排泄护理 □ 患者安全管理	□ 特级护理 □ 卧位护理：选择合理的卧位（坐位或半坐卧位，必要时双下肢下垂），预防压疮 □ 饮食护理 □ 晨晚间护理 □ 排泄护理 □ 患者安全管理
专科护理	□ 病情观察 □ 完成入院评估 □ 氧气吸入 □ 选择合理的给氧方式：鼻导管、面罩、麻醉机、无创呼吸机、有创呼吸机（若使用麻醉机、有创呼吸机则为病情变异） □ 遵医嘱给药 □ 书写特护记录 □ 记录出入量 □ 心理护理	□ 病情观察 □ 氧气吸入 □ 选择合理的给氧方式：鼻导管、面罩、麻醉机、无创呼吸机、有创呼吸机（若使用麻醉机、有创呼吸机则为病情变异） □ 遵医嘱给药 □ 书写特护记录 □ 记录出入量 □ 心理护理	□ 病情观察 □ 氧气吸入 □ 选择合理的给氧方式：鼻导管、面罩、麻醉机、无创呼吸机、有创呼吸机（若使用麻醉机、有创呼吸机则为病情变异） □ 遵医嘱给药 □ 书写特护记录 □ 记录出入量 □ 心理护理
重点医嘱	□ 详见医嘱执行单	□ 详见医嘱执行单	□ 详见医嘱执行单

续　表

时间	住院第 1 天	住院第 2 天	住院第 3 天
病情 变异 记录	□ 无　□ 有，原因： 1. 2.	□ 无　□ 有，原因： 1. 2.	□ 无　□ 有，原因： 1. 2.
护士 签名			

时间	住院第 4~5 天	住院第 6~10 天	住院第 11~14 天（出院日）
健康宣教	□ 疾病相关知识宣教 　心力衰竭病因、发病诱因 　心力衰竭治疗 　饮食、活动指导 　服药注意事项 　出入量记录的意义及方法	□ 疾病相关知识宣教 　心力衰竭病因、发病诱因 　心力衰竭治疗 　饮食、活动指导 　服药注意事项 　出入量记录的意义及方法 □ 心力衰竭恢复期注意事项 □ 复查患者对疾病相关知识的 　掌握情况	□ 出院宣教 　药物服用方法 　复查时间 　活动指导 　饮食指导 　疾病监测 □ 出院手续办理方法 □ 知道病历复印方法
护理处置	□ 心电、血压、血氧饱和度 　监护 □ 氧气吸入 □ 遵医嘱完成相关检查 □ 采集血标本	□ 遵医嘱完成相关检查 □ 采集血标本 □ 生命体征监测	□ 办理出院手续 □ 领取出院带药
基础护理	□ 一级护理 □ 卧位护理：选择合理的卧 　位，预防压疮 □ 饮食护理 □ 晨晚间护理 □ 排泄护理 □ 患者安全管理	□ 二级护理 □ 协助或指导进食、进水 □ 协助或指导床旁活动 □ 晨晚间护理 □ 患者安全管理	□ 二级护理 □ 协助或指导进食、进水 □ 协助或指导床旁活动 □ 晨晚间护理 □ 患者安全管理
专科护理	□ 病情观察 □ 氧气吸入 □ 遵医嘱给药 □ 书写护理记录 □ 记录出入量 □ 心理护理	□ 重症到普通病房转科的安全 　护理及交接班 □ 病情观察 □ 遵医嘱给药 □ 遵医嘱记录出入量 □ 心理护理	□ 病情观察 □ 心理护理
重点医嘱	□ 详见医嘱执行单	□ 详见医嘱执行单	□ 详见医嘱执行单
病情变异记录	□ 无　□ 有，原因： 1. 2.	□ 无　□ 有，原因： 1. 2.	□ 无　□ 有，原因： 1. 2.
护士签名			

（三）患者表单

急性左心衰竭临床路径患者表单

适用对象：第一诊断为急性左心衰竭（ICD-10：I50.1）

患者姓名：		性别： 年龄： 门诊号：		住院号：
住院日期： 年 月 日		出院日期： 年 月 日		标准住院日：10～14 天
发病时间： 年 月 日 时 分		到达急诊时间： 年 月 日 时 分		

时间	到达急诊科 30 分钟内	到达急诊科 30～120 分钟
医患配合	□ 配合询问病史、收集资料 　请务必详细告知此次心力衰竭发生的诱因，既往史、用药史、过敏史 □ 向医师详细叙述目前存在的不适症状 □ 配合完成体格检查 □ 医师向患者及家属介绍病情	□ 配合完成相关检查及治疗 □ 有任何不适及时告知医师 □ 医师向患者及家属介绍病情
护患配合	□ 家属尽快完成急诊挂号、交费手续 □ 配合完成心电、血压、血氧饱和度监护 □ 配合吸氧 □ 配合采取舒适体位 □ 配合完成血标本采集 □ 配合建立静脉通路	□ 配合完成心电、血压、血氧饱和度监护 □ 配合吸氧 □ 配合采取合理体位 □ 配合完成相关检查及治疗 □ 配合完成出入量的记录 □ 配合完成导尿等操作 □ 有任何不适及时告知护士
饮食	□ 减少水的摄入量 □ 记录 24 小时入量	□ 减少水的摄入量 □ 记录 24 小时入量
排泄	□ 记录 24 小时尿量	□ 记录 24 小时尿量 □ 必要时配合导尿
活动	□ 绝对卧床	□ 绝对卧床

时间	住院第 1 天	住院第 2 天	住院第 3 天
医患配合	□ 配合询问病史、收集资料 请务必详细告知此次心力衰竭发生的诱因，既往史、用药史、过敏史 □ 配合完成体格检查 □ 医师向患者及家属介绍病情 □ 有任何不适及时告知医师	□ 配合完成相关检查及治疗 □ 有任何不适及时告知医师 □ 医师向患者及家属介绍病情	□ 配合完成相关检查及治疗 □ 有任何不适及时告知医师 □ 医师向患者及家属介绍病情
护患配合	□ 配合完成心电、血压、血氧饱和度监护 □ 配合吸氧 □ 配合完成入院评估 □ 配合采取合理体位 □ 配合完成相关检查及治疗 □ 配合完成出入量的记录 接受入院宣教（主管医师、护士；环境、设施介绍；陪住、探视制度、作息时间介绍；病房安全管理介绍） □ 配合床上活动，避免压疮 □ 注意避免坠床 □ 有任何不适及时告知护士	□ 配合完成重症监护（持续心电、血压和血氧饱和度监测等） □ 配合吸氧 □ 配合记录 24 小时出入量 □ 配合完成相关检查及治疗 □ 配合床上活动，避免压疮 □ 注意避免坠床 □ 有任何不适及时告知护士	□ 配合完成重症监护（持续心电、血压和血氧饱和度监测等） □ 配合吸氧 □ 配合记录 24 小时出入量 □ 配合完成相关检查及治疗 □ 配合床上活动，避免压疮 □ 注意避免坠床 □ 有任何不适及时告知护士
饮食	□ 减少水的摄入量 □ 记录 24 小时入量	□ 减少水的摄入量 □ 记录 24 小时入量	□ 减少水的摄入量 □ 记录 24 小时入量
排泄	□ 记录 24 小时尿量	□ 记录 24 小时尿量	□ 记录 24 小时尿量
活动	□ 绝对卧床	□ 绝对卧床	□ 绝对卧床

时间	住院第 4~5 天	住院第 6~10 天	住院第 11~14 天（出院日）
医患配合	☐ 配合完成相关检查及治疗 ☐ 有任何不适及时告知医师 ☐ 医师向患者及家属介绍病情	☐ 配合完成相关检查及治疗 ☐ 有任何不适及时告知医师 ☐ 医师向患者及家属介绍病情	☐ 接受出院前指导 ☐ 指导复查程序 ☐ 获取出院诊断证明书
护患配合	☐ 配合完成心电、血压、血氧饱和度监护 ☐ 配合吸氧 ☐ 配合完成相关检查及治疗 ☐ 配合完成出入量的记录 ☐ 接受疾病相关知识宣教 ☐ 注意活动安全，避免坠床或跌倒 ☐ 有任何不适及时告知护士	☐ 配合测量体温、脉搏、呼吸、血压 ☐ 配合完成相关检查及治疗 ☐ 接受疾病相关知识宣教 ☐ 注意活动安全，避免坠床或跌倒 ☐ 有任何不适及时告知护士	☐ 接受出院宣教 ☐ 办理出院手续 ☐ 获取出院带药 ☐ 知道服药方法及服药注意事项 ☐ 知道复印病历的方法
饮食	☐ 减少水的摄入量 ☐ 记录 24 小时入量	☐ 正常饮食，适量控制水的摄入量	☐ 正常饮食，适量控制水的摄入量
排泄	☐ 记录 24 小时尿量	☐ 正常排便	☐ 正常排便
活动	☐ 卧床休息为主，减少活动	☐ 床旁适量活动	☐ 适度活动，避免疲劳

附：原表单（2009 版）

急性左心衰竭临床路径表单

适用对象：第一诊断为急性左心衰竭（ICD-10：I50.1）

患者姓名：		性别：	年龄：	门诊号：	住院号：
住院日期： 年 月 日		出院日期： 年 月 日			标准住院日：7~14 天
发病时间： 年 月 日 时 分			到达急诊时间： 年 月 日 时 分		

时间	到达急诊科 30 分钟内	到达急诊科 30~120 分钟
主要诊疗工作	□ 完成病史采集与体格检查 □ 描记 18 导联心电图并对其做出评价 □ 生命体征监测，完善检查 □ 对急性左心衰做出初步诊断和病情判断 □ 向患者家属交待病情	□ 心内科专科医师会诊 □ 持续心电监测 □ 无创血压监测 □ 血氧饱和度监测 □ 完善检查 □ 进一步抢救治疗 □ 尽快收入监护病房住院治疗
重点医嘱	**长期医嘱：** □ 持续心电监测 □ 无创血压监测 □ 血氧饱和度监测 **临时医嘱：** □ 描记 18 导联心电图 □ 血气、血常规、心肌损伤标志物、电解质、肝肾功能、血糖 □ 静脉应用利尿剂	**长期医嘱：** □ 心力衰竭常规护理 □ 特级护理 □ 重症监护（持续心电、血压和血氧饱和度监测等） □ 吸氧 □ 卧床 □ 记 24 小时出入量 **临时医嘱：** □ 调整血压药物 □ 快速房颤者纠正心律失常药物 □ 吗啡 3~5mg iv（酌情） □ 拍床旁 X 线胸片 □ 做床旁超声心动图 □ 纠正水、电解质和酸碱平衡紊乱
主要护理工作	□ 协助患者或家属完成急诊挂号、交费 □ 入院宣教 □ 静脉取血	□ 心衰护理常规 □ 特级护理
病情变异记录	□ 无 □ 有，原因： 1. 2.	□ 无 □ 有，原因： 1. 2.
护士签名		
医师签名		

时间	住院第 1 天	住院第 2 天	住院第 3~4 天
主要诊疗活动	□ 上级医师查房 □ 制订下一步诊疗方案 □ 完成病历书写 □ 完成上级医师查房记录 □ 进一步完善检查 □ 对各系统功能做出评价 □ 密切观察生命体征	□ 上级医师查房 □ 完成上级医师查房记录 □ 根据病情调整诊疗方案 □ 复查有关检查	□ 上级医师查房 □ 完成三级医师查房记录 □ 根据病情调整诊疗方案 □ 心力衰竭常规治疗 □ 复查电解质
重点医嘱	长期医嘱： □ 心力衰竭常规护理 □ 特级护理 □ 重症监护（持续心电、血压和血氧饱和度监测等） □ 吸氧 □ 卧床 □ 记录 24 小时出入量 临时医嘱： □ 利尿剂 □ 扩血管药 □ 升压药（必要时） □ 纠正水、电解质和酸碱平衡紊乱 □ 抗心律失常（必要时） □ 抗菌药物（必要时） □ 复查血气、电解质	长期医嘱： □ 心力衰竭常规护理 □ 特级护理 □ 重症监护（持续心电、血压和血氧饱和度监测等） □ 吸氧 □ 卧床 □ 记录 24 小时出入量 临时医嘱： □ 复查床旁胸片（酌情） □ 复查电解质 □ 用药同前 □ 完善有关检查如尿常规、大便常规、凝血功能、D－二聚体等	长期医嘱： □ 心力衰竭常规护理 □ 特级护理 □ 重症监护（持续心电、血压和血氧饱和度监测等） □ 吸氧 □ 卧床 □ 记录 24 小时出入量 临时医嘱： □ 复查床旁胸片（酌情） □ 复查电解质 □ 用药同前，根据情况调整
主要护理工作	□ 心力衰竭常规护理 □ 特级护理 □ 静脉取血	□ 心力衰竭常规护理 □ 特级护理	□ 心力衰竭常规护理 □ 特级护理
病情变异记录	□ 无 □ 有，原因： 1. 2.	□ 无 □ 有，原因： 1. 2.	□ 无 □ 有，原因： 1. 2.
护士签名			
医师签名			

时间	住院第 5~6 天	住院第 6~13 天	住院第 7~14 天（出院日）
主要诊疗工作	□ 上级医师查房 □ 完成上级医师查房记录 □ 根据病情调整诊疗方案 □ 心力衰竭常规治疗 □ 病情稳定者可转普通病房	□ 上级医师查房，根据病情调整诊疗方案，评估治疗效果，判断可否出院 □ 完成上级医师查房记录 □ 心力衰竭常规治疗	□ 通知患者和家属 □ 通知住院处 □ 向患者交代出院后注意事项，预约复诊日期 □ 完成病历书写 □ 将出院记录副本交给患者 □ 如果患者不能出院，在病程记录中说明原因和继续治疗的方案
重点医嘱	长期医嘱： □ 心力衰竭常规护理 □ 一级或二级护理（转入普通病房后） □ 吸氧（必要时） □ 重症监护（持续心电、血压和血氧饱和度监测等） □ 卧床 □ 记录 24 小时出入量 临时医嘱： □ 复查床旁胸片（酌情） □ 复查电解质 □ 利尿剂 □ 扩血管药（必要时） □ 升压药（必要时） □ 纠正水电解质和酸碱平衡紊乱	长期医嘱： □ 心力衰竭常规护理 □ 二级护理 □ 卧床或床旁活动 □ 普食 □ 心力衰竭常规治疗 临时医嘱： □ 复查床旁胸片（酌情）	出院医嘱： □ 注意事项 □ 出院带药 □ 门诊随诊
主要护理工作	□ 心力衰竭常规护理 □ 一级护理 □ 根据病情可转入普通病房	□ 心力衰竭常规护理 □ 二级护理 □ 出院准备指导	□ 出院宣教 □ 协助办理出院手续
病情变异记录	□ 无　□ 有，原因： 1. 2.	□ 无　□ 有，原因： 1. 2.	□ 无　□ 有，原因： 1. 2.
护士签名			
医师签名			

第七章

心力衰竭临床路径释义

一、心力衰竭编码

1. 卫计委原编码：

疾病名称及编码：心力衰竭（ICD-10：I50.900A~F 及 I50.901A~D）

2. 修改编码：

疾病名称及编码：心力衰竭（ICD-10：I50）

二、临床路径检索方法

I50

三、心力衰竭临床路径标准住院流程

（一）适用对象

第一诊断为心力衰竭（ICD-10：I50.900A~F 及 I50.901A~D）。

> **释义**
>
> ■ 心力衰竭（简称心衰）是各种心脏病的严重和终末状态，心力衰竭的病因多种多样，包括冠心病、高血压病、风湿性心脏病、心肌病等，造成心脏结构和功能的异常改变，使心室收缩射血和（或）舒张充盈功能发生障碍，从而引起的一组复杂临床综合征，主要表现是活动耐量的下降（呼吸困难、疲乏）和液体潴留（肺淤血、体循环淤血及外周水肿）。
>
> ■ 根据心力衰竭发生的时间、速度、严重程度分为慢性心力衰竭和急性心力衰竭。慢性心力衰竭是指在原有慢性心脏病基础上逐渐出现心力衰竭症状、体征，是缓慢的进展过程。急性心力衰竭系因急性的严重心肌损害或突然加重的心脏负荷，使心功能正常或处于代偿期的心脏在短时间内发生衰竭或使慢性心力衰竭急剧恶化，心力衰竭症状和体征迅速发生或恶化。严重威胁生命，必须立即进行医疗干预，通常需要紧急入院。急性心力衰竭包括新发心力衰竭和慢性心力衰竭急性失代偿的患者，急性左心衰竭最常见。多数急性心力衰竭患者经急诊处理后应收入院进一步完善检查和治疗方案的制定，尤其是新发心力衰竭患者。急性心力衰竭患者经治疗后症状部分缓解，而转入慢性心力衰竭，慢性心力衰竭症状、体征稳定1个月以上称为稳定性心力衰竭。慢性稳定性心力衰竭恶化称为失代偿性心力衰竭，如失代偿突然发生则称为急性心力衰竭。
>
> ■ 本路径适用于需住院治疗的急性心力衰竭患者和慢性心力衰竭失代偿患者，也适用于拟行有创检查（冠脉造影、心肌活检）、心脏再同步化治疗（cardiac resynchronization therapy，CRT）、植入埋藏式心脏转复除颤仪（implantable cardiovertor defibrillator，ICD）的稳定性心力衰竭患者。
>
> ■ 应迅速识别表现为急性心力衰竭的患者是否存在威胁生命的临床情况或诱因

（急性冠脉综合征、高血压急症、心律失常、急性机械并发症、急性肺栓塞），并给予指南推荐的针对性治疗，应首先进入相对应的临床路径。

（二）诊断依据

根据 ICD10 标准：I50. 900A~F 及 I50. 901A~D。心力衰竭（简称心衰）是由于任何心脏结构或功能异常导致心室充盈或射血能力受损所致的一组复杂临床综合征，其主要临床表现为呼吸困难和乏力（活动耐量受限），以及液体潴留（肺淤血和外周水肿）。依据左心室射血分数（LVEF），心力衰竭可分为 LVEF 降低性心衰即收缩性心力衰竭和 LVEF 保留性心力衰竭即舒张性心力衰竭。

根据"中国心力衰竭诊断和治疗指南 2014"：

收缩性心力衰竭诊断主要依据：①LVEF≤40%；②有心力衰竭典型症状如气短、乏力、夜间咳嗽、劳力性呼吸困难、夜间阵发性呼吸困难、踝部水肿；以及典型体征如颈静脉怒张，肺部啰音、第三心音奔马律，肝颈静脉反流征阳性以及双下肢水肿等；③NT-proBNP 或 BNP 升高。

舒张性心力衰竭诊断主要依据：①LVEF≥45%，且左心室不大；②有典型心力衰竭的症状和体征；③有相关结构性心脏病存在的证据（如左心室肥厚、左心房扩大）和（或）舒张功能不全；④超声心动图检查无心瓣膜病，并可排除心包疾病、肥厚型心肌病、限制性（浸润性）心肌病等；⑤NT-proBNP 或 BNP 升高。

释义

■ 心力衰竭的诊断依据：存在心力衰竭的症状及体征，并有心脏收缩或舒张功能障碍的客观证据。慢性心力衰竭诊断流程见图 7-1，主要基于心力衰竭心衰的临床可能性（病史、体格检查和心电图）、利钠肽检测和超声心动图的评估。心力衰竭的现代治疗能有效改善心力衰竭患者的症状和预后，正确有效使用这些治疗方法的前提是对心力衰竭患者进行全面准确的诊断和临床评估，包括：①确定是否存在心力衰竭。心力衰竭的诊断依据是存在心衰的症状及体征，并有心脏收缩或舒张功能障碍的客观证据；②确定心力衰竭的病因（基础心脏病）和诱因；③评估病情的严重程度及预后；④是否存在并发症（影响患者的临床表现、病程、对治疗的反应及预后）。

■ 心力衰竭的诊断和临床评估依赖于病史、体格检查、实验室检查、心脏影像学检查和功能检查，完整准确的病史采集和全面仔细的体格检查是临床评估的基础。

■《2016ESC 急性及慢性心力衰竭诊治指南》依据 LVEF，心力衰竭可分为射血分数降低性心力衰竭（heart failure with reduced ejection fractions，HF-REF）、射血分数保留性心力衰竭（heart failure with preserved ejection fractions，HF-PEF）、射血分数处于中间范围的心力衰竭（heart failure with midrange ejection fractions，HFmrEF）（表7-1）。

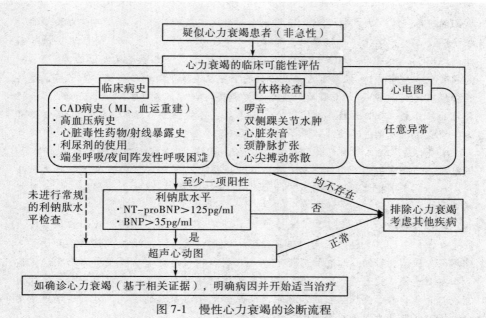

图 7-1　慢性心力衰竭的诊断流程

表 7-1　ESC 2016 心力衰竭指南关于心衰的分类及诊断标准

心力衰竭类型		射血分数降低性心力衰竭（HF-REF）	射血分数处于中间范围的心力衰竭（HFmrEF）	射血分数保留性心力衰竭（HF-PEF）
诊断标准	1	症状±体征	症状±体征	症状±体征
	2	LVEF<40%	LVEF40%~49%	LVEF≥50%
	3		1. BNP > 35pg/ml 或 NT-proBNP>125pg/ml 2. 相关心脏结构异常［左室肥厚和（或）左房扩大］或者舒张功能异常	1. BNP > 35pg/ml 或 NT-proBNP>125pg/ml 2. 相关心脏结构异常［左室肥厚和（或）左房扩大］或者舒张功能异常
描述		收缩性心力衰竭。随机的临床试验主要纳入 HF-REF 的患者，有效的治疗已得到证实	此组的临床特征、病理生理、治疗需进一步研究	舒张性心力衰竭。HF-PEF 的诊断是挑战性的，因为它需要排除患者的症状是由于非心脏疾病引起的。有效的治疗尚未明确

舒张功能异常（E/e'≥13 或平均 e'<9cm/s）

■ 心力衰竭主要表现为运动耐量降低（呼吸困难、疲乏）和水肿，最常见和最早的表现为劳力性呼吸困难，当病情加重可出现夜间阵发性呼吸困难、端坐呼吸。心力衰竭患者也可因其他心源性或非心源性疾病就诊，也有部分患者症状隐匿。病史询问时应注意：大多数心力衰竭患者除心力衰竭表现外还存在引起心力衰竭的基础疾病、各种并发症［如糖尿病、心律失常、慢性肾脏病、贫血、慢性阻塞性肺疾病（COPD）、心理和精神障碍等］以及其他心血管危险因素等（高脂血症、肥胖、高尿酸血症、高龄）。注意有无累及心脏的全身性疾病（如淀粉样变、结节病、遗传性神经肌肉疾病等）、近期病毒感染或人类免疫缺陷病毒感染史、心力衰竭或心源性猝死的家族史、心脏毒性药物使用史、吸毒史、可能影响心脏的非心脏疾病（如贫血、甲状腺功能亢进、动静脉瘘等）。

■查体除基础心脏病的体征，可有心动过速、心律失常、心脏扩大、第3心音、低血压、颈静脉充盈或怒张、肝-颈静脉回流征、肺部啰音、胸腔积液、肝大、腹水、水肿。查体时需注意评估患者生命体征、容量状态、体重、颈静脉压，水肿及严重程度、呼吸困难及严重程度。

■心力衰竭临床表现复杂，病情多变，并且心力衰竭患者的症状和体征有较大的个体差异，可以表现为不同的临床类型，这是由于心力衰竭的代偿程度和受累心室不同，代偿良好的心力衰竭患者可以无症状和体征。左心衰竭主要为肺循环淤血和心排血量降低的表现。右心力衰竭主要为体循环淤血为主的表现。全心衰竭同时有左心衰竭和右心衰竭的症状和体征，临床多见于心脏病的晚期，左心衰竭继发右心衰竭，也可见于心肌病变同时影响左右心室。

■《2016ESC 急性及慢性心力衰竭诊治指南》将心力衰竭症状体征分为典型、非典型、特异、非特异（表7-2）。在临床评估中要特别注意与容量负荷增加有关的症状体征，下肢水肿在运用利尿剂后能很快消失，而颈静脉压升高和心尖搏动位置改变更为特异。在老年、肥胖、慢性肺部疾病的患者中，对这些症状和体征进行鉴别诊断有时会比较困难。年轻的心力衰竭患者往往与老年患者存在不同的病因、临床表现、预后。患者的症状和体征是患者对治疗反应的重要监测指标和评价病情是否稳定的指标。若治疗后患者仍有持续症状，临床医师应给予患者更进一步的治疗。心力衰竭症状恶化往往提示患者病情严重，预后差，需要急诊治疗或者住院治疗，临床医师应给予尽早的处理。

表7-2　心力衰竭的症状和体征

症　状	体　征
典型症状	特异性强的体征
呼吸困难	颈静脉充盈压增高
端坐呼吸	肝颈回流征阳性
夜间阵发性呼吸困难	第3心音
活动耐力降低	心尖搏动向左或左下移位
疲乏、无力、运动后恢复时间延长	
踝部水肿	
不典型症状	特异性较弱的体征
夜间发作的咳嗽	体重增加（大于2kg/w）
喘息	体重降低（终末期心力衰竭患者）
肿胀的感觉	组织消耗（恶病质）

续　表

症　状	体　征
食欲减退	心脏杂音
意识模糊（尤其是老年人）	周围水肿（踝、骶、阴囊）
抑郁	肺部捻发音或胸腔积液
心悸	心动过速、心律不规则
头晕	呼吸过速或陈-施呼吸
晕厥	肝大、腹水
俯身呼吸困难	四肢发凉
	少尿

■ 血浆利钠肽：利钠肽主要由心室肌合成和分泌，当心室容量和压力负荷增加时，心肌受到牵张，心肌细胞内储存的 proBNP 即被释放出来，并很快分解为无活性的 N 末端 B 型利钠肽原（NT-proBNP）和有活性的 B 型利钠肽（BNP）。除心脏壁张力增加外，其他因素，如缺血、缺氧、神经激素（如血管紧张素Ⅱ）和生理因素（如随年龄增加，男性比女性更高，肾功能降低患者更高）也调控其分泌，引起血浆利钠肽升高的原因见表 7-3。NT-ProBNP 和 BNP 可用于心力衰竭诊断和鉴别诊断、危险分层、预后评价：①用于疑为心力衰竭患者的诊断和鉴别诊断。BNP<100pg/ml、NT-proBNP<300pg/ml 为排除急性心力衰竭的切点。BNP < 35pg/ml，NT-proBNP < 125pg/ml 时不支持慢性心力衰竭诊断，但其敏感性和特异性较急性心衰低。诊断急性心力衰竭时 NT-proBNP 水平应根据年龄和肾功能不全进行分层：50 岁以下的成人血浆 NT-proBNP 水平 >450pg/ml，50 岁以上血浆水平 >900pg/ml，75 岁以上应 >1800pg/ml。肾功能不全［肾小球滤过率（GFR）< 60ml/min］时应 > 1200pg/ml。②评估病情严重程度和预后：利钠肽水平升高与慢性心力衰竭纽约心脏学会（NYHA）心功能分级相关。急性心力衰竭患者 NT-proBNP>5000pg/ml 提示短期死亡率较高，NT-proBNP>1000pg/ml 提示长期死亡风险较高。

表 7-3　血浆利钠肽升高的常见原因

心脏疾病	非心血管情况
心力衰竭	年龄
急性冠脉综合征	贫血
心肌病变，包括左室肥厚	肾衰竭
心脏瓣膜病	阻塞性睡眠呼吸暂停、重症肺炎、肺高血压
心包疾病	肺栓塞
心房颤动	严重全身疾病
心肌炎	败血症
心脏手术	严重烧伤
电复律	中毒，化疗药物

（三）进入路径标准

1. 第一诊断必须符合心力衰竭疾病编码（ICD-10：I50.900A~F 及 I50.901A~D）。

2. 当患者同时具有其他疾病诊断，但在住院期间不需要特殊处理也不影响第一诊断的临床路径流程实施时，可以进入路径。

> **释义**
>
> ■ 进入路径的标准必须是明确诊断为心力衰竭的患者。
>
> ■ 当患者同时患有其他疾病，本次住院期间不需要检查和治疗，且本次入院第一诊断为心力衰竭，也可以进入路径。
>
> ■ 急性心力衰竭住院是老年患者住院的主要原因之一，伴有高死亡率和高再住院风险。应迅速识别表现为急性心力衰竭的患者是否存在威胁生命的临床情况或诱因（急性冠脉综合征、高血压急症、心律失常、急性机械并发症、急性肺栓塞），需首先积极处理原发病，给予指南推荐的针对性治疗，应优先进入相对应的临床路径（图 7-2）。

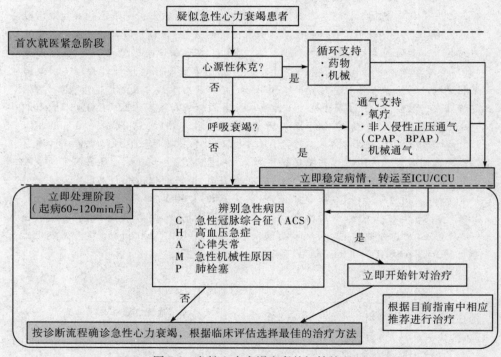

图 7-2　急性心力衰竭患者的初始处理

（四）标准住院日

标准住院日：根据病情轻重及复杂程度，平均约 10 天。

> **释义**
>
> ■ 心力衰竭患者所处的心衰发展阶段、心功能状态、严重程度、基础的心血管

疾病及其严重程度、并发症及其严重程度、既往的治疗和疗效决定了心力衰竭的病情轻重和复杂程度。

■ 因急性入院的患者，首先改善血流动力学和器官灌注；恢复氧合；缓解症状；减少心脏和肾损伤；预防血栓栓塞；尽量缩短重症监护室停留时间为2~4天。

■ 血流动力学稳定后转入普通病房后，确定病因、诱因、合并症；逐步调整治疗方案，控制症状和充血状态，优化血压；开始并根据病情逐步调整药物治疗；评估患者是否有心力衰竭非药物治疗的适应证，一般2~4天。

■ 拟行CRT或植入ICD的稳定性心力衰竭患者，完善诊断和临床评估3~4天，植入ICD或CRT术后恢复5~7天。

■ 出院前评估和患者教育，调整药物治疗，观察不良反应，进行出院评估，复查肾功能、电解质等，进行患者教育和培训，一般1~2天。

■ 总住院时间不超过10天均符合路径要求。

（五）住院期间的检查项目

1. 必须的检查项目
（1）血常规、尿常规、便常规+潜血。
（2）生化全项、血糖（空腹和餐后2小时）、糖化血红蛋白、凝血象、CRP、NT-proBNP/BNP、肌钙蛋白T/I、心肌酶谱、动脉血气分析、甲功三项、24小时尿白蛋白。
（3）胸片、心电图、心脏超声、动态心电图、动态血压。
2. 根据患者病情进行的检查项目　冠脉CT或造影、心脏磁共振、腹部超声、双下肢动、静脉超声、颈部血管超声、心肌灌注磁共振显像、负荷超声心动图或经食管超声心动图、某些特定心力衰竭患者应进行血色病或HIV的筛查，在相关人群中进行风湿性疾病、淀粉样变性、嗜铬细胞瘤的诊断性检查、心肌活检等。

> **释义**
>
> ■ 必须的检查项目为心力衰竭患者的常规检查，包括如下项目。
>
> （1）心电图：心力衰竭患者一般均有心电图异常。可提供陈旧性心肌梗死、心肌缺血、左室肥厚、心房扩大、心肌损伤、心律失常、心脏不同步等信息。有心律失常或怀疑存在无症状性心肌缺血时应行24小时动态心电图。
>
> （2）X线胸片：有呼吸困难的患者均应行胸片检查，可提供心脏扩大、肺淤血、肺水肿及肺部疾病的信息，但X线胸片正常并不能除外心力衰竭。
>
> （3）血浆利钠肽：NT-ProBNP和BNP可用于心力衰竭诊断和鉴别诊断、危险分层、预后评价。
>
> （4）超声心动图：可用于：①诊断心包、心肌或心瓣膜疾病；②定量分析：包括房室内径、心脏几何形状、心室壁厚度、室壁运动以及心包、心瓣膜和血管结构；定量心瓣膜狭窄、关闭不全程度，测量LVEF，左室舒张末期和收缩末期容量；LVEF可反映左室功能，初始评估心力衰竭或有可疑心力衰竭症状患者均应测量，不推荐常规反复检查，当临床情况发生变化、评估治疗效果、考虑器械治疗时，应重复测量。推荐采用改良Simpson法测量的左室容量及LVEF；③区别舒张功能不全和收缩功能不全，二尖瓣环舒张早期心肌速度（e'）可用于评估心肌的松弛功能，E/e'

比率则与左室充盈压有关。左室舒张功能降低的超声心动图参数包括 e' 减少（平均 e'<9cm/s）、E/e' 比率增加（>13）、E/A 异常（>2 或<1）。发现左室肥厚和左房扩大也有助于诊断左室舒张功能不全；④估测肺动脉压。

（5）心力衰竭评估实验室检查：常规包括全血细胞计数、尿液分析、血生化（钠、钾、钙、尿素氮、肌酐、转氨酶、胆红素、血清铁/总铁结合力）、空腹血糖（FPG）和糖化血红蛋白（HbA1c）、血脂谱及甲状腺功能。在病程发展中还需要重复测定电解质、肾功能等。估测肾小球滤过率（estimated glomerular filtration rate, eGFR）可用简化 MDRD 公式计算 [eGFR = 186.3 × (Scr)$^{-1.154}$ × (年龄)$^{-0.203}$ × (0.742 女性)]。

肌钙蛋白 T 和肌钙蛋白 I 是心肌细胞损伤的指标，可用于诊断心力衰竭的基础病因 [如急性冠脉综合征（acute coronary syndrome, ACS）]，亦可以对心力衰竭患者行进一步的危险分层。严重心力衰竭患者肌钙蛋白水平可能会升高，是由于心肌供氧和需氧之间的不平衡，心肌局部发生缺血损伤，肌钙蛋白水平升高的心力衰竭患者死亡风险增加。

■ 根据患者病情进行的检查项目是针对某些有特殊需要（如超声心动图结果不明确，心力衰竭的病因不明）的心力衰竭患者，包括以下几方面。

（1）冠状动脉造影：适用于①有心绞痛、心肌梗死、心搏骤停史的患者；②无创检查提示存在心肌缺血或有存活心肌。

（2）心脏磁共振（CMR）：当超声心动图检查不能做出诊断时，CMR 是最好的替代影像检查。疑诊心肌病、心脏肿瘤（或肿瘤累及心脏）或心包疾病时，CMR 有助于明确诊断，对复杂性先天性心脏病患者则是首选检查。CMR 还可用于评估心肌病变或瘢痕负荷。在检测心腔容量、心肌质量和室壁运动的准确性和可重复性方面被认为是"金标准"。

（3）核素心室造影及核素心肌灌注和（或）代谢显像核素：心室造影可准确测定左室容量、LVEF 及室壁运动。当超声心动图不能做出诊断时，可用放射性核素心室造影评估 LVEF。核素心肌灌注和（或）代谢显像可诊断心肌缺血和存活心肌，对鉴别扩张型心肌病或缺血性心肌病有一定帮助。新发心力衰竭的无症状冠心病患者，建议以核素心肌灌注和（或）代谢显像评价心肌活性和有无心肌缺血。合并冠心病的心力衰竭患者计划血运重建前建议行心肌活性评估。

（4）负荷超声心动图运动或药物负荷试验：可检出心肌缺血及其程度，并分辨确定存活心肌。对于疑为射血分数正常的心衰、静息舒张功能参数无结论的患者，也可采用舒张性心功能负荷试验，具有一定的辅助诊断价值。

（5）经食管超声心动图：适用于经胸超声显示不清而 CMR 又不可用或有禁忌证时，还可用于检查左心耳血栓，有症状心力衰竭患者慎用。

（6）心肌活检：主要用于诊断心肌炎症性或浸润性病变，如心肌淀粉样变性、结节病、巨细胞性心肌炎。

（7）其他：怀疑有肺栓塞或深静脉血栓形成时需查 D-二聚体、双下肢静脉超声。寻找心力衰竭的可能病因时，对某些患者应进行血色病、HIV 的筛查，当疑有风湿性疾病、淀粉样变性、嗜铬细胞瘤可能时，应进行相关诊断性检查。家族性心肌病（即有两位及两位以上亲属符合特发性扩张型心肌病的诊断标准）患者应建议行基因检测。

（六）治疗方案的选择

1. 一般治疗　心电血压监护，吸氧等治疗。

2. 药物治疗　①病因治疗：高血压、冠心病、糖尿病、瓣膜病、先心病等病因治疗，治疗前后负荷增加或心肌病变等病因引起的心力衰竭。②诱因治疗：抗感染、抗心律失常、控制血压，改善心肌缺血等。③适当利尿：袢利尿剂、噻嗪类利尿剂，静脉利尿剂（急性心力衰竭或慢性心力衰竭急性发作期）。④拮抗神经内分泌的过度激活：β受体阻滞剂、ACEI 或 ARB、螺内酯。⑤正性肌力药［地高辛主要用于收缩性心力衰竭和（或）房颤；静脉正性肌力药用于急性心力衰竭］。⑥静脉血管扩张剂（急性心力衰竭或慢性心力衰竭急性发作期）。⑦其他伴随疾病和合并症的治疗（如心律失常、肾病、呼吸系统疾病等）。

3. 非药物治疗　CRT 或 CRT/D；无创、有创呼吸机治疗；超滤及血液滤过治疗；机械辅助治疗。

> **释义**
>
> ■ 治疗方案的选择和治疗依据还可参考我国《2014 中国心力衰竭诊断和治疗指南》《2013ACCF/AHA 心力衰竭管理指南》《2016ESC 急性及慢性心力衰竭诊治指南》《2015 年欧洲急性心力衰竭的院前和院内管理建议》《2016ACC/AHA/HFSA 心力衰竭药物治疗更新》。
>
> ■ 持续测量心率、呼吸、血压、心律失常、血氧饱和度，监测体温、出入量、体重，急性期每日监测电解质、肾功能。静息时明显呼吸困难者应半卧位或端坐位，双腿下垂以减少回心血量，降低心脏前负荷。
>
> ■ 调整生活方式：肺淤血、体循环淤血及水肿明显者应严格限制饮水量和静脉输液速度，液体量限制在 1.5~2.0L/d，保持每天出入量负平衡约 500ml，严重肺水肿者水负平衡为 1000~2000ml/d，3~5 天后，如肺淤血、水肿明显消退，应减少水负平衡量，逐渐过渡到出入量大体平衡。在负平衡下应注意防止发生低血容量、低血钾和低血钠等情况。限钠适用于心力衰竭急性发作伴有容量负荷过重的患者，要限制钠摄入<2g/d，由于利尿剂的大量应用，不主张严格限制钠摄入；亦不主张将限钠扩大到轻度或稳定期心力衰竭患者，<5g/d 即可。宜低脂饮食，严重心力衰竭伴明显消瘦（心脏恶病质）者，应给予营养支持。戒烟、限酒，对怀疑有酒精性心肌病的患者应戒酒。
>
> ■ 吸氧：适用于低氧血症和呼吸困难明显，尤其指端血氧饱和度<90%的患者，应尽早使用，使患者 $SaO_2 \geq 95\%$（伴 COPD 者 $SaO_2 > 90\%$）。无低氧血症的患者不应常规应用，可能导致血管收缩和心输出量下降。吸氧方式：①鼻导管吸氧：低氧流量（1~2L/min）开始，若无 CO_2 潴留，可根据 SaO_2 调整氧流量达 6~8L/min。②面罩吸氧：适用于伴呼吸性碱中毒患者。必要时还可采用无创性或气管插管呼吸机辅助通气治疗，早期应用无创呼吸机可以降低气管插管的风险。
>
> ■ 目前心力衰竭的病因学没有统一的分类，各类病因之间存在重叠，许多患者往往是因为多种心血管病因和非心血管因素共同存在导致心力衰竭的发生发展，识别这些病因及病理改变是诊断的重要部分，才有可能采取某些特异性或针对性地治疗。心力衰竭大多数是由于左室心肌功能受损，也可因高血压、心包、心内膜、心瓣膜、大血管病变以及代谢异常所致。冠心病是最常见的心力衰竭原因，其次是高血压，高血压常与冠心病同时存在。随着高龄老年患者的增加，老年退行性瓣膜病在老年心力衰竭病因中的比例增加。心力衰竭的危险因素主要有高血压、糖尿病、

代谢综合征、动脉粥样硬化，及早有效治疗这些危险因素能减少心力衰竭的发生。

■去除诱发因素，各种感染（尤其上呼吸道和肺部感染）、肺栓塞、心律失常[尤其伴快速心室率的心房颤动（简称房颤）]、电解质紊乱和酸碱失衡、贫血、肾功能损害、过量摄盐、过度静脉补液，以及应用损害心肌或心功能的药物等均可引起心力衰竭恶化，应及时处理或纠正。对有睡眠呼吸暂停的患者应根据病情夜间给予连续气道正压通气治疗。

■维持内环境稳定和电解质平衡：注意补充钾，保持血钾浓度在 4.0 ~ 4.5mmol/L；防止出现低钠血症，保持血钠水平在 140 ~ 145mmol/L；长时间利尿的患者应注意补充镁。可考虑使用氯化钾、门冬氨酸钾镁等电解质补充剂纠正血钾、血镁水平。

■心力衰竭的治疗首先要区分急性和慢性心力衰竭，两者的治疗原则有显著的区别，急性心力衰竭重在缓解急性症状，稳定血流动力学，纠正组织缺氧和代谢紊乱，减低死亡风险。因此静脉利尿剂和扩血管药物是急性心力衰竭治疗的一线药物，存在心源性休克的患者应短期使用静脉正性肌力药物。慢性心力衰竭的治疗重在减少其因急性失代偿而住院，改善生活质量，降低死亡和猝死发生率，药物治疗的目的是抑制神经内分泌系统的激活和改善左室重构，ACEI（或 ARB）、β 受体阻滞剂、醛固酮受体拮抗剂是主要的长期药物。临床研究及系统评价结果显示，芪参益气滴丸等中成药也具有潜在的防止及逆转心室重构作用，与西药常规治疗联合可以降低心衰患者的再住院率和病死率，能改善患者心功能，增加 LVEF、6MWD。依据患者病情，可酌情加用改善缺血状态下心肌能量代谢的药物，如磷酸肌酸。当急性心力衰竭的血流动力学紊乱纠正后，转入慢性心力衰竭的治疗，应区分 HF-REF 和 HF-PEF。

■静脉袢利尿剂：急性心力衰竭伴肺循环和（或）体循环明显淤血以及容量负荷过重的患者，及早静脉应用袢利尿剂：如呋塞米、托拉塞米、布美他尼。

■静脉血管扩张剂：血管扩张药物降低左右心室充盈压和全身血管阻力应作为缓解症状的初始治疗，收缩压水平是评估此类药是否适宜的重要指标。收缩压 > 90mmHg 的急性心力衰竭患者可以使用，收缩压在 90 ~ 110mmHg 的患者应严密监测血压。药物如硝酸酯、硝普钠及奈西立肽等。

■正性肌力药：主要适用于持续低血压（收缩压低于 85mmHg）、心源性休克、心排出量显著降低并伴循环淤血、外周和重要脏器低灌注的患者，改善急性心力衰竭患者的血流动力学和临床症状，保证重要脏器的血液供应。常用药物包括：多巴胺、多巴酚丁胺、磷酸二酯酶抑制剂、左西孟旦，考虑到临床药品成分的稳定性和纯度，推荐用不含抗氧剂辅料（如亚硫酸氢钠、EDTA 等）的盐酸多巴胺粉针剂。洋地黄类（地高辛）能轻度增加心输出量、降低左心室充盈压和改善症状。伴快速心室率房颤患者可应用毛花苷 C 0.2 ~ 0.4mg 缓慢静脉注射，2 ~ 4h 后可再用 0.2mg。

■所有有症状的 HF-REF 患者，应推荐 ACEI（如不能耐受 ACEI 则选用 ARB）、醛固酮受体拮抗剂、β 受体阻滞剂，以改善生存率，除非有禁忌证或不能耐受。一旦 HF-REF 诊断成立，应尽早使用 ACEI 及 β 受体阻滞剂。在有淤血症状和体征的心力衰竭患者中，推荐使用利尿剂以改善症状和运动耐量。如果患者接受上述治疗后仍持续有症状，建议用血管紧张素受体脑啡肽酶抑制剂（angiotensin receptor-neprilysin inhibitor, ARNI, Entresto, LCZ696）代替 ACEI；若 β 受体阻滞剂已达到推荐剂量或最大耐受剂量，窦性心率 ≥ 70 次/分，LVEF ≤ 35%，宜考虑加用依法布雷定。

■ 目前对于慢性心衰（NYHA Ⅱ~Ⅵ级或 Killip's Ⅱ~Ⅵ级）患者，一份纳入 92 个慢性心衰临床研究，合计 7854 例患者的 meta 分析显示在西医常规治疗基础上加用参附注射液，有益于改善心衰患者的心功能，提高临床总有效率、改善患者的心率，并可减少患者的病死率。多项 meta 分析显示注射用益气复脉（冻干）联合西药常规可提高心力衰竭治疗总有效率。在心衰急性加重时联用注射用益气复脉（冻干）可以明显提高患者临床综合疗效，改善心功能。

■ 目前对于射血分数保留性心力衰竭，主要是针对患者的基础心脏疾病进行综合治疗，应用利尿剂缓解容量负荷过重 HF-PEF 的症状，控制血压，改善心脏缺血，改善左室重构、治疗房颤等，从而改善症状，避免心力衰竭进行性加重。既往多个 HF-PEF 领域的大规模临床研究都未能获得成功。

■ 在急性心力衰竭的早期阶段，如果患者发生心源性休克或呼吸衰竭，需尽早提供循环支持和（或）通气支持。有创呼吸机治疗、超滤及血液滤过治疗适用于重度心力衰竭患者，对使用优化的药物和器械治疗后仍处于终末期心力衰竭的患者在等待心脏移植的过程中可植入心脏辅助装置。

■ 心脏再同步化治疗（CRT）能改善心脏功能和症状，降低死亡率，是近年来心力衰竭治疗的重要进展之一。对于心力衰竭伴心室失同步的患者，这种治疗可以改善患者的心脏收缩功能，提高运动耐量以及生活质量，同时逆转左室重构，改善患者预后。

■ ICD 具有起搏、抗心动过速、低能量电转复和高能量电除颤作用，自 20 世纪 80 年代 ICD 问世后，它对心脏性猝死（SCD）的预防产生了深远的影响。恶性室性心律失常（室速、室颤）是发生心脏性猝死最常见的机制。中度心力衰竭患者逾半数以上死于严重室性心律失常所致的心脏性猝死。大规模临床研究均证实，不论是一级预防还是二级预防，ICD 疗效明显优于抗心律失常药物，ICD 能有效降低高危患者的 SCD 发生率和总死亡率，成为预防 SCD 的首选策略。

■ 失代偿期需卧床休息，多做被动运动以预防深部静脉血栓形成。临床情况改善后在不引起症状的情况下，鼓励体力活动，以防止肌肉萎缩。

■ 抑郁、焦虑和孤独在心衰恶化中发挥重要作用，也是心力衰竭患者死亡的重要预后因素。综合性情感干预包括心理疏导，必要时酌情应用抗焦虑或抗抑郁药物。

（七）预防性抗菌药物选择与使用时机

无需预防使用抗生素。

> **释义**
>
> ■ 各种感染（尤其上呼吸道和肺部感染）是心力衰竭恶化的主要诱因，应及时处理。
>
> ■ 存在心脏瓣膜基础病变的患者是感染性心内膜炎的高危人群，按照目前 2015 中国成人感染性心内膜炎预防、诊断和治疗专家共识进行预防，对高危人群如各种心脏瓣膜病、先天性心脏病、梗阻性肥厚型心肌病，长期服用糖皮质激素治疗者，注射毒品的吸毒者，在做有创医疗检查和操作时需预防性应用抗生素。

■ 无明确感染证据时，不应预防性使用抗生素。

（八）手术日

在患者病情稳定后根据患者情况，具有适应证的患者可以考虑 CRT 或者 CRTD 治疗；需要明确病因的患者可以考虑行冠状动脉造影术或心肌活检。

释义

■《中国心力衰竭诊断和治疗指南 2014》中推荐的 ICD 适应证如下。①二级预防：慢性心力衰竭伴低 LVEF，曾有心脏停搏、心室颤动（室颤）或室性心动过速（室速）伴血流动力学不稳定（Ⅰ类，A 级）。②一级预防：LVEF≤35%，长期优化药物治疗后（至少 3 个月以上）NYHA Ⅱ或Ⅲ级，预期生存期超过 1 年，且状态良好。①缺血性心力衰竭：AMI 后至少 40 天，ICD 可减少心脏性猝死和总死亡率（Ⅰ类，A 级）；②非缺血性心力衰竭：ICD 可减少心脏性猝死和总死亡率（Ⅰ类，B 级）。

■ ICD 植入后仍然需应用 β 受体阻滞剂或胺碘酮等抗心律失常药物及其他治疗心脏原发病的药物，一方面可以减少室速、室颤的发作，另一方面可使室速的频率减慢或使室颤变为室速，从而减少放电次数，并充分发挥 ICD 的抗心动过速起搏作用。

■ 2016 欧洲心力衰竭指南对 CRT 适应证进行了修改，包括：①推荐在进行优化药物治疗后（至少 3 个月），仍有症状且 LVEF≤35%，窦性心律，QRS 波群宽度≥130ms 且呈左束支传导阻滞形态的心力衰竭患者中植入 CRT（Ⅰ类推荐）。②对于射血分数降低性心力衰竭患者，无论 NYHA 分级如何，若存在心室起搏适应证和高度房室传导阻滞，推荐 CRT 而不是右心室起搏（包括房颤患者）（Ⅰ类推荐）。③窦性心律、非 LBBB 图形 QRS 波时限≥150ms、LVEF≤35%、有症状的患者可考虑植入 CRT（Ⅱa，B）。④LVEF≤35%，QRS 波群宽度≥130ms，NYHA Ⅲ级或Ⅳa 级患者可考虑植入 CRT，如果是房颤患者，应采取相应的措施保证双心室起搏或者预期患者将恢复窦律（Ⅱa，B）。⑤QRS 波群宽度<130ms 是植入 CRT 的禁忌证。

■ CRT 应严格掌握适应证，选择适当治疗人群，特别是有效药物治疗后仍有症状的患者。要选择理想的左心室电极导线置入部位，通常为左心室侧后壁。术后优化起搏参数，包括 AV 间期和 VV 间期的优化。尽量维持窦性心律及降低心率，尽可能实现 100% 双心室起搏。术后继续规范化药物治疗。

■ 冠脉造影检查适用于有心绞痛、心肌梗死或心脏停搏史的患者，或者无创检查提示存在心肌缺血或有存活心肌者。对合并冠心病者，应给予冠心病的二级预防，对于规范药物治疗仍存在心绞痛或可证实的心肌缺血的冠心病患者应行冠脉血运重建，以防止心肌缺血发作及其诱发的心力衰竭急性加重。

（九）术后恢复

进行 CRT 或者 CRTD 治疗的患者术后根据病情监护 3~7 天，行冠脉造影或心肌活检的患者术后观察 24 小时。

> **释义**
>
> ■ 术后应心电监测，密切观察生命体征及伤口出血情况。因 CRT 或 ICD 体积稍大，故手术创伤较普通起搏器为著，术后需密切监护 3~7 天，注意起搏器囊袋出血情况，并在术后回病房后、术后 1~3 天每天复查心电图。在出院前择期复查 CRT 或 ICD 功能。
>
> ■ 对于术中出现低血压、心律失常的患者应住重症监护病房，警惕心肌损伤、心包填塞、气胸、血气胸等并发症，早期发现植入器械感染或电极脱位、半脱位的情况。

（十）出院标准

病情稳定：生命体征平稳、无典型心力衰竭症状和体征、恶性心律失常得以控制、停用静脉用药。

> **释义**
>
> ■ 急性心力衰竭患者出院标准：①症状缓解，可平卧；②血流动力学稳定；③血容量正常，胸片显示肺水肿、肺淤血征象明显改善或正常；④心力衰竭的病因和诱因得到有效控制；⑤给予指南推荐的口服药物，如 HF-REF 患者是否给予可以改善预后的药物，即 ACEI、β 受体阻滞剂、醛固酮受体拮抗剂；⑥肾功能稳定至少有 24 小时。
>
> ■ 住院期间手术患者手术部位愈合好、无明显出血、血肿、感染，无其他需要继续住院治疗的并发症。
>
> ■ 出院前对患者及家属进行心力衰竭相关教育，使其出院后顺利过渡到家庭护理。强调坚持用药的重要性，为患者提供具体的门诊随访计划安排、自我管理建议。

（十一）变异及原因分析

> **释义**
>
> ■ 变异是指入选临床路径的患者未能按路径流程完成医疗行为或未达到预期的医疗质量控制目标。医师认可的变异原因主要指患者入选路径后，医师在检查及治疗过程中发现患者存在一些事前未预知的对本路径治疗可能产生影响的情况，或者患者存在需要中止执行路径或者延长治疗时间、增加治疗费用的临床情况。主管医师应对变异原因进行分析，并在临床路径的表单中明确说明。
>
> ■ 按路径流程完成诊治，但发现患者存在一些非预期结果，可能需要后续进一步处理，导致必须中止路径或需要转入其他路径进行治疗等，常见如下：①心力衰竭的病因为严重的冠脉病变且需要血运重建者，转外科行冠状动脉旁路移植术或者需进一步行冠脉介入治疗。②心力衰竭的病因为心脏瓣膜病变且需外科手术治疗者，转外科行手术治疗。③心力衰竭与快速性心律失常相关，考虑心动过速性心肌病可能，拟行射频消融治疗。④心力衰竭是由于其他系统疾病影响心脏（如甲状腺功能亢进、多发性骨髓瘤、结节病、心脏肿瘤），需要转其他科治疗。⑤心力衰竭是由于急性冠脉综合征、急性机械并发症、急性肺栓塞、急性肾衰、感染性心内膜炎，需要转入其他路径进行治疗。⑥拟行心脏移植术。

■ 按路径流程完成治疗，但超出了路径规定的时限，实际住院日超出标准住院日要求，常见延长治疗时间、增加治疗费用的临床情况如下：①如治疗后患者出现心衰加重、血流动力学不稳定、心脏骤停、恶性心律失常、合并肺部感染、胆系感染、肾功能恶化、消化道出血等，无法按路径要求期限出院。②因心力衰竭血流动力学不稳定或合并基础疾病较多，未能在规定的手术日时间限定内实施手术等。③行 CRT/CRTD/ICD 植入术、冠脉造影、心肌活检后出现严重并发症，延长住院时间，甚至转入 CCU 或者转入外科治疗。CRT/CRTD/ICD 植入术的常见并发症为心脏压塞（心包填塞）、气胸、血气胸、电极脱位、局部出血、感染、膈肌刺激等。④终末期心力衰竭患者治疗效果差，病情易反复，常导致住院时间延长。⑤患者为终末期心力衰竭，尽管给予最优化的常规治疗，患者仍然在静息或最少活动状态下即出现心力衰竭症状，难于出院或者发生院内死亡。

■ 因患者方面的主观原因导致执行路径出现变异，也需要医师在表单中予以说明。

四、心力衰竭临床路径给药方案

《2016 欧洲急性和慢性心力衰竭诊断和治疗指南》对急性心力衰竭早期管理流程（图 7-3）和慢性 HF-REF 的治疗流程（图 7-4）进行了优化，直观、可操作性强。慢性 HF-PEF 临床

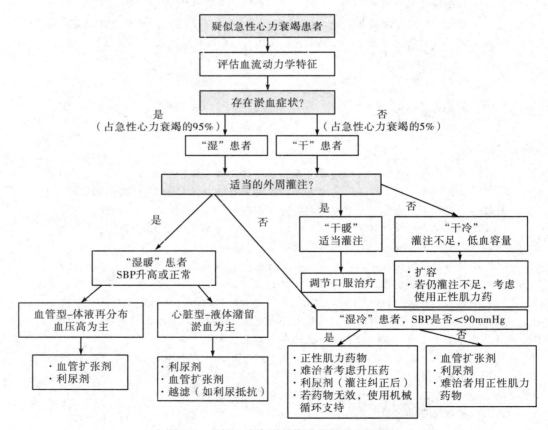

图 7-3　急性心力衰竭早期阶段的处理流程

路径给药方案见图 7-5。

【用药选择】

常见急性心力衰竭药物治疗推荐级别如表 7-4 所示。常见慢性 HF-REF 药物治疗推荐级别如表 7-5 所示。对慢性 HF-REF 患者进行指南导向的规范化药物治疗（guideline-directed medical therapy，GDMT）能改善心力衰竭患者预后，降低死亡率，在随机临床试验中已经证实的获益幅度见表 7-6。射血分数下降的心力衰竭患者出现失代偿和心力衰竭恶化，如无血流动力学不稳定或禁忌证，可继续原有的优化药物治疗方案，如在 HF-REF 患者中应用 ACEI/ARB、β 受体阻滞剂及醛固酮受体拮抗剂，但血流动力学不稳定（SBP<85mmHg；心率<50 次/分），血钾>5.5mmol/L 或严重肾功能不全时应停用。应根据病情进行调整或停药（表 7-7）。β 受体阻滞剂在急性心力衰竭患者中可继续使用，但存在心源性休克时停用。对于新发心力衰竭患者，在血流动力学稳定后，应及时启动慢性心力衰竭的治疗，逐步调整治疗方案，控制症状和充血状态，给予能改善心衰预后的药物，HF-PEF 患者的长期用药推荐如下。

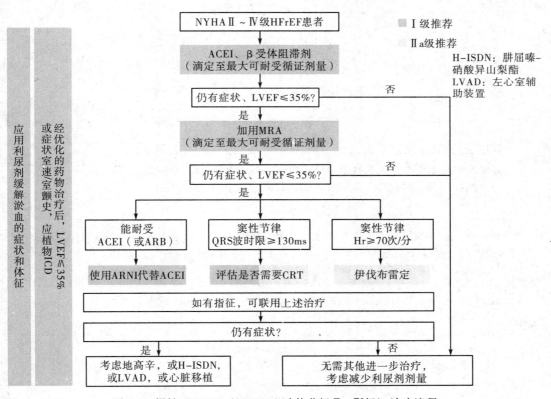

图 7-4　慢性 HF-REF（NYHA 心功能分级 Ⅱ ~ Ⅳ级）治疗流程

注：ACEI：血管紧张素转化酶抑制剂；ARB：血管紧张素受体拮抗剂；LVEF：左室射血分数；MRA：醛固酮受体拮抗剂；HF-REF：射血分数降低性心力衰竭；NYHA：纽约心脏学会。强调治疗药物应达靶剂量，以使患者最大获益。

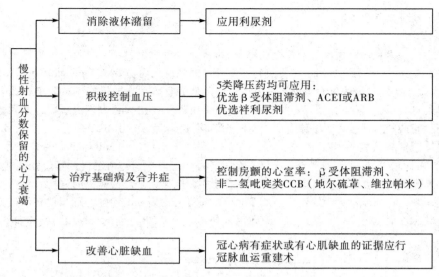

图 7-5　慢性 HF-PEF 临床路径给药方案

表 7-4　急性心力衰竭药物治疗推荐级别

推　荐	推荐类别	证据水平
利尿剂		
由体液负荷过重的症状/体征确诊为 AHF 的所有患者，为改善症状，推荐静脉注射袢利尿剂。使用静脉利尿剂期间，建议定期监测症状、尿量、肾功能和电解质	I	C
新发 AHF 患者或未服用口服利尿剂的慢性、失代偿性 HF 患者，推荐静脉注射呋塞米（或等效药物），初始剂量为 20~40mg；慢性利尿剂治疗的患者，初始静脉注射剂量至少应与口服剂量相当	I	B
利尿剂采用间歇性静脉注射或连续输注给药，并根据患者的症状和临床状态调整用药剂量和持续时间	I	B
顽固性水肿或症状反应不足的患者应考虑联用袢利尿剂和噻嗪类利尿剂或螺内酯类利尿剂	IIb	C
血管扩张剂		
对于没有症状性低血压的急性心衰患者 SBP>90mmHg 推荐静脉应用血管扩张剂减轻症状。在静脉滴和静注期间，应当频繁检测症状和血压	IIb	B
高血压性 AHF 患者，为缓解症状和减少充血，应将静脉注射血管扩张剂作为初始治疗方案	IIb	B

续 表

推 荐	推荐类别	证据水平
正性肌力药物：多巴酚丁胺、多巴胺、左西孟旦、磷酸二酯酶Ⅲ（PDEⅢ）抑制剂		
低血压（SBP<90mmHg）患者和（或）血液灌注充分的情况下出现低灌注症状/体征的患者，为增加心输出量、升高血压、改善外周灌注和维护终末器官功能，应考虑短期静脉输注正性肌力药物	Ⅱb	C
如果β受体阻滞剂被认为是导致低血压继发灌注不足的原因，应考虑静脉输注左西孟旦或PDEⅢ抑制剂，扭转β受体阻滞剂效应	Ⅱb	C
基于安全性考虑，不建议使用正性肌力药物，除非患者出现症状性低血压或灌注不足	Ⅲ	A

表7-5 慢性HF-REF心力衰竭药物治疗推荐级别

药 物	推 荐	推荐类别	证据水平
ACEI	所有慢性HF-REF患者均必须使用，且需终身使用，除非有禁忌证或不能耐受	Ⅰ	A
β受体阻滞剂	所有慢性HF-REF，病情相对稳定，以及结构性心脏病且LVEF≤40%者，均必须应用，且需终身使用，除非有禁忌证或不能耐受	Ⅰ	A
醛固酮受体拮抗剂	所有已用ACEI（或ARB）和β受体阻滞剂，仍持续有症状（NYHA心功能分级Ⅱ~Ⅳ级）且LVEF≤35%的患者	Ⅰ	A
	AMI后、LVEF≤40%，有心力衰竭症状或既往有糖尿病史	Ⅰ	B
血管紧张素受体脑啡肽酶抑制剂	经规范的ACEI、β受体阻滞剂、醛固酮受体拮抗剂后仍持续有症状的患者，建议用ARNI代替ACEI	Ⅰ	B
ARB	LVEF≤40%、不能耐受ACEI的患者	Ⅰ	A
	LVEF≤40%、尽管用了ACEI和β受体阻滞剂仍有症状，如不能耐受醛固酮受体拮抗剂，可改用ARB	Ⅱb	A
利尿剂	有液体潴留证据的患者均应给予利尿剂，且应在出现水钠潴留的早期应用	Ⅰ	C
地高辛	已应用ACEI（或ARB）、β受体阻滞剂、醛固酮受体拮抗剂和利尿剂治疗，仍持续有症状、LVEF≤45%的患者，尤其适用于心力衰竭合并快速性房颤者	Ⅱa	B
	窦性心律、LVEF≤45%、不能耐受β受体阻滞剂的患者	Ⅱb	B
伊伐布雷定	窦性心律，LVEF≤35%，已使用ACEI（或ARB）和醛固酮受体拮抗剂治疗的患者，如β受体阻滞剂已达到最大耐受剂量、心率≥70次/分，且持续有症状（NYHA心功能分级Ⅱ~Ⅳ级）	Ⅱa	B
	如不能耐受β受体阻滞剂、心率≥70次/分，也可考虑使用	Ⅱa	C

注：HF-REF：射血分数降低性心衰；ACEI：血管紧张素转化酶抑制剂；ARB：血管紧张素拮抗剂；LVEF：左室射血分数；NYHA：纽约心脏学会

表 7-6　HF-REF 药物治疗在随机临床试验中的获益幅度

药物	死亡率相对危险降低（%）	死亡率降低的 NNT（标化至 36 个月）	心力衰竭住院相对危险降低（%）
ACEI/ARB	17	26	31
β 受体阻滞剂	34	9	41
醛固酮受体拮抗剂	30	6	35

NNT：为降低 1 例死亡所需治疗的患者例数

表 7-7　急性心力衰竭患者口服药物治疗管理

	血压正常/高血压	低血压		心率低		血钾		肾损害	
		85~100 mmHg	<85 mmHg	<60 ≥50 次/分	<50 次/分	≤3.5 mmol/L	>5.5 mmol/L	Cr<2.5, eGFR>30	Cr>2.5, eGFR<30
ACEI/ARB	复查/加量	减量/停药	停药	不变	不变	复查/加量	停药	复查	停药
β 受体阻滞剂	不变	减量/停药	停药	减量	停药	不变	不变	不变	不变
MRA	不变	不变	停药	减量	不变	复查/加量	停药	减量	停药
利尿剂	加量	减量	停药	减量	不变	复查/不变	复查/加量	不变	复查
其他血管扩张剂（硝酸酯类）	加量	减量/停药	停药	减量	不变	不变	不变	不变	不变
其他减慢心率药物（胺碘酮、CCB、伊伐布雷定）	复查	减量/停药	停药	减量/停药	停药	复查/停药（*）	不变	不变	不变

注：CCB，钙拮抗剂；Cr，血肌酐水平（mg/dl）；eGFR，估算肾小球滤过率 ml/（min·1.73m^2）；MRA，盐皮质激素受体拮抗剂；（*）胺碘酮

1. **利尿剂**　利尿剂促进尿钠的排泄，消除水钠潴留，有效缓解心衰患者的呼吸困难及水肿，改善心功能和运动耐量。利尿剂是唯一能充分控制和有效消除液体潴留的药物。恰当使用利尿剂是其他治疗心力衰竭药物取得成功的关键和基础。利尿剂剂量不足造成液体潴留，会降低对 ACEI 的反应，增加使用 β 受体阻滞剂的风险。另一方面，不恰当的大剂量使用利尿剂则会导致血容量不足，发生低血压、肾功能不全和电解质紊乱。

袢利尿剂适用于大部分心力衰竭患者，特别适用于有明显液体潴留或伴肾功能受损的患者，包括呋塞米、托拉塞米、布美他尼。40mg 呋塞米、1mg 托拉塞米、10mg 布美他尼利尿效果

相当。临床最常用的利尿剂是呋塞米，其剂量与效应呈线性关系，托拉塞米、布美他尼由于口服生物利用度更高，对有些患者利尿效果更好。噻嗪类利尿剂作用减弱，在顽固性水肿患者中（呋塞米每日用量超过 80mg）可与袢利尿剂联用。

新型利尿剂托伐普坦是血管加压素 V_2 受体拮抗剂，具有仅排水不利钠的作用，对于伴顽固性水肿或低钠血症者疗效更显著。推荐用于常规利尿剂治疗效果不佳、有低钠血症或有肾功能损害倾向患者。其不良反应主要为高钠血症。

2. ACEI　ACEI 是第一类证实能降低心力衰竭患者死亡率的药物，是治疗心力衰竭的基石，也是唯一心力衰竭 A、B、C、D 四个阶段都推荐应用的药物。ACEI 逆转心室重构主要通过以下机制：①降低心室前、后负荷；②抑制 Ang Ⅱ 的增生作用和交感神经活性；③抑制醛固酮诱导的心脏肥厚、间质和血管周围纤维化；④预防压力负荷过重引起的心肌细胞凋亡；⑤逆转心脏肥厚，改善舒张功能。随机临床试验证实 ACEI 对慢性 HF-REF 患者产生有益的临床作用：①降低总死亡率；②降低因心力衰竭再入院率；③改善左室功能，提高 LVEF；④缓解临床症状，提高运动耐量；⑤降低心力衰竭的发病率；⑥无症状的左室收缩功能降低的患者同样获益于 ACEI 治疗；⑦能与其他慢性 HF-REF 治疗药物如利尿剂、β 受体阻滞剂联用发挥协同作用。

3. β 受体阻滞剂　β 受体阻滞剂治疗可恢复心脏 $β_1$ 受体的正常功能。长期应用（>3 个月时）可改善心功能，提高 LVEF；治疗 4~12 个月，还能降低心室肌重量和容量、改善心室形状，延缓或逆转心肌重构。20 多项安慰剂随机对照试验，纳入的患者均有收缩功能障碍（LVEF<35%~45%）、NYHA 分级主要为 Ⅱ 或 Ⅲ 级，也包括病情稳定的 Ⅳ 级和心肌梗死后心力衰竭患者，结果显示，长期应用 β 受体阻滞剂：①可明显改善心力衰竭患者的预后，降低死亡率和住院率。②显著降低猝死率。③改善左室功能和 LVEF。④缓解症状，改善临床情况。

4. 醛固酮受体拮抗剂　醛固酮受体拮抗剂具有防止心肌纤维化与心室重塑、抗心律失常作用，从而达到降低慢性心力衰竭患者病死率的心血管保护作用。目前上市的醛固酮受体拮抗剂只有螺内酯和依普利酮两种药，但我国目前暂缺依普利酮。RALES 研究证实在 NYHA 心功能分级 Ⅲ~Ⅳ，LVEF<35% 的慢性心力衰竭患者，在标准心力衰竭治疗基础上加用螺内酯可降低死亡风险 30%。心力衰竭住院（2 年）风险降低 35%。EPHESUS 研究证实，急性心肌梗死 3~14 天以内、NYHA 心功能分级 Ⅲ~Ⅳ、LVEF≤40% 的患者，依普利酮使全因死亡率相对危险度降低 15%，心源性猝死降低 21%，心血管死亡率和因心力衰竭再住院率降低 13%。亚组分析结果提示在 AMI 后 3~7 天内早期应用依普利酮的临床获益更大。EMPHA-SIS-HF 研究纳入≥55 岁 NYHA 心功能分级 Ⅱ 级的慢性收缩性心力衰竭患者，LVEF≤30%（或 LVEF≤35% 且 QRS 时限>130 ms）。研究结果提示，依普利酮显著降低心血管死亡或因心力衰竭住院率（27%）、全因死亡率（24%）及再住院率（23%）。

5. ARB　ARB 在血流动力学方面的作用与 ACEI 类似，可以降低肺毛细血管楔压及平均肺动脉压，降低全身血管阻力，降低前负荷和增加心排出量。常用的 ARB 包括坎地沙坦、缬沙坦、氯沙坦、厄贝沙坦等。应用 ARB 治疗慢性心力衰竭的临床试验，证实在未使用 ACEI 治疗的慢性心力衰竭患者中，其中包括不能耐受 ACEI 的患者，ARB 在降低心力衰竭死亡率和发病率方面与 ACEI 同样有效。各种 ARB 耐受性良好，其中坎地沙坦、缬沙坦、氯沙坦证实有效降低死亡率和病残率的相关证据最为充分。HEAAL 研究显示氯沙坦大剂量（150 mg）降低住院危险性的作用优于小剂量（50mg）。目前认为慢性 HF-REF 患者治疗首选 ACEI，当患者不能耐受 ACEI 时，可用 ARB 代替。

6. 洋地黄　洋地黄类药物是 Na^+/K^+-ATP 酶抑制剂，其作用机制：①抑制衰竭心肌细胞膜 Na^+/K^+-ATP 酶，使细胞内 Na^+ 水平升高，促进 Na^+-Ca^{2+} 交换，提高细胞内 Ca^{2+} 水平，发挥正性肌力作用；②抑制副交感传入神经的 Na^+/K^+-ATP 酶，增强副交感神经活性，降低交感神经的兴奋性，使房室传导减慢，减慢房颤患者的心室率；③抑制肾脏的 Na^+/K^+-ATP 酶，使肾脏分泌肾素减少。目前认为其有益作用可能是通过抑制神经内分泌系统的过度激活，发挥治疗心力衰竭的作用。

地高辛是唯一不增加慢性心力衰竭患者远期死亡率的口服正性肌力药，早期的一些临床试验（PROVED 和 RADIANCE 试验）结果显示，轻、中度心力衰竭患者均能从地高辛治疗中获益，停用地高辛可导致血流动力学和临床症状的恶化，活动耐力下降。地高辛研究组对 6800 例有心衰症状且 LVEF<45% 的患者进行平均 37 个月的随访，在应用利尿剂和 ACEI 基础上加用地高辛，平均 0.25mg/d，结果显示地高辛不能降低心力衰竭患者的死亡率，但可降低由于心力衰竭恶化所致的住院风险。

7. ARNI　ARNI 包括 ARB 和内啡肽酶抑制剂，脑啡肽酶是一种中性内肽酶，降解几种内源性血管活性肽，包括利钠肽、缓激肽和肾上腺髓质素。ARNI 抑制脑啡肽酶可升高这些物质的水平，对抗神经内分泌过度激活导致的血管收缩、钠潴留和心脏重构。PARADIGM-HF 研究显示，LCZ696 在 HF-REF 患者中的疗效显著优于依那普利。与依那普利相比，LCZ696 使心血管死亡风险降低 20%，使心力衰竭住院风险降低 21%，使全因死亡风险降低 16%，心力衰竭症状和体力受限也改善。LCZ696 组与依那普利组相比，低血压和非严重性血管性水肿比例较高，但是肾脏损害、高钾血症和咳嗽的比例较低。

8. 伊伐布雷定　伊伐布雷定是心脏窦房结起搏电流（If）的一种选择性特异性抑制剂，以剂量依赖性方式抑制 If 电流，降低窦房结发放冲动的频率，减慢心率，而对心内传导、心肌收缩力或心室复极化无影响。SHIFT 研究纳入了 6588 例 NYHA 心功能分级 Ⅱ～Ⅳ级、窦性心律 ≥70 次/分、LVEF≤35% 的心力衰竭患者，基础治疗为 ACEI（或 ARB）、β 受体阻滞剂和醛固酮受体拮抗剂。伊伐布雷定组使心血管死亡和心力衰竭恶化住院的相对风险降低 18%，患者左室功能和生活质量均显著改善。

9. 其他药物　在慢性心力衰竭的治疗中并无证据支持应用直接作用的血管扩张剂或 α 受体阻滞剂。硝酸酯类药物常被用以缓解心绞痛或呼吸困难的症状，但治疗慢性心力衰竭，尚缺乏证据。硝酸酯类药物和肼屈嗪联用可能对非洲裔美国人有益（A-HeFT 试验），这两种药物在中国慢性心衰患者中是否同样可以获益，尚无研究证据。

基础研究提示心肌细胞能量代谢障碍在心力衰竭的发生和发展中可能发挥了一定的作用。改善心肌能量代谢状态的药物种类不少，如曲美他嗪、左卡尼汀、辅酶 Q10，也不断地进行了有益的探索，但缺少大样本的前瞻性研究。曲美他嗪在近几年国内外更新的冠心病指南中均获得推荐，故心力衰竭伴冠心病是可以应用的。

慢性心力衰竭患者出现血栓栓塞事件发生率较低，每年 1%～3%，一般无须做常规抗凝或抗血小板治疗。心力衰竭患者伴冠心病、房颤、肺栓塞、深静脉血栓形成，或者存在血栓栓塞的高危因素时，则应视相应临床情况应用抗血小板和（或）抗凝药物，应用方法参见相关的指南。

中医药治疗心力衰竭临床应用广泛，《慢性心力衰竭中西医结合诊疗专家共识》建议，在西医治疗基础上配合中医药治疗，如芪参益气滴丸等，可改善慢性心衰患者临床症状和生活质量，维持心功能，减少再住院率，更好地实现慢性心衰的全面管理；西药常规联用注射用益气复脉（冻干）也可提高临床疗效，在心衰急性加重期、难治性终末期心衰治疗时可以提高临床综合疗效，改善心功能。

【药学提示】

（一）慢性 HF-REF 的药物治疗

1. 利尿剂

（1）适应证：有液体潴留证据的所有心力衰竭患者均应给予利尿剂。

（2）禁忌证：①从无液体潴留的症状及体征；②痛风是噻嗪类利尿剂的禁忌证；③已知对某

种利尿剂过敏或存在不良反应。

（3）应用方法：从小剂量开始，逐渐增加剂量至尿量增加，根据淤血症状和体征、血压、肾功能调整剂量，体重每日减轻 0.5~1.0kg 为宜。一旦症状缓解、病情控制，即以最小有效剂量长期维持预防再次液体潴留，并根据液体潴留的情况随时调整剂量。每日体重变化是最可靠的监测利尿剂效果和调整利尿剂剂量的指标。常用利尿剂剂量如表 7-8 所示。

表 7-8　慢性 HF-REF 常用利尿剂剂量

药　物	起始剂量	每日常用剂量	每日最大剂量
呋塞米	20~40mg，每日 1 次	20~80mg	120~160mg
布美他尼	0.5~1.0mg，每日 1 次	1~4mg	6~8mg
托拉塞米	10mg，每日 1 次	10~40mg	100mg
氢氯噻嗪	12.5~25mg，每日 1~2 次	25~50mg	100mg
吲达帕胺	2.5mg，每日 1 次	2.5~5mg	5mg
阿米洛利	2.5mg[a]/5mg[b]，每日 1 次	5~10mg[a]/10~20mg[b]	20mg
氨苯蝶啶	25mg[a]/50mg[b]，每日 1 次	100mg[a]/200mg[b]	200mg
托伐普坦	7.5~15mg，每日 1 次	7.5~30mg	60mg

注：[a]：与 ACEI 或 ARB 联用时剂量；[b]：不与 ACEI 或 ARB 联用时剂量

（4）不良反应：①电解质丢失：利尿剂导致的低钾、低镁血症是心力衰竭患者发生严重心律失常的常见原因。②低血压：在开始利尿剂治疗或增加剂量时易发生。出现低血压（SP<90mmHg）时，应区分容量不足和心力衰竭恶化。③肾功能恶化：利尿剂治疗中可出现肾功能损害，可能原因包括：利尿剂不良反应，如联合使用袢利尿剂和噻嗪类利尿剂者应停止噻嗪类利尿剂；心力衰竭恶化；容量不足；某些肾毒性药物。④高尿酸血症：对于高尿酸血症患者可考虑改用袢利尿剂或加用降尿酸药。痛风发作时可用秋水仙碱，避免用非甾体消炎药。

2. ACEI

（1）适应证：①所有 LVEF 下降的心力衰竭患者必须且终身使用，除非有禁忌证或不能耐受。②心力衰竭高发危险人群（阶段 A），应考虑使用 ACEI 预防心力衰竭。

（2）禁忌证：①使用 ACEI 曾发生血管神经性水肿（导致喉头水肿）；②严重肾衰竭（未行替代治疗）；③双侧肾动脉狭窄；④妊娠期女性。以下情况须慎用：①血肌酐>265.2μmol/L（3mg/dl）；②血钾>5.5mmol/L；③症状性低血压（收缩压<90mmHg）；④左室流出道梗阻（如主动脉瓣狭窄、肥厚型梗阻性心肌病）。

（3）应用方法：应尽早开始使用，从小剂量开始，逐渐递增，直至达到目标剂量，一般每隔 2 周剂量倍增 1 次。住院患者在严密监测下可更快上调，滴定剂量及过程需个体化，常用 ACEI 剂量见表 7-9。调整至合适剂量应终身维持使用，ACEI 突然停药会导致临床恶化。应监测血压，在开始治疗后 1~2 周检查血钾和肾功能，并定期每月复查生化，尤其是低血压、低钠血症、糖尿病、氮质血症、补钾治疗的患者。目前已有证据表明，ACEI 治疗慢性收缩性心衰是一类药物的效应。在已完成的临床试验中几种不同的 ACEI 并未显示对心衰的存活率和症状的改善有所不同。在临床试验，ACEI 剂量不是由患者的治疗反应决定，而是增加至预定的目标剂量。在临床实践中可根据每例患者的具体情况，临床医师应试图使用在临床试验中被证明可以减少的心血管事件的目标剂量，如不能耐受，也可应用中等剂量或患者能够耐受的最大剂量。

表 7-9　慢性 HF-REF 常用 ACEI 剂量

药　　物	起始剂量	目标剂量
卡托普利	6.25mg，每日 3 次	50mg，每日 3 次
依那普利	2.5mg，每日 2 次	10mg，每日 2 次
福辛普利	5mg，每日 1 次	20~30mg，每日 1 次
赖诺普利	2.5~5mg，每日 1 次	20~30mg，每日 1 次
培垛普利	2mg，每日 1 次	4~8mg，每日 1 次
喹那普利	5mg，每日 2 次	20mg，每日 2 次
雷米普利	1.25~2.5mg，每日 1 次	10mg，每日 1 次
贝那普利	2.5mg，每日 1 次	10~20mg，每日 1 次

（4）不良反应：①肾功能恶化：心力衰竭患者常合并肾功能不全，当肾脏灌注减少时，GFR 依赖于 Ang II 介导的出球小动脉收缩，使用 ACEI 后可引起肾灌注下降使肾功能恶化，特别是重度心力衰竭（NYHA 心功能分级 IV 级）、低钠血症者。起始治疗后 1~2 周内应监测肾功能，并定期复查。ACEI 治疗初期肌酐水平可有一定程度的增高，如肌酐水平增高 <30%，不需特殊处理，但应加强监测；如肌酐水平增高 >30%，应减量，如仍继续升高，应停用。肌酐水平增高 >100% 或 >310μmol/L（3.5mg/dl）[或 eGFR<20ml/（min·1.73m^2）]，ACEI/ARB 应停用。②高血钾：肾功能恶化、补钾、联用保钾利尿剂、合并糖尿病患者易发生高钾血症。用药后 1 周应复查血钾，并定期监测，如血钾 >5.5mmol/L，应停用 ACEI。ACEI 与醛固酮受体拮抗剂时联用时，通常应同时用袢利尿剂。③低血压：很常见。在治疗开始几天或增加剂量时易发生。④咳嗽：ACEI 引起的咳嗽特点为干咳，咳嗽不严重可耐受者，应鼓励继续使用 ACEI，如持续咳嗽，影响正常生活及睡眠，可考虑停用，并改用 ARB。⑤血管性水肿：血管性水肿较为罕见（<1%），但可出现声带甚至喉头水肿等致命情况，多见于首次用药或治疗最初 24 小时内，应予注意。发生血管性水肿患者终身禁用 ACEI。

3. β 受体阻滞剂

（1）适应证：①结构性心脏病，伴 LVEF 下降的无症状心力衰竭患者；②有症状或曾经有症状的 NYHA II~III 级、LVEF 下降、病情稳定的慢性心力衰竭患者应终身应用，除非有禁忌或不能耐受；③NYHA IVa 级心力衰竭患者在严密监护和专科医师指导下也可应用。

（2）禁忌证：①支气管哮喘；②二度及以上房室传导阻滞（除非已安置起搏器）；③心率 <50 次/分。

（3）应用方法：推荐应用美托洛尔缓释片、比索洛尔、卡维地洛，这三种药物均有改善心力衰竭患者预后的证据。绝大多数临床研究均采用美托洛尔缓释片（琥珀酸美托洛尔），该药较酒石酸美托洛尔证据更充足，但治疗初期可用酒石酸美托洛尔过度。LVEF 下降的心力衰竭患者一经诊断，在症状较轻或得到改善后即应尽早使用 β 受体阻滞剂。①起始剂量宜小，一般为目标剂量的 1/8，如者能耐受前一剂量，每隔 2~4 周可剂量加倍，滴定的剂量及过程需个体化。②在药物上调期间，要密切观察生命体征、呼吸困难及淤血的症状及体征、每日体重。患者有液体潴留或最近曾有液体潴留的病史，必须同时使用利尿剂预防 β 受体阻滞剂治疗初期液体潴留恶化。如前一较低剂量出现不良反应，可延迟加量至不良反应消失。④在慢性心力衰竭失代偿时，可以继续使用 β 受体阻滞药，应根据病情需要减少剂量，在休克以及严重低血压的患者中暂停用，但在出院前应再次启动 β 受体阻滞剂治疗。⑤即使 β 受体阻滞剂未能改善症状，仍应长期治疗。突然停用 β 受体阻滞剂会导致临床恶化，应避免。⑥目标剂量的确定：β 受体阻滞剂治疗心力衰竭应达到目标剂量或最大可耐受剂量，常用 β 受体阻滞剂的剂量见表 7-10。目标剂量是在既往临床试验中采用、达到并证实有效的剂量。静息心率是评估心脏 β 受体有效阻滞的指标之一，通常心率降至 55~60 次/分钟的剂量为 β 受体阻滞剂应用的目标剂量或最大可耐受剂量。中国人中个体差异很大，因此 β 受体阻滞剂的治疗宜个体化。

表 7-10　慢性 HF-REF 常用 β 受体阻滞剂及其剂量

药　物	初始剂量	目标剂量
比索洛尔	1.25mg，每日 1 次	10mg，每日 1 次
卡维地洛	3.125~6.25mg，每日 2 次	25~50mg，每日 2 次
琥珀酸美托洛尔	11.875~23.75mg，每日 1 次	142.5~190mg，每日 1 次
酒石酸美托洛尔	6.25mg，每日 2~3 次	50mg，每日 2~3 次

（4）不良反应：①心动过缓和房室传导阻滞：如心率低于 55 次/分，或伴头晕等症状，或出现二度或三度房室传导阻滞，应减量甚至停药。②低血压：首先考虑停用硝酸酯类制剂、CCB 或其他不必要的血管扩张剂。如存在容量不足的情况，利尿剂减量。如低血压伴有低灌注的症状，则应将 β 受体阻滞剂减量或停用，并重新评定患者的临床情况。③液体潴留和心力衰竭心衰恶化：④其他：无力、外周血管痉挛导致外周肢体发冷、掩盖低血糖反应。

4. 醛固酮受体拮抗剂

（1）适应证：①LVEF≤35%、NYHA 心功能分级 Ⅱ~Ⅳ 级，已使用了 ACEI（或 ARB）和 β 受体阻滞剂治疗，仍持续有症状的患者；②AMI 后、LVEF≤40%、有心力衰竭症状或既往有糖尿病史者。

（2）禁忌证：①严重肾功能不全 [肌酐 > 221mmol/L（2.5mg/dl）或 eGFR < 30ml/（min·1.73m^2）]；②血钾>5.0mmol/L；③孕妇。

（3）应用方法：从小剂量起始，逐渐加量，尤其螺内酯不推荐使用大剂量，初始剂量 10~20mg，每日 1 次或隔日 1 次。目标剂量 20mg，每日 1 次。

（4）不良反应：主要不良反应是肾功能恶化和高血钾。使用醛固酮受体拮抗剂治疗后 3 天和 1 周应监测血钾和肾功能，前 3 个月每月监测 1 次，以后每 3 个月监测 1 次。如血钾 > 5.5mmol/L，即应停用或减量。若 ACEI/ARB 加量后，也应监测血钾和肾功能。螺内酯可出现男性乳房疼痛或乳房增生症（10%），为可逆性，停药后消失。

5. ARB

（1）适应证：基本与 ACEI 相同。①ARB 推荐用于不能耐受 ACEI 的 HF-REF 患者；②轻、中度 HF-REF 患者，因其他指征已用 ARB 者，ARB 可作为一线治疗 ACEI 的替代选择；③经利尿剂、ACEI 和 β 受体阻滞剂治疗后临床状况改善仍不满意，又不能耐受醛固酮受体拮抗剂的有症状心力衰竭患者，可以考虑加用一种 ARB（Ⅱb 类，A 级）。

（2）禁忌证：①双侧肾动脉狭窄；②严重肾功能不全患者未行肾脏替代治疗，血肌酐>265.2μmol/L（3mg/dl）慎用；③血钾>5.5mmol/L；④妊娠；⑤患有胆汁梗阻性疾病和严重肝功能不全者禁用替米沙坦。

（3）应用方法：ARB 药代动力学特点见表 7-16，使用 ARB 应小剂量起用，在患者耐受的基础上逐步将剂量增至目标剂量或可耐受的最大剂量（表 7-15～10）。应用方法和监测指标与 ACEI 相同。

（4）不良反应：与 ACEI 相似，ARB 可引起高钾血症、低血压、肾功能不全，监测及处理同 ACEI。与 ACEI 相比，干咳少，极少数也会发生血管神经性水肿。厄贝沙坦及替米沙坦不能通过血液透析而排出体外。

表 7-11　慢性 HF-REF 常用 ARB 及其剂量

药　物	起始剂量	目标剂量
坎地沙坦	4mg，每日 1 次	32mg，每日 1 次
缬沙坦	20～40mg，每日 1 次	80～160mg，每日 2 次
氯沙坦	25mg，每日 1 次	100～150mg，每日 1 次
厄贝沙坦	75～150mg，每日 1 次	300mg，每日 1 次
替米沙坦	40mg，每日 1 次	80mg，每日 1 次
奥美沙坦	10mg，每日 1 次	20～40mg，每日 1 次

注：所列药物中坎地沙坦、缬沙坦和氯沙坦已有临床试验证实可降低心力衰竭患者病死率；HF-REF：射血分数降低性心力衰竭；ARB：血管紧张素受体拮抗剂

6. 洋地黄

（1）适应证：适用于慢性 HF-REF 已应用利尿剂、ACEI（或 ARB）、β 受体阻滞剂和醛固酮受体拮抗剂，LVEF≤45%，仍持续有症状的患者，伴快速心室率的房颤患者尤为适合。

（2）禁忌证：①病态窦房结综合征及二度及以上房室传导阻滞患者，已安置永久性心脏起搏器患者除外；②AMI 急性期（<24 小时）的患者，特别是有进行性心肌缺血者应慎用或不用；③预激房室旁路伴房颤或心房扑动（简称房扑）；④肥厚梗阻型心肌病。

（3）应用方法：采用维持量疗法 0.125～0.25mg/d，老年或肾功能受损者剂量减半。应注意监测地高辛不良反应及血药浓度，建议地高辛血药浓度维持在 0.5～1.0ng/ml。影响地高辛血药浓度的因素很多，包括剂量、年龄、性别（女性中应用应更谨慎）、体重、肾功能、应用利尿剂、联用其他可影响地高辛血药浓度的药物（如胺碘酮）等。心肌缺血抑制钠-钾 ATP 酶的活性，增加心肌组织对地高辛的敏感性，存在心肌缺血的患者应选择较低的初始剂量（比常规剂量减少 25%～50%）。NYHA 心功能分级Ⅰ级患者不宜使用地高辛。已使用地高辛者不宜轻易停用。在一些已服用地高辛、尚未使用 ACEI/ARB、β 受体阻滞剂、醛固酮

受体拮抗剂的患者，待这些药物逐渐加量后，无心力衰竭症状，窦性心律、收缩功能改善后，可停用地高辛。

与能抑制窦房结或房室结功能的药物（如胺碘酮、β受体阻滞剂）联用时须严密监测心率。奎尼丁、维拉帕米、胺碘酮、普罗帕酮、克拉霉素、伊曲康唑、环孢霉素、红霉素等与地高辛联用时，可增加地高辛血药浓度，增加药物中毒风险，此时地高辛宜减量。

（4）不良反应：不良反应主要见于大剂量时，包括：①心律失常：最常见为室性早搏，快速性房性心律失常伴传导阻滞是洋地黄中毒的特征性表现；②胃肠道症状（厌食、恶心和呕吐）；③神经精神症状（视觉异常、定向力障碍、昏睡及精神错乱）。不良反应常出现于血清地高辛药物浓度>2.0ng/ml时，也见于地高辛水平较低时，如低钾、低镁、心肌缺血、肾功能不全、高钙、甲状腺功能低下时。当血清地高辛药物浓度升高时，应了解血样采集的时间，采样时间在末次服药6小时内，检测值反映的是地高辛的分布相，其升高未必提示地高辛中毒。如血样检测时间在末次服药8小时后，建议减少地高辛剂量。

临床怀疑地高辛中毒时处理如下：①应立即停用地高辛；②纠正低钾血症和低镁血症，应予口服或静脉补钾，即使患者血钾水平在正常范围，除非患者是高钾血症或合并高度房室传导阻滞，补钾时也应监测血钾浓度。旁路传导的房颤和房扑，可考虑用镁剂控制过快的心室率，补镁时也应监测血镁浓度，并注意患者的腱反射。严禁静脉注射钙剂，后者可引起致命性心律失常；③出现室性快速性心律失常，特别在存在血流动力学障碍时，可考虑使用对房室传导影响最小的利多卡因或苯妥英；④出现缓慢性心律失常，无症状可密切观察；有症状者，可给予阿托品，必要时临时起搏；⑤电复律可诱发致命性心律失常，应尽量避免；⑥血液透析不能清除体内的地高辛；⑦地高辛中毒纠正后，建议仔细分析地高辛中毒的原因，慎重选择剂量和血药浓度监测方案，避免再次发生中毒。

7. ARNI

（1）适应证：所有有症状的HF-REF患者，在应用ACEI（如不能耐受ACEI则选用ARB）、醛固酮受体拮抗剂、β受体阻滞剂治疗后，仍持续有症状，建议用ARNI（Entresto，LCZ696）代替ACEI。

（2）禁忌证：有血管性水肿病史的患者不应使用ARNI。

（3）应用方法：ARNI不应与ACEI合用，应在ACEI最后1剂36小时后使用，临床试验中的目标剂量是每天两次，每次97/103mg。

（4）不良反应：低血压、肾功能恶化、血管神经性水肿。在临床应用中，ARNI不能与ACEI合用，启动ARNI治疗前，需停用ACEI至少36小时，减少发生血管神经性水肿风险。由于在既往的一些脑啡肽酶抑制剂类药物的临床试验中血管性水肿的发生率高，专家们建议ARNI不用于有血管性水肿史的患者。

8. 伊伐布雷定

（1）适应证：窦性心律的NYHA心功能分级Ⅱ～Ⅳ级慢性稳定性心力衰竭患者，LVEF≤35%，合并以下情况之一：①已使用ACEI或ARB、β受体阻滞剂、醛固酮受体拮抗剂，β受体阻滞剂已达到推荐剂量或最大耐受剂量，心率仍然≥70次/分；②心率≥70次/分，对β受体阻滞剂不能耐受或禁忌者。

（2）禁忌证：①急性心力衰竭；②血压<90/50mmHg；③病窦综合征、窦房传导阻滞、三度房室传导阻滞（已植入起搏器患者除外）；④治疗前静息心率<70次/分；⑤心率完全取决于起搏器者；⑥重度肝功能不全；⑦联用强效细胞色素P450 3A4抑制剂，如唑类抗真菌药、大环内酯类抗生素、HIV蛋白酶抑制剂；⑧联合应用维拉帕米或地尔硫草；⑨妊娠期及哺乳期女性。

（3）应用方法：对LVEF下降的慢性稳定性心力衰竭患者，推荐起始剂量为5mg，每日2次，进餐时服用。对既往曾有心动过缓、老年患者可考虑起始剂量为2.5mg，每日2次。治疗2

周后，评估患者并调整剂量见表 7-12。在其后治疗期间，仍应根据心率调整剂量，使患者的静息心率保持在 50~60 次/分。

表 7-12 伊伐布雷定剂量调整方法

静息心率	剂量调整
>60 次/分	每次剂量增加 2.5mg，最大剂量为 7.5mg，每日 2 次
50~60 次/分	剂量不变
<50 次/分或出现与心动过缓有关的症状（头晕、疲劳或低血压）	每次剂量减少 2.5mg；如患者目前剂量为 2.5mg，每日 2 次则停药

在伊伐布雷定治疗前、调整剂量时，应监测静息心率，可考虑行心电图、动态心电监测，尤其对心率较慢、伴室内传导障碍的患者。因食物导致该药吸收延迟约 1 小时，并使血浆浓度增加 20%~30%，建议早、晚进餐时服用，并避免同时服用大量西柚汁。还注意监测有无房颤的发生，伊伐布雷定对房颤时的心室率控制无效，若患者在治疗期间发生心房颤动，应慎重权衡继续使用伊伐布雷定的获益和风险。伊伐布雷定对降低心率的程度取决于用药前静息心率，基础静息心率越快，降低心率的幅度越大，心率降低白天较夜间明显。先天性长 QT 综合征或者使用延长 QT 间期药物的患者应避免使用本品，因心率减慢可加重 QT 间期延长（虽然伊伐布雷定不影响 QT_c），如果药物联用是必要的，应严密监测。心衰患者因常应用袢利尿剂，应监测电解质，低钾血症会增加心律失常的发生风险，低钾血症和心动过缓合并存在是发生严重心律失常的易感因素，特别是长 QT 综合征患者。

(4) 不良反应：①光幻视：最常见。为剂量依赖性。表现为视野局部区域出现短暂的亮度增强，也可为光环、图像分解、彩色亮光或多重图像。一般为轻至中度，多发生于治疗开始的 2 个月内，其中绝大部分在治疗期间消失，不足 1% 的患者会影响日常生活或中断治疗。②心动过缓：多发生于最初治疗的 2~3 个月。药物过量可导致严重的和长时间的心动过缓时，应给予对症处理，对于血流动力学不稳定患者，可考虑静脉注射 β 受体激动剂，如异丙肾上腺素，必要时可行临时心脏起搏。③其他不良反应：视物模糊、头痛、头晕、一度房室传导阻滞、室性早搏、房颤、血压波动等。

(二) HF-PEF 治疗

目前对于 HF-PEF，主要是针对患者的基础心脏疾病进行综合治疗，例如控制血压、改善心脏缺血、改善左室重构、治疗房颤、缓解容量负荷过重等，从而改善症状，避免心力衰竭进行性加重。既往多个射血分数保留的心力衰竭领域的大规模临床研究都未能获得成功，这可能是因为临床中射血分数保留的心力衰竭由于合并症（各种心血管和非心血管合并疾病）的不同，存在不同的表型，其病理生理机制也不同。与射血分数下降的心力衰竭比，射血分数保留的心力衰竭患者中因非心血管死亡和住院更多，因此慢性射血分数保留的心力衰竭的治疗在于缓解症状，提高生活质量，改善合并症的预后，预防心力衰竭加重。

1. 缓解症状 有液体潴留征象的患者选用利尿剂，可以选用噻嗪类利尿剂或袢利尿剂。应该避免过度的利尿，有可能影响血压，使肾功能恶化。

2. 治疗高血压 对合并高血压者，应根据高血压指南良好控制血压，可选择 ACEI、ARB、长效 CCB、β 受体阻滞剂等，依据患者的具体病情和对治疗的反应而定。由于高血压是射血分数保留的心力衰竭的最常见病因，ACEI/ARB 作为高血压的主要治疗药物，在有效控制血压的同时，可更好地预防和逆转左室肥厚，预防房颤发作和保护肾功能，无禁忌证时应优先应用。

3. 治疗冠心病　对合并冠心病者，应给与冠心病的二级预防，对于规范药物治疗仍存在心绞痛或可证实的心肌缺血的冠心病患者应行冠脉血运重建，以防止心肌缺血发作及其诱发的射血分数保留的心力衰竭急性加重。

4. 治疗房颤　根据目前临床指南管理房颤以治疗心力衰竭。快速心房纤颤的患者控制心室率，可选用β受体阻滞剂或非二氢吡啶类钙拮抗剂。对有可能转复为窦性心律的心房纤颤患者，恢复窦律并维持窦律等。

5. 其他　治疗糖尿病、贫血、甲状腺功能异常、肥胖等。

（三）急性心衰的药物治疗提示

1. 静脉祥利尿剂　新发心力衰竭或就诊前未使用过利尿剂者，20~40mg 呋塞米静脉注射；慢性心力衰竭长期口服利尿剂治疗者，首次呋塞米静脉注射剂量至少应等同于口服剂量。使用后应监测不良反应，包括电解质紊乱、低血压、肾功能恶化、代谢性碱中毒、尿酸升高。常用利尿剂剂量见表 7-8。

2. 静脉血管扩张剂　血管扩张药物也是急性心力衰竭的主要用药，降低左右心室充盈压和全身血管阻力，收缩压水平是评估此类药是否适宜的重要指标：收缩压>90mmHg 的急性心力衰竭患者可以使用，收缩压在 90~110mmHg 的患者应严密监测血压；收缩压<90mmHg、严重瓣膜狭窄、梗阻性肥厚型心肌病则禁忌使用，药物如硝酸酯、硝普钠及萘西立肽等。硝酸酯类药物适用于 ACS 伴心力衰竭的患者，既能舌下给药，也可以静脉给药；硝普钠适用于高血压急症、急性主动脉瓣反流、急性二尖瓣反流、急性室间隔穿孔患者。萘西立肽（重组人 BNP）有扩血管、利钠、利尿、拮抗 RAAS 和交感神经作用。常用静脉血管扩张剂剂量见表 7-13。

表 7-13　急性心力衰竭患者常用静脉血管扩张剂及其剂量

药　物	起始剂量	递增剂量	最大剂量	疗　程
硝酸甘油	5~10μg/min	每 5~10 分钟增加 5~10μg/min	100~200μg/min	持续静脉超过 48 小时可能发生耐药
硝酸异山梨酯	1~2mg/h	根据血压进行调整，每次增加 0.5~1mg/h	10mg/h	持续静脉超过 48 小时可能发生耐药
硝普钠	0.25μg/(kg·min)	每 5~10 分钟增加 0.5μg/(kg·min)	10μg/(kg·min)	72 小时
Rh-BNP（新活素）	负荷剂量：1.5~2.0μg/kg 缓慢静脉注射		维持剂量：0.01~0.02μg/(kg·min) 静脉滴注	72 小时

3. 静脉正性肌力药　正性肌力药物适用于低心排血量综合征，如低灌注、低血压（≤90mmHg）或心排血量降低伴有循环淤血的患者，可缓解组织低灌注所致的症状，保证重要脏器的血流供应，血压较低和对血管扩张药物及利尿剂不耐受或反应不佳的患者尤其有效。但也有促进和诱发心率增快、心律失常、心肌缺血、低血压等不良反应。现有的循证医学显示不能改善预后。常用药物包括：毛花苷 C、多巴胺、多巴酚丁胺、磷酸二酯酶抑制剂、左西孟旦，常用剂量见表 7-14。使用原则：有指针时尽早用；短期应用，一旦灌注得以恢复，尽快撤出；密切监测血压、心率和心律失常等。不推荐用于血压正常、无低灌注患者。

表 7-14　心力衰竭患者常用静脉正性肌力药及其用法

药　物	用　法
β 肾上腺素能激动剂	
多巴胺	小剂量［<2μg/（kg·min）］：激动多巴胺受体，扩张肾血管，利尿作用 中剂量［2~10μg/（kg·min）］：激动心脏 $β_1$ 受体，正性肌力作用 大剂量［>10μg/（kg·min）］：激动外周血管 α 受体，收缩血管，升压作用 由小剂量［1~2μg/（kg·min）］起始，根据病情逐步调节，最大剂量为 20μg/（kg·min）
多巴酚丁胺	2.5~10μg/（kg·min）静脉滴注，一般持续用药时间不超过 3~7 天
磷酸二酯酶抑制剂	
米力农	首次剂量 25~75μg/kg 静脉注射（>10 分钟），继以 0.250~0.750μg/（kg·min）静脉滴注，一般用药时间为 3~5 天
钙离子增敏剂	
左西孟旦	首次剂量 6~24μg/kg 静脉注射（>10 分钟），继以 0.05~0.2μg/（kg·min）静脉滴注 24 小时

【注意事项】

1. 急性心力衰竭的治疗要点　急性心力衰竭住院是一个日益增长和重大的公共卫生问题，已成为年龄>65 岁患者住院的主要原因，伴有高死亡率和高再住院风险。对于急性心力衰竭患者，应积极查找病因和诱因。所有急性呼吸困难和疑诊急性心力衰竭患者均推荐检测血浆利钠肽水平，以帮助鉴别急性心力衰竭和非心脏原因的急性呼吸困难，但需要鉴别非心脏原因引起的利钠肽水平的增高。指南强调应该尽量缩短确立诊断及开始治疗的时间。在急性心力衰竭的早期阶段，如果患者存在心源性休克或呼吸衰竭，需尽早提供循环支持和（或）通气支持。应迅速识别威胁生命的临床情况或诱因（急性冠脉综合征、高血压急症、心律失常、急性机械并发症、急性肺栓塞），并给予相关指南推荐的针对性治疗。在急性心力衰竭的早期阶段，应遵循急性心力衰竭早期管理流程，根据临床评估（如是否存在淤血和低灌注）选择最优化的治疗策略，分析患者的血流动力学特点进行早期药物的选择，合理使用利尿剂、血管扩张剂、正性肌力药。在急性心力衰竭处理中要强调最佳治疗时间（time-to-treatment），尽早给予合理的治疗。

2. 急性心力衰竭用药的注意事项

（1）吗啡：可减少急性肺水肿患者焦虑和呼吸困难引起的痛苦。应密切观察疗效和呼吸抑制的不良反应，对伴明显和持续低血压、休克、意识障碍、COPD 等患者禁忌使用。

（2）静脉正性肌力药：正性肌力药有促进和诱发心率增快、心律失常、心肌缺血、低血压等不良反应。现有的循证医学显示正性肌力药不能改善预后。临床应用此类药需全面衡量利弊，综合评价临床状况，如是否伴组织低灌注的表现，仅用于有明确的严重心脏收缩功能不全、低血压和低心排（低灌注）证据的患者。短期应用，血压降低伴低心输出量或低灌注时应尽早使用，而当器官灌注恢复和（或）循环淤血减轻时则应尽快停用。药物的剂量和静脉滴注速度应根据患者的临床反应作调整，强调个体化。用药期间应持续心电、血压监测。出现不良反应时，及时调整剂量。血压正常又无器官和组织灌注不足的急性心力衰竭患者不宜使用。

（3）血管收缩药：应用了正性肌力药物仍出现心源性休克，或合并显著低血压状态的患者，血管加压药治疗可作为暂时维持体循环血压和终末器官灌注的措施。对外周动脉有显著缩血管作用的药物有去甲肾上腺素、肾上腺素、大剂量多巴胺 [$>5\mu g/(kg \cdot min)$] 和加压素等。去甲肾上腺素：静脉滴注：5%葡萄糖或葡萄糖氯化钠注射液稀释后，初始以 $2 \sim 4\mu g/min$ 静脉滴注，并迅速调整剂量使血压上升至较理想水平，维持剂量为 $2 \sim 4\mu g/min$，如剂量 $>25\mu g/min$，无效时应及时采用其他抗休克措施。静脉注射：危急患者可将该药 $1 \sim 2mg$ 稀释至 10ml 静脉注射，可根据血压调整用量，待血压回升，改为静脉维持。

3. 慢性 HF-REF 心衰药物联合治疗的原则

（1）ACEI 和 β 受体阻滞剂联用：两药联用被称为"黄金搭档"，可产生相加或协同的有益效应，使死亡率进一步下降。关于 ACEI 与 β 受体阻滞剂的应用顺序，CIBIS Ⅲ 试验比较了先应用比索洛尔或依那普利的效益，结果显示两组疗效或安全性均相似。事实上，ACEI 与 β 受体阻滞剂孰先孰后并不重要，关键是两药尽早联用才能发挥最大益处。在一种药物低剂量的基础上加用另一种药物，较单纯加量获益更多。在应用低或中等剂量 ACEI 的基础上，及早加用 β 受体阻滞剂，既易于稳定临床状况，又能早期发挥 β 受体阻滞剂降低猝死的作用和两药的协同作用。两药联用后，可根据临床情况的变化，交替和逐步递加各自的剂量，分别达到各自的目标剂量或最大耐受剂量。为避免低血压，β 受体阻滞剂与 ACEI 可在 1 天中不同时间段服用。

（2）ACEI 与醛固酮受体拮抗剂联用：临床研究证实，两者联合进一步降低慢性心力衰竭患者的病死率，也较为安全，联合用药时应密切监测患者的血压、血钾及血肌酐水平，以免发生严重肾功能减退及高钾血症，尤其是老年、肾功能减退者。通常与排钾利尿剂联用以避免发生高钾血症。在上述 ACEI 和 B 受体阻滞剂黄金搭档基础上加用醛固酮受体拮抗剂，三药联用可称为"金三角"，是慢性 HF-REF 的基本治疗方案。

4. HF-REF 心力衰竭患者应避免使用或慎用的药物

（1）α 肾上腺素能受体拮抗剂（如多沙唑嗪和哌唑嗪）可能引起心力衰竭恶化。

（2）抗心律失常药物：心力衰竭患者多合并各种心律失常，大部分抗心律失常药物有负性肌力作用，会导致心力衰竭恶化。抗心律失常药物还有促心律失常作用，特别是 Ⅰ 类抗心律失常药物，应避免使用。β 受体阻滞剂因其对心力衰竭治疗的有益作用，应作为一线药物使用。对于合并室上性或室性心律失常的 HF-REF 患者，可用胺碘酮，但禁用决奈达隆，因其增加中、重度心力衰竭患者的死亡率。

（3）CCB：大多数的 CCB（除氨氯地平和非洛地平外）有负性肌力作用，会引起心力衰竭失代偿和死亡率增加，应避免使用。心力衰竭患者合并严重高血压或心绞痛时，可使用氨氯地平和非洛地平，但需注意引起腿部水肿的可能。

（4）西洛他唑：为有扩张动脉血管作用的磷酸二酯酶抑制剂，用于间歇性跛行的治疗。因其他磷酸二酯酶抑制剂的研究显示充血性心力衰竭患者应用此类药物会增加死亡率，建议心力衰竭患者避免使用此药物。

（5）糖皮质激素：可引起水钠潴留，使用前应权衡用药的收益和水钠潴留所导致不利作用。

（6）中药治疗：一些中成药会与 β 受体阻滞剂、地高辛、扩血管药物、抗血栓药、抗心律失常药物产生明显的相互作用。

（7）非甾体类消炎药：非甾体类消炎药通过收缩血管引起心衰症状的恶化，可引起肾功能损害，增加 ACEI、ARB 或醛固酮受体拮抗剂引起肾功能下降的风险。

（8）口服降糖药：噻唑烷二酮类（罗格列酮和吡格列酮）不能用于充血性心力衰竭患者。

五、推荐表单

（一）医师表单

心力衰竭临床路径医师表单

适用对象：第一诊断为心力衰竭（ICD~10：I50.900A~F 及 I50.901A~D）

行_____术

患者姓名：	性别：	年龄：	门诊号：	住院号：
住院日期：　　年　月　　日	出院日期：　　年　月　日			标准住院日：10 天

时间	住院第 1 天	住院第 2~5 天
诊疗工作	□ 询问病史及体格检查 □ 描记心电图 □ 主治医师查房 □ 初步的诊断和治疗方案 □ 告知患者及家属病情 □ 完成病历书写（入院录、首程、告病危，需完善第 1 天主任查房记录及抢救记录）	□ 日常查房，完成病程记录 □ 上级医师查房：确定诊断 □ 完成上级医师查房记录 □ 完善检查项目 □ 收集检查化验结果并评估病情 □ 根据病情调整药物及治疗措施
重点医嘱	**长期医嘱：** □ 心内科护理常规 □ 一级或二级护理 □ 心电、血压监护 □ 吸氧 □ 记每日出入量、体重 □ 饮食：低脂饮食，根据患者情况调整 □ 测血糖（糖尿病患者） □ 心力衰竭健康教育 □ 病因治疗：高血压、冠心病、糖尿病、瓣膜病、先天性心脏病等病因治疗，治疗前后负荷增加或心肌病变等病因引起的心力衰竭 □ 诱因治疗：抗感染、抗心律失常、控制血压，改善心肌缺血等 □ 适当利尿：袢利尿剂、噻嗪类利尿剂，静脉利尿剂（急性心力衰竭或慢性心力衰竭急性期） □ 拮抗神经内分泌的过度激活：β 受体阻滞剂、ACEI 或 ARB、螺内酯 □ 正性肌力药［地高辛主要用于收缩性心力衰竭和（或）心房颤动；静脉正性肌力药用于急性心力衰竭］ □ 静脉血管扩张剂（急性心力衰竭或慢性心力衰竭急性期） □ 其他伴随疾病和合并症治疗（如心律失常、肾病、呼吸系统疾病等） □ 非药物治疗（必要时） □ 合并疾病的基础用药	**长期医嘱：** □ 同前，根据病情调整用药及治疗 **临时医嘱：** □ 完善检查 □ 对症治疗

续　表

时间	住院第 1 天	住院第 2~5 天
	临时医嘱: □ 血常规、尿常规、便常规+潜血、肝肾功能、总胆红素、直接胆红素、电解质、血糖（空腹和餐后 2 小时）、糖化血红蛋白、尿酸、凝血功能、D-二聚体、CRP、NT-proBNP/BNP、肌钙蛋白 T/I、血脂谱、甲状腺功能、同型半胱氨酸 □ 心电图、胸片、超声心动图 □ 必要时查动脉血气分析、动态心电图、动态血压、睡眠呼吸监测、冠脉 CT 或造影、心脏磁共振、心肌核素、下肢深静脉超声、肺功能	
病情 变异 记录	□ 无　□ 有，原因: 1. 2.	□ 无　□ 有，原因: 1. 2.
医师 签名		

时间	住院第 6 天	住院第 7 天（术后当天）
诊疗工作	□ 日常查房，完成病程记录 □ 上级医师查房：确定有无 CRT/CRTD/ICD 植入指针；确定有无冠脉造影指针；完成上级医师查房记录 □ 完善术前常规检查，复查异常的检验结果 □ 向家属及患者交代 CRT/CRTD/ICD 植入或者冠脉造影手术风险，签署知情同意书 □ CRT/CRTD/ICD 植入术前准备，术前医嘱 □ 术者术前看患者，确认手术指征、禁忌证，决定是否手术	□ 住院医师接诊术后患者，检查心率、血压、心电图，书写术后病程记录 □ 严密观察伤口部位出血、渗血情况 □ 观察患者不适症状，及时发现和处理术后并发症 □ 观察、评估手术治疗后的效果，包括临床症状、体征、相关辅助检查 □ 康复及宣教
重点医嘱	临时医嘱： □ 拟明日行 CRT/CRTD/ICD 植入术（或者冠脉造影） □ 明晨禁食、禁水 □ 备皮	长期医嘱： 同前，根据病情调整用药及治疗 □ CRT/CRTD/ICD 植入术后护理常规 □ 一级护理 □ 持续多功能重症监测 □ 观察创口情况 □ 药物治疗同前 □ 术后护理常规 □ 一级护理 临时医嘱： □ 平卧 24 小时 □ 伤口压沙袋 6 小时
病情变异记录	□ 无 □ 有 原因： 1. 2.	□ 无 □ 有 原因： 1. 2.
医师签名		

时间	住院第 8~11 天（术后恢复期）	住院第 12 天（出院日）
诊疗工作	□ 上级医师查房：确定患者出院指征及出院后治疗方案 □ 治疗效果、预后评估，评估病情，确定恢复情况，明确是否出院 □ 完成上级医师查房记录 □ 严密观察病情，及时发现和处理术后并发症，观察伤口部位出血、渗血情况、囊袋张力情况 □ 复查肾功能、电解质、NT-proBNP/BNP 及其他异常指标。 □ 康复和宣教	□ 住院医师查房，监测心率、血压、心电图，并完成出院前病程记录 □ 书写出院记录、诊断证明，填写住院病历首页 □ 向患者交代出院后的用药及注意事项，如复诊的时间、地点，发生紧急情况时的处理等 □ 如果患者不能出院，在病程记录中说明原因和继续治疗的方案
重点医嘱	**长期医嘱：** 同前，根据病情调整用药及治疗 □ 术后护理常规 □ 二级护理 □ 药物治疗同前 **临时医嘱：** □ 复查心电图	□ 出院前伤口换药 □ 出院前 CRT/CRTD/ICD 功能测试 □ 出院前用药指导 □ 出院后心内科门诊复查 □ 不适随诊 □ 低脂饮食、适当运动、戒烟限酒 □ 控制高血压、高血脂、糖尿病等危险因素；冠心病患者给予二级预防；房颤患者控制心室率，预防血栓栓塞事件 □ 出院带药（根据情况）：利尿剂、β 受体阻滞剂、ACEI、螺内酯等
病情变异记录	□ 无　□ 有，原因： 1. 2.	□ 无　□ 有，原因： 1. 2.
医师签名		

（二）护士表单

心力衰竭临床路径护士表单

适用对象：第一诊断为心力衰竭（ICD~10：I50.900A~F 及 I50.901A~D）

行_____术

患者姓名：	性别： 年龄： 门诊号：	住院号：
住院日期： 年 月 日	出院日期： 年 月 日	标准住院日：10 天

时间	住院第 1 天	住院第 2~5 天
健康宣教	□ 介绍主管医生、护士 □ 入院宣教（常规、安全）	□ 做心力衰竭宣教 □ 服药宣教 □ 饮食、饮水活动的宣教
护理处置	□ 安置患者，佩戴腕带 □ 通知医师 □ 生命体征的监测测量 □ 吸氧 □ 交接液体 □ 病情交班 □ 配合治疗 □ 完成护理记录	□ 协助患者完成临床检查 □ 遵医嘱完成治疗 □ 完成护理记录
基础护理	□ 准备床单位、监护、吸氧 □ 生命体征的观察 □ 一级或二级护理 □ 观察 24 小时出入量 □ 生活护理 □ 患者安全及心理护理	□ 生命体征的观察 □ 一级或二级护理 □ 生活护理 □ 观察 24 小时出入量 □ 患者安全及心理护理
专科护理	□ 使用药物的浓度剂量 □ 各种置管情况 □ 观察患者呼吸困难症状	□ 使用药物的浓度剂量 □ 各种置管情况 □ 观察患者呼吸困难症状
重点医嘱	□ 详见医嘱执行单	□ 详见医嘱执行单
病情变异记录	□ 无 □ 有，原因： 1. 2.	□ 无 □ 有，原因： 1. 2.
护士签名		

时间	住院第 6 天	住院第 7~11 天 （手术日及术后恢复期）	住院第 12 天
健康宣教	**术前** □ 做 CRT/CRTD/ICD 术前宣教 □ 服药宣教 □ 疾病宣教 □ 饮食、饮水活动的宣教	□ 做 CRT/CRTD/ICD 术后当日宣教 □ CRT/CRTD/ICD 患者予以饮食、饮水活动宣教 □ 饮食宣教 □ 服药宣教 □ 疾病宣教 □ 指导恢复期的康复和锻炼	**出院日** □ 活动指导 □ 康复宣教和二级预防 □ 出院宣教 □ 饮水及饮食宣教 □ 术后伤口恢复的宣教 □ 术后 CRT/CRTD/ICD 随访的宣教
护理处置	□ 协助患者完成临床检查 □ 遵医嘱完成治疗 □ 完成护理记录	□ 评估患者全身情况 □ 观察手术部位 □ 观察生命体征及监测出入量 □ 维持静脉通畅 □ 静脉和口服给药 □ 协助患者完成临床检查 □ 注意化验结果回报 □ 协助患者进餐 □ 保持排便通畅 □ 完成护理记录	□ 观察生命体征 □ 观察 24 小时出入量 □ 遵医嘱完成治疗 □ 静脉和口服给药 □ 保持排便通畅 □ 生活护理 □ 给予心理支持 □ 完成护理记录 □ 配合患者做好出院准备 □ 出院前用药指导 □ 出院后心内科门诊复查 □ 不适随诊
基础护理	□ 生命体征的观察 □ 一级或二级护理 □ 生活护理 □ 观察 24 小时出入量 □ 患者安全及心理护理	□ 心率、心律，血压，血氧饱和度，呼吸 □ 一级或二级护理 □ 准确记录出入量 □ 保持水、电解质平衡 □ 完成常规标本采集 □ 协助患者完成各项检查 □ 协助患者进食 □ 协助患者做好生活护理	□ 心率、心律，血压，血氧饱和度，呼吸 □ 准确记录出入量 □ 保持水、电解质平衡 □ 协助患者完成各项检查 □ 协助患者进食 □ 办理出院事项
专科护理	□ 使用药物的浓度剂量 □ 各种置管情况 □ 观察患者情况	□ 相关并发症的观察 □ 手术部位的观察	□ 观察患者症状、相关并发症 □ 手术部位的观察
重点医嘱	□ 详见医嘱执行单	□ 详见医嘱执行单	□ 详见医嘱执行单
病情变异记录	□ 无 □ 有，原因： 1. 2.	□ 无 □ 有，原因： 1. 2.	□ 无 □ 有，原因： 1. 2.
护士签名			

（三）患者表单

心力衰竭临床路径患者表单

适用对象：第一诊断为心力衰竭（ICD~10：I50.900A~F 及 I50.901A~D）

行_____术

患者姓名：	性别：　　年龄：　　门诊号：	住院号：
住院日期：　　年　月　日	出院日期：　　年　月　日	标准住院日：10 天

时间	住院第 1 天	住院第 2~5 天
医患配合	□ 配合询问病史、收集资料 □ 请务必详细告知此次疾病发生的诱因、既往史、用药史、过敏史 □ 向医师详细叙述目前存在的不适症状 □ 配合完成体格检查 □ 配合完善相关化验、检查 □ 医师向患者及家属介绍病情	□ 配合每日完成体格检查，病情允许时每日称体重 □ 有任何不适及时告知医师 □ 医师做心衰疾病宣教 □ 医师对患者予以饮食、饮水、活动宣教及活动指导
护患配合	□ 配合完成心电、血压、血氧饱和度监护 □ 配合吸氧 □ 配合采取合理体位 □ 配合完成血标本采集 □ 配合建立静脉通路 □ 护士行入院护理评估 □ 护士介绍主管医师、护士 □ 入院宣教（常规、安全）	□ 配合完成心电、血压、血氧饱和度监护 □ 配合吸氧 □ 配合采取合理体位 □ 配合完成相关检查及治疗 □ 配合完成出入量的记录 □ 卧床患者配合床上活动，避免压疮 □ 注意避免坠床 □ 有任何不适及时告知护士
饮食	□ 记录 24 小时入量	□ 记录 24 小时入量
排泄	□ 记录 24 小时尿量	□ 记录 24 小时尿量
活动	□ 卧床休息，自主体位，必要时高枕卧位或坐位	□ 卧床休息，自主体位，必要时高枕卧位或坐位，病情缓解者可床旁活动

时间	住院第 6 天	住院第 7~11 天 （手术日及术后恢复期）	住院第 12 天
医患配合	□ 配合完成相关检查及治疗及体重监测 □ 有任何不适及时告知医师 □ 医师做 CRT/CRTD/ICD 术前宣教 □ 医师做 CRT/CRTD/ICD 患者饮食、饮水、活动宣教及活动指导	□ 配合完成相关检查及治疗及体重监测 □ 有任何不适及时告知医师 □ 医师做 CRT/CRTD/ICD 术后当日宣教 □ 医师对 CRT/CRTD/ICD 患者做术后体位、饮食、饮水、活动宣教及活动指导 □ 进行康复宣教和二级预防	□ 接受出院前指导 □ 指导复查程序 □ 获取出院诊断证明书
护患配合	□ 配合完成心电、血压、血氧饱和度监护 □ 配合吸氧 □ 配合采取合理体位 □ 配合完成相关检查及治疗 □ 配合完成出入量的记录 □ 配合术前备皮、留置套管针 □ 卧床患者配合床上活动，避免压疮 □ 注意避免坠床 □ 有任何不适及时告知护士	□ 配合完成监护（持续心电、血压和血氧饱和度监测等） □ 配合吸氧 □ 配合记录出入量 □ 配合完成相关检查及治疗 □ 配合床上活动，避免压疮 □ 配合术后观察和监测 □ 注意避免坠床 □ 有任何不适及时告知护士	□ 接受出院宣教 □ 办理出院手续 □ 获取出院带药 □ 知道服药方法及服药注意事项 □ 知道复印病历的方法
饮食	□ 记录 24 小时入量	□ 记录 24 小时入量	□ 正常饮食，适量控制水的摄入量
排泄	□ 记录 24 小时尿量	□ 记录 24 小时尿量	□ 正常排便
活动	□ 卧床休息，自主体位，必要时高枕卧位或坐位，病情缓解者可床旁活动	□ 卧床休息，自主体位，必要时高枕卧位或坐位，病情缓解者可床旁活动	□ 适度活动，避免疲劳

附：原表单（2016 年版）

心力衰竭临床路径表单

适用对象：第一诊断为心力衰竭（ICD-10：I50.900A~F 及 I50.901A~D）

行＿＿＿＿＿术

患者姓名：		性别：	年龄：	门诊号：	住院号：
住院日期：	年 月 日	出院日期：	年 月 日	标准住院日：	天

时间	住院第 1 天	住院第 2 天	住院第 3 天
诊疗工作	□ 询问病史及体格检查 □ 主治医师查房 □ 初步的诊断和治疗方案 □ 告知患者及家属病情 □ 完成病历书写（入院录，首程，告病危，需完善第 1 天主任查房记录及抢救记录） □ 完善检查	□ 主治医师查房 □ 确定诊断 □ 完成上级医师查房记录 □ 完善检查项目 □ 收集检查检验结果并评估病情 □ 根据病情调整药物及治疗措施	□ 主任医师查房 □ 完成上级医师查房记录 □ 继续完善检查项目 □ 收集检查检验结果并评估病情 □ 根据病情调整药物及治疗措施
重点医嘱	**长期医嘱：** □ 心内科二级护理 □ 心电血压监护 □ 吸氧 □ 记 24 小时尿量或出入量 □ 饮食：根据患者情况 □ 测血糖（糖尿病患者） □ 心力衰竭健康教育 □ 药物治疗：①病因治疗：高血压、冠心病、糖尿病、瓣膜病、先天性心脏病等病因治疗，治疗前后负荷增加或心肌病变等病因引起的心力衰竭。②诱因治疗：抗感染、抗心律失常、控制血压，改善心肌缺血等。③适当利尿：袢利尿剂、噻嗪类利尿剂，静脉利尿剂（急性心力衰竭或慢性心力衰竭急性期）。④拮抗神经内分泌的过度激活：β 受体阻滞剂、ACEI 或 ARB、螺内酯。⑤正性肌力药［地高辛主要用于收缩性心力衰竭和（或）心房颤动；静脉正性肌力药用于急性心力衰竭］。⑥静脉血管扩张剂（急性心力衰竭或慢性心力衰竭急性期）。⑦其他伴随疾病和合并症治疗（如心律失常、肾病、呼吸系统疾病等） □ 非药物治疗（必要时） □ 患者合并疾病的基础用药	**长期医嘱：** 同前，根据病情调整用药及治疗 **临时医嘱：** □ 完善检查 □ 对症治疗	**长期医嘱：** 同前，根据病情调整用药及治疗 **临时医嘱：** □ 完善检查 □ 对症治疗

时间	住院第 1 天	住院第 2 天	住院第 3 天
	临时医嘱： □ 血常规、尿常规、便常规+潜血；生化全项、血糖（空腹和餐后 2 小时）、糖化血红蛋白、凝血象、CRPNT-proBNP/BNP、肌钙蛋白 T/I、心肌酶谱、动脉血气分析、甲功三项、24h 尿白蛋白/肌酐；总胆红素、直接胆红素、尿酸，BUN □ 胸片、心电图、心脏超声、动态心电图、动态血压		
护理 工作			
病情 变异 记录	□ 无　□ 有，原因： 1. 2.	□ 无　□ 有，原因： 1. 2.	□ 无　□ 有，原因： 1. 2.
护士 签名			
医师 签名			

时间	住院第 4 天	住院第 5 天	住院第 6 天
诊疗工作	□ 上级医师查房 □ 完成上级医师查房记录 □ 继续完善检查项目 □ 收集检查检验结果并评估病情 □ 根据病情调整药物及治疗措施	□ 上级医师查房 □ 完成上级医师查房记录 □ 继续完善检查项目 □ 收集检查检验结果并评估病情 □ 根据病情调整药物及治疗措施	□ 主任医师查房 □ 完成上级医师查房记录 □ 继续完善检查项目 □ 收集检查检验结果并评估病情 □ 根据病情调整药物及治疗措施
重点医嘱	长期医嘱： 同前，根据病情调整用药及治疗 临时医嘱： □ 完善检查 □ 对症治疗	长期医嘱： 同前，根据病情调整用药及治疗 临时医嘱： □ 完善检查 □ 对症治疗	长期医嘱： 同前，根据病情调整用药及治疗 临时医嘱： □ 完善检查 □ 对症治疗
护理工作			
病情变异记录	□ 无　□ 有，原因： 1. 2.	□ 无　□ 有，原因： 1. 2.	□ 无　□ 有，原因 1. 2.
护士签名			
医师签名			

时间	住院第 7 天		住院第 8~13 天 （手术日及术后恢复期）	住院第 14 天
诊疗工作	出院日： □ 上级医师查房，评估病情，确定恢复情况，明确是否出院 □ 完成出院志、病案首页、出院诊断证明书等病历 □ 向患者交代出院后的用药及注意事项，如复诊的时间、地点，发生紧急情况时的处理等	术前： □ 上级医师查房，评估病情，确定恢复情况，明确患者病情是否手术适应证 □ 对患者手术相关的各项检查逐项明确、完善 □ 与患者签署手术协议术，就手术的目的、风险及可能的合并症等与患者充分沟通	□ 术后床头监护 1~3 天 □ 观察创口情况 □ 观察、评估手术治疗后的效果，包括临床症状、体征，及复查相关辅助检查 □ 对合并症进行排查及处理	出院日： □ 上级医师查房，评估病情，确定恢复情况，明确是否出院 □ 完成出院志、病案首页、出院诊断证明书等病历 □ 向患者交代出院后的用药及注意事项，如复诊的时间、地点，发生紧急情况时的处理等
重点医嘱	□ 出院前用药指导 □ 出院后心内科门诊复查 □ 不适随诊	□ 完善检查 □ 签署知情同意书	□ 1~3 天床头心电、血压监测 □ 复查相关检查	□ 出院前用药指导 □ 出院后心内科门诊复查 □ 不适随诊
护理工作				
病情变异记录	□ 无　□ 有，原因： 1. 2.	□ 无　□ 有，原因： 1. 2.	□ 无　□ 有，原因： 1. 2.	□ 无　□ 有，原因： 1. 2.
护士签名				
医师签名				

第八章

病态窦房结综合征临床路径释义

一、病态窦房结综合征编码

1. 卫计委原编码

疾病名称及编码：病态窦房结综合征（ICD-10：I49.501）

手术操作名称及编码：永久心脏起搏器植入术（ICD-9-CM-3：37.8001/37.8101/37.8201/37.8301）

2. 修改编码

疾病名称及编码：病态窦房结综合征（ICD-10：I49.5）

手术操作名称及编码：单腔永久心脏起搏器植入术（ICD-9-CM-3：37.81）

单腔频率应答永久心脏起搏器植入术（ICD-9-CM-3：37.82）

双腔永久心脏起搏器植入术（ICD-9-CM-3：37.83）

二、临床路径检索方法

I49.5 伴（37.80 或 37.82 或 37.83）

三、病态窦房结综合征临床路径标准住院流程

（一）适用对象

第一诊断为病态窦房结综合征（ICD-10：I49.501）

行永久心脏起搏器植入术（ICD-9-CM-3：37.8001/37.8101/37.8201/37.8301）。

> **释义**
>
> ■ 适用对象编码参见第一部分。
>
> ■ 本路径适用于病态窦房结综合征的患者，除外因药物过量、电解质紊乱等可逆性因素导致的心动过缓或停搏。不包括急性心肌梗死或病毒性心肌炎导致的一过性心动过缓或停搏。
>
> ■ 对于有心动过缓症状的病态窦房结综合征，目前有效的治疗手段为永久性心脏起搏器植入术。药物治疗仅作为应急处理，或是起搏治疗前的过渡。

（二）诊断依据

根据《ACC/AHA/HRS 2008 年心脏节律异常器械治疗指南》（JAAC，2008，51 卷，21 期）和《临床技术操作规范·心电生理和起搏分册》（中华医学会编著，人民军医出版社，2009）以及 2010 年中华医学会心电生理和起搏分会关于《植入型心脏起搏器治疗——目前认识和建议》等国内外治疗指南。

1. 包括一系列心律失常，如窦性心动过缓、窦性停搏、窦房阻滞、慢-快综合征、窦性心律变时功能不全。

2. 临床表现　心悸、胸闷、气短、乏力、黑蒙、晕厥等。

3. 心电图和动态心电图表现

（1）严重的窦性心动过缓（心率<50 次/分）。

（2）窦性停搏和（或）窦房阻滞。

（3）慢-快综合征：阵发性心动过速（心房颤动、心房扑动、室上性心动过速）和心动过缓交替出现。

（4）持续心房颤动在电复律后无可维持的窦性心律。

（5）持久、缓慢的房室交界性逸搏节律，部分患者可合并房室阻滞和室内阻滞。

（6）活动后心率不提高或提高不足。

释义

■ 病态窦房结综合征的临床症状常多样化，早期心动过缓的症状可不明显，随着病情的发展逐渐加重。其症状的严重程度取决于心率缓慢的程度、窦性停搏的持续时间以及发病时患者所处的体位等因素。病态窦房结综合征的症状为心、脑等重要脏器供血不足所引起的临床表现。

■ 病态窦房结综合征的临床表现中的"心悸""胸闷""气短""乏力"等并不是心动过缓所特有的，许多心脏疾病，包括心肌缺血、心功能不全、甚至心脏神经官能症都可能出现上述症状，临床工作中需要进行鉴别，避免延误了病态窦房结综合征的诊断或不适当植入起搏器。

■ 病态窦房结综合征的临床表现中的黑矇、晕厥等是心动过缓较为特异性症状，然而在一些脑血管疾病或恶性室性心律失常的患者中亦可出现上述症状。临床工作中需明确患者症状与心律、心率之间的关系。

■ 常规 12 导联心电图是最基础、最方便的检查手段。心电图检查中可以发现多种缓慢性心律失常，如窦性心动过缓、窦性停搏、窦房阻滞等，但由于常规心电图记录时间短，可能会漏诊。

■ 动态心电图有助于获取病态窦房结综合征的客观证据，这对于诊断具有重要作用。然而多数患者心动过缓的发生是随机的，因此对于原因不明的黑矇和晕厥患者需要多次或长时间（72 小时）的动态心电图检查，甚至需要安装植入性心电记录仪，以明确诊断。

（三）治疗方案的选择

根据《ACC/AHA/HRS 2008 年心脏节律异常器械治疗指南》（JAAC，2008，51 卷，21 期）和《临床技术操作规范·心电生理和起搏分册》（中华医学会编著，人民军医出版社，2009）等国内外治疗指南。

1. 临时心脏起搏器置入术（必要时紧急使用）。

2. 永久心脏起搏器置入术。

I 类适应证：

（1）病态窦房结综合征表现为有相关症状的心动过缓、窦性停搏或窦房阻滞。

（2）由于某些疾病必须使用特定药物，而此药物可能引起或加重窦性心动过缓并产生相关症状者。

（3）因窦房结变时性不佳，运动时心率不能相应增快而引起症状者。

IIa 类适应证：

（1）自发或药物诱发的窦房结功能低下，心率<40 次/分。有疑似心动过缓的症状，但未证

实与所发生的心动过缓有关。

（2）不明原因的晕厥，临床上发现或电生理检查诱发窦房结功能障碍者。

Ⅱb类适应证：清醒状态下心率长期低于40次/分，而无症状或症状轻微。

3. 一般治疗　提高心率（起搏器植入前），急救治疗，对症治疗。

> **释义**
>
> ■严重心动过缓、长时间窦性停搏会造成血流动力学障碍、诱发恶性室性心律失常，增加心脏性猝死的风险。此类患者为心脏急症，应立即采取措施纠正心动过缓。如由于某些原因短时间内无法行永久起搏器植入术，可考虑先行临时起搏器植入术。
>
> ■对于长期锻炼的运动员或从事强体力工作的人群，其休息时心电图或动态心电图中可出现心动过缓（心率<50次/分），多由迷走神经亢进所致，并不是由于窦房结病变导致的功能障碍。
>
> ■对于心电图或动态心电图中存在心动过缓证据的患者，需进一步了解患者心动过缓的发生与症状之间的关系。
>
> ■需要注意的，一些严重心动过缓、长时间窦性停搏（>3.0秒）多于夜间睡眠状态下发生，患者可无症状。但在这些情况下，患者心脏性猝死的风险大大增加，不必苛求患者是否有心动过缓症状。
>
> ■一些患者由于基础心脏病（如心功能不全、心律失常）接受必需的药物治疗后，导致的心动过缓。这些患者需要在起搏治疗的支持下，继续原有的药物治疗。

（四）标准住院日

5~10天。

> **释义**
>
> ■病态窦房结综合征患者入院后，术前准备1~3天，在第2~4天实施手术，术后恢复3~6天出院。总住院时间不超过10天均符合路径要求。对于部分患者在住院前已经完成术前准备，术后恢复良好且无并发症，其住院时间可以短于5天。

（五）进入路径标准

1. 第一诊断必须符合 ICD-10：I49.5 病态窦房结综合征疾病编码。

2. 除外药物、电解质紊乱等可逆因素影响。

3. 除外全身其他疾病，如甲状腺功能低下引起的心动过缓、合并全身急性感染性疾病等。

4. 除外心脏急性活动性病变，如急性心肌炎、心肌缺血或心肌梗死。

5. 当患者同时具有其他疾病诊断，但在住院期间不需特殊处理也不影响第一诊断的临床路径流程实施时，可以进入路径。

释义

　　■甲状腺功能减退、颅高压、低温及败血症也可出现心动过缓，这种心动过缓多是由于病理状态影响窦房结功能所致，而非窦房结器质性病变。基础疾病治疗后，心动过缓多能恢复。

　　■对于合并急性心肌炎、心肌缺血或心肌梗死等心脏急性活动性病变的患者，上述疾病对预后影响更大。部分患者随着心肌炎恢复、心脏血运重建完成，心动过缓可逐渐纠正，无需植入永久起搏器，因而应优先考虑治疗急性活动性疾病，暂不宜进入路径。

　　■若既往患有高血压、风湿性心脏病、心功能不全、陈旧性心肌梗死及糖尿病等，经合理治疗后达到稳定，抑或目前尚需要持续用药，经评估无手术禁忌证，则可进入路径。但可能会增加并发症的风险及治疗费用，延长住院时间。

（六）术前准备（术前评估）

1~3 天。

必需的检查项目：

1. 血常规+血型、尿常规、便常规+潜血。
2. 肝肾功能、电解质、心肌酶、血糖、凝血功能、感染性疾病筛查（乙型肝炎、丙型肝炎、艾滋病、梅毒等）。
3. 心电图、胸片、超声心动图检查。
4. 24 小时动态心电图（如近期已查，可不再重复检查）。

释义

　　■必查项目是确保手术治疗安全、有效开展的基础，术前必须完成。临床工作中，在起搏器植入术前需认真分析检查结果，以便及时发现异常情况并采取对应处置。

（七）选择用药

1. 根据基础疾病情况对症治疗。
2. 使用抗凝药物（如华法林）者术前需停用 3~4 天，改为低分子肝素皮下注射，术前 12 小时停用低分子肝素，控制 INR 在 1.5 以下。
3. 停用抗血小板药物（如阿司匹林等）7 天以上。
4. 必要时术前使用预防性抗菌药物（参照《抗菌药物临床应用指导原则》卫医发〔2004〕285 号）。

释义

　　■对于有基础疾病的患者，例如高血压、糖尿病等，术前需给予合适的药物治疗，使血压、血糖等指标都控制在正常范围内，以确保手术安全顺利进行。

　　■部分患者，例如心脏瓣膜置换术后，需要长期口服抗凝药，保持机械瓣正常功能。但抗凝药物影响术中创面止血。对于此类患者，术前可暂时停用口服抗凝药物（华法林），INR 控制在 2.0 以下。目前不主张应用低分子肝素进行"桥接"。

■ 抗血小板药物，抑制血小板功能，不仅增加术中创面止血，而且影响术后压迫止血的效果，大大增加起搏器囊袋血肿的风险，因此需停药5~7天以上。部分患者因病情，不能停用抗凝或抗血小板药物；或因严重心动过缓，需要及早完善起搏器植入术，可适当放宽INR标准及抗血小板药物停用时间的要求。但术中应积极止血及术后延长加压包扎时间，避免发生囊袋血肿。

■ 起搏器植入手术的切口属于Ⅰ类切口，由于术中需分离胸部浅深筋膜、制作起搏器囊袋，植入起搏器及电极导线等因素存在，且一旦感染可导致败血症、感染性心内膜炎等严重并发症。因此可按规定，术前0.5~2小时给予预防性应用抗菌药物（参照《抗菌药物临床应用指导原则》卫医发〔2004〕285号）。

（八）手术日为入院第2~4日

1. 手术方式　永久心脏起搏器植入术。
2. 麻醉方式　局部麻醉。
3. 手术内置物　脉冲发生器、电极导线。
4. 术中用药　局麻、镇静药物等。
5. 其他药物　急救及治疗心血管疾病的相关药物。

> **释义**
>
> ■ 本路径规定的永久心脏起搏器均是经静脉途径在局麻下实施的。其他一些在外科开胸直视下，经心外膜途径植入起搏器不包含在本路径中。
>
> ■ 脉冲发生器的选择根据患者病情及经济承受能力而定。病态窦房结综合征的患者建议植入双腔起搏器，合并有窦房结变时功能不全的患者建议植入带有频率应答功能的起搏器。单腔心室起搏器尽管能避免患者出现心动过缓，但由于失去房室同步性，术后可能会导致起搏器综合征，长期起搏会增加房颤和心功能不全的发生率。单腔心房起搏器，尽管保证房室顺序起搏，但缺乏后备心室起搏。一旦患者发生房室阻滞，就会出现停搏的风险。
>
> ■ 起搏器植入术一般在局麻下完成。在穿刺前，可用局麻药物（利多卡因）在手术区充分浸润麻醉。术中可以根据手术时间及患者对疼痛的耐受程度，酌情补充局麻药。避免疼痛给患者带来痛苦。对于一些自制力差，估计不能配合手术的患者（婴幼儿、儿童等），可考虑给予镇静药物。
>
> ■ 起搏器植入术中，一些严重心动过缓的患者可能发生严重心动过缓，出现阿-斯综合征。一些患者可能由于紧张出现血压增高或因心动过缓诱发心绞痛及心力衰竭加重等情况。因此，术中应备有除颤器以及急救药品。

（九）术后住院恢复4~7天

1. 术后复查项目　心电图、X线胸片、起搏器测试+程控；必要时复查24小时动态心电图、超声心动图。
2. 术后用药
（1）抗菌药物1~3天（参照《抗菌药物临床应用指导原则》卫医发〔2004〕285号）。

（2）需抗凝的患者术后 2~3 天重新开始华法林抗凝。使用华法林患者在 INR 达标前，应联合应用低分子肝素皮下注射。

3. 术后注意事项

（1）术后平卧 12 小时，沙袋局部压迫止血 6~8 小时。

（2）密切观察切口，1~3 天换药 1 次，术后第 7 天拆线。

（3）持续心电监测 1~2 天，评估起搏器工作是否正常。

（4）已有临时起搏器置入者，植入永久起搏器术后，应及时撤除临时起搏导线，患肢制动，每日换药；术后酌情加用适量低分子肝素，预防长期卧床导致的深静脉血栓形成。

> **释义**
>
> ■ 根据《抗菌药物临床应用指导原则》和《卫生部办公厅关于抗菌药物临床应用管理有关问题的通知》（卫办医政发〔2009〕38 号），原则上用药不超过 24 小时，特殊情况（有感染高危因素，如高龄、糖尿病、免疫低下）可用到 48 小时，无需用 3 天。
>
> ■ 患者在起搏器植入术后，需要持续心电监测，有助于医师了解起搏器工作状态，患者心率、心律变化。通过心电图检查记录患者心率、心律情况，X 线胸片检查除外手术并发症、并确定电极导线位置并可以作为日后检查的参照，起搏器程控测试确定起搏器各项参数是否正常，并根据患者病情对起搏器进行调整。动态心电图和心脏超声可以根据患者基础心脏病以及是否需要进一步除外手术导致心脏并发症时酌情选择。
>
> ■ 由于被动电极导线是通过叉齿挂在肌小梁/梳状肌上，主动固定电极导线拧入心肌的长度仅 1mm 左右，因此都存在术后电极导线脱落的风险，因此术后 12~24 小时应平卧休息。起搏器植入术中通过结扎及压迫止血。但在分离胸大肌浅、深筋膜层时，可能出现肌肉的损伤，术后需加压包扎避免出现囊袋血肿。
>
> ■ 起搏器囊袋切开属于Ⅰ类切口，无需每日换药。术后第 1 天换药 1 次，去除加压包扎及血污纱布，给予无菌敷料覆盖即可。若囊袋肿胀考虑有血肿，可延长加压包扎时间。胸部切口术后 7 天即可拆线。使用抗凝药物（如华法林）者术前需停用 1~3 天，术后第 2 天可恢复使用华法林。无需使用低分子肝素。
>
> ■ 对于术前植入临时起搏器的患者，在永久起搏器植入术后即可拔除临时起搏器，避免长时间放置增加深静脉血栓的风险，另外也可能干扰永久起搏器的工作。

（十）出院标准

1. 起搏器工作正常。

2. 生命体征稳定。

3. 手术切口愈合良好。

> **释义**
>
> ■ 患者出院前不仅应完成必须复查项目，且复查项目应无明显异常。若检查结果明显异常，主管医师应进行仔细分析并做出对应处置。

（十一）变异及原因分析

1. 出现操作相关并发症，如血气胸、局部血肿、心脏压塞、导线脱位等。
2. 出现切口不愈合、感染等并发症。
3. 并发症（如高血压病、快速性心律失常）控制不佳。

> **释义**
>
> ■ 变异是指入选临床路径的患者未能按路径流程完成医疗行为或未达到预期的医疗质量控制目标。包括以下三方面情况：①按路径流程完成治疗，但出现非预期结果，可能需要后续进一步处理。如本路径起搏器植入后出现电极导线脱位、血气胸及血肿等；②按路径流程完成治疗，但超出了路径规定的时限或限定的费用。如实际住院日超出标准住院日要求或未能在规定的手术日时间限定内实施手术等；③不能按路径流程完成治疗，患者需要中途退出路径。如治疗过程中出现严重并发症，导致必须中止路径或需要转入其他路径进行治疗等。对这些患者，主管医师均应进行变异原因的分析，并在临床路径的表单中予以说明。
>
> ■ 起搏器植入术可能出现的并发症：血气胸、局部血肿、心脏压塞、导线脱位以及切口感染、延迟愈合等。
>
> ■ 医师认可的变异原因主要指患者入选路径后，医师在检查及治疗过程中发现合并存在一些事前未预知的对本路径治疗可能产生影响的情况，需要中止执行路径或者延长治疗时间、增加治疗费用。医师需在表单中明确说明。
>
> ■ 因患者方面的主观原因导致执行路径出现变异，也需要医师在表单中予以说明。

四、病态窦房结综合征临床路径给药方案

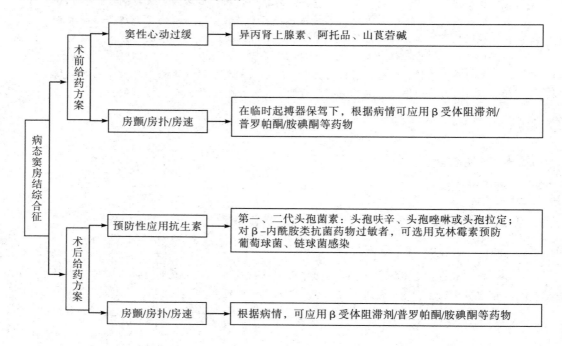

【用药选择】

1. 永久性起搏器植入术属于清洁手术，但因是异物植入手术，需要预防应用抗菌药物。用药种类方面应选用杀菌剂，不宜选用抑菌剂。剂量方面应给足剂量，静脉快速滴入。给药时间：应在切皮前 0.5~2 小时（参考抗菌药物的达峰时间和半衰期）给药。

2. 应选用第一、二代头孢菌素，如头孢呋辛、头孢唑啉或头孢拉定。对 β-内酰胺类抗菌药物过敏者，可选用克林霉素预防葡萄球菌、链球菌感染。

3. 术后静脉继续应用抗生素 24~48 小时，密切观察伤口，1~3 天换药 1 次，7 天时起搏器囊袋切口拆线。

4. 对于起搏器植入术术前发作房颤、房扑、房速等快速性心律失常的患者，原则上需要在临时起搏器保驾下应用抗心律失常药，根据患者是否合并器质性心脏病，选择 β 受体阻滞剂、普罗帕酮、胺碘酮等药物。房颤或房扑发作时根据持续时间及血栓风险，必要时应用抗凝治疗。

5. 严重而持续的窦性心动过缓患者，起搏器术前可应用异丙肾上腺素、山莨菪碱等药物静脉滴注升高心率。

【药学提示】

1. 过敏反应是头孢菌素最常见的不良反应。使用前须详细询问患者有无过敏史，有过敏史者慎用或不用。具体产品说明书中有规定用前必须皮试的应按说明书执行。目前大多数研究认为，在使用头孢菌素药物前应用该药稀释液做皮试，而不能用青霉素 G 或头孢唑啉皮试液代替。此观点已被临床广泛接受。

2. 克林霉素可引起可引起胃肠道反应、假膜性肠炎等，对克林霉素或林可霉素有过敏史者禁用。

【注意事项】

应用 β 受体阻滞剂、普罗帕酮、胺碘酮等抗心律失常药物控制心室率或转复窦律时，可能加重心动过缓，无临时起搏器保驾下应用可能导致心脏停搏，甚至猝死。

五、推荐表单

(一) 医师表单

病态窦房结综合征临床路径医师表单

适用对象：第一诊断为病态窦房结综合征（ICD-10：I49.501）

行永久心脏起搏器植入术（ICD-9-CM-3：37.8001/37.8101/37.8201/37.8301）

患者姓名：	性别： 年龄： 门诊号：	住院号：
住院日期： 年 月 日	出院日期： 年 月 日	标准住院日：5~10 天

时间	到达急诊 （适用于急诊临时起搏）	住院第 1~2 天	住院第 1~3 天（术前日）
主要诊疗工作	□ 描记心电图 □ 持续心电监测 □ 病史询问、体格检查 □ 血流动力学评估 □ 请心血管专科医师会诊 □ 制订治疗方案 □ 向患者家属交代病情和治疗措施，签署"临时起搏器植入术"知情同意书	□ 上级医师查房 □ 确定诊疗方案 □ 明确适应证 □ 心律失常的常规治疗 □ 评价全身及心脏情况 □ 调整水、电解质酸碱平衡 □ 改善心功能	□ 上级医师查房 □ 确定治疗方案 □ 心律失常的常规治疗 □ 起搏器植入术前准备 □ 向患者及家属交代病情和治疗措施，签署"知情同意书""自费协议书" □ 选择适当的起搏装置
重点医嘱	长期医嘱： □ 预防应用抗菌药物（视病情） □ 持续心电监测 临时医嘱： □ 心电图 □ 血常规 □ 凝血功能 □ 拟局麻下临时起搏器植入术 □ 备皮 □ 建立静脉通路	长期医嘱： □ 心律失常护理常规 □ 二级护理 □ 普食 □ 预防应用抗菌药物 □ 持续心电监测 □ 患者既往用药情况 临时医嘱： □ 心电图 □ 24 小时动态心电图 □ 血常规+血型、尿常规、便常规+潜血 □ 凝血功能、肝肾功能、电解质、心肌酶谱、血糖 □ 感染性疾病筛查 □ X 线胸片、超声心动图	长期医嘱： □ 心律失常护理常规 □ 二级护理 □ 普食 □ 预防应用抗菌药物 □ 持续心电监测 临时医嘱： □ 心电图 □ 拟明日局麻下行起搏器植入术 □ 备皮 □ 建立静脉通路 □ 其他特殊医嘱
病情变异记录	□ 无 □ 有，原因： 1. 2.	□ 无 □ 有，原因： 1. 2.	□ 无 □ 有，原因： 1. 2.
医师签名			

时间	住院第 2~4 天（手术日）	住院第 5~6 天（术后 1~2 天）	住院第 7~10 天 （术后 3~6 天，出院日）
主要诊疗工作	□ 植入永久起搏器 □ 监测生命体征 □ 预防感染 □ 监测起搏器工作情况 □ 观察切口情况 □ 预防并发症	□ 上级医师查房 □ 诊疗评估 □ 完成上级医师查房记录 □ 起搏器常规术后治疗 □ 预防手术并发症	□ 观察切口情况 □ 拆线或预约拆线时间 □ 通知出院处 □ 通知患者及家属出院 □ 向患者交代出院后注意事项 □ 预约复诊日期 □ 将"出院记录"副本交予患者 □ 如患者不能如期出院，在病程记录中说明原因和继续治疗的方案
重点医嘱	**长期医嘱：** □ 今日局麻下行起搏器植入术 □ 心律失常护理常规 □ 二级护理 □ 普食 □ 预防性应用抗菌药物 □ 持续心电监测 **临时医嘱：** □ 术后心电图 □ 其他特殊医嘱	**长期医嘱：** □ 心律失常护理常规 □ 二级护理 □ 普食 □ 预防性应用抗菌药物 □ 持续心电监测 **临时医嘱：** □ 心电图 □ 24 小时动态心电图 □ 超声心动图 □ 胸片 □ 换药 □ 起搏器测试+程控 □ 其他特殊医嘱	**出院医嘱：** □ 出院带药 □ 门诊随诊 □ 拆线或预约拆线时间 □ 出院前心电图
病情变异记录	□ 无 □ 有，原因： 1. 2.	□ 无 □ 有，原因： 1. 2.	□ 无 □ 有，原因： 1. 2.
医师签名			

（二）护士表单

病态窦房结综合征临床路径护士表单

适用对象：第一诊断为病态窦房结综合征（ICD-10：I49.5）

行永久心脏起搏器植入术（ICD-9-CM-3：37.8001/37.8101/37.8201/37.8301）

患者姓名：		性别： 年龄： 门诊号：	住院号：
住院日期： 年 月 日		出院日期： 年 月 日	标准住院日：5~10 天

时间	到达急诊 （适用于急诊临时起搏）	住院第 1~2 天	住院第 1~3 天（术前日）
主要护理工作	□ 协助患者或家属完成挂号、交费手续 □ 静脉取血 □ 建立静脉通路 □ 备皮	□ 入院宣教（环境、设施、人员等） □ 入院护理评估（营养状况、性格变化等） □ 病史询问、相应查体 □ 联系相关检查	□ 汇总检查结果 □ 完成术前评估 □ 术前宣教 □ 完成术前准备（备皮、建立静脉通路、输液）
重点医嘱	□ 详见医嘱执行单	□ 详见医嘱执行单	□ 详见医嘱执行单
病情变异记录	□ 无 □ 有，原因： 1. 2.	□ 无 □ 有，原因： 1. 2.	□ 无 □ 有，原因： 1. 2.
护士签名			

时间	住院第2~4天（手术日）	住院第5~6天（术后1~2天）	住院第7~10天 （术后3~6天，出院日）

主要护理工作	□ 协助手术
	□ 监测生命体征
	□ 沙袋局部加压6~8小时
	□ 术后平卧12~24小时
	□ 心理和生活护理
	□ 切口护理
	□ 监测起搏器工作情况
	□ 定期记录重要监测指标
		□ 心理和生活护理
		□ 切口护理
		□ 指导术后活动
		□ 预防教育
		□ 出院准备指导
			□ 向患者交代拆线或预约拆线
			  时间
			□ 向患者交代起搏器的随访相
			  关内容
			□ 通知出院处
			□ 向患者交代出院后注意事项
			□ 帮助患者或家属办理离院
			  手续

重点医嘱	□ 详见医嘱执行单	□ 详见医嘱执行单	□ 详见医嘱执行单
病情变异记录	□ 无 □ 有，原因： 1. 2.	□ 无 □ 有，原因： 1. 2.	□ 无 □ 有，原因： 1. 2.
护士签名			

（三）患者表单

病态窦房结综合征临床路径患者表单

适用对象：第一诊断为病态窦房结综合征（ICD-10：I49.5）

行永久心脏起搏器植入术（ICD-9-CM-3：37.8001/37.8101/37.8201/37.8301）

患者姓名：	性别： 年龄： 门诊号：	住院号：
住院日期： 年 月 日	出院日期： 年 月 日	标准住院日：5~10 天

时间	到达急诊 （适用于急诊临时起搏）	住院第 1~2 天	住院第 1~3 天 （术前日）
医患配合	□ 患者及家属与医师交流了解病情 □ 接受病史询问 □ 进行体格检查 □ 进行相关检查 □ 交待既往用药情况 □ 签署临时起搏器植入术"知情同意书" □ 接受术前宣教	□ 患者与家属共同入院并接受相关院规 □ 接受入院护理评估 □ 接受病史询问 □ 进行体格检查 □ 交待既往用药情况 □ 进行相关检查	□ 患者及家属与医师交流了解病情 □ 了解起搏器植入的注意事项 □ 根据病情选择起搏装置 □ 签署"知情同意书""自费协议书" □ 接受术前接受相关治疗
重点诊疗及检查	**重点诊疗：** □ 接受医师安排的治疗 □ 备皮 □ 禁食 □ 建立静脉通路 □ 预防应用抗菌药物 **重要检查：** □ 心电图 □ 血常规 □ 凝血功能 □ 根据病情补充安排其他检查	**重点诊疗：** □ 分级护理 □ 饮食安排 □ 既往基础用药 **重要检查：** □ 心电图 □ 24 小时动态心电图（视病情） □ 血常规+血型、尿常规、便常规+潜血 □ 凝血功能、肝肾功能、电解质、心肌酶谱、血糖 □ 感染性疾病筛查 □ X 线胸片 □ 超声心动图 □ 其他必要检查	**重点诊疗：** □ 接受医师安排的治疗 □ 备皮 □ 建立静脉通路 □ 持续心电监测（视病情） **重要检查：** □ 心电图（视病情） □ 其他必要检查

时间	住院第 2~4 天（手术日）	住院第 5~6 天（术后 1~2 天）	住院第 7~10 天 （术后 3~6 天，出院日）
医患配合	□ 接受植入永久起搏器 □ 患者及家属与医师交流了解手术情况及术后注意情况 □ 接受起搏器工作情况监测 □ 接受术后监护 □ 接受相关治疗	□ 接受术后活动指导 □ 接受起搏器测试+程控 □ 接受胸片检查 □ 配合医师进行伤口换药 □ 接受相关治疗	□ 接受出院前康复宣教 □ 学习出院注意事项 □ 配合医师进行拆线或预约拆线时间 □ 了解起搏器随访和程控的情况 □ 办理出院手续 □ 获取出院诊断书 □ 获取出院带药
重点诊疗及检查	**重点诊疗：** □ 预防性应用抗菌药物 □ 持续心电监测 **重要检查：** □ 术后心电图 □ 其他必要检查	**重点诊疗：** □ 预防性应用抗菌药物 □ 持续心电监测 **重要检查：** □ 胸片 □ 起搏器测试+程控 □ 其他必要检查	**重点诊疗：** □ 出院

附：原表单（2009 年版）

病态窦房结综合征临床路径表单

适用对象：第一诊断为病态窦房结综合征（ICD-10：I49.5）

行永久心脏起搏器植入术（ICD-9-CM-3：37.8001/37.8101/37.8201/37.8301）

| 患者姓名： | 性别： | 年龄： | 门诊号： | 住院号： |

| 住院日期：　　年　月　日 | 出院日期：　　年　月　日 | 标准住院日：5~10 天 |

时间	到达急诊 （适用于急诊临时起搏）	住院第 1~2 天	住院第 1~3 天（术前日）
主要诊疗工作	□ 描记心电图 □ 持续心电监测 □ 病史询问、体格检查 □ 血流动力学评估 □ 请心血管专科医师会诊 □ 制订治疗方案 □ 向患者家属交代病情和治疗措施，签署临时起搏器植入术"知情同意书"	□ 上级医师查房 □ 确定诊疗方案 □ 明确适应证 □ 心律失常的常规治疗 □ 评价全身及心脏情况 □ 调整水、电解质酸碱平衡 □ 改善心功能	□ 上级医师查房 □ 确定治疗方案 □ 心律失常的常规治疗 □ 起搏器植入术前准备 □ 向患者及家属交代病情和治疗措施、签署"知情同意书""自费协议书" □ 选择适当的起搏装置
重点医嘱	长期医嘱： □ 预防应用抗菌药物（酌情） □ 持续心电监测 临时医嘱： □ 心电图 □ 血常规 □ 凝血功能 □ 感染性疾病筛查 □ 拟局麻下临时起搏器植入术 □ 备皮 □ 建立静脉通路	长期医嘱： □ 心律失常护理常规 □ 二级护理 □ 普食 □ 预防应用抗菌药物 □ 持续心电监测 临时医嘱： □ 心电图、Holter □ 血常规+血型、尿常规、便常规+潜血 □ 凝血功能、肝肾功能、电解质、心肌酶谱、血糖 □ 感染性疾病筛查 □ X 线胸片 □ 超声心动图	长期医嘱： □ 心律失常护理常规 □ 二级护理 □ 普食 □ 预防应用抗菌药物 □ 持续心电监测 临时医嘱： □ 心电图 □ 拟明日局麻下行起搏器植入术 □ 备皮 □ 建立静脉通路
主要护理工作	□ 协助患者或家属完成挂号、交费手续 □ 静脉取血 □ 建立静脉通路 □ 备皮	□ 协助患者或家属完成入院手续 □ 静脉取血	□ 宣教 □ 心理和生活护理 □ 协助医师评估实验室检查 □ 备皮 □ 建立静脉通路、输液
病情变异记录	□ 无　□ 有，原因： 1. 2.	□ 无　□ 有，原因： 1. 2.	□ 无　□ 有，原因： 1. 2.

续　表

时间	到达急诊 （适用于急诊临时起搏）	住院第 1~2 天	住院第 1~3 天（术前日）
护士 签名			
医师 签名			

时间	住院第 2~4 天 （手术日）	住院第 5~6 天 （术后 1~2 天）	住院第 7~10 天 （术后 3~6 天，出院日）
主要诊疗工作	□ 置入永久起搏器 □ 监测生命体征 □ 预防感染 □ 监测起搏器工作情况 □ 观察切口情况 □ 预防并发症	□ 上级医师查房 □ 诊疗评估 □ 完成上级医师查房记录 □ 起搏器术后治疗 □ 预防手术并发症	□ 拆线或预约拆线时间 □ 观察切口情况 □ 通知出院处 □ 通知患者及家属出院 □ 向患者交代出院后注意事项 □ 预约复诊日期 □ 将"出院记录"副本交予患者 □ 如患者不能如期出院，在病程记录中说明原因和继续治疗的方案
重点医嘱	**长期医嘱：** □ 今日局麻下行起搏器植入术 □ 心律失常护理常规 □ 二级护理 □ 普食 □ 预防性应用抗菌药物 □ 持续心电监测 **临时医嘱：** □ 术前禁食 □ 心电图	**长期医嘱：** □ 心律失常护理常规 □ 二级护理 □ 普食 □ 预防性应用抗菌药物 □ 持续心电监测 **临时医嘱：** □ 心电图 □ 24 小时动态心电图 □ 超声心动图 □ 换药 □ X 线胸片 □ 起搏器测试+程控	**出院医嘱：** □ 出院带药 □ 门诊随诊 □ 拆线或预约拆线时间 □ 出院前心电图
主要护理工作	□ 宣教 □ 沙袋局部加压 6~8 小时 □ 术后平卧 12~24 小时 □ 心理和生活护理 □ 切口护理	□ 宣教 □ 心理和生活护理 □ 切口护理 □ 指导术后活动 □ 预防教育 　出院准备指导	□ 帮助患者或家属办理离院手续 □ 出院指导
病情变异记录	□ 无　□ 有，原因： 1. 2.	□ 无　□ 有，原因： 1. 2.	□ 无　□ 有，原因： 1. 2.
护士签名			
医师签名			

第九章

持续性室性心动过速临床路径释义

一、持续性室性心动过速编码

1. 卫计委原编码

疾病名称及编码：持续性室性心动过速（ICD-10：I47.203）

手术操作名称及编码：导管消融或植入型心律转复除颤器（ICD）治疗［（ICD-9-CM-3：37.26+（37.34/37.94）］

2. 修改编码

疾病名称及编码：持续性室性心动过速（ICD-10：I47.203）

手术操作名称及编码：经导管心脏组织消融治疗（ICD-9-CM-3：37.34）

二、临床路径检索方法

I47.203 伴 37.34

三、持续性室性心动过速临床路径标准住院流程

（一）适用对象

第一诊断为持续性室性心动过速（ICD-10：I47.203）

行导管消融或植入型心律转复除颤器（ICD）治疗［ICD-9-CM-3：37.26+(37.34/37.94)］。

> 释义
>
> ■ 适用对象编码参见第一部分。
> ■ 本路径适用对象为不可逆原因引起的持续性室性心动过速，患者不合并器质性心脏病，不包括心肌缺血、电解质紊乱、药物中毒、急性心功能不全、炎症等可逆原因引起的持续性室性心动过速。
> ■ 持续性室性心动过速的治疗手段多种，本路径针对的是使用导管消融的方法进行诊断治疗，其他治疗方式见相关路径指南。

（二）诊断依据

根据《临床技术操作规范·心电生理和起搏分册》（中华医学会编著，人民军医出版社，2009）和《ACC/AHA/HRS 2006 年室性心律失常治疗和心脏性猝死预防指南》（JACC，2006，51 卷，21 期），中华医学会心电生理和起搏分会，中华医学会心血管病学分会，中国医师协会心律学专业委员会植入型心律转复除颤器治疗的中国专家共识（2014 年）等国内外治疗指南。

1. 临床表现　胸闷、心悸、气短、头晕、黑矇、晕厥等。

2. 心电图表现

（1）异位激动起源于希氏束分叉以下。

（2）至少连续发生 3 次。

（3）持续频率 100~250 次/分的心动过速。

3. 持续性室速是指持续至少 30 秒以上或出现血流动力学障碍的室速。

4. 特发性室速是指经过详细的病史、体格检查，并经过心电图、X 线、超声心动图等检查排除了持续存在的明显器质性心脏病的患者所发生的室速。主要包括右心室流出道室速（亦称为腺苷敏感性室速）、特发性左心室室速（亦称为维拉帕米敏感性室速或分支性室速）以及左心室流出道室速。

> **释义**
>
> ■ 心电图表现为：①QRS 波宽大畸形，时限>0.12 秒，ST-T 波方向与 QRS 波主波方向相反；②心室率通常为 100~250 次/分，心律规则或轻度不规则；③P 波与 QRS 波大多无固定关系，形成房室分离，偶尔心室激动可以逆传获得心房形成 1:1 对应关系；④可见心室夺获或室性融合波。室速发作时少数室上性冲动可下传心室，产生心室夺获。室性融合波的 QRS 波形态介于窦性与室性异位激动之间，为部分夺获心室；⑤持续性室速应与室上性心动过速伴室内差异性传导、室上性心动过速经房室旁路前传、心房颤动经房室旁路前传等进行鉴别。
>
> ■ 持续性室速的患者大多有明显的临床症状，根据室速持续时间的长短、室速的频率、基础心脏病的状态等不同情况，可以表现为胸闷、心悸、气短、心绞痛、头晕、黑矇、晕厥等。

（三）治疗方案的选择及依据

根据《临床技术操作规范·心电生理和起搏分册》（中华医学会 编著，人民军医出版社，2009）和《ACC/AHA/HRS 2006 年室性心律失常治疗和心脏性猝死预防指南》（JACC，2006，51 卷，21 期）以及中华医学会心电生理和起搏分会，中华医学会心血管病学会分会，中国医师协会心律学专业委员会植入型心律转复除颤器治疗的中国专家共识（2014 年）等国内外治疗指南，治疗持续性室速和预防心脏性猝死（经导管消融或植入型心律转复除颤器）。

1. 查找引起室速的病因，确定治疗方案。

2. 治疗诱因（包括缺血、电解质异常和药物中毒等）。

3. 经导管消融（见附件 1）。

4. 植入型心律转复除颤器（ICD）的器械治疗。

5. 药物治疗（抗心律失常药物治疗）。

6. 获得患者及家属有关病情以及相关抢救的知情同意。

> **释义**
>
> ■ 持续性室速的病因需经过详细病史询问、体格检查，并经过心电图、X 线胸片、超声心动图、心肌磁共振、冠脉 CT、冠脉造影等检查明确诊断。
>
> ■ 持续性室速发作的诱因包括心肌缺血、低钾血症、高钾血症、低镁血症、酸中毒、药物的不良反应（如抗抑郁药、抗心律失常药物的致心律失常作用、抗肿瘤药物、洋地黄中毒等），通过详细地询问病史，血电解质、血气分析、冠脉造影、CT 等检查可以发现这些诱因，血运重建、纠正血电解质、停用相关的药物，可以消除这些诱因。
>
> ■ 在有能力开展导管消融治疗心律失常的医院，对于明确诊断为特发性持续性室速的患者，药物治疗无效或患者不能耐受/接受药物治疗应行导管消融治疗。

■ 持续性室速的患者若近期内有体循环栓塞史、心腔内血栓、出血倾向、精神异常不能配合、恶性肿瘤晚期、严重的肝肾等脏器功能不全不能耐受手术，应给予药物治疗控制室速发作。

■ 导管消融属于有创治疗方法，手术过程中存在引起恶性心律失常、心脏压塞、心肌穿孔、感染性心内膜炎、动静脉瘘、假性动脉瘤、脑卒中等并发症的可能。手术可能失败导致术后心律失常复发，需要向家属详细说明手术的必要性、手术目的、手术过程、术中和术后可能出现的各种意外情况，解除患者及其家属的顾虑，征求患者同意签署知情同意书。

（四）标准住院日

6~10 天。

释义

■ 持续性室速患者入院后，术前检查明确室速病因，排除室速诱因 1~3 天，在第 3~4 天手术，术后恢复 1~3 天出院。住院时间不超过 7 个工作日均符合路径要求。

（五）进入路径标准

1. 第一诊断符合 ICD-10：I47.203 持续性室性心动过速疾病编码。
2. 除外缺血（急性心肌梗死）、电解质紊乱和药物中毒等造成的可逆性室速。
3. 如同时患有其他疾病，但在住院期间无需特殊处理（检查和治疗），也不影响第一诊断时，可以进入路径。

释义

■ 若患者合并下列心血管系统疾病，病情稳定可以进入路径：轻度瓣膜钙化或关闭不全；卵圆孔未闭，肺动脉压正常或轻度升高；原发性高血压，入院时血压正常或轻度升高；高脂血症。

■ 若患者合并下列其他系统疾病，病情稳定可以进入路径：糖尿病，入院时血糖已经控制在正常范围；慢性支气管炎，入院时体温、血常规各项指标正常；乙肝或丙肝病毒携带者，但肝功能正常；脑卒中病史半年以上，生活可自理，理解力、表达能力正常，能配合完成手术。

（六）首诊处理（急诊室）

1. 明确持续性室速的诊断。
2. 明确患者血流动力学状态，确定终止室速的方式（见附件 2）：
（1）血流动力学不稳定，出现意识不清者，立即给予直流电复律，终止室速。
（2）血流动力学不稳定，但意识尚清楚者，给予静脉诱导麻醉后直流电复律。
（3）血流动力学稳定者，先静脉给予抗心律失常药物，如效果不好可择期麻醉后直流电复律。

3. 初步筛查引起室速的基础疾病，确定治疗方案：

（1）存在电解质紊乱或药物毒性等诱因的患者，室速终止后给予补充电解质、停药观察等治疗后进入药物治疗流程。

（2）急性心肌梗死导致室速的患者，室速终止后进入急诊 PCI 手术流程。

（3）一过性缺血导致室速的患者，室速终止后进入择期 PCI 手术流程。

（4）特发性室速患者进入电生理检查+经导管消融手术流程。

（5）伴有心肌病、心力衰竭等有 ICD 植入指征的患者，进入 ICD 植入手术流程。

> **释义**
>
> ■ 血流动力学不稳定指患者出现头晕、冷汗、面色苍白、意识丧失等周围脏器血流灌注不足的症状。
>
> ■ 持续性单形室速患者应选用同步直流电复律，多形持续性室速或尖端扭转性室速的患者应选用非同步直流电复律。
>
> ■ 电复律后仍无法维持窦律的患者，（除外 QT 间期延长的多形性室速、尖端扭转性室速）可给予静脉胺碘酮，再次电复律。
>
> ■ 合并器质性心脏病以及长 QT 综合征、Brugada 综合征等有 ICD 植入指征的室速患者，首选 ICD 植入术途径。

（七）术前准备（电生理检查+经导管消融术/ICD 植入术）

1~2 天。

必需的检查项目：

1. 心电图、24 小时动态心电图（holter）。

2. 血常规+血型，尿常规、便常规。

3. 肝肾功能、血电解质、血糖、血气分析、凝血功能、心肌血清生化标志物、感染性疾病筛查（乙型肝炎、丙型肝炎、艾滋病、梅毒等）。

4. 超声心动检查、X 线胸片。

> **释义**
>
> ■ 必查项目是确保安全、有效地完成手术的基础，术前必须完成。相关人员应认真分析检查结果，以便及时发现异常情况并采取相应的处置。术前尽可能收集患者室速发作时的心电图或 24 小时动态心电图。

（八）选择用药

1. 根据基础疾病情况对症治疗（如合并高血压病者降压治疗）。

2. 抗心律失常药物（包括静脉和口服）。

3. 用抗凝药物者（如华法林）术前需停用 3~4 天，改为低分子肝素皮下注射，术前 12 小时停用低分子肝素，控制 INR 在 1.5 以下。

4. 停用抗血小板药物（如阿司匹林等）7 天以上。

5. 必要时术前使用预防性抗菌药物（参照《抗菌药物临床应用指导原则》卫医发植〔2004〕

285 号）。

> **释义**
>
> ■ 拟进入本路径的持续性室速患者，术前应停服抗心律失常药物 5 个半衰期以上，以免抑制室速的诱发，影响检查或消融效果。
> ■ 室速消融术后，给予抗心律失常药物胺碘酮，预防室速再发，同时注意有无缓慢心律出现。
> ■ 电生理检查+经导管消融术属于Ⅰ类切口手术，可按规定适当预防性应用抗菌药物。
> ■ 部分需植入 ICD 的患者长期口服抗凝药，例如心脏瓣膜置换术后，术前可暂时停用口服抗凝药物（华法林），INR 控制在 2.0 以下。目前可不主张应用低分子肝素进行"桥接"。

（九）手术日为入院第 3 天（根据病情需要）

明确患者室速的基础疾病后，可选择电生理检查+经导管消融术或 ICD 植入术。
1. 麻醉方式　局部麻醉，全身麻醉（ICD 植入术需要诱发室颤者）。
2. 手术内植物　ICD 植入术中需要植入型心律转复除颤器。
3. 术中用药　诱导麻醉药，局部麻醉药。

> **释义**
>
> ■ 导管消融治疗室速的标测方法较多，包括激动顺序标测、起搏标测、基质改良、电解剖标测、非接触式球囊标测等；消融手段多样，应根据患者病情合理选用。
> ■ ICD 术后应用抗生素 24~48 小时，参照《按照药物临床应用指导原则》（卫医发〔2004〕285 号）。

（十）术后恢复 3~7 天

1. 需复查心电图。
2. ICD 植入术者出院前，需复查心电图、X 线胸片、holter、起搏器程控。

> **释义**
>
> ■ 进行电生理检查+导管消融的患者，术中穿刺股静脉、股动脉，需防止术后下肢静脉血栓形成、肺栓塞、假性动脉瘤、动脉血肿等发生。术后 1~3 天出院。
> ■ 电生理检查+经导管消融术属于Ⅰ类切口手术，术后按规定预防性应用抗菌药物 1 次（必要时）。

（十一）出院标准

1. 生命体征平稳。
2. 手术伤口愈合良好。

3. 植入的 ICD 工作正常。

> **释义**
>
> ■ 患者出院前应注意局部伤口状况，股静脉、股动脉穿刺处无血管杂音、无血肿，无动静脉瘘、假性动脉瘤等血管并发症，必要时给予下肢血管超声检查明确诊断。

（十二）变异及原因分析

1. 电生理检查发现不适于行经导管消融术的严重室性心律失常，需要药物治疗及择期行 ICD 植入术。
2. 消融术部分成功，另需药物治疗及 ICD 植入术以确保患者长期的安全性。
3. 植入 ICD 的患者需要口服抗心律失常药物，服药期间出现血压、心率较大波动，需要延长时间观察调整用药。
4. 需要口服抗心律失常药物预防发作的患者，因药物导致心率降低而需行永久起搏器植入以保证远期预后。
5. 其他情况，包括手术并发症等。

> **释义**
>
> ■ 变异是指入选临床路径的患者未能按路径流程完成医疗行为或未达到预期的医疗质量控制目标。这包括以下情况：①按路径流程完成治疗，但出现非预期结果，可能需要进一步处理。如按本路径给予导管消融后，住院期间室速复发、出现血管并发症；②按路径完成治疗，但超出了路径规定的时限或限定的费用。如实际住院日超出标准住院日要求，或未能在规定的手术时间限定内实施手术等；③不能按路径完成治疗，患者需要中途退出路径。如按本路径治疗过程中出现心脏压塞、胸腔积液积血等严重并发症，导致必须终止路径或需要转入其他路径进行治疗等；④入选路径后，医师在诊疗过程中发现患者合并存在一些事前未预知的对本路径治疗可能产生影响的情况，需要终止执行路径或延长治疗时间，增加治疗费用。如拟行电生理检查+导管消融的患者，术中发现患者下肢血管畸形或动脉重度迂曲、狭窄，标测消融导管不能到达预定位置，使手术无法进行。对这些患者，主管医师均应进行变异原因的分析，并在临床路径的表单中予以说明。
>
> ■ 因患者方面的主观原因导致执行路径出现变异，也需要医师在表单中予以说明。

四、持续性室性心动过速临床路径给药方案

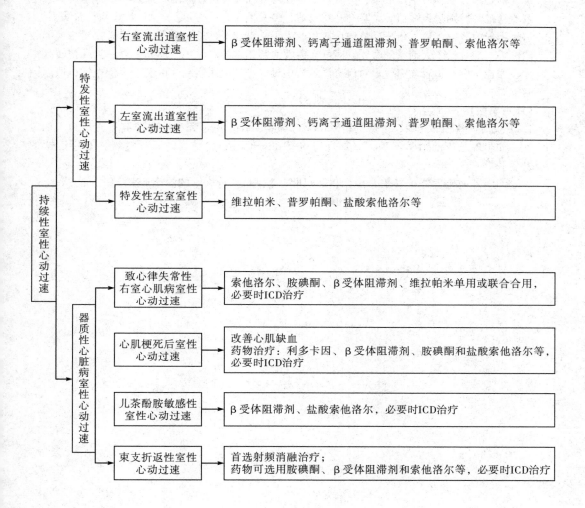

【用药选择】

1. 根据患者血流动力学是否稳定，是否合并器质性心脏病和心功能不全，心律失常的类型和发病机制选择具体用药。

2. 对血流动力学稳定的室速，首选药物为胺碘酮、普鲁卡因胺或索他洛尔。部分无器质性心脏病患者可选用普罗帕酮。特发性左后分支性室速或短联律间期触发的室速可选择维拉帕米。慢性期治疗主要预防室速复发，建议应用胺碘酮、β受体阻滞剂，可以降低心律失常死亡率或（和）总死亡率。

【药学提示】

1. 合并器质性心脏病和心衰的患者发生持续性室速，大部分需要在治疗病因的基础上植入ICD和（或）射频消融治疗，药物治疗主要用于室速发作时的急诊处理和长期口服以减少室速发作。静脉应用胺碘酮时需要注意肝功能损害、心脏骤停、血压下降等不良反应，长期口服胺碘酮时需要注意甲状腺功能损害、肺间质纤维化等严重不良反应。

2. 胺碘酮有加强双香豆素及华法林的抗凝作用，凝血酶原时间延长，联合应用时需要注意。

3. 终止持续性室性心动过速首选的方法是立即静脉注射抗心律失常药物，对于单形型室性心动过速或QT间期正常的多形型室性心动过速，一般采用药物治疗，静脉注射。①利多卡

因；②胺碘酮；③普罗帕酮。选择其中之一，有效则可继续滴注上述药物。多形型室性心动过速的处理方法类似于单形型，但要仔细寻找可能存在可逆性原因，例如药物不良反应和电解质紊乱，特别是尖端扭转型室性心动过速，多发生在 QT 间期延长时。治疗除针对病因外，可采用异丙肾上腺素、阿托品静注，或快速人工心脏起搏，忌用Ⅲ类抗心律失常药物，如胺碘酮等。静脉给予大剂量硫酸镁，对低血镁及血镁正常的难治性室速和室颤、尖端扭转型室速、洋地黄中毒患者均有效。对没有洋地黄中毒的患者使用镁制剂可能产生低血钾，所以同时需要补钾。

【注意事项】

1. 重视治疗基础病，纠正可逆的诱发因素。药物治疗室速过程中严密监测血流动力学稳定性，如出现血流动力学不稳，立即进行电复律。预防心律转复时心动过缓或窦性停搏的发生。

2. 近年来一些新型抗心律失常药物相继问世，为室性心律失常的治疗带来希望。

五、推荐表单

（一）医师表单

持续性室性心动过速临床路径医师表单[*]

适用对象：第一诊断为持续性室性心动过速（ICD-10：I47.203）

行电生理检查+经导管消融术（EPS+RFCA）[ICD-9-CM-3：37.26+（37.34/37.94）]

患者姓名：	性别：	年龄：	门诊号：	住院号：

住院日期：　　年　月　日	出院日期：　　年　月　日	标准住院日：6~10天

发病时间：　年　月　日　时　分	到达急诊时间：　　年　月　日　时　分

时间	到达急诊（0~10分钟）	到达急诊（0~30分钟）	到达急诊（0~24小时）
主要诊疗工作	□ 描记12导联心电图 □ 评价心电图 □ 询问病史 □ 检查生命体征，体格检查 □ 完成血流动力学评估 □ 根据患者病情，向家属交代可能的风险、所需抢救措施（包括直流电转复及气管插管、动脉深静脉穿刺等），并获得家属的知情同意签字	□ 如患者因血流动力学不稳定，出现意识丧失，则迅速给予直流电复律 □ 如果血流动力学尚稳定，未出现意识丧失，可等待会诊后决定治疗措施 □ 如患者出现休克症状，但意识尚清可给予镇静药物后电复律 □ 向家属交代病情，签署相关知情同意书	□ 评价病史及基础病，分析各项实验室检查结果 □ 再次向家属交代病情和治疗措施，签署相关知情同意书 □ 准备收入相关病房 □ AMI/一过性缺血采用"PCI流程表" □ 特发性室速采用"EPS+RFCA流程表" □ 需要植入ICD采用"ICD植入术流程表" □ 电解质紊乱、药物中毒等诱因或无手术指征采用药物治疗流程 □ 请上级医师会诊（视病情） □ 密切观察患者心律情况
重点医嘱	**长期医嘱：** □ 吸氧 □ 心电、血压和血氧监测 **临时医嘱：** □ 描记12导联心电图 □ 血清心肌标志物测定 □ 血常规+电解质 □ 动脉血气分析 □ 凝血功能	**长期医嘱：** □ 吸氧 □ 心电、血压和血氧监测 **临时医嘱：** □ 麻醉机吸氧（如需直流电转复） □ 静脉予镇静剂（如需直流电复律） □ 直流电复律（视病情） □ 描记12导联心电图（转复后） □ 静脉应用抗心律失常药（直流电转复后按需或血流动力学稳定者首选）胺碘酮等	**长期医嘱：** □ 吸氧 □ 心电、血压和血氧监测 **临时医嘱：** □ 静脉抗心律失常药物（视病情） □ 针对异常实验室检查指标进行复查

续　表

时间	到达急诊（0~10分钟）	到达急诊（0~30分钟）	到达急诊（0~24小时）
病情 变异 记录	□无　□有，原因： 1. 2.	□无　□有，原因： 1. 2.	□无　□有，原因： 1. 2.
医师 签名			

* 注：本流程只适用于需要电生理检查经导管消融的患者、非危重抢救的室速患者。如确诊为缺血性心脏疾病引起的室速应采用急性心肌梗死流程或择期 PCI 流程

时间	住院第 1 天	住院第 2 天	住院第 3 天（手术日）
主要诊疗工作	□ 上级医师查房 □ 分析病因、危险分层、监护强度、治疗效果评估 □ 确定下一步治疗方案 □ 完成病历书写 □ 向家属交代可能的风险，所需诊治方案，并获得家属的知情同意签字	□ 确定患者是否需要进行电生理检查+经导管消融术 □ 完成术前准备 □ 继续调整抗心律失常药	□ 进行电生理检查+经导管消融术 □ 观察伤口情况 □ 术后预防性给予抗菌药物
重点医嘱	长期医嘱： □ 心律失常护理常规 □ 二级护理 □ 普食 □ 心电、血压和血氧监测（视病情） □ 患者既往基础用药 临时医嘱： □ 描记 12 导联心电图 □ 24 小时动态心电图（视病情） □ 心脏 MRI（视病情） □ 抗心律失常药（视病情）胺碘酮等 □ 其他特殊医嘱	长期医嘱： □ 心律失常护理常规 □ 二级护理 □ 普食 临时医嘱： □ 明日局麻下行 EPS+RFCA 术 □ 备皮 □ 术前晚可口服镇静药物 □ 其他特殊医嘱	长期医嘱： □ 今日行 EPS+RFCA 手术 □ EPS+RFCA 术后护理 □ 心电监测 □ 预防性应用抗菌药物（视病情） 临时医嘱： □ 术后心电图 □ 其他特殊医嘱
病情变异记录	□ 无　□ 有，原因： 1. 2.	□ 无　□ 有，原因： 1. 2.	□ 无　□ 有，原因： 1. 2.
医师签名			

日期	住院第 4 天（术后第 1 天）	住院第 5 天（术后第 2 天）
主要诊疗工作	□ 上级医师查房 □ 诊疗评估 □ 观察伤口情况 □ 换药 □ 术后预防性给予抗菌药物	□ 确定行 EPS+RFCA 术的患者是否可以出院 □ 通知出院处 □ 通知患者及家属出院 □ 向患者交代出院后注意事项 □ 预约复诊时间 □ 将"出院记录"副本交予患者 □ 如患者不能如期出院，在病程记录中说明 原因和继续治疗的方案
重点医嘱	**长期医嘱：** □ EPS+RFCA 术后护理 □ 心电监测 □ 预防性抗菌药物（视病情） **临时医嘱：** □ 换药 1 次（局部听诊有无杂音） □ 其他特殊医嘱	**临时医嘱：** □ 通知出院 □ 门诊随诊 □ 出院带药
病情变异记录	□ 无　□ 有，原因： 1. 2.	□ 无　□ 有，原因： 1. 2.
医师签名		

（二）护士表单

持续性室性心动过速临床路径护士表单[*]

适用对象：第一诊断为持续性室性心动过速（ICD-10：I47.203）

行电生理检查+经导管消融术（EPS+RFCA）[ICD-9-CM-3：37.26+(37.34/37.94)]

患者姓名：		性别： 年龄： 门诊号：		住院号：
住院日期： 年 月 日		出院日期： 年 月 日		标准住院日：6~10天
发病时间： 年 月 日 时 分		到达急诊时间： 年 月 日 时 分		

时间	到达急诊（0~10分钟）	到达急诊（0~30分钟）	到达急诊（0~24小时）
主要护理工作	□ 协助患者或家属完成挂号、交费等手续 □ 取血、并建立静脉通道，记录患者一般情况和用药 □ 询问病史 □ 检查生命体征，体格检查	□ 密切观察生命体征 □ 准确记录治疗过程（时间、病情变化） □ 协助医师直流电复律（按需）	□ 密切观察生命体征 □ 准确记录治疗过程（时间、病情变化） □ 密切观察心律情况
重点医嘱	□ 详见医嘱执行单	□ 详见医嘱执行单	□ 详见医嘱执行单
病情变异记录	□ 无 □ 有，原因： 1. 2.	□ 无 □ 有，原因： 1. 2.	□ 无 □ 有，原因： 1. 2.
护士签名			

[*]注：本流程只适用于需要电生理检查经导管消融的患者、非危重抢救的室速患者。如确诊为缺血性心脏疾病引起的室速应采用急性心肌梗死流程或择期 PCI 流程

时间	住院第 1 天	住院第 2 天	住院第 3 天（手术日）
主要护理工作	□ 入院宣教（环境、设施、人员等） □ 入院护理评估（营养状况、性格变化等） □ 病史询问、相应查体 □ 联系相关检查	□ 汇总检查结果 □ 完成术前评估 □ 术前宣教 □ 完成术前准备（备皮、建立静脉通路、输液）	□ 协助手术 □ 监测生命体征 □ 穿刺动脉，术后加压包扎，沙袋压迫 8 小时，平卧 8~12 小时，24 小时后解除包扎 □ 穿刺静脉，术后加压包扎，沙袋压迫 4 小时，平卧 8~12 小时后可下地活动切口护理 □ 定期记录重要监测指标
重点医嘱	长期医嘱： □ 二级护理 □ 心电、血压和血氧监测 □ 患者既往基础用药 临时医嘱： □ 描记 12 导联心电图 □ holter（按需） □ 心脏（MRI）（按需） □ 抗心律失常药（按需）胺碘酮等	长期医嘱： □ 二级护理 临时医嘱： □ 明日局麻下行 EPS+RFCA 术 □ 术区备皮 □ 术前晚可口服镇静药物 □ 继续调整抗心律失常药（按需） □ 其他特殊医嘱	长期医嘱： □ 今日行 EPS+RFCA 手术 □ EPS+RFCA 术后护理 □ 卧床 □ 心电、血压监测 □ 吸氧 □ 预防性应用抗菌药物 2 天 临时医嘱： □ 继续调整抗心律失常药（按需） □ 描记 12 导联心电图 □ 其他特殊医嘱
病情变异记录	□ 无　□ 有，原因： 1. 2.	□ 无　□ 有，原因： 1. 2.	□ 无　□ 有，原因： 1. 2.
护士签名			

日期	住院第 4 天 （术后第 1 天）	住院第 5 天 （术后第 2 天）
主要护理工作	□ 心理和生活护理 □ 配合医师伤口换药 □ 指导术后活动 □ 预防教育 □ 出院准备指导	□ 向患者交代随访相关内容 □ 通知出院处 □ 向患者交代出院后注意事项 □ 帮助患者或家属办理离院手续
重点医嘱	□ 详见医嘱执行单	□ 详见医嘱执行单
病情变异记录	□ 无　□ 有，原因： 1. 2.	□ 无　□ 有，原因： 1. 2.
护士签名		

（三）患者表单

持续性室性心动过速临床路径患者表单 *

适用对象：第一诊断为持续性室性心动过速（ICD-10：I47.203）
行电生理检查+经导管消融术（EPS+RFCA）[ICD-9-CM-3：37.26+（37.34/37.94）]

患者姓名：		性别： 年龄： 门诊号：		住院号：
住院日期： 年 月 日		出院日期： 年 月 日		标准住院日：6~10 天
发病时间： 年 月 日 时 分			到达急诊时间： 年 月 日 时 分	

时间	到达急诊（0~10 分钟）	到达急诊（0~30 分钟）	到达急诊（0~24 小时）
医患配合	□ 家属与医师交流了解病情 □ 接受病史询问 □ 进行体格检查 □ 进行相关检查 □ 交代既往用药情况	□ 接受医师安排，配合医师根据病情需要的抢救措施 □ 家属签署相关知情同意书	□ 家属再次与医师交流了解病情和治疗措施，签署相关知情同意书 □ 接受医师的安排
重点诊疗及检查	重点诊疗： □ 吸氧 □ 心电、血压和血氧监测 重要检查： □ 描记 12 导联心电图 □ 血清心肌标志物测定 □ 血常规+电解质 □ 动脉血气分析 □ 凝血功能	重点诊疗： □ 吸氧 □ 心电、血压和血氧监测 □ 麻醉机吸氧（如需直流电转复） □ 静脉予镇静剂（如需直流电复律） □ 直流电复律（按需） □ 静脉应用抗心律失常药（直流电转复后按需或血流动力学稳定者首选） 重要检查： □ 描记 12 导联心电图（转复后）	重点诊疗： □ 吸氧 □ 心电、血压和血氧监测 重要检查： □ 针对异常实验室检查指标进行复查

*注：本流程只适用于需要电生理检查经导管消融的患者、非危重抢救的室速患者。如确诊为缺血性心脏疾病引起的室速应采用急性心肌梗死流程或择期 PCI 流程

时间	住院第 1 天	住院第 2 天	住院第 3 天（手术日）
医患配合	□ 接受相关宣教 □ 接受入院护理评估 □ 接受病史询问 □ 进行体格检查 □ 交代既往用药情况 □ 进行相关治疗	□ 患者及家属与医师交流了解病情 □ 了解导管消融的注意事项 □ 根据经济承担能力，与医师协商选择相关导管等 □ 签署"知情同意书"等 □ 接受相关治疗 □ 接受术前宣教	□ 接受导管消融相关治疗 □ 患者家属与医师交流了解导管消融情况及术后注意事项 □ 接受术后护理与监测
重点诊疗及检查	重点诊疗： □ 心律失常护理常规 □ 二级护理 □ 普食 □ 心电、血压和血氧监测 □ 既往基础用药 重要检查： □ 描记 12 导联心电图 □ holter（按需） □ 心脏（MRI）（按需）	重点诊疗： □ 心律失常护理常规 □ 二级护理 □ 普食 □ 术区备皮 □ 术前晚可口服镇静药物 □ 继续调整抗心律失常药（按需）	重点诊疗： □ 今日行 EPS+RFCA 手术 □ EPS+RFCA 术后护理 □ 卧床 □ 心电、血压监测 □ 吸氧 □ 预防性应用抗菌药物 2 天 □ 继续调整抗心律失常药（按需） 重要检查： □ 描记 12 导联心电图 □ 其他必要检查

日期	住院第 4 天（术后第 1 天）	住院第 5 天（术后第 2 天）
医患配合	□ 接受术后活动指导 □ 配合医师进行伤口换药 □ 接受相关治疗	□ 接受出院前康复宣教 □ 接受出院注意事项宣教 □ 了解导管消融随访情况 □ 办理出院手续 □ 获取出院诊断书 □ 获取出院带药
重点诊疗及检查	重要诊疗： □ 卧床 □ 心电、血压监测 □ 换药 1 次（EPS+RFCA 术后 24 小时解除包扎，局部听诊有无杂音） □ 预防性抗菌药物 □ 继续使用抗心律失常药（按需）	重要诊疗： □ 出院 □ 出院带药：继续使用抗心律失常药（按需）

附：原表单（2009 年版）

持续性室性心动过速临床路径表单 *

适用对象：第一诊断为持续性室性心动过速（ICD-10：I47.203）
行电生理检查+经导管消融术（EPS+RFCA）[ICD-9-CM-3：37.26+（37.34/37.94）]

患者姓名：		性别：　　年龄：　　病例号：	
住院日期：　　年　月　日		出院日期：　　年　月　日	标准住院日：6~10 天
发病时间：　　年　月　日　时　分		达急诊时间：　　年　月　日　时　分	

时间	到达急诊（0~10 分钟）	到达急诊（0~30 分钟）	到达急诊（0~24 小时）
主要诊疗工作	□ 描记 12 导联心电图 □ 评价心电图 □ 询问病史 □ 检查生命体征，体格检查 □ 完成血流动力学评估 □ 根据患者病情，向家属交代可能的风险、所需抢救措施（包括直流电转复及气管插管、动脉深静脉穿刺等），并获得家属的知情同意签字	□ 请上级医师会诊 □ 如患者因血流动力学不稳定，出现意识丧失，则迅速给予直流电复律 □ 如果血流动力学尚稳定，未出现意识丧失，可等待会诊后决定治疗措施 □ 如患者出现休克症状，但意识尚清可给予镇静药物后电复律 □ 向家属交代病情，签署相关知情同意书	□ 评价病史及基础病，分析各项化验结果 □ 再次向家属交代病情和治疗措施，签署相关知情同意书 □ 准备收入相关病房 □ AMI/一过性缺血采用"PCI流程表" □ 特发性室速采用"EPS+RFCA 流程表" □ 需要植入 ICD 采用"ICD 植入术流程表" □ 电解质紊乱、药物中毒等诱因或无手术指征采用药物治疗流程 □ 密切观察患者心律情况
重点医嘱	**长期医嘱：** □ 吸氧 □ 心电、血压和血氧监测 **临时医嘱：** □ 描记 12 导联心电图 □ 血清心肌标志物测定 □ 血常规+电解质 □ 动脉血气分析 □ 凝血功能	**长期医嘱：** □ 特级护理 □ 每小时测量记录生命体征 □ 卧床，禁食、禁水 □ 心电、血压和血氧监测 **临时医嘱：** □ 麻醉机吸氧（如需直流电转复） □ 静脉给予麻醉药物（如需直流电复律） □ 直流电复律（按需） □ 描记 12 导联心电图（转复后） □ 静脉应用抗心律失常药（直流电转复后按需或血流动力学稳定者首选）	**长期医嘱：** □ 特级护理 □ 卧床 □ 心电、血压和血氧监测 □ 吸氧 **临时医嘱：** □ 口服/静脉抗心律失常药物 □ 针对异常化验指标进行复查
主要护理工作	□ 协助患者或家属完成挂号、交费等手续 □ 取血、并建立静脉通道，记录患者一般情况和用药	□ 特级护理 □ 准确记录治疗过程（时间、病情变化）	□ 特级护理 □ 准确记录治疗过程（时间、病情变化）

续　表

时间	到达急诊（0~10分钟）	到达急诊（0~30分钟）	到达急诊（0~24小时）
病情 变异 记录	□无　□有，原因： 1. 2.	□无　□有，原因： 1. 2.	□无　□有，原因： 1. 2.
护士 签名			
医师 签名			

＊注：本流程只适用于需要电生理检查经导管消融以及 ICD 植入的患者、非危重抢救的室速患者。如确诊为缺血性心脏疾病引起的室速应采用急性心肌梗死流程或择期 PCI 流程

时间	住院第 1 天	住院第 2 天	住院第 3 天（手术日）
主要诊疗工作	□ 上级医师查房 □ 分析病因、危险分层、监护强度、治疗效果评估 □ 制订下一步治疗方案 □ 完成病历书写 □ 向家属交代可能的风险，所需诊治方案，并获得家属的知情同意签字	□ 确定患者是否需要进行电生理检查+经导管消融术 □ 完成术前准备 □ 调整抗心律失常药	□ 术后 ECG □ 术后伤口观察 □ 术后预防性使用抗菌药物 □ EPS+RFCA 术后患者有植入 ICD 指征，转入 ICD 植入术流程
重点医嘱	长期医嘱： □ 二级护理 □ 心电、血压和血氧监测 临时医嘱： □ 描记 12 导联心电图 □ holter（按需） □ 心脏 MRI（按需） □ 抗心律失常药（按需）	长期医嘱： □ 二级护理 临时医嘱： □ 明日局麻下行 EPS+RFCA 术 □ 术区备皮 □ 术前晚可口服镇静药物 □ 继续调整抗心律失常药（按需）	长期医嘱： □ 今日行 EPS+RFCA 手术 □ EPS+RFCA 术后护理 □ 卧床 □ 心电、血压监测 □ 吸氧 □ 预防性使用抗菌药物 2 天 临时医嘱： □ 继续调整抗心律失常药（按需） □ 描记 12 导联心电图
主要护理工作	□ 入院宣教 □ 病房设施及相关规定介绍 □ 心理及生活护理	□ 心理及生活护理 □ 指导患者相关治疗和检查活动	EPS+RFCA 术中如： □ 穿刺动脉，术后加压包扎，沙袋压迫 8 小时，平卧 8~12 小时，24 小时后解除包扎 □ 穿刺静脉，术后加压包扎，沙袋压迫 4 小时，平卧 8~12 小时后可下地活动
病情变异记录	□ 无 □ 有，原因： 1. 2.	□ 无 □ 有，原因： 1. 2.	□ 无 □ 有，原因： 1. 2.
护士签名			
医师签名			

时间	住院第 4 天	住院第 5 天
主要 诊疗 工作	□ 术后伤口观察，换药等相关治疗 □ 术后预防性给予抗菌药物 □ 安排术后相关检查	□ 确定行 EPS+RFCA 术的患者是否可以出院
重 点 医 嘱	**长期医嘱：** □ 卧床 □ 心电、血压监测 **临时医嘱：** □ 换药 1 次（EPS+RFCA 术后 24 小时解除包扎，局 　部听诊有无杂音） □ 预防性抗菌药物 □ 继续使用抗心律失常药（按需）	**长期医嘱：** □ 出院医嘱 □ 出院带药：继续使用抗心律失常药（按需）
主要 护理 工作	□ 配合医师伤口换药	□ 办理出院
病情 变异 记录	□ 无　□ 有，原因： 1. 2.	□ 无　□ 有，原因： 1. 2.
护士 签名		
医师 签名		

附：原表单（2009 年版）

持续性室性心动过速临床路径表单

适用对象：第一诊断为持续性室性心动过速（ICD-10：I47.203）

行植入型心律转复除颤器（ICD）治疗（ICD-9-CM-3：37.34/37.94）

患者姓名：	性别： 年龄：	病例号：
住院日期： 年 月 日	出院日期： 年 月 日	标准住院日：6~10 天
发病时间： 年 月 日 时 分	达急诊时间： 年 月 日 时 分	

时间	到达急诊（0~10 分钟）	到达急诊（0~30 分钟）	到达急诊（0~24 小时）
主要诊疗工作	□ 描记 12 导联心电图 □ 评价心电图 □ 询问病史 □ 检查生命体征，体格检查 □ 完成血流动力学评估 □ 根据患者病情，向家属交代可能的风险、所需抢救措施（包括直流电转复及气管插管、动脉深静脉穿刺等），并获得家属的知情同意签字	□ 请上级医师会诊 □ 如患者因血流动力学不稳定，出现意识丧失，则迅速给予直流电复律 □ 如果血流动力学尚稳定，未出现意识丧失，可等待会诊后决定治疗措施 □ 如患者出现休克症状，但意识尚清可给予镇静药物后电复律 □ 向家属交代病情，签署相关知情同意书	□ 评价病史及基础病，分析各项化验结果 □ 再次向家属交代病情和治疗措施，签署相关知情同意书 □ 准备收入相关病房 □ AMI/一过性缺血采用"PCI流程表" □ 特发性室速采用"EPS+RFCA 流程表" □ 需要植入 ICD 采用"ICD 植入术流程表" □ 电解质紊乱、药物中毒等诱因或无手术指征采用药物治疗流程 □ 密切观察患者心律情况
重点医嘱	**长期医嘱：** □ 吸氧 □ 心电、血压和血氧监测 **临时医嘱：** □ 描记 12 导联心电图 □ 血清心肌标志物测定 □ 血常规+电解质 □ 动脉血气分析 □ 凝血功能	**长期医嘱：** □ 特级护理 □ 每小时测量记录生命体征 □ 卧床，禁食、禁水 □ 心电、血压和血氧监测 **临时医嘱：** □ 麻醉机吸氧（如需直流电转复） □ 静脉给予麻醉药物（如需直流电复律） □ 直流电复律（按需） □ 描记 12 导联心电图（转复后） □ 静脉应用抗心律失常药（直流电转复后按需或血流动力学稳定者首选）	**长期医嘱：** □ 特级护理 □ 卧床 □ 心电、血压和血氧监测 □ 吸氧 **临时医嘱：** □ 口服/静脉抗心律失常药物 □ 针对异常化验指标进行复查
主要护理工作	□ 协助患者或家属完成挂号、交费等手续 □ 取血、并建立静脉通道，记录患者一般情况和用药	□ 特级护理 □ 准确记录治疗过程（时间、病情变化）	□ 特级护理 □ 准确记录治疗过程（时间、病情变化）

续　表

时间	到达急诊（0~10分钟）	到达急诊（0~30分钟）	到达急诊（0~24小时）
病情 变异 记录	□无　□有，原因： 1. 2.	□无　□有，原因： 1. 2.	□无　□有，原因： 1. 2.
护士 签名			
医师 签名			

*注：本流程只适用于需要电生理检查经导管消融以及 ICD 植入的患者、非危重抢救的室速患者。如确诊为缺血性心脏疾病引起的室速应采用急性心肌梗死流程或择期 PCI 流程

时间	住院第 1 天	住院第 2 天	住院第 3 天（手术日）
主要诊疗工作	□ 上级医师查房 □ 分析病因、危险分层、监护强度、治疗效果评估 □ 制订下一步治疗方案 □ 完成病历书写 □ 向家属交待可能的风险，所需诊治方案，并获得家属的知情同意签字	□ 确定患者是否需要进行 ICD 植入术 □ 完成术前准备 □ 调整抗心律失常药	□ 术后心电图 □ 术后伤口观察 □ 术后预防性使用抗菌药物
重点医嘱	**长期医嘱：** □ 二级护理 □ 心电、血压和血氧监测 **临时医嘱：** □ 描记 12 导联心电图 □ holter（按需） □ 心脏 MRI（按需） □ 抗心律失常药（按需）	**长期医嘱：** □ 二级护理 **临时医嘱：** □ 明日全麻下 ICD 植入术 □ 术区备皮 □ 术前禁食、禁水 □ 术前晚可口服镇静药物 □ 调整抗心律失常药	**长期医嘱：** □ 全麻下 ICD 植入术后护理 □ 一级护理 □ 卧床 □ 心电、血压监测 □ 吸氧 □ 预防性使用抗菌药物 **临时医嘱：** □ 调整抗心律失常药 □ 心电图
主要护理工作	□ 入院宣教 □ 病房设施及相关规定介绍 □ 心理及生活护理	□ 心理及生活护理 □ 指导患者相关治疗和检查活动	□ 行 ICD 植入术者，术后局部加压包扎至次日晨，卧床 24 小时
病情变异记录	□ 无　□ 有，原因： 1. 2.	□ 无　□ 有，原因： 1. 2.	□ 无　□ 有，原因： i. 2.
护士签名			
医师签名			

时间	住院第 4 天	住院第 5 天	住院第 6~9 天
主要诊疗工作	□ 术后伤口观察，换药等相关治疗 □ 术后给予抗菌药物 □ 安排术后相关检查	□ 术后给予抗菌药物 □ 行 ICD 植入患者进行术后检查（包括 X 线胸片、holter、术后 ICD 程控）	□ 住院第 6 天可评估 ICD 植入术的患者是否可以出院 □ 术后检查评估 □ 向患者及家属交代出院后注意事项，预约复诊时间 □ 将出院记录的副本交给患者 □ 准备出院带药 □ 如果患者不能出院，在病程记录中说明原因和继续治疗的方案
重点医嘱	长期医嘱： □ 全麻下 ICD 植入术后护理 □ 一级护理 □ 卧床 □ 心电、血压监测 □ 预防性抗菌药物 临时医嘱： □ 换药 1 次（行 ICD 植入者晨起解除加压包扎，局部换药） □ 继续调整抗心律失常药 □ 心电图	长期医嘱： □ 全麻下 ICD 植入术后护理 □ 一级或二级护理 □ 预防性抗菌药物（术后共用 3 天） 临时医嘱： □ 调整抗心律失常药 □ X 线胸片 □ holter □ 术后 ICD 程控	出院医嘱： □ ICD 植入术的患者出院（或住院第 9 天拆线后出院） □ 继续使用抗心律失常药 □ 住院第 9 天伤口拆线、换药
主要护理工作	□ 配合医师伤口换药	□ 协助患者完成相关检查	□ 办理出院（住院第 7 天出院者，嘱患者术后第 9 天来院拆线） □ 出院指导
病情变异记录	□ 无　□ 有，原因： 1. 2.	□ 无　□ 有，原因： 1. 2.	□ 无　□ 有，原因： 1. 2.
护士签名			
医师签名			

附件 1　室速的 EPS+RFCA 常见适应证

分　类	电生理诊断	处理方法
特发性室速	□ 右室流出道室性心动过速 □ 特发性左室室性心动过速 □ 左室流出道室性心动过速器质性心脏病室性心动过速	
器质性心脏病室性心动过速	□ 致心律失常性右室心肌病室性心动过速 □ 心肌梗死后室性心动过速（部分单型性室性心动过速） □ 束支折返性室性心动过速（部分扩张性心肌病/缺血性心肌病室性心动过速）	□ 建议 ICD □ 首选 ICD □ 建议预防性植入起搏器

附件 2　持续性室速临床症状分类及处理方法

分　类	症　状		处理方法
血流动力学稳定	无症状	□ 无任何由室速引发的不适有轻微症状	
	有轻微症状	□ 感觉胸部、咽部或颈部搏动感 □ 心悸 □ 漏搏感	首选抗心律失常药物转复
血流动力学不稳定	晕厥前症状	□ 头晕 □ 乏力 □ 虚汗 □ 面色苍白	静脉麻醉后直流电转复
	晕厥/猝死	□ 意识丧失	立即直流电转复

第十章

房性心动过速临床路径释义

一、房性心动过速编码

1. 卫计委原编码

疾病名称及编码：房性心动过速（ICD-10：I47.101）

手术操作名称及编码：经导管心内电生理检查及消融治疗（ICD-9-CM-3：37.34/37.26）

2. 修改编码

疾病名称及编码：房性心动过速（ICD-10：I47.101）

阵发性房性心动过速（ICD-10：I47.108）

折返性心动过速（ICD-10：I47.110）

局灶性房性心动过速（ICD-10：I47.111）

手术操作名称及编码：心脏电生理检查（ICD-9-CM-3：37.26）

经血管心脏射频消融术（ICD-9-CM-3：37.34）

二、临床路径检索方法

I47.111/I47.110 伴（37.26+37.34）

三、房性心动过速临床路径标准住院流程

（一）适用对象

第一诊断为房性心动过速（ICD-10：I47.101）

经导管心内电生理检查及消融治疗（ICD-9-CM-3：37.34/37.26）。

（二）诊断依据

根据《临床诊疗指南·心血管分册》（中华医学会编著，人民卫生出版社，2009）、《ACC/AHA/ESC 2003 年室上性心律失常治疗指南》（JACC 2003，42 卷，第 8 期）等国内外治疗指南。

1. 局灶性房性心动过速　局灶性房性心动过速（简称房速）定义为激动起源自心房内较小区域，然后离心性扩布，并于此后心动周期较长的时间内无心内膜的激动。此类心动过速多为自律性增高机制，心房率通常在 100~250 次/分。部分患者可以是多灶性起源，表现为房速频率不一致以及心电图 P 波形态多变。

（1）临床表现：包括心悸、眩晕、胸痛、呼吸困难、疲乏及晕厥等。儿童可出现进食困难、呕吐及呼吸急促。局灶性房速多呈短阵性、阵发持续性，部分呈无休止性。呈短阵性发作或持续时间短的房速，如果合并窦性心动过缓或者在房性心动过速终止时有窦性停搏，可导致晕厥或黑蒙。局灶性房速患者的临床一般为良性过程，但无休止性发作可以导致心动过速心肌病或加重原有心血管疾病，引起心力衰竭。儿茶酚胺水平增高往往可以加重发作。

（2）心电图表现：心电图常表现为长 RP'。PR 间期的变化一般与房速的频率有关。如出现房速伴房室传导阻滞，则可以排除 AVRT。

（3）根据局灶性房速时体表心电图的 P 波形态，可以初步判定其起源部位。P 波在 I 和 AVL 导联呈负向，或 V1 导联呈正向，一般提示为左房起源。此外，下壁导联 P 波呈负向，提示

激动由下向上传导；下壁导联 P 波呈正向，提示激动由上向下传导。起源于高位终末嵴或右上肺静脉的房速的 P 波形态可以与窦律的 P 波形态相似。然而前者的 P 波在 V1 导联多呈正向。偶见起源于主动脉根部的房速。

2. 折返性房速 其机制是绕固定解剖障碍或功能性障碍区的折返。原发性的折返性房速多见于老年患者且多发于右房，心脏外科术后以及心房颤动消融术后容易产生折返性心动过速，其频率多在 180～300 次/分，房室传导以 2：1 多见但也可以出现 1：1 传导，严重时可导致血流动力学不稳定或心力衰竭。心电图显示 P 波与窦性者形态不同，多数情况下心房激动连续存在，产生锯齿样心房波。三维电生理标测以及拖带标测有助于明确折返性房速的机制和折返路径。此外，部分有器质性心脏病（尤其各种原因导致右心房明显扩大者）手术史的患者可能合并窦性心动过缓甚至窦性静止，在转复或导管消融术后需要进行起搏器植入术。

（三）治疗方案的选择

根据《临床诊疗指南·心血管分册》（中华医学会编著，人民卫生出版社，2009）、《ACC/AHA/ESC 2003 年室上性心律失常治疗指南》（JACC 2003，42 卷，第 8 期）等国内外治疗指南。

1. 查找引起房速的病因，确定治疗方案。

2. 治疗诱因（包括洋地黄过量、电解质或代谢紊乱、慢性肺部疾病等）。

3. 药物治疗（抗心律失常药物治疗）。

4. 经导管消融。

适应证：

（1）反复发作症状性房速，推荐级别Ⅰ。

（2）症状性或无症状性的无休止房速，推荐级别Ⅰ。

（3）非持续性的无症状性房速，推荐级别Ⅲ。

5. 获得患者及家属有关病情以及相关抢救的知情同意。

释义

■ 目前国际上的指南均采用通用的方法对某种诊治策略的应用价值进行推荐，分别为Ⅰ～Ⅲ级。其中Ⅰ级指该措施治疗效益明显超过风险，应该实施；Ⅱ级可分为Ⅱa和Ⅱb级，Ⅱa级指效益超过风险，有理由实施，Ⅱb级指可能有效益或效益与风险相当，可考虑实施；Ⅲ级指无效益或有害，不应实施。

（四）标准住院日

5～7 天。

（五）进入路径标准

1. 第一诊断必须符合 ICD-10：I47.101 房性心动过速疾病编码。

2. 除外洋地黄过量、电解质或代谢紊乱和慢性肺部疾病等造成的房速。

3. 当患者同时具有其他疾病诊断，但住院期间不需要特殊处理也不影响第一诊断的临床路径流程实施时，可以进入路径。

■ 洋地黄过量指患者服用了超过常规剂量的洋地黄，但广义上也包括由于患者内环境的变化（如出现肾功能不全）造成的洋地黄血药浓度增高。患者可出现如恶性、呕吐、黄视等症状，对地高辛过量，心脏异常表现可能先于其他症状。洋地黄过量最常见的心脏表现是出现各种室性和室上性心律失常，其中较为特异的是房性心动过速伴不等比例房室传导。因此在进入路径前，要除外这种情况。

（六）首诊处理（急诊室）

1. 明确房速的诊断。

2. 明确患者血流动力学状态，确定终止或缓解房速的方式：

（1）血流动力学不稳定，出现意识不清者，立即给予同步直流电复律，终止房速。

（2）血流动力学不稳定，但意识尚清楚者，给予静脉诱导麻醉后同步直流电复律。

（3）血流动力学稳定者，可采用抗心律失常药物复律或暂时观察，心室率过快时可应用药物控制心室率。

3. 初步筛查引起房速的基础疾病，确定治疗方案：

（1）存在洋地黄过量、代谢或电解质紊乱、慢性肺部疾病等诱因的患者，房速终止后给予停药观察，补充电解质等治疗后进入"药物治疗流程"。

（2）符合导管消融适应证的房速患者进入"电生理检查+经导管消融手术流程"。

（3）对于多源性房速，抗心律失常药物往往效果较差。治疗一般针对原发的肺部疾病和（或）纠正电解质紊乱。

■ 同步电复律可采取与心房颤动电复律相同的方法。一般可以双相波100J开始，无效可增加电量，最大使用200J。因同步电复律可使患者产生痛苦，所以对意识清楚的患者需要镇静或麻醉。电复律的时间很短，需要静脉使用快速起效的制剂，如地西泮或咪达唑仑。采取缓慢静注的方法，嘱患者口述数字（如从100倒数），至意识蒙眬即可停止用药，实施同步电复律。不同患者对此类药物的反应不同，因此剂量可有差异。最好有麻醉科医生在场指导。

（七）术前准备（电生理检查+经导管消融术）

1~2天。

必需的检查项目：

1. 心电图、24小时动态心电图（Holter）。

2. 血常规+血型、尿常规、便常规。

3. 肝肾功能、血电解质、血糖、血气分析、凝血功能、心肌血清生化标志物、感染性疾病筛查（乙型肝炎、丙型肝炎、艾滋病、梅毒等）。

4. 超声心动检查、X线胸片，对于持续性局灶性房速和折返性房速，应当排除左房血栓的存在。

释义

■ 左房血栓是房性心律失常的并发症，脱落后可造成卒中或体循环栓塞，产生严重后果。排除左房血栓最可靠的方法是超声心动图，最好行食管超声心动图。若提示有左房团块样回声，或有云雾状回声，要高度怀疑左房血栓的可能。此时不宜行射频消融，以防操作时产生血栓脱落的并发症。应行抗凝治疗 3 周后再次评价。抗凝治疗可以使用华法林，根据 INR 调整剂量，一般应维持在 INR2~3 的范围。新型口服抗凝药在房性心动过速中没有进行过评价。

（八）选择用药

1. 根据基础疾病情况对症治疗。
2. 抗心律失常药物（包括静脉和口服）。
3. 必要时术前使用预防性抗菌药物（参照《抗菌药物临床应用指导原则》卫医发〔2004〕285 号）。

释义

■ 房性心动过速的药物包括急性发作时使用的药物和长期维持应用的药物。除基础疾病治疗的药物外，可酌情使用抗心律失常药。主要用于频繁发作，症状明显者，短阵发作一般不需用药。要根据患者有无器质性心脏病，有无心功能不全或心肌缺血等因素选择抗心律失常药。无器质性心脏病的房速在急性期可应用普罗帕酮静脉注射，1mg/kg 稀释后缓慢静注，无效可间隔 10~15 分钟再给 1 次。若有效，可以采用口服的方法预防发作，从 150mg q8h 开始，可增加至 250mg q8h。无效者可考虑使用胺碘酮。有器质性心脏病或合并心功能不全或缺血者，应使用静脉胺碘酮。胺碘酮静脉应用可 5mg/kg，稀释后在 30~60 分钟内给入，以后按 1mg/min 持续静脉滴注，取得疗效后（或 6 小时后）减为 0.5mg/min，以后可逐渐停药。若有长期口服胺碘酮的适应证，则应取血查甲状腺功能，并摄胸片，作为使用前的基础检查，以便口服后复查作为对照。口服可从 0.2 tid 开始，7~10 天后减为 0.2 bid，再过 7~10 天后改为 0.2 qd。使用口服胺碘酮定期复查甲状腺功能和胸片。慢性持续性房速急性期终止困难，若不考虑射频消融，应直接开始胺碘酮口服，一般需要数日甚至更长时间才能终止并控制发作。也可应用有循证医学证据的抗心律失常中成药，如稳心颗粒，开水冲服，1 袋/次，一日 3 次。

（九）手术日

入院第 2~3 天。

明确患者房速的基础疾病后，可选择电生理检查+经导管消融术。部分患者对药物反应差且心功能障碍，可行紧急消融术。

1. 麻醉方式　局部麻醉。
2. 术中用药　局部麻醉药，诱导麻醉药（需行直流电复律者）。

释义

■ 房速的射频消融可用利多卡因局麻后实施。电复律的诱导麻醉用药见前述。

（十）术后恢复 3~4 天

1. 需复查心电图。
2. 必要时复查 Holter 和超声心动检查。

（十一）出院标准

1. 生命体征平稳。
2. 无其他需要继续住院的并发症。

（十二）变异及原因分析

1. 消融术部分成功，另需药物治疗。
2. 消融术后因患者窦房结功能不良需植入永久起搏器。
3. 其他情况，包括手术并发症等。

四、房性心动过速临床路径给药方案

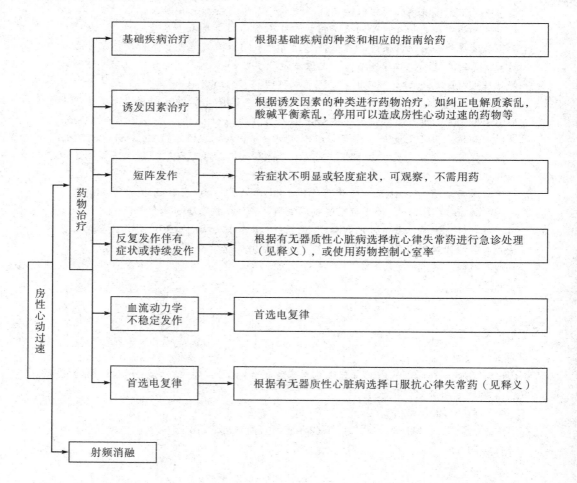

【用药原则】

房性心动过速的药物包括急性发作时使用的药物和长期维持应用的药物。除基础疾病和诱因治疗的药物外，可酌情使用抗心律失常药。主要用于预防发作或症状明显者。短阵发作一般不需用药。无论急性期还是长期用药，都要根据患者有无器质性心脏病，有无心功能不全或心肌缺血等因素选择抗心律失常药。

【急性期用药选择】

1. 无器质性心脏病的房速在急性期可应用普罗帕酮静脉注射，1mg/kg 稀释后缓慢静注，无效可间隔 10~15 分钟再给予 1 次。若有效可以视病情需要转为长期口服维持治疗。无效者可考虑使用胺碘酮。

2. 有器质性心脏病或合并心功能不全或缺血者，应使用静脉胺碘酮。胺碘酮静脉应用可5mg/kg，稀释后在 30~60 分钟内给入，以后按 1mg/min 持续静脉滴注，取得疗效后（或 6 小时后）减为 0.5mg/min，以后可逐渐停药。有适应证者可考虑开始长期口服治疗。

3. 若房速无法转复，可以考虑使用药物控制心室率。若血流动力学较为稳定，无明显器质性心脏病，可使用艾司洛尔：负荷量 0.5mg/kg，1 分钟静注，继以 50μg/（kg·min）静脉维持，疗效不满意，间隔 4 分钟，可再给予 0.5mg/kg，静注。静脉维持剂量可以 50~100μg/（kg·min）的步距逐渐递增，最大静脉维持剂量可至 300μg/（kg·min）。也可使用维拉帕米，2.5~5mg 稀释后>2 分钟缓慢静注。无效者每隔 15~30 分钟后可再注射 5~10mg。累积剂量可用至 20~30mg。或地尔硫䓬 15~20mg（0.25mg/kg）稀释后>2 分钟静注。无效者 10~15 分钟后可再给予 20~25mg（0.35mg/kg）缓慢静注。继之根据需要 1~5μg/（kg·min），静脉输注。若有器质性心脏病，可以试用洋地黄类药物，如毛花苷 C，首剂 0.4~0.6mg，稀释后缓慢注射；无效可在 20~30 分钟后再给予 0.2~0.4mg，最大量达 1.2mg。

【长期用药】

主要用于发作频繁，有明显相关症状，且不能或不愿接受射频消融的患者。也可用于射频消融后仍需使用抗心律失常药的患者。

1. 无器质性心脏病或轻度心脏病患者，可以采用口服普罗帕酮预防发作，从 150mg q8h 开始，最大可增加至 250mg q8h。也可使用莫雷西嗪，剂量与普罗帕酮相同。其他抗心律失常药物，如索他洛尔等应用较少，仅在普罗帕酮等无效时作为次选药物。

2. 若有器质性心脏病，有长期口服胺碘酮的适应证。应取血查甲状腺功能，摄胸片，作为使用前的基线检查，以便口服后复查作为对照。口服可从 0.2 tid 开始，7~10 天后减为 0.2 bid，再过 7~10 天后改为 0.2 qd。以后每 3 个月根据患者发作情况可以增减剂量。使用口服胺碘酮定期复查甲状腺功能和胸片。第 1 年每 3 个月复查甲状腺功能，每半年复查胸片，以后每半年复查甲状腺功能，每年复查胸片。注意观察有无胺碘酮的不良反应。慢性持续性房速急性期终止困难，若不考虑射频消融，应直接开始胺碘酮口服，一般需要数日甚至更长时间才能终止并控制发作。

五、推荐表单

（一）医师表单

房性心动过速临床路径医师表单

适用对象：第一诊断为房性心动过速（ICD-10：I47.101）

行经导管心内电生理检查及消融治疗（EPS+RFCA）（ICD-9-CM-3：37.34/37.26）

患者姓名：		性别： 年龄：		病历号：
住院日期： 年 月 日		出院日期： 年 月 日		标准住院日：5~7 天
发病时间： 年 月 日 时 分		到达急诊时间： 年 月 日 时 分		

日期	到达急诊（0~30 分钟）	到达急诊（0~60 分钟）	到达急诊（0~24 小时）
主要诊疗工作	□ 描记 12 导联心电图 □ 评价心电图 □ 询问病史 □ 检查生命体征，体格检查 □ 完成血流动力学评估 □ 根据患者病情，向家属交代可能的风险、所需抢救措施（包括同步直流电转复），并获得家属的知情同意签字	□ 必要时请上级医师会诊 □ 如患者因血流动力学不稳定，若没有禁忌，即刻予以同步直流电复律 □ 如血流动力学尚稳定，可予抗心律失常药物复律或暂时观察，心室率过快时可应用药物控制心室率 □ 向家属交代病情，签署相关知情同意书	□ 评价病史及基础病，分析各项化验结果 □ 再次向家属交代病情和治疗措施，签署相关知情同意书 □ 准备收入相关病房（按需） □ 洋地黄过量，代谢或电解质紊乱，慢性肺部疾病等诱因（病因）或无手术指征采用药物治疗 □ 符合导管消融适应证的房速采用 EPS+RFCA □ 密切观察患者血流动力学和心室率情况
重点医嘱	**长期医嘱：** □ 吸氧 □ 心电、血压和血氧监测 **临时医嘱：** □ 描记 12 导联心电图 □ 血清心肌标志物测定 □ 血常规+电解质 □ 动脉血气分析 □ 凝血功能	**长期医嘱：** □ 一级/特级护理 □ 每小时测量记录生命体征 □ 卧床 □ 心电、血压和血氧监测 □ 复律后维持窦律治疗（按需） **临时医嘱：** □ 麻醉机吸氧（如需同步直流电转复） □ 静脉予麻醉药物（如需同步直流电复律） □ 同步直流电复律（按需） □ 描记 12 导联心电图（转复后） □ 静脉应用抗心律失常药（直流电转复后按需）	**长期医嘱：** □ 一级/特级护理 □ 卧床 □ 心电、血压和血氧监测 □ 吸氧 □ 复律后维持窦律治疗（按需） **临时医嘱：** □ 口服/静脉抗心律失常药物 □ 针对异常化验指标进行复查

续　表

日期	到达急诊（0~30分钟）	到达急诊（0~60分钟）	到达急诊（0~24小时）
病情 变异 记录	□无 □有，原因： 1. 2.	□无 □有，原因： 1. 2.	□无 □有，原因： 1. 2.
医师 签名			

日期	住院第 1~2 天	住院第 2~3 天	住院第 3~4 天（手术日）
主要诊疗工作	□ 上级医师查房 □ 分析病因、危险分层、监护强度、治疗效果评估 □ 确定下一步治疗方案 □ 完成病历书写 □ 向家属交代可能的风险，所需诊治方案，并获得家属的知情同意签字	□ 确定患者是否需要进行电生理检查+经导管消融术 □ 完成术前准备 □ 继续调整抗心律失常药	□ 术后观察血压、心率和心电图的变化以及有无心包填塞、气胸、血管并发症的发生。有并发症发生则及时处理 □ 术后穿刺部位观察 □ 术后给予抗菌药物 □ EPS+RFCA 术后患者有置入永久起搏器指征，转入"永久起搏器植入术流程"
重点医嘱	长期医嘱： □ 二级护理 □ 心电、血压和血氧监测 临时医嘱： □ 描记 12 导联心电图 □ Holter（按需） □ 心脏 CT 或 MRI（按需） □ 抗心律失常药（按需） □ 经食管超声检查（按需）	长期医嘱： □ 二级护理 临时医嘱： □ 明日局麻下行 EPS+RFCA 术 □ 备皮 □ 手术前晚可口服镇静药物 □ 继续调整抗心律失常药（按需）	长期医嘱： □ 今日行 EPS+RFCA 手术 □ EPS+RFCA 术后护理 □ 卧床 □ 心电、血压监测 □ 吸氧 □ 血小板活化剂或抗凝治疗 □ 术前预防性应用抗菌药物 临时医嘱： □ 继续调整抗心律失常药（按需） □ 描记 12 导联心电图 □ 超声心动图（必要时）
病情变异记录	□ 无　□ 有，原因： 1. 2.	□ 无　□ 有，原因： 1. 2.	□ 无　□ 有，原因： 1. 2.
医师签名			

*注：本流程只适用于需要电生理检查并经导管消融、非危重抢救的房速患者

日期	住院第 4~5 天	住院第 5~6 天（出院日）
主要诊疗工作	□ 安排术后相关检查 □ 术后向患者交代注意事项 □ 术后伤口观察，换药等相关治疗 □ 术后血小板活化剂或抗凝治疗 □ 术后继续给予抗菌药物 □ 确定行 EPS+RFCA 术的患者是否可以出院	如果患者可以出院： □ 通知出院处 □ 通知患者及其家属出院 □ 将"出院总结"交给患者 □ 向患者交代出院后注意事项 □ 告知随访相关内容及联系方式 □ 如果患者不能出院，请在"病程记录"中说明原因和继续治疗
重点医嘱	长期医嘱： □ 心电、血压监测 □ 血小板活化剂或抗凝治疗 临时医嘱： □ 换药 1 次（EPS+RFCA 术后 6 小时解除包扎，局部听诊有无杂音） □ 预防性抗菌药物 □ 继续使用抗心律失常药（按需）	出院医嘱： □ 出院医嘱 □ 出院带药：血小板活化剂或抗凝治疗；继续使用抗心律失常药（按需） □ 定期复查
病情变异记录	□ 无　□ 有，原因： 1. 2.	□ 无　□ 有，原因： 1. 2.
医师签名		

* 注：本流程只适用于需要电生理检查并经导管消融、非危重抢救的房速患者

（二）护士表单

房性心动过速临床路径护士表单

适用对象：第一诊断为房性心动过速（ICD-10：I47.101）

行经导管心内电生理检查及消融治疗（EPS+RFCA）（ICD-9-CM-3：37.34/37.26）

患者姓名：	性别： 年龄： 门诊号：	住院号：
住院日期： 年 月 日	出院日期： 年 月 日	标准住院日：5~7天

时间	住院第1~2天	住院第2~3天	住院第3~4天（手术日）
健康宣教	□ 介绍主管医师、护士 □ 介绍环境、设施 □ 介绍住院注意事项	□ 责任护士与患者沟通，了解并指导心理应对 □ 宣教疾病知识、用药知识及特殊检查操作过程 □ 告知检查及操作前后饮食、活动及探视注意事项及应对方式 □ 经导管心内电生理检查及消融治疗术前、术中宣教	□ 术后饮食宣教 □ 术后肢体活动宣教 □ 术后穿刺部位及身体不适自我观察指导 □ 根据术中穿刺途径（动、静脉）及医嘱宣教沙袋压迫时间及卧床时间
护理处置	□ 核对患者、佩戴腕带 □ 填写入院护理评估单（一般身体状况、日常生活能力、跌倒压疮等） □ 佩戴心电遥测仪 □ 联系相关检查	□ 汇总检查结果 □ 完成术前评估 □ 术前准备（备皮、建立静脉通路、输液）	□ 介入术后穿刺部位加压包扎，给予沙袋压迫 □ 定时记录重要监测指标 □ 超声心动图检查（按需） □ 备好急救物品及药品（按需）
基础护理	□ 二级护理 □ 晨晚间护理 □ 患者安全管理	□ 二级护理 □ 晨晚间护理 □ 患者安全管理	□ 一级/二级护理 □ 晨晚间护理 □ 患者安全管理
专科护理	□ 护理查体 □ 生命体征测量 □ 心电监测 □ 填写跌倒及压疮防范表（按需） □ 家属陪伴（按需） □ 心理护理 □ 遵医嘱给予抗心律失常药物（按需）	□ 心率、心律的监测 □ 生命体征测量 □ 心理护理 □ 遵医嘱正确给药（按需）	□ 观察心率、心律的变化 □ 病情观察：有无介入术后并发症的发生（心包填塞、气胸、血管并发症等） □ 介入手术穿刺部位观察及护理 □ 心理和生活护理 □ 遵医嘱正确给予血小板活化剂及抗凝治疗
重点医嘱	□ 详见医嘱执行单	□ 详见医嘱执行单	□ 详见医嘱执行单

续　表

时间	住院第 1~2 天	住院第 2~3 天	住院第 3~4 天（手术日）
病情变异记录	□无　□有，原因： 1. 2.	□无　□有，原因： 1. 2.	□无　□有，原因： 1. 2.
护士签名			

（三）患者表单

房性心动过速临床路径患者表单

适用对象：第一诊断为房性心动过速（ICD-10：I47.101）

行经导管心内电生理检查及消融治疗（EPS+RFCA）（ICD-9-CM-3：37.34/37.26）

患者姓名：		性别：	年龄：	门诊号：	住院号：
住院日期： 年 月 日		出院日期： 年 月 日			标准住院日：5~7天

时间	住院第1~2天	住院第2~3天	住院第3~4天（手术日）
医患配合	□ 配合询问病史、收集资料，请务必详细告知既往史、用药史、过敏史 □ 配合进行体格检查 □ 配合进行相关检查与治疗 □ 有任何不适告知医师	□ 配合完善相关检查、化验，如采血、留尿、心电图、X线胸片、超声等 □ 医师向患者及家属介绍病情及导管消融术相关内容，如有异常检查结果需进一步检查 □ 签署"知情同意书""自费协议书""心律失常导管消融知情同意书"等表单 □ 提供委托签字人身份证复印件 □ 配合用药及治疗 □ 有任何不适告知医师	□ 接受导管消融治疗 □ 患者或家属与医师交流了解导管消融情况及术后注意事项 □ 配合用药及治疗
护患配合	□ 配合生命体征、身高、体重测量 □ 配合完成入院护理评估单 □ 接受入院宣教（环境、设施、人员介绍、病室规定、订餐制度、贵重物品保管、安全宣教等） □ 配合佩戴腕带 □ 配合相关检查及治疗 □ 有任何不适告知护士	□ 配合生命体征测量，询问每日排便情况 □ 接受相关化验检查宣教，正确留取标本，配合检查 □ 接受导管消融术前宣教 □ 配合完成术前准备 □ 注意活动安全，避免坠床或跌倒 □ 配合执行探视及陪伴制度 □ 有任何不适告知护士	□ 接受术后护理及宣教 □ 配合用药及治疗 □ 配合执行探视及陪伴制度 □ 有任何不适告知护士
饮食	□ 正常普食	□ 正常普食	□ 正常普食
排泄	□ 正常排尿便	□ 正常排尿便	□ 正常排尿便
活动	□ 适量活动	□ 适量活动	□ 适量活动

时间	住院第 4~5 天（术后第 1 日）	住院第 5~6 天（出院日）
医患配合	☐ 配合医师进行介入穿刺部位换药 ☐ 配合相关检查与治疗 ☐ 有任何不适告知医师	☐ 了解导管消融随访情况 ☐ 接受出院带药宣教 ☐ 接受疾病健康教育
护患配合	☐ 配合生命体征测量 ☐ 接受术后活动指导 ☐ 有任何不适告知护士	☐ 接受办理出院手续宣教 ☐ 接受出院带药宣教 ☐ 接受疾病康复及健康教育宣教 ☐ 获取出院诊断书 ☐ 获取出院带药 ☐ 知道复印病历方法 ☐ 知道复诊时间
饮食	☐ 正常普食	☐ 正常普食
排泄	☐ 正常排尿便	☐ 正常排尿便
活动	☐ 适量活动	☐ 适量活动

附：原表单（2010 年版）

房性心动过速临床路径表单

适用对象：第一诊断为房性心动过速（ICD-10：I47.101）
行经导管心内电生理检查及消融治疗（EPS+RFCA）（ICD-9-CM-3：37.34/37.26）

患者姓名：		性别： 年龄： 病历号：	
住院日期： 年 月 日	日期： 年 月 日		标准住院日：5~7 天
发病时间： 年 月 日 时 分		到达急诊时间： 年 月 日 时 分	

日期	到达急诊（0~30 分钟）	到达急诊（0~60 分钟）	到达急诊（0~24 小时）
主要诊疗工作	□ 描记 12 导联心电图 □ 评价心电图 □ 询问病史 □ 检查生命体征，体格检查 □ 完成血流动力学评估 □ 根据患者病情，向家属交代可能的风险、所需抢救措施（包括同步直流电转复及气管插管、动脉深静脉穿刺等），并获得家属的知情同意签字	□ 请上级医师会诊 □ 如患者因血流动力学不稳定，若没有禁忌，即刻予以同步直流电复律 □ 如血流动力学尚稳定，可予抗心律失常药物复律或暂时观察，心室率过快时可应用药物控制心室率 □ 向家属交代病情，签署相关知情同意书	□ 评价病史及基础病，分析各项化验结果 □ 再次向家属交代病情和治疗措施，签署相关知情同意书 □ 准备收入相关病房 □ 洋地黄过量，代谢或电解质紊乱，慢性肺部疾病等诱因（病因）或无手术指征采用"药物治疗流程" □ 符合导管消融适应证的房速采用"EPS+RFCA 流程表" □ 密切观察患者血流动力学和心室率情况
重点医嘱	**长期医嘱：** □ 吸氧 □ 心电、血压和血氧监测 **临时医嘱：** □ 描记 12 导联心电图 □ 血清心肌标志物测定 □ 血常规+电解质 □ 动脉血气分析 □ 凝血功能	**长期医嘱：** □ 一级/特级护理 □ 每小时测量记录生命体征 □ 卧床，禁食、禁水 □ 心电、血压和血氧监测 □ 复律后维持窦律治疗（按需） **临时医嘱：** □ 麻醉机吸氧（如需同步直流电转复） □ 静脉给予麻醉药物（如需同步直流电复律） □ 同步直流电复律（按需） □ 描记 12 导联心电图（转复后） □ 静脉应用抗心律失常药（直流电转复后按需）	**长期医嘱：** □ 一级/特级护理 □ 卧床 □ 心电、血压和血氧监测 □ 吸氧 □ 复律后维持窦律治疗（按需） **临时医嘱：** □ 口服/静脉抗心律失常药物 □ 针对异常化验指标进行复查
主要护理工作	□ 协助患者或家属完成挂号、交费等手续 □ 取血并建立静脉通道，记录患者一般情况和用药	□ 一级/特级护理 □ 准确记录治疗过程（时间、病情变化）	□ 一级/特级护理 □ 准确记录治疗过程（时间、病情变化）

续 表

日期	到达急诊（0~30分钟）	到达急诊（0~60分钟）	到达急诊（0~24小时）
病情 变异 记录	□无 □有，原因： 1. 2.	□无 □有，原因： 1. 2.	□无 □有，原因： 1. 2.
护士 签名			
医师 签名			

*注：本流程只适用于需要电生理检查并经导管消融、非危重抢救的房速患者

日期	住院第 1~2 天	住院第 2~3 天（手术日）	住院第 3~4 天
主要诊疗工作	□ 上级医师查房 □ 分析病因、危险分层、监护强度、治疗效果评估 □ 确定下一步治疗方案 □ 完成病历书写 □ 向家属交代可能的风险，所需诊治方案，并获得家属的知情同意签字	□ 确定患者是否需要进行电生理检查+经导管消融术 □ 完成术前准备 □ 继续调整抗心律失常药	□ 术后观察血压、心率和心电图的变化以及有无心包填塞、气胸、血管并发症的发生。有并发症发生则及时处理 □ 术后穿刺部位观察 □ 术后给予抗菌药物 □ EPS+RFCA 术后患者有植入永久起搏器指征，转入"永久起搏器植入术流程"
重点医嘱	长期医嘱： □ 二级护理 □ 心电、血压和血氧监测 临时医嘱： □ 描记 12 导联心电图 □ Holter（按需） □ 心脏 CT 或 MRI（按需） □ 抗心律失常药（按需） □ 经食管超声检查（按需）	长期医嘱： □ 二级护理 临时医嘱： □ 明日局麻下行 EPS+RFCA 术 □ 备皮 □ 手术前晚可口服镇静药物 □ 继续调整抗心律失常药（按需）	长期医嘱： □ 今日行 EPS+RFCA 手术 □ EPS+RFCA 术后护理 □ 卧床 □ 心电、血压监测 □ 吸氧 □ 血小板活化剂或抗凝治疗 □ 术前预防性应用抗菌药物 临时医嘱： □ 继续调整抗心律失常药（按需） □ 描记 12 导联心电图 □ 超声心动图（必要时）
主要护理工作	□ 入院宣教 □ 病房设施及相关规定介绍 □ 心理及生活护理	□ 心理及生活护理 □ 指导患者相关治疗和检查活动	EPS+RFCA 术中如 □ 穿刺静脉者，术后加压包扎，沙袋压迫 2 小时，平卧 4~6 小时后可下地活动 □ 如穿刺动脉，术后加压包扎，可延长至 8 小时，平卧 12 小时后解除包扎
病情变异记录	□ 无　□ 有，原因： 1. 2.	□ 无　□ 有，原因： 1. 2.	□ 无　□ 有，原因： 1. 2.
护士签名			
医师签名			

日期	住院第 4~5 天	住院第 5~6 天（出院日）
主要诊疗工作	□ 安排术后相关检查 □ 术后向患者交代注意事项 □ 术后伤口观察，换药等相关治疗 □ 术后血小板活化剂或抗凝治疗 □ 术后继续给予抗菌药物 □ 确定行 EPS+RFCA 术的患者是否可以出院	如果患者可以出院： □ 通知出院处 □ 通知患者及其家属出院 □ 将"出院总结"交给患者 □ 向患者交代出院后注意事项 □ 告知随访相关内容及联系方式 □ 如果患者不能出院，请在"病程记录"中说明原因和继续治疗
重点医嘱	长期医嘱： □ 心电、血压监测 □ 血小板活化剂或抗凝治疗 临时医嘱： □ 换药 1 次（EPS+RFCA 术后 6 小时解除包扎，局部听诊有无杂音） □ 预防性抗菌药物 □ 继续使用抗心律失常药（按需）	出院医嘱： □ 出院医嘱 □ 出院带药：血小板活化剂或抗凝治疗；继续使用抗心律失常药（按需） □ 定期复查
主要护理工作	□ 术后心理及生活护理 □ 配合医师伤口换药 □ 指导并监督患者术后的治疗与活动	□ 帮助患者办理出院手续 □ 出院指导病情
病情变异记录	□ 无　□ 有，原因： 1. 2.	□ 无　□ 有，原因： 1. 2.
护士签名		
医师签名		

第十一章

心房颤动介入治疗临床路径释义

一、心房颤动疾病编码

疾病名称及编码：心房颤动（ICD-10：I48）

手术操作名称及编码：心脏电生理检查（ICD-9-CM-3：37.26）

经导管心脏消融术（ICD-9-CM-3：37.34）

二、临床路径检索方法

I48 伴（37.26+37.34）

三、心房颤动介入治疗临床路径标准住院流程

（一）适用对象

第一诊断为心房颤动（ICD-10：I48）

行经导管心内电生理检查及导管消融治疗（ICD-9-CM-3：37.34/37.26）。

（二）诊断依据

根据《临床诊疗指南·心血管分册》（中华医学会编著，人民卫生出版社，2009 年）、《心房颤动：目前的认识和治疗建议》（中华医学会心电生理和起搏分会，2006 年）及 ACC/AHA/ESC 2006 年房颤诊疗指南和 2007 年 HRS/EHRA/ECA 房颤消融专家共识。

1. 临床表现　包括发作性心悸、胸闷、呼吸困难、胸痛、疲乏、头晕和黑矇等。部分房颤患者无任何症状或以卒中、血管栓塞、心力衰竭等房颤的并发症为首发症状。

2. 心电图表现　P 波消失，代之以大小、形态及时限均不规则的快速颤动波。

3. 临床类型　分为初发房颤、阵发性房颤、持续性房颤及永久性房颤。

> **释义**
>
> ■初发房颤：第一次心电图发现为房颤，无论持续时间或房颤相关临床症状的严重程度。
>
> ■阵发性房颤：指房颤持续时间小于 7 天，通常 48 小时，可自行终止。
>
> ■持续性房颤：持续时间>7 天的房颤，持续性房颤可以是首发表现，也可以由阵发性房颤反复发作发展为持续性房颤。持续性房颤一般不能自行转复，常需药物转复或电转复。
>
> ■永久性房颤：房颤持续时间≥1 年，医师判断房颤不能转复或转复后将在很短时间内复发，患者也接受房颤的现状，不再寻求转复为窦性心律，如果这类房颤采取转复窦性心律的措施，则应重新分类，归入长程持续性房颤。
>
> ■长程持续性房颤：房颤持续时间超过 12 个月。

（三）选择治疗方案的依据

根据《临床诊疗指南·心血管分册》（中华医学会编著，人民卫生出版社，2009 年）、《心房

颤动：目前的认识和治疗建议》（中华医学会心电生理和起搏分会，2006 年）及 ACC/AHA/ESC 2006 年房颤诊疗指南和 2007 年 HRS/EHRA/ECA 房颤消融专家共识。

1. 查找引起房颤的病因，确定治疗方案。

2. 治疗诱因及基础疾病（包括过量饮酒、急性心肌炎、外科手术、电击、急性心包炎、肺动脉栓塞、急性肺部疾病、甲状腺功能亢进、慢性心力衰竭、瓣膜性心脏病、先天性心脏病等）。

3. 经导管消融。

4. 药物治疗（抗心律失常药物治疗）。

5. 获得患者及家属有关病情以及相关抢救的知情同意。

释义

■ 除了上述疾病和相关因素可以引发房颤外，一部分房颤患者不伴有任何心血管疾病，以年轻人多见。这些房颤称为孤立性房颤，其机制尚不明确。在社区人群中完成的调查表明，孤立性房颤的发生率从 2%～11% 不等，取决于研究中孤立性房颤的定义和研究入选人群的年龄。

■ 病因诊断中是否合并器质性心脏病也是重要的内容。主要包括心肌病，如肥厚性心肌病、扩张性心肌病及限制性心肌病；瓣膜性心脏病，如二尖瓣疾病、主动脉瓣疾病、联合瓣膜病；缩窄性心包炎；肺源性心脏病；心脏术后等。器质性心脏病可能是通过心房扩大，心房的机械和电生理功能异常改变导致房颤的发生。此外，上述的各种器质性心脏病均可引起心功能不全、心力衰竭，最终促使房颤的发生。

■ 药物治疗除观察药物疗效外，还要监测抗心律失常药物的常见不良反应，如肝功损害、甲状腺功能异常、肺纤维化。

■ 需了解是否应用抗凝药物。如应用华法林需明确抗凝强度是否达标，国际标准化比值（INR）在治疗范围内的比例；如应用新型口服抗凝药，需明确有无消化道不良反应和出血等不良反应。

■ 对抗心律失常药物治疗无效、有明显症状的阵发性房颤或者患者有明确意愿可以优先考虑导管消融治疗，在实践中同时需要充分考虑以下方面：①房颤病程的长短；②患者左心房大小，症状的严重程度等；③是否伴发其他心血管疾病及其严重程度；④患者的意愿；⑤医疗中心和术者的经验。抗心律失常药物治疗无效的症状性持续房颤进行导管消融治疗也是合理的。

（四）标准住院日

5～7 天。

释义

■ 如果患者条件允许，住院时间可以低于上述住院天数。

（五）进入路径标准

1. 第一诊断必须符合 ICD-10：I48 心房颤动疾病编码。经导管行心内电生理检查及消融治疗（ICD-9-CM-3：37.34/37.26）。

2. 除外过量饮酒、急性心肌炎、外科手术、电击、急性心包炎、肺动脉栓塞、急性肺部疾病、甲状腺功能亢进等原因引起的房颤。

3. 如患有其他疾病，但住院期间不需要特殊处理，也不影响第一诊断的临床路径流程实施时，可以进入路径。

> **释义**
>
> ■ 患者同时具有其他疾病不影响第一诊断的，临床路径流程实施时均适合进入临床路径。
>
> ■ 房颤导致急性脑梗死或急性心力衰竭的患者不适合进入该临床路径。

（六）首诊处理（急诊室）

1. 明确心房颤动的诊断。

2. 根据患者血流动力学状态、症状的严重程度、是否为高危栓塞人群以及是否考虑早期转复窦性心律而决定治疗策略。

（1）血流动力学不稳定者，尽快给予同步电复律；对于永久性房颤或复律不成功者尽早控制心室率。

（2）房颤持续时间≥48小时或持续时间不明且血流动力学稳定者，予肝素抗凝治疗或经食道超声检查排除心房血栓后可通过注射药物（伊布利特、胺碘酮）或电复律，以后按常规继续华法林抗凝至少4周。

（3）对于24小时≤房颤持续时间<48小时且血流动力学稳定患者，予控制心室率并药物复律。

（4）房颤持续时间<24小时且血流动力学稳定者，可以先控制心室率，部分房颤可以自动复律，症状难以耐受者可考虑静脉注射药物转复。

3. 初步筛查引起房颤的基础疾病，确定治疗方案。

（1）伴有潜在病因的患者，如甲状腺功能亢进、感染、电解质紊乱等，在纠正病因后予以复律并进入"药物治疗流程"。

（2）急性心肌梗死导致房颤的患者，房颤终止后进入相关流程。

（3）符合房颤导管消融适应证的患者进入"经导管电生理检查及消融手术流程"。

> **释义**
>
> ■ 判断患者是否为高危栓塞人群主要依据卒中危险评分。其中CHADS2评分作为一种常用的简便方法。该积分综合了常见的卒中危险因素，将各项危险因素赋予分值，积分越高缺血性卒中的危险性越大。具体为：合并脑卒中或短暂性脑缺血发作（TIA）发作史计2分，年龄≥75岁、高血压病史、糖尿病和近期心力衰竭史各计1分。对于没有禁忌证的房颤患者，如果CHADS2积分≥2分，卒中危险等级为中~高危，需要长期口服抗凝药治疗；若患者CHADS2为1分，危险等级为中危；如果CHADS2为0分，则危险等级为低危。
>
> ■ 对于持续时间在24~48小时且血流动力学稳定的房颤患者，在控制心室率的同时，可同时给予肝素或低分子量肝素抗凝治疗。
>
> ■ 一些新的卒中危险分层系统近年来被提出并应用，其中最常用的是CHA2DS2VASC积分系统。这个积分系统在CHADS2积分基础上将年龄≥75岁由1

分改为了 2 分，增加了血管疾病、年龄 65~74 岁、性别（女性）三个危险因素，最高积分为 9 分。对于 CHA2DS2VASC 积分≥2 分的患者需服用口服抗凝药物；无危险因素，即 CHA2DS2VASC 积分 0 分者，可不进行抗栓治疗。与 CHADS2 积分相比，CHA2DS2VASC 积分具有较好的血栓栓塞预测价值。特别是对卒中低危的患者，CHA2DS2VASC 积分优于 CHADS2 积分。

■ 房颤导管消融绝对禁忌证并不多见，但需要综合考虑成功率、并发症风险和医疗花费等因素。对于抗心律失常药物治疗无效或无法耐受、有明显症状的阵发性房颤在指南中导管消融为Ⅰ类推荐。对于无或伴轻微心脏病的症状性阵发性房颤患者，在有经验的中心也可优先考虑导管消融。对于合并器质性心脏病或持续时间较长的房颤患者，需要充分权衡导管消融的有效性和并发症风险，在尊重患者意愿的基础上选择导管消融。

■ 同传统抗凝药华法林相比，新型口服抗凝药物（NOAC）可固定剂量使用，无需监测抗凝活性，与药物、食物相互作用少。临床试验证实，NOAC 预防栓塞有效性不劣于或优于华法林，但大出血发生率，特别是颅内出血发生率显著低于华法林。常用的 NOAC 包括直接凝血酶抑制剂（达比加群）、Ⅹa 因子抑制剂（利伐沙班、阿哌沙班和依度沙班）等。对于高龄（≥75 岁）、肾功能受损以及存在其他出血高危险因素者，应选择适宜的新型口服抗凝药物剂量。所有 NOAC 不适用于终末期肾病患者（CrCl<0.25ml/s），如需抗凝治疗仍应选择华法林。对于已经接受 NOAC 治疗的患者，应定期复查肝肾功能，及时调整抗凝治疗方案。瓣膜性房颤患者（定义是指与风湿性二尖瓣狭窄、机械性或生物性心脏瓣膜、二尖瓣修补相关的房颤）应接受华法林抗凝治疗。

（七）术前准备（经导管心内电生理检查及消融术）

1. 原则上所有患者术前均应当应用华法林进行抗凝 1~3 个月且 INR 维持在 2.0~3.0。对有下列危险因素［高血压、糖尿病、TIA 或脑卒中病史、冠心病心肌梗死、高龄（>75 岁）、慢性心力衰竭和左心室射血分数低下（<35%）等］的阵发性房颤及所有的持续性房颤患者，术前抗凝治疗更加重要。抗凝治疗应一直持续到手术前 3~5 天，换以低分子肝素治疗。
2. 术前在注射低分子肝素抗凝后进行相关检查排除心房血栓，首选食管超声，如因患者情况无法接受亦可进行 CT 或 MRI 替代。
3. 其他必需的检查项目
（1）心电图、24 小时动态心电图（Holter）。
（2）超声心动检查、胸片。
（3）血常规+血型、尿常规、便常规+潜血。
（4）肝肾功能、血电解质、血糖、甲状腺功能、血气分析、凝血功能、心肌血清生化标志物、感染性疾病筛查（乙型肝炎、丙型肝炎、艾滋病、梅毒等）。

释义

■ 根据病情部分检查可不重复。
■ 近期做过 24 小时动态心电图，病情无明显变化的可不再做。
■ 对于怀疑呼吸睡眠暂停的患者，可进行呼吸睡眠监测。

■ 不能耐受食管超声的患者，可行心脏 CT，但发现血栓的敏感性较前者差。

■ 对于心脏解剖结构特殊或接受再次消融的患者，可行心脏 CT 检查明确解剖变异以指导消融。

(八) 选择用药

1. 根据基础疾病情况对症治疗（如控制血压或抗心力衰竭治疗）。

2. 抗心律失常药物（包括静脉和口服）。

3. 对于术前接受严格华法林抗凝治疗的患者，如停药 3~5 天内即进行导管消融治疗，部分学者认为术前可以不应用肝素。但对于术前未严格应用华法林抗凝治疗者，应当在术前应用肝素后进行食管血栓的排查检查，同时，如采用低分子肝素则应当继续应用至术前 6~12 小时停药，应用普通肝素者应当在术前 3~4 小时停药。

4. 必要时术前使用预防性抗菌药物〔参照《抗菌药物临床应用指导原则》（卫医发〔2004〕285 号）〕。

> **释义**
>
> ■ 一般无需常规应用抗生素。
>
> ■ 根据 2014 年 AHA/ACC/HRS 美国心房颤动患者管理指南，作为 β 受体阻滞剂或钙拮抗剂的备选，推荐使用地高辛与 β 受体阻滞剂或钙拮抗剂联合应用控制房颤患者心室率，对于合并心衰的患者在其他药物控制欠佳时推荐使用地高辛。
>
> ■ 不同抗凝药物转换过程中需在保证抗凝不中断的前提下，尽量减少出血风险。
>
> （1）华法林转换为新型口服抗凝药（NOAC）：停用华法林检测 INR，当 INR<2.0 时，立即启用 NOAC。
>
> （2）NOAC 转换为华法林：从 NOAC 转换为华法林时，两者合用直至 INR 达到目标范围。合用期间监测 INR 的时间应该在下一次 NOAC 给药之前；NOAC 停用 24 小时后检测 INR 以确保华法林达到目标强度；换药后 1 个月内密切监测以确保 INR 稳定（至少 3 次 INR 在 2~3）。由于达比加群酯主要通过肾脏代谢，应该根据患者肾功能评估给药时间。CrCl≥50ml/min 的患者给予华法林 3 天后停用达比加群酯；CrCl30~50ml/min 的患者给予华法林 2 天后停用达比加群酯；CrCl15~30ml/min 的患者给予华法林 1 天后停用达比加群酯。
>
> （3）NOAC 之间转换：从一种 NOAC 转换为另一种时，在下一次服药时即可开始服用新的 NOAC，肾功能不全的患者可能需延迟给药。
>
> （4）NOAC 与肝素之间的转换：从注射用抗凝药物转换为 NOAC，普通肝素停药后即可服用 NOAC，低分子肝素则在下次注射时服用 NOAC。从 NOAC 转换为注射用抗凝药物时，在下次服药时给予注射用抗凝药物。慢性肾脏疾病患者 NOAC 半衰期延长，需延迟给药。
>
> （5）抗血小板药物转换为 NOAC：阿司匹林或氯吡格雷停药后即可服用 NOAC。

(九) 手术日为入院第 2~3 天（根据病情需要）

明确患者房颤的基础疾病后，符合适应证的可选择经导管电生理检查及消融术。

1. 麻醉方式　局部麻醉、全身麻醉（电转复）。

2. 术中用药　最迟应当在穿刺房间隔后静脉给予负荷量肝素 70~100IU/kg，以后每小时追加 1000IU 或 12IU/kg，建议根据活化凝血时间（ACT）决定术中肝素的应用；局部麻醉药；镇痛药；诱导麻醉药。

> **释义**
>
> ■ 对于抗心律失常药物治疗无效的阵发性房颤，可优先考虑导管消融；对于长程持续性房颤（持续时间>1 年）的患者，需综合考虑术后复发和患者获益的基础上选择是否行导管消融术。
>
> ■ 术中给予肝素应将 ACT 维持于 300~400 秒，当所有导管和鞘管离开左房时停用肝素，术毕拔出鞘管时 ACT 应<200~250 秒，如有穿刺部位出血或心脏压塞等并发症时必要时可用鱼精蛋白中和肝素。

（十）术后恢复 2~3 天

1. 术后需监测血压和心电 48~72 小时。

2. 如患者无出血征象，应当在术后 6 小时给予低分子肝素或普通肝素至少 48 小时，术后 24 小时内开始给予华法林口服。必要时给予抗生素和抗心律失常药物。

3. 必要时复查超声心动图。

4. 如术中因心脏压塞进行了心包穿刺引流者，应当密切观察血压和心率情况并在出血停止后留置引流管至少 24 小时。

> **释义**
>
> ■ 术后对于穿刺部位血肿、触痛或有血管杂音的患者应行血管超声检查以明确有无动静脉瘘、假性动脉瘤等并发症。
>
> ■ 对于其他可能出现的并发症如肺静脉狭窄、血栓栓塞、膈神经损伤和食管损伤等也需要及时识别并采取相应的处理措施。
>
> ■ 由于各个中心的消融病例选择存在差异，采用的术式不同，随访时间各异，因此不同中心报告的导管消融成功率有较大区别。阵发性房颤导管消融初次消融成功率多在 50%~70%，多次消融后可达到 80%~90%；持续性房颤导管消融初次成功率在 50% 左右，多次消融后可达 70% 以上。
>
> ■ 对于卒中高危患者，尤其是 75 岁以上老年人及既往卒中或 TIA 病史患者，导管消融后仍需要长期抗凝。
>
> ■ 消融术后 3 个月内复发房颤/房扑/房速常见，部分患者可自行消失。故如需再次消融，一般应推迟到首次消融术 3 个月以后。早期复发可给予抗心律失常药物（AAD）或电复律。短期应用 AAD 可减少早期复发，但对晚期和极晚期复发影响不大。对于消融术后复发规整心动过速，如房扑、房速等，症状明显，药物控制不佳的患者可选择再次消融。

（十一）出院标准

1. 生命体征平稳。

2. 无其他需要继续住院治疗的并发症。

3. 手术伤口愈合良好。

> **释义**
>
> ■ 如果出现并发症，是否需要继续住院处理，应由主管医师具体决定。
>
> ■ 出院前如复发房颤/房速/房扑等心律失常，需及时应用药物转复窦性心律或行心脏电复律。必要时根据病情可适当延长住院时间。

（十二）变异及原因分析

1. 术后早期的房颤复发或非典型性房扑是常见的现象并且多数可在术后 3 个月内消失，因此术后可给予抗心律失常药物以减少房颤及房性心律失常复发。

2. 消融术后因患者窦房结功能不良者，有可能需植入永久起搏器。

3. 其他情况，包括手术并发症等。

> **释义**
>
> ■ 变异主要包括以下几方面：①按照路径流程完成治疗，但出现非预期结果，可能需要进一步处理。如本路径治疗中出现脑梗死、脑出血或心脏压塞等并发症；②按路径流程完成治疗，但超出了路径规定的时间或限定的费用，如实际住院天数超出标准住院日要求等；③不能按路径流程完成治疗。在诊疗过程中发现患者合并存在一些未预知的、对本路径治疗可能产生影响的情况，需要终止执行路径或延长治疗时间。如术中发现严重的血管畸形使导管不能到达预定位置，使手术无法进行等。
>
> ■ 因患者主观原因导致执行路径出现变异，也需要在表单中予以说明。

四、心房颤动介入治疗临床路径给药方案

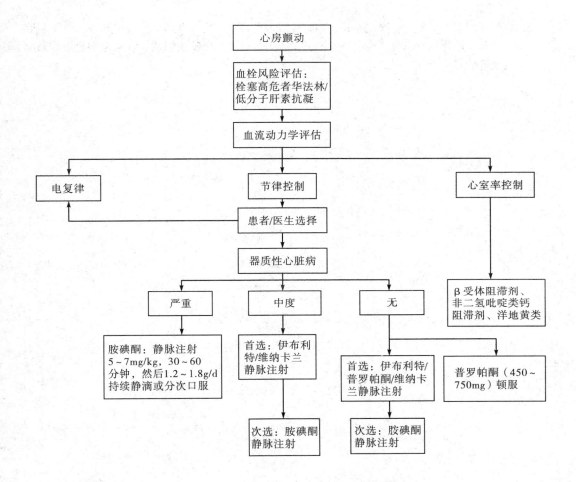

【用药选择】

1. 选择药物治疗方案时，应充分评估房颤的类型、症状及其严重程度、合并存在的心血管疾病以及心功能状态等方面。如患者为持续性或永久性房颤，往往不考虑药物复律治疗，仅需控制心室率并控制心衰发作等合并疾病即可。

2. 胺碘酮在转复房颤和预防复发方面是最为有效的Ⅲ类抗心律失常药，也是器质性心脏病或心力衰竭患者较好的选择，但其不良反应多。

3. 当需要迅速控制心室率或不能口服给药时，可静脉用药。为达到有效的心室率控制，有些临床情况下需要联合用药。

4. 如无器质性心脏病的房颤患者可选择普罗帕酮450~600mg，顿服。但初次选择这种治疗策略需要在监护条件下并能够确保安全的情况下进行。

【药学提示】

1. 预激相关的房颤患者心动过速情况下，不应使用β受体阻滞剂、洋地黄类、非二氢吡啶类钙阻滞剂、腺苷、利多卡因等可减慢房室结传导的药物，这些药物可以促进房颤经旁路顺向性传导，从而导致心室率加快、低血压或室颤。如心动过速伴血流动力学障碍，需早期直流电复律。血流动力学稳定的患者可静脉应用Ⅰ类抗心律失常药物或胺碘酮。

2. 抗心律失常药物的促心律失常效应和心外不良反应常见。因此，同疗效相比，更应重视抗心律失常应用的安全性。

【注意事项】

胺碘酮药理学特征复杂，半衰期长，不良反应多见。常见的不良反应，包括肺毒性、甲状腺功能异常、消化系统不良反应、心脏不良反应等，对于应用胺碘酮的患者应定期检查，监测不良反应的发生。

五、推荐表单

（一）医师表单

心房颤动介入治疗临床路径医师表单

适用对象：第一诊断为心房颤动（ICD-10：I48）

　　　　　行经导管行心内电生理检查及导管消融治疗（ICD-9-CM-3：37.34/37.26）

患者姓名：		性别：　　年龄：		病例号：
住院日期：	年　月　日	出院日期：　　年　月　日		标准住院日：5~7 天
发病时间：	年　月　日　时　分	到达急诊时间：　　年　月　日　时　分		

日期	到达急诊（0~30 分钟）	到达急诊（0~60 分钟）
主要诊疗工作	□ 描记并分析 12 导联心电图 □ 询问病史 □ 完成体格检查 □ 完成血流动力学评估 □ 根据患者病情，向家属交代可能的风险、所需抢救措施（包括同步直流电转复及气管插管、动脉深静脉穿刺等）	□ 必要时请上级医师会诊 □ 如患者血流动力学不稳定，尽快予以同步直流电复律 □ 如血流动力学不稳定的永久性房颤或电复律未成功者，应当尽快开始控制心室率 □ 如血流动力学稳定，房颤持续时间<24 小时者可先控制心室率观察一段时间再决定是否复律治疗（部分房颤可自动复律） □ 如房颤持续时间≥24 小时但<48 小时且血流动力学稳定者，可药物复律或控制心室率 □ 如房颤持续时间≥48 小时或时间不明且血流动力学稳定者，应当在经食管超声检查排除心房血栓后进行复律或常规抗凝 3 周后复律 □ 如房颤持续时间>1 周且血流动力学稳定者，应当常规抗凝 3 周后经食管超声排除心房血栓后进行复律治疗 □ 向家属交代病情，签署相关知情同意书
重点医嘱	**长期医嘱：** □ 心电、血压和血氧监测 **临时医嘱：** □ 描记 12 导联心电图 □ 血清心肌标志物测定 □ 血常规+电解质 □ 动脉血气分析 □ 凝血功能	**长期医嘱：** □ 特级护理 □ 测量记录生命体征 □ 卧床，禁食、禁水 □ 心电、血压和血氧监测 □ 抗凝治疗（按需） □ 复律后维持窦律治疗（按需） **临时医嘱：** □ 吸氧（如需同步直流电转复） □ 静脉注射抗心律失常药物（按需） □ 静脉予镇静麻醉类药物（如需电复律） □ 同步直流电复律（按需） □ 描记 12 导联心电图（转复后） □ 经食管超声检查（按需） □ 静脉应用抗心律失常药（直流电转复后按需或血流动力学稳定者首选）

续　表

日期	到达急诊（0~30分钟）	到达急诊（0~60分钟）
病情 变异 记录	□无　□有，原因： 1. 2.	□无　□有，原因： 1. 2.
医师 签名		

日期	到达急诊（0~24 小时）	住院第 1~2 天
主要诊疗工作	□ 评价病史及基础病，分析各项化验结果 □ 必要时联系收入相关病房 □ 电解质紊乱、感染等诱因（病因）或无手术指征采用"药物治疗流程" □ 符合导管消融适应证的房颤采用"EPS+RFCA 流程表"	□ 查找病因、危险分层 □ 确定下一步治疗方案 □ 完成病历书写 □ 向家属交代可能的风险，所需诊治方案，并获得家属的知情同意签字 □ 确定患者是否需要进行经导管电生理检查及消融术 □ 完善术前检查
重点医嘱	**长期医嘱：** □ 卧床 □ 心电、血压和血氧监测 □ 吸氧 □ 抗凝治疗（按需） □ 复律后维持窦律治疗（按需） **临时医嘱：** □ 口服/静脉抗心律失常药物 □ 针对异常化验指标进行复查	**长期医嘱：** □ 心电、血压和血氧监测 □ 抗凝治疗 **临时医嘱：** □ 描记 12 导联心电图 □ Holter（按需） □ 心脏（UFCT 或 MRI）（按需） □ 抗心律失常药（按需） □ 经食管超声检查
病情变异记录	□ 无 □ 有，原因： 1. 2.	□ 无 □ 有，原因： 1. 2.
医师签名		

日期	住院第 2~3 天（手术日）	住院第 4~5 天
主要诊疗工作	□ 术后观察血压、心率和心电图的变化以及有无心脏压塞、气胸、血管并发症的发生。有并发症发生则及时处理 □ 术后伤口观察 □ EPS+RFCA 术后患者有植入永久起搏器指征，转入"永久起搏器植入术流程"	如果患者符合出院条件： □ 通知出院处 □ 通知患者及其家属出院 □ 将"出院总结"交给患者 □ 向患者交代出院后注意事项、定期复查项目和日期 □ 告知随访相关内容及联系方式 □ 如果患者不能出院，请在"病程记录"中说明原因和继续治疗
重点医嘱	**长期医嘱：** □ 今日行 EPS+RFCA 手术 □ EPS+RFCA 术后护理 □ 卧床 □ 心电、血压监测 □ 吸氧 □ 抗凝治疗 **临时医嘱：** □ 继续调整抗心律失常药（按需） □ 描记 12 导联心电图 □ 超声心动图（必要时）	**出院医嘱：** □ 出院医嘱 □ 出院带药：抗凝治疗；继续使用抗心律失常药（按需） □ 定期复查
病情变异记录	□ 无　□ 有，原因： 1. 2.	□ 无　□ 有，原因： 1. 2.
医师签名		

（二）护士表单

心房颤动介入治疗临床路径护士表单

适用对象：第一诊断为心房颤动（ICD-10：I48）

　　　　　行经导管行心内电生理检查及导管消融治疗（ICD-9-CM-3：37.34/37.26）

患者姓名：	性别：　年龄：		病例号：
住院日期：　　年　月　日	出院日期：　　年　月　日		标准住院日：5~7 天

时间	到达急诊（0~30 分钟）	到达急诊（0~60 分钟）	到达急诊（0~24 小时）
健康宣教	□ 协助患者或家属完成急诊挂号、交费和办理入院等工作 □ 取血、建立静脉通道，记录患者一般情况和用药 □ 询问病史 □ 检查生命体征、体格检查	□ 密切观察生命体征 □ 准确记录治疗过程（时间、病情变化） □ 协助医师完成直流电复律（按需）	□ 密切观察生命体征 □ 准确记录治疗过程（时间、病情变化） □ 密切观察心律情况
重点医嘱	□ 详见医嘱执行单	□ 详见医嘱执行单	□ 详见医嘱执行单
病情变异记录	□ 无　□ 有，原因： 1. 2.	□ 无　□ 有，原因： 1. 2.	□ 无　□ 有，原因： 1. 2.
护士签名			

时间	住院第 1~2 天	住院第 2~3 天（手术日）	住院第 4~5 天
健康宣教	□ 介绍主管医师、护士 □ 介绍环境、设施 □ 介绍住院注意事项 □ 入院宣教	□ 房颤手术术前宣教 □ 主管护士与患者沟通，了解并指导心理应对 □ 宣教疾病知识、用药知识及特殊检查操作过程 □ 告知检查及操作前后饮食、活动及探视注意事项及应对方式	□ 指导术后活动 □ 定时复查 □ 出院带药服用方法 □ 饮食、休息等注意事项指导
护理处置	□ 核对患者，佩戴腕带 □ 建立入院护理病历 □ 卫生处置：剪指甲、洗澡、更换病号服	□ 随时观察患者病情变化 □ 遵医嘱正确使用抗凝药物 □ 协助医师完成各项检查化验 □ 术前准备 □ 禁食、禁水	□ 办理出院手续 □ 书写出院小结
基础护理	□ 二级护理 □ 晨晚间护理 □ 患者安全管理	□ 二级护理 □ 晨晚间护理 □ 患者安全管理	□ 三级护理 □ 晨晚间护理 □ 患者安全管理
专科护理	□ 护理查体 □ 呼吸频率、血氧饱和度监测 □ 需要时填写跌倒及压疮防范表 □ 需要时请家属陪护 □ 心理护理	□ 心律、心率监测 □ 遵医嘱完成相关检查 □ 心理护理 □ 必要时吸氧 □ 遵医嘱正确给药 □ 提供并发症征象的依据	□ 病情观察：评估患者生命体征，特别是心律情况 □ 心理护理
重点医嘱	□ 详见医嘱执行单	□ 详见医嘱执行单	□ 详见医嘱执行单
病情变异记录	□ 无 □ 有，原因： 1. 2.	□ 无 □ 有，原因： 1. 2.	□ 无 □ 有，原因： 1. 2.
护士签名			

（三）患者表单

心房颤动介入治疗临床路径患者表单

适用对象：第一诊断为心房颤动（ICD-10：I48）
　　　　　行经导管行心内电生理检查及导管消融治疗（ICD-9-CM-3：37.34/37.26）

| 患者姓名： | | 性别：　　年龄： | 病例号： |

| 住院日期：　　年　月　日 | 出院日期：　　年　月　日 | 标准住院日：5~7 天 |

时间	到达急诊（0~30分钟）	到达急诊（0~60分钟）	到达急诊（0~24小时）
医患配合	□ 配合询问病史、收集资料 □ 配合进行体格检查 □ 有任何不适告知医师	□ 配合完善相关检查 □ 医师向患者及家属介绍病情，如有异常检查结果需进一步检查 □ 配合用药及治疗 □ 配合医师调整用药 □ 有任何不适告知医师	□ 与医师交流了解治疗进展和治疗方案 □ 签署相关知情同意
护患配合	□ 配合测量体温、脉搏、呼吸、血压、心率等 □ 有任何不适告知护士	□ 配合完成相关检查 □ 接受输液、服药治疗 □ 有任何不适告知护士 □ 接受疾病及用药等相关知识指导	□ 接受抗凝治疗（按需） □ 接受复律治疗（按需）
饮食	□ 正常普食	□ 正常普食	□ 正常普食
排泄	□ 正常排尿便	□ 正常排尿便	□ 正常排尿便
活动	□ 适量活动	□ 适量活动	□ 适量活动

时间	住院第1~2天	住院第2~3天（手术日）	住院第4~5天
医患配合	□ 配合询问病史、收集资料，请务必详细告知既往史、用药史、过敏史 □ 配合进行体格检查 □ 有任何不适告知医师	□ 配合医师完成术前谈话 □ 配合用药及治疗 □ 配合医师调整用药 □ 有任何不适告知医师	□ 接受出院前指导 □ 知道复查程序 □ 获取出院诊断书
护患配合	□ 配合测量体温、脉搏、呼吸、血压、血氧饱和度、体重 □ 配合完成入院护理评估单 □ 接受入院宣教 □ 有任何不适告知护士	□ 配合测量体温、脉搏、呼吸 □ 配合术前准备 □ 接受输液、服药治疗 □ 注意活动安全，避免坠床或跌倒 □ 接受疾病及用药等相关知识指导 □ 有任何不适告知护士	□ 接受出院宣教 □ 办理出院手续 □ 获取出院带药 □ 指导服药方法、作用、注意事项 □ 知道复印病历方法
饮食	□ 正常普食	□ 软食	□ 软食
排泄	□ 正常排尿便	□ 正常排尿便	□ 正常排尿便
活动	□ 适量活动	□ 适量活动	□ 适量活动

附：原表单（2010 年版）

心房颤动介入治疗临床路径表单

适用对象：第一诊断为心房颤动（ICD-10：I48）

　　　　行经导管行心内电生理检查及导管消融治疗（ICD-9-CM-3：37.34/37.26）

患者姓名：		性别：	年龄：		病例号：
住院日期：	年　月　日	出院日期：	年　月　日		标准住院日：5~7 天
发病时间：	年　月　日　时　分	到达急诊时间：		年　月　日　时　分	

日期	到达急诊（0~30 分钟）	到达急诊（0~60 分钟）
主要诊疗工作	□ 描记并分析 12 导联心电图 □ 询问病史 □ 完成体格检查 □ 完成血流动力学评估 □ 根据患者病情，向家属交代可能的风险、所需抢救措施（包括同步直流电转复及气管插管、动脉深静脉穿刺等）	□ 必要时请上级医师会诊 □ 如患者血流动力学不稳定，尽快予以同步直流电复律 □ 如血流动力学不稳定的永久性房颤或电复律未成功者，应当尽快开始控制心室率 □ 如血流动力学稳定，房颤持续时间<24 小时者可先控制心室率观察一段时间再决定是否复律治疗（部分房颤可自动复律） □ 如房颤持续时间≥24 小时但<48 小时且血流动力学稳定者，可药物复律或控制心室率 □ 如房颤持续时间≥48 小时或时间不明且血流动力学稳定者，应当在经食管超声检查排除心房血栓后进行复律或常规抗凝 3 周后复律 □ 如房颤持续时间>1 周且血流动力学稳定者，应当常规抗凝 3 周后经食管超声排除心房血栓后进行复律治疗 □ 向家属交代病情，签署相关知情同意书
重点医嘱	**长期医嘱：** □ 心电、血压和血氧监测 **临时医嘱：** □ 描记 12 导联心电图 □ 血清心肌标志物测定 □ 血常规+电解质 □ 动脉血气分析 □ 凝血功能	**长期医嘱：** □ 特级护理 □ 测量记录生命体征 □ 卧床，禁食、禁水 □ 心电、血压和血氧监测 □ 抗凝治疗（按需） □ 复律后维持窦律治疗（按需） **临时医嘱：** □ 吸氧（如需同步直流电转复） □ 静脉注射抗心律失常药物（按需） □ 静脉予镇静麻醉类药物（如需电复律） □ 同步直流电复律（按需） □ 描记 12 导联心电图（转复后） □ 经食管超声检查（按需） □ 静脉应用抗心律失常药（直流电转复后按需或血流动力学稳定者首选）

续　表

日期	到达急诊（0~30分钟）	到达急诊（0~60分钟）
主要 护理 工作	□ 协助患者或家属完成挂号、交费等手续 □ 取血、并建立静脉通道，记录患者一般情况 　 和用药	□ 特级护理 □ 准确记录治疗过程（时间、病情变化）
病情 变异 记录	□ 无　□ 有，原因： 1. 2.	□ 无　□ 有，原因： 1. 2.
护士 签名		
医师 签名		

日期	到达急诊（0~24 小时）	住院第 1~2 天
主要诊疗工作	□ 评价病史及基础病，分析各项化验结果 □ 必要时联系收入相关病房 □ 电解质紊乱、感染等诱因（病因）或无手术指征采用"药物治疗流程" □ 符合导管消融适应证的房颤采用"EPS+RFCA 流程表"	□ 查找病因、危险分层 □ 确定下一步治疗方案 □ 完成病历书写 □ 向家属交代可能的风险，所需诊治方案，并获得家属的知情同意签字 □ 确定患者是否需要进行经导管电生理检查及消融术 □ 完善术前检查
重点医嘱	长期医嘱： □ 特级护理 □ 卧床 □ 心电、血压和血氧监测 □ 吸氧 □ 抗凝治疗（按需） □ 复律后维持窦律治疗（按需） 临时医嘱： □ 口服/静脉抗心律失常药物 □ 针对异常化验指标进行复查	长期医嘱： □ 二级护理 □ 心电、血压和血氧监测 □ 抗凝治疗 临时医嘱： □ 描记 12 导联心电图 □ Holter（按需） □ 心脏（UFCT 或 MRI）（按需） □ 抗心律失常药（按需） □ 经食管超声检查
主要护理工作	□ 特级护理 □ 准确记录治疗过程（时间、病情变化）	□ 入院宣教 □ 病房设施及相关规定介绍 □ 心理及生活护理
病情变异记录	□ 无 □ 有，原因： 1. 2.	□ 无 □ 有，原因： 1. 2.
护士签名		
医师签名		

日期	住院第 2~3 天（手术日）	住院第 4~5 天
主要诊疗工作	□ 术后观察血压、心率和心电图的变化以及有无心脏压塞、气胸、血管并发症的发生。有并发症发生则及时处理 □ 术后伤口观察 □ 术后给予抗菌药物 □ EPS+RFCA 术后患者有植入永久起搏器指征，转入"永久起搏器植入术流程"	如果患者符合出院条件： □ 通知出院处 □ 通知患者及其家属出院 □ 将"出院总结"交给患者 □ 向患者交代出院后注意事项、定期复查项目和日期 □ 告知随访相关内容及联系方式 □ 如果患者不能出院，请在"病程记录"中说明原因和继续治疗
重点医嘱	长期医嘱： □ 今日行 EPS+RFCA 手术 □ EPS+RFCA 术后护理 □ 卧床 □ 心电、血压监测 □ 吸氧 □ 抗凝治疗 □ 预防性应用抗菌药物 2 天 临时医嘱： □ 继续调整抗心律失常药（按需） □ 描记 12 导联心电图 □ 超声心动图（必要时）	出院医嘱： □ 出院医嘱 □ 出院带药：抗凝治疗；继续使用抗心律失常药（按需） □ 定期复查
主要护理工作	EPS+RFCA 术中如 □ 穿刺静脉：术后加压包扎，沙袋压迫 2~4 小时，平卧 4~6 小时后可下地活动	□ 帮助患者办理出院手续 □ 出院指导
病情变异记录	□ 无 □ 有，原因： 1. 2.	□ 无 □ 有，原因： 1. 2.
护士签名		
医师签名		

第十二章

阵发性室上性心动过速临床路径释义

一、阵发性室上性心动过速编码

1. 卫计委原编码

疾病名称及编码：阵发性室上性心动过速（ICD-10：I47.113）

2. 修改编码

疾病名称及编码：阵发性室上性心动过速（ICD-10：I47.102）

二、临床路径检索方法

I47.102

三、阵发性室上性心动过速临床路径标准住院流程

（一）适用对象

第一诊断为阵发性室上性心动过速（ICD-10：I47.113）。

行药物复律、直流电复律及射频消融术。

> **释义**
>
> ■ 阵发性室上性心动过速（PSVT）：指以突发突止和规律而快速的心动过速为特征的临床综合征。通常是房室结折返性心动过速（AVNRT）或房室折返性心动过速（AVRT）的特征性表现，少见于 AT 以及表现为 PSVT 的室上性心动过速的某些亚型。

（二）诊断依据

心电图检查

（1）快而规则的 QRS 波群，通常 QRS 波群时限正常。当伴有预激发生逆向型室上速、心室内差异传导或束支阻滞时，则 QRS 波宽大畸形。

（2）心律规则，频率 150~250 次/分。

（3）可见直立或倒置的异位 P 波，或难以辨认。

（4）部分病例 ST 段下移，T 波低平或倒置。

> **释义**
>
> ■ 阵发性室上性心动过速的诊断主要依赖于心电图。阵发性室上速心电图呈宽 QRS 波群（QRS 间期>120ms）时需要与室速（VT）相鉴别。如果不能正确识别 VT，尤其是误诊时使用维拉帕米或地尔硫革治疗 VT，可导致潜在的生命威胁。出现房室（AV）分离（伴有心室率快于心房率）或融合波表明室上性激动与心室节律分离，可以诊断 VT。其他标准有用但不能诊断。如胸前导联 QRS 波群同向性，即心

动过速时胸前导联所有 QRS 波均是正向或负向提示为 VT 或预激，而心动过速时 QRS 波群与窦性心律时一致符合 SVT；无人区电轴，即心动过速时 AVR 导联 QRS 波呈直立 R 波，提示室速。另外，有更为复杂的 ECG 算法用于从 SVT 中鉴别出 VT，包括 Brugada 标准、Vereckei 算法等。

　　■ 窄 QRS 波群心动过速（QRS 持续时间<120ms）的鉴别诊断：首先看心电图是否为规则的心动过速，如果不是规则的心动过速，则考虑房颤、房扑/房扑伴不同比例的房室传导或多源性房性心动过速；如果是规则的心动过速，再看是否有 P 波，如果未见 P 波，则考虑 AVNRT 或不能识别 P 波的其他机制；如果可见 P 波，则看心房率和心室率的关系，如心房率大于心室率，则考虑房扑或房速；如心房率不大于心室率，进一步观察 PR 间期与 RP 间期的关系，如 RP 大于 PR，则考虑房速、反复性无休止性交界区心动过速（PJRT）或不典型 AVNRT；如 RP 小于 PR，则看 RP 间期，如 RP 小于 90ms，则考虑 AVNRT；如 RP 大于 90ms，则考虑 AVRT、不典型 AVNRT 或房速。

（三）治疗方案的选择

1. 查找引起室上性心动过速的病因，确定治疗方案。
2. 刺激迷走神经。
3. 药物治疗或直流电复律。
4. 导管消融治疗。
5. 获得患者及家属有关病情以及相关抢救的知情同意。

> **释义**
>
> 　　■ 阵发性室上性心动过速的治疗分为急性发作时的治疗和远期治疗。
> 　　■ 迷走神经刺激方法适用于节律规则的 SVT 患者的急诊治疗，包括 Valsalva 动作和颈动脉窦按摩，均可迅速进行，是终止 SVT 的一线干预措施。
> 　　■ 食管心房调搏是无创性心脏电生理检查技术。方法是将食管电极置于心房后部的食管内，通过发出程序刺激来描记心电活动。主要以测定心脏窦房结及窦房传导功能、房室传导功能，明确心律失常的发生机制及诊断，以指导进一步治疗，如心脏射频消融术、抗心律失常药物疗效的判定及调整。此外，对于药物难治性室上性心动过速或不适于应用药物的患者（如<12 周的孕妇，可通过经食管心房调搏超速刺激心房终止室上速发作）。
> 　　■ 腺苷或三磷酸腺苷适用于节律规则的 SVT 患者的急诊治疗，能有效终止由 AVNRT 或 AVRT 所致的 SVT，成功率在 78%～96%。静脉注射地尔硫䓬或维拉帕米作为血流动力学稳定的 SVT 患者的急诊治疗是有效的。可终止 64%～98% 的患者的 SVT。这些药物应当仅用于血流动力学稳定的患者，并且确保心动过速不是由于 VT 或 AF 发作时旁道前传所致。因为在 VT 或预激性 AF 患者中，给予地尔硫䓬或维拉帕米将导致血流动力学不稳定或心室率加速，并可能导致心室颤动。β 受体阻滞剂终止 SVT 的效果上证据有限。但因 β 受体阻滞剂有良好的安全性特征，在血流动力学稳定的患者尝试静脉注射 β 受体阻滞剂终止 SVT 也是合理的。

■同步电复律适用于血流动力学不稳定，而迷走刺激方法或腺苷无效或不适用患者的急诊治疗。2010成人ACLS指南推荐对任何持续性SVT导致低血压、急性精神状态改变、休克征象、胸痛或急性心力衰竭症状的患者采用同步电复律，但是建议如果心动过速规律且为窄QRS波群可考虑首先应用腺苷。

■当患者不适于导管消融或不愿接受消融时，可选择以下药物。

（1）口服β受体阻滞剂、地尔硫䓬或维拉帕米对窦性心律时无心室预激的症状性SVT的长期治疗是有用的。

（2）氟卡尼或普罗帕酮可用于非结构性心脏病或缺血性心脏病的症状性SVT患者的长期治疗。

（3）对症状性SVT患者，如不是导管消融的候选者或不愿接受消融，口服盐酸索他洛尔片用于长期治疗可能是合理的。

（4）对症状性SVT患者，如果对以上药物无效或者存在禁忌，可使用多非力特用于长期治疗；当多非利特亦无效或存在禁忌时，可考虑口服胺碘酮用于长期治疗。

（5）口服地高辛可用于没有预激心电图表现的症状性SVT患者的长期治疗。

（6）中成药在我国临床用于改善心律失常症状已有多年，有证据提示中药能够降低心律失常致脑卒中的风险，可根据具体情况和患者意愿决定是否联用，如养心定悸胶囊、稳心颗粒等。

■导管消融：对于AVNRT、AVRT、局灶性房速患者为一线治疗。

（四）标准住院日

4~7天。

> **释义**
>
> ■术前完善检查2天，在住院第3~4天行介入治疗，介入治疗术1~2天后出院。总住院时间4~7天符合临床路径要求。

（五）进入路径标准

1. 第一诊断必须符合ICD-10：I47.113阵发性室上性心动过速疾病编码。
2. 除外缺血、电解质紊乱和药物中毒等造成的室上性心动过速。
3. 如同时患有其他疾病，但在住院期间无需特殊处理（检查和治疗），也不影响第一诊断时，可以进入路径。

> **释义**
>
> ■进入路径的标准必须是明确诊断的阵发性室上性心动过速的患者。
>
> ■缺血、电解质紊乱和药物中毒等造成的室上性心动过速在去除诱因后可恢复窦性心律，因此不进入本路径。

（六）住院后1~2天

1. 必需的检查项目
（1）12导联心电图。
（2）胸部正侧位片。
（3）心脏彩超；Holter。
（4）血电解质、肝功能、肾功能、心肌酶和肌钙蛋白。
（5）凝血功能。
（6）血常规+血型。
（7）乙型肝炎、丙型肝炎、梅毒抗体和抗HIV。
2. 根据患者病情可选择的检查项目　血气分析。

释义

　　■必须检查项目在介入治疗术前必须完成，结果的正常与否需体现在术前小结中，确保治疗安全性。主管医师、病房护士和介入中心配台护士必须核查。
　　■12导联心电图有助于明确阵发性室上性心动过速的诊断，还有可能明确室上性心动过速的机制。心脏彩超可以评价患者心功能及了解有无心脏结构改变；血电解质、心肌酶、肌钙蛋白有助于排除缺血、电解质紊乱等引起的室上性心动过速。

（七）复查的检查项目

1. 必需的复查项目　心电图。
2. 根据病情需要复查血气、电解质等。

释义

　　■术后复查心电图有助于了解消融术后室上性心动过速有无复发。
　　■如果患者术后有胸部不适、呼吸困难及乏力等不适，可复查动脉血气分析、胸部正侧位片及电解质等化验，有助于明确可能的病因，如气胸、血气胸、肺栓塞。

（八）出院标准

1. 生命体征平稳。
2. 心律转为窦性或24小时心电图仅短阵室上速发作，不影响血流动力学。

释义

　　■无明显不适、无严重并发症的患者一般术后1~2天出院。

（九）变异及原因分析

患者入院时已发生严重心功能不全或者合并先天性心脏病、急性感染等，或者患者行导管消融治疗过程中出现手术相关并发症，需进行积极对症处理，完善相关检查，向家属解释并告知病情，导致住院时间延长、增加住院费用等。

释义

■ 变异是指入选临床路径的患者未能按路径流程完成医疗行为或未达到预期的医疗质量控制目标。这包含三方面情况：①按路径流程完成治疗：但出现非预期结果，可能需要后续进一步处理。②按路径流程完成治疗,：但超出了路径规定的时限。实际住院日超出标准住院日要求，或未能在规定的手术日时间限定内实施手术等。③不能按路径流程完成治疗：患者需要中途退出路径。如治疗过程中出现严重并发症，导致必须中止路径或需要转入其他路径进行治疗等。对这些患者，主管医师均应进行变异原因的分析，并在临床路径的表单中予以说明。

■ 严重心功能不全或者合并先天性心脏病、急性感染等合并症需要进行相应治疗。射频消融手术并发症如气胸或血胸、肺栓塞、心包填塞、完全性房室传导阻滞、假性动脉瘤、穿刺部位血肿等，均可能导致住院时间延长或者转入其他路径处理。

■ 医师认可的变异原因主要指患者入选路径后，医师在检查及治疗过程中发现患者合并存在一些事前未预知的对本路径治疗可能产生影响的情况，需要中止执行路径或者是延长治疗时间、增加治疗费用。医师需在表单中明确说明。

■ 因患者方面的主观原因导致执行路径出现变异，也需要医师在表单中予以说明。

四、阵发性室上性心动过速临床路径给药方案

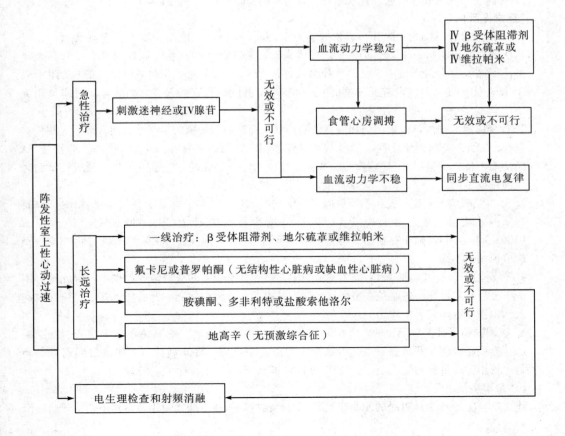

【用药选择】

1. 腺苷或三磷酸腺苷终止 PVST 与增强迷走神经张力有关，可抑制窦房结功能、减慢房室结传导，产生前向型房室结传导阻滞，从而终止 PVST 发作。腺苷起效快，半衰期短，因此为急诊终止 PVST 的首选药物（Ⅰ类推荐）。

2. 静脉注射 β 受体阻滞剂常用有艾司洛尔、美托洛尔和普萘洛尔。如果不能耐受 β 受体阻滞剂或使用腺苷转复后复发的患者，可静脉注射地尔硫䓬或维拉帕米，可终止 64%～98% 的患者的 SVT。以上药物适用于血流动力学稳定的情况（Ⅱa 类推荐）。

3. 对于血流动力学不稳定或药物复律失败的患者，可行同步直流电复律（Ⅰ类推荐）。

4. 一些患者也可能不愿接受消融或可能没有接触心脏电生理医师的途径，在这些病例中，应用阻滞房室结的药物作为长期预防发作的治疗是合理的。常用药物包括 β 受体阻滞剂和非二氢吡啶类钙离子拮抗剂（地尔硫䓬、维拉帕米）（Ⅰ类推荐）。在 RCT 研究中对应用维拉帕米（剂量最多到 480mg/d）治疗做了研究，根据 Holter 监测或日记中受试者发作频率记录，SVT 发作频率和持续时间减少。常用 β 受体阻滞剂有阿替洛尔、酒石酸美托洛尔、琥珀酸美托洛尔、纳多洛尔和普萘洛尔。地尔硫䓬用量在 120～360mg/d。维拉帕米用量在 120～480mg/d。在上述药物无效或禁忌时，可使用氟卡尼或普罗帕酮作为后备用药（Ⅱa 类推荐），但因在结构性和缺血性心脏病中氟卡尼和普罗帕酮有促心律失常的风险，因此这些药物禁用于此类患者。如果患者对上述Ⅰ类、Ⅱa 类药物无效或者存在禁忌，并且为症状性SVT，可考虑长期口服胺碘酮或盐酸索他洛尔片治疗（Ⅱb 类推荐）。对于无预激的症状性SVT 患者，口服地高辛用于长期治疗可能是合理的，因长期使用的毒性作用的风险，地高辛仅仅作为不能使用 β 受体阻滞剂、地尔硫䓬或维拉帕米或Ⅰc 类抗心律失常药物（氟卡尼或普罗帕酮）时的后备用药。

5. 在药物治疗无效或者患者有意愿时，可行射频消融治疗（Ⅰ类推荐）。

【药学提示】

1. 三磷酸腺苷（国内无腺苷）起始剂量为 0.15mg/kg 弹丸式推注，如 1～2 分钟无反应，可再次弹丸式推注 0.2mg/kg，最大剂量可达 0.3mg/kg。国外推荐腺苷起始剂量为 6mg 弹丸式推注，如 1～2 分钟无反应，可再次弹丸式推注 12mg。如果患者存在一度以上的 AV 阻滞或SA 结功能不良（并且没有起搏器时）、哮喘等气道反应性疾病及 WPW 综合征时应慎用或不用。

2. β 受体阻滞剂能延缓窦房结和房室结的传导，抑制心肌细胞的自律性，使有效不应期相对延长，因此对阵发性室上性心动过速有治疗作用。如果患者存在一度以上的 AV 阻滞或 SA结功能不良（并且没有起搏器时）、失代偿性收缩性心力衰竭、低血压及气道反应性疾病时应慎用或不用。

3. 非二氢吡啶类钙离子拮抗剂可同时抑制窦房结和房室结的钙内流，使窦房结自律性下降，房室传导减慢，终止室上速发作。常用药物为维拉帕米（120～480mg/d）、地尔硫䓬（120～360mg/d）。对于存在房室传导阻滞、低血压、心力衰竭、WPW 综合征伴房扑或房颤时应慎用或不用。

4. 普罗帕酮、氟卡尼属于Ⅰc 类为钠通道阻滞剂，具有很强的减慢传导的作用，因此也可用于室上性心动过速。应避免在窦房结或房室结疾病、心源性休克、低血压、气道反应性疾病及结构性心脏病患者中应用。

5. 胺碘酮属于Ⅲ类属延长动作电位时程药，抑制多种钾电流。应避免在窦房结或房室结疾病、炎症性肺病、肝功能不良、甲状腺疾病患者中应用。多非利特、索他洛尔同属Ⅲ类药物，禁用于严重肾功能不全、QT 间期延长>500ms 或尖端扭转性室速患者。

【注意事项】

建议联合应用 β 受体阻滞剂或非二氢吡啶类钙拮抗剂。注意药物使用要遵循小剂量开始逐渐加量的原则，密切观察对于心率、心功能的抑制作用，一旦出现低血压、有症状的心动过缓，应该及时减量，严重的有症状低血压可以通过快速输液纠正，有症状的心动过缓可以植入临时起搏器。

当一种药物与另一种药物合用时，在剂量调整期间，应考虑到最小的相加性效应并进行合适的剂量调整。

注意抗心律失常药物的致心律失常作用，应用任何抗心律失常药物时应备有体外电复律装置。

五、推荐表单

（一）医师表单

阵发性室上性心动过速临床路径医师表单

适用对象：第一诊断为阵发性室上性心动过速（ICD-10：I47.113）

患者姓名：	性别：　　年龄：	病例号：
住院日期：　　年　月　日	出院日期：　　年　月　日	标准住院日：4~8 天
发病时间：　年　月　日　时　分	到达急诊时间：　　年　月　日　时　分	

时间	到达急诊（0~10 分钟）	到达急诊（0~30 分钟）	到达急诊（0~24 小时）
诊疗工作	□ 描记 12 导联心电图 □ 评价心电图 □ 询问病史 □ 检查生命体征，体格检查 □ 完成血流动力学评估 □ 根据患者病情，向家属交代可能的风险、所需抢救措施（包括直流电转复及气管插管、动脉深静脉穿刺等），并获得家属的知情同意签字	□ 请上级医师会诊 □ 如患者因血流动力学不稳定，出现意识丧失，则迅速给予直流电复律 □ 如果血流动力学尚稳定，未出现意识丧失，可等待会诊后决定治疗措施，给予药物复律 □ 如患者出现休克症状，但意识尚清可给予镇静药物后电复律 □ 向家属交代病情，签署相关知情同意书	□ 评价病史及基础病，分析各项化验结果 □ 再次向家属交代病情和治疗措施，签署相关知情同意书 □ 准备收入相关病房 □ 电解质紊乱、药物中毒等诱因或无手术指征采用"药物治疗流程" □ 密切观察患者心律情况 □ 如发作时心室率低于 200 次/分，每年发作<3 次，药物复律后可出院，发作频繁后行射频消融治疗
重点医嘱	**长期医嘱：** □ 吸氧 □ 心电、血压和血氧监测 **临时医嘱：** □ 描记 12 导联心电图 □ 血清心肌酶肌钙蛋白测定 □ 血常规+血型 □ 动脉血气分析 □ 凝血功能 □ 电解质、肝功、肾功	**长期医嘱：** □ 一级护理 □ 每小时测量记录生命体征 □ 卧床、禁食、禁水 □ 心电、血压和血氧监测 □ 吸氧 **临时医嘱：** □ 静脉给予麻醉药物（如需直流电复律） □ 直流电复律（按需） □ 描记 12 导联心电图（转复后） □ 静脉应用抗心律失常药（直流电转复后按需或血流动力学稳定者首选）	**长期医嘱：** □ 一级护理 □ 卧床 □ 心电、血压和血氧监测 □ 吸氧 **临时医嘱：** □ 针对异常化验指标进行复查
病情变异记录	□ 无　□ 有，原因： 1. 2.	□ 无 □ 有，原因： 1. 2.	□ 无　□ 有，原因： 1. 2.
医师签名			

时间	住院第 1 天	住院第 2 天
诊疗工作	□ 询问病情及体格检查 　了解近 1~2 周服用抗心律失常药物情况 □ 分析病因、危险分层、监护强度、治疗效果评估 □ 请上级医师看患者，确定下一步治疗方案，如行射频消融停用一切抗心律失常药物 □ 完成病历书写 □ 向家属交代可能的风险，所需诊治方案，并获得家属的知情同意签字 □ 如患者病情重，应当及时通知上级医师	□ 上级医师查房 □ 根据送检项目报告，及时向上级医师汇报，并予相应处理 □ 确定行射频消融术 □ 完成病程记录，详细记录医嘱变动情况（原因及更改内容） □ 完成术前检查 □ 告知患者及家属手术风险及相关的注意事项，签署手术知情同意书 □ 提手术 □ 与术者沟通，确定手术时间
重点医嘱	**长期医嘱：** □ 一/二级护理 □ 饮食 □ 心电、血压和血氧监测（按需） □ 营养心肌药物（按需） **临时医嘱：** □ 描记 12 导联心电图 □ 24 小时动态心电图 □ 超声心动图 □ 胸部正侧位片	**长期医嘱：** □ 一/二级护理 □ 饮食 □ 心电、血压和血氧监测（按需） □ 营养心肌药物（按需） **临时医嘱：**
病情变异记录	□ 无　□ 有，原因： 1. 2.	□ 无　□ 有，原因： 1. 2.
医师签名		

时间	住院第 3~4 天	住院第 4~7 天（出院日）
主要诊疗工作	□ 完成病程记录，详细记录医嘱变动情况（原因及更改内容） □ 上级医师查房 □ 射频消融术	□ 上级医师查房准其出院 □ 完成出院小结 □ 出院宣教
重点医嘱	长期医嘱： □ 二级护理 □ 饮食 □ 心电、血压和血氧监测（按需） □ 营养心肌药物（按需） 临时医嘱：	出院医嘱： □ 出院医嘱 □ 门诊随访
病情变异记录	□ 无　□ 有，原因： 1. 2.	□ 无　□ 有，原因： 1. 2.
医师签名		

（二）护士表单

阵发性室上性心动过速临床路径护士表单

适用对象：第一诊断为阵发性室上性心动过速（ICD-10：I47.113）

患者姓名：		性别：　　年龄：		病例号：
住院日期：　　年　月　日		出院日期：　　年　月　日		标准住院日：4~8 天
发病时间：　年　月　日　时　分		到达急诊时间：　　年　月　日　时　分		

时间	到达急诊（0~10 分钟）	到达急诊（0~30 分钟）	到达急诊（0~24 小时）
主要护理工作	□ 协助患者或家属完成挂号、交费等手续 □ 取血并建立静脉通道，记录患者一般情况和用药	□ 一级护理 □ 准确记录治疗过程（时间、病情变化）	□ 一级护理 □ 准确记录治疗过程（时间、病情变化）
重点医嘱	□ 详见医嘱执行单	□ 详见医嘱执行单	□ 详见医嘱执行单
病情变异记录	□ 无　□ 有，原因： 1. 2.	□ 无　□ 有，原因： 1. 2.	□ 无　□ 有，原因： 1. 2.
护士签名			

时间	住院第 1 天	住院第 2 天
健康宣教	□ 介绍主管医生、护士 □ 入院宣教（常规、安全）	□ 术前宣教 □ 服药宣教 □ 疾病宣教 □ 饮食、饮水活动的宣教
护理处置	□ 安置患者，佩戴腕带 □ 通知医师 □ 生命体征的监测测量 □ 吸氧 □ 交接液体 □ 病情交班 □ 配合治疗 □ 完成护理记录	□ 协助患者完成临床检查 □ 遵医嘱完成治疗 □ 完成护理记录
基础护理	□ 准备床单位、监护、吸氧 □ 生命体征的观察 □ 一级/二级护理 □ 生活护理 □ 患者安全及心理护理	□ 生命体征的观察 □ 一级/二级护理 □ 生活护理 □ 观察 24 小时出入量 □ 患者安全及心理护理
专科护理	□ 使用药物的浓度剂量 □ 各种置管情况 □ 观察心悸等不适情况	□ 使用药物的浓度剂量 □ 各种置管情况 □ 观察心悸等不适情况
重点医嘱	□ 详见医嘱执行单	□ 详见医嘱执行单
病情变异记录	□ 无　□ 有，原因： 1. 2.	□ 无　□ 有，原因： 1. 2.
护士签名		

时间	住院第 3~4 天（手术日）	住院第 4~7 天（出院日）
健康宣教	□ 饮食宣教 □ 服药宣教 □ 指导穿刺侧肢体活动 □ 疾病宣教	□ 指导恢复期的康复和锻炼（床上肢体活动） □ 活动指导 □ 饮食宣教 □ 疾病宣教 □ 康复宣教和二级预防 □ 出院宣教
护理处置	□ 观察生命体征 □ 观察 24 小时出入量 □ 观察穿刺部位 □ 遵医嘱配合急救和治疗 □ 完成护理记录 □ 维持静脉通畅 □ 静脉和口服给药 □ 协助患者进餐 □ 保持排便通畅	□ 观察生命体征 □ 观察 24 小时出入量 □ 遵医嘱完成治疗 □ 维持静脉通畅 □ 静脉和口服给药 □ 保持排便通畅 □ 生活护理 □ 给予心理支持 □ 完成护理记录 □ 配合患者做好出院准备
基础护理	□ 心率、心律，血压，血氧饱和度，呼吸 □ 一级/二级护理 □ 准确记录出入量 □ 保持水、电解质平衡 □ 协助患者完成各项检查 □ 协助患者进食 □ 协助患者做好生活护理	□ 心率、心律，血压，血氧饱和度，呼吸 □ 完成常规标本采集 □ 准确记录出入量 □ 保持水、电解质平衡 □ 协助患者完成各项检查 □ 协助患者进食 □ 办理出院事项 □ 二级护理
专科护理	□ 相关并发症的观察 □ 穿刺部位的观察 □ 做好拔除动脉鞘管的准备 □ 鞘管拔除时注意迷走反射的发生 □ 鞘管拔除后伤口沙袋压迫 6 小时，患侧肢体制动 24 小时	□ 相关并发症的观察
重点医嘱	□ 详见医嘱执行单	□ 详见医嘱执行单
病情变异记录	□ 无　□ 有，原因： 1. 2.	□ 无　□ 有，原因： 1. 2.
护士签名		

（三）患者表单

阵发性室上性心动过速临床路径患者表单

适用对象：第一诊断为阵发性室上性心动过速（ICD-10：I47.113）

患者姓名：	性别：　　年龄：	病例号：
住院日期：　　年　月　日	出院日期：　　年　月　日	标准住院日：4~8 天
发病时间：　年　月　日　时　分		到达急诊时间：　年　月　日　时　分

时间	到达急诊（0~10 分钟）	到达急诊（0~30 分钟）	到达急诊（0~24 小时）
医患配合	□ 配合询问病史、收集资料，请务必详细告知既往史、用药史、过敏史 □ 配合进行体格检查 □ 配合进行相关检查与治疗 □ 有任何不适告知医师	□ 配合完善相关检查 □ 向家属交代病情，签署相关知情同意书 □ 配合用药及治疗 □ 有任何不适告知医师	□ 配合完善相关检查 □ 再次向家属交代病情，签署相关知情同意书 □ 配合用药及治疗 □ 有任何不适告知医师
护患配合	□ 配合完成心电、血压、血氧饱和度监护 □ 配合吸氧 □ 配合采取舒适体位 □ 配合完成血标本采集 □ 配合建立静脉通路 □ 有任何不适告知护士	□ 配合生命体征测量 □ 接受相关化验检查宣教，正确留取标本，配合检查 □ 注意活动安全，避免坠床或跌倒 □ 配合执行探视及陪伴制度 □ 有任何不适告知护士	□ 配合生命体征测量 □ 接受相关化验检查宣教，正确留取标本，配合检查 □ 注意活动安全，避免坠床或跌倒 □ 配合执行探视及陪伴制度 □ 有任何不适告知护士
饮食	□ 正常普食	□ 正常普食	□ 正常普食
排泄	□ 正常排尿便	□ 正常排尿便	□ 正常排尿便
活动	□ 适量活动	□ 适量活动	□ 适量活动

时间	住院第 1 天	住院第 2 天	住院第 3~4 天（手术日）	住院第 4~7 天
医患配合	□ 配合询问病史、收集资料，请务必详细告知既往史、用药史、过敏史 □ 配合进行体格检查 □ 配合进行相关检查与治疗 □ 有任何不适告知医生	□ 配合完善相关检查 □ 医生向患者及家属介绍病情及射频消融术相关内容，如有异常检查结果需进一步检查 □ 签署"知情同意书""自费协议书""心律失常导管消融知情同意书"等表单 □ 提供委托签字人身份证复印件 □ 配合用药及治疗 □ 有任何不适告知医生	□ 接受射频消融术治疗 □ 患者或家属与医师交流了解导管消融情况及术后注意事项 □ 配合用药及治疗	□ 配合医师进行介入穿刺部位换药 □ 配合相关检查与治疗 □ 有任何不适告知医生
护患配合	□ 配合生命体征、身高、体重测量 □ 配合完成入院护理评估单 □ 接受入院宣教（环境、设施、人员介绍、病室规定、订餐制度、贵重物品保管、安全宣教等） □ 配合佩戴腕带 □ 配合相关检查及治疗 □ 有任何不适告知护士	□ 配合生命体征测量，询问每日排便情况 □ 接受相关化验检查宣教，正确留取标本，配合检查 □ 接受射频消融术前宣教 □ 配合完成术前准备 □ 注意活动安全，避免坠床或跌倒 □ 配合执行探视及陪伴制度 □ 有任何不适告知护士	□ 接受术后护理及宣教 □ 配合用药及治疗 □ 配合执行探视及陪伴制度 □ 有任何不适告知护士	□ 配合生命体征测量 □ 接受术后活动指导 □ 有任何不适告知护士 □ 接受办理出院手续宣教 □ 接受出院带药宣教 □ 接受疾病康复及健康教育宣教 □ 获取出院诊断书 □ 获取出院带药 □ 知道复印病历方法 □ 知道复诊时间
饮食	□ 正常普食	□ 正常普食	□ 正常普食	□ 正常普食
排泄	□ 正常排尿便	□ 正常排尿便	□ 正常排尿便	□ 正常排尿便
活动	□ 适量活动	□ 适量活动	□ 卧床 □ 穿刺侧制动 6~8 小时	□ 适量活动

附：原表单（2016 年版）

阵发性室上性心动过速临床路径表单

适用对象：第一诊断为阵发性室上性心动过速（ICD-10：I47.113）

患者姓名：		性别： 年龄：		病例号：
住院日期： 年 月 日		出院日期： 年 月 日		标准住院日：4~8 天
发病时间： 年 月 日 时 分		到达急诊时间： 年 月 日 时 分		

时间	到达急诊（0~10 分钟）	到达急诊（0~30 分钟）	到达急诊（0~24 小时）
主要诊疗工作	□ 描记 12 导联心电图 □ 评价心电图 □ 询问病史 □ 检查生命体征，体格检查 □ 完成血流动力学评估 □ 根据患者病情，向家属交代可能的风险、所需抢救措施（包括直流电转复及气管插管、动脉深静脉穿刺等），并获得家属的知情同意签字	□ 请上级医师会诊 □ 如患者因血流动力学不稳定，出现意识丧失，则迅速给予直流电复律 □ 如果血流动力学尚稳定，未出现意识丧失，可等待会诊后决定治疗措施，给予药物复律 □ 如患者出现休克症状，但意识尚清可给予镇静药物后电复律 □ 向家属交代病情，签署相关知情同意书	□ 评价病史及基础病，分析各项化验结果 □ 再次向家属交代病情和治疗措施，签署相关知情同意书 □ 准备收入相关病房 □ 电解质紊乱、药物中毒等诱因或无手术指征采用"药物治疗流程" □ 密切观察患者心律情况 □ 如发作时心室率低于 200 次/分，每年发作 < 3 次，药物复律后可出院，发作频繁后行射频消融治疗
重点医嘱	长期医嘱： □ 吸氧 □ 心电、血压和血氧监测 临时医嘱： □ 描记 12 导联心电图 □ 血清心肌酶肌钙蛋白测定 □ 血常规+血型 □ 动脉血气分析 □ 凝血功能 □ 电解质、肝功能、肾功能	长期医嘱： □ 一级护理 □ 每小时测量记录生命体征 □ 卧床，禁食、禁水 □ 心电、血压和血氧监测 □ 吸氧 临时医嘱： □ 静脉予麻醉药物（如需直流电复律） □ 直流电复律（按需） □ 描记 12 导联心电图（转复后） □ 静脉应用抗心律失常药（直流电转复后按需或血流动力学稳定者首选）	长期医嘱： □ 一级护理 □ 卧床 □ 心电、血压和血氧监测 □ 吸氧 临时医嘱： □ 针对异常化验指标进行复查
主要护理工作	□ 协助患者或家属完成挂号、交费等手续 □ 取血并建立静脉通道，记录患者一般情况和用药	□ 一级护理 □ 准确记录治疗过程（时间、病情变化）	□ 一级护理 □ 准确记录治疗过程（时间、病情变化）

时间	到达急诊（0~10分钟）	到达急诊（0~30分钟）	到达急诊（0~24小时）
病情 变异 记录	□无　□有，原因： 1. 2.	□无　□有，原因： 1. 2.	□无　□有，原因： 1. 2.
护士 签名			
医师 签名			

时间	住院第 1 天	住院第 2 天
主要诊疗工作	□ 询问病情及体格检查 　　了解近 1~2 周服用抗心律失常药物情况 □ 分析病因、危险分层、监护强度、治疗效果评估 □ 请上级医师看患者，确定下一步治疗方案，如行 　　射频消融停用一切抗心律失常药物 □ 完成病历书写 □ 向家属交代可能的风险，所需诊治方案，并获得 　　家属的知情同意签字 □ 如患者病情重，应当及时通知上级医师	□ 上级医师查房 □ 根据送检项目报告，及时向上级医师汇报， 　　并予相应处理 □ 确定行射频消融术 □ 完成病程记录，详细记录医嘱变动情况 　　（原因及更改内容） □ 完成术前检查 □ 告知患者及家属手术风险及相关的注意事 　　项，签署手术知情同意书 □ 提手术 □ 与术者沟通，确定手术时间
重点医嘱	**长期医嘱：** □ 一/二级护理 □ 饮食 □ 心电、血压和血氧监测（按需） □ 营养心肌药物（按需） **临时医嘱：** □ 描记 12 导联心电图 □ Holter □ 超声心动图 □ 胸部正侧位片	**长期医嘱：** □ 一/二级护理 □ 饮食 □ 心电、血压和血氧监测（按需） □ 营养心肌药物（按需） **临时医嘱：**
主要护理工作	□ 入院宣教 □ 病房设施及相关规定介绍 □ 心理及生活护理	□ 心理及生活护理 □ 指导患者相关治疗和检查活动
病情变异记录	□ 无　□ 有，原因： 1. 2.	□ 无　□ 有，原因： 1. 2.
护士签名		
医师签名		

时间	住院第 3~4 天	住院第 4~7 天（出院日）
主要诊疗工作	□ 完成病程记录，详细记录医嘱变动情况（原因及更改内容） □ 上级医师查房 □ 射频消融术	□ 上级医师查房准其出院 □ 完成出院小结 □ 出院宣教
重点医嘱	长期医嘱： □ 二级护理 □ 饮食 □ 心电、血压和血氧监测（按需） □ 营养心肌药物（按需） 临时医嘱：	出院医嘱： □ 出院医嘱 □ 门诊随访
主要护理工作	□ 观察患者一般状况	□ 出院宣教
病情变异记录	□ 无　□ 有，原因： 1. 2.	□ 无　□ 有，原因： 1. 2.
护士签名		
医师签名		

第十三章

房室传导阻滞临床路径释义

一、房室传导阻滞编码

疾病名称及编码：二度Ⅱ型房室传导阻滞（ICD-10：I44.102）
三度房室传导阻滞（ICD-10：I44.200）
高度房室传导阻滞（ICD-10：I44.201）
手术操作名称及编码：单腔永久起搏器植入术（ICD-9-CM-3：37.81）
首次单腔装置植入，节律反应（ICD-9-CM-3：37.82）
双腔永久起搏器植入术（ICD-9-CM-3：37.83）

二、临床路径检索方法

（I44.102/I44.2）伴（37.81/37.82/37.83）

三、房室传导阻滞临床路径标准住院流程

（一）适用对象

入院时为诊断为二度Ⅱ型以上房室传导阻滞患者需行永久起搏器植入的患者。

> **释义**
>
> ■ 包括二度Ⅱ型、三度及高度房室传导阻滞（AVB）患者。

（二）诊断依据

心电图提示二度Ⅱ型房室传导阻滞、三度房室传导阻滞及高度房室传导阻滞，需除外因药物及离子紊乱等原因。

> **释义**
>
> ■ 必须药物治疗引起的上述症状性 AVB 患者不属于除外因素，而应考虑起搏器植入。

（三）进入路径标准

符合诊断依据（二）的进入临床路径。

（四）标准住院日

6~12 天。

> **释义**
>
> ■ 计划接受永久起搏器植入的房室传导阻滞患者入院后，术前评估 2~5 天，在第 5~7 日实施手术，术后恢复 3~5 天出院。总住院时间不超过 12 天均符合路径要求。

（五）住院期间的检查项目

1. 必需的检查项目　血常规+血型、大小便常规、肝肾功能、血糖及电解质、凝血功能、术前三项、甲状腺功能、心脏超声、动态心电图、胸部正侧位片。
2. 根据患者病情进行的检查项目　冠状动脉造影检查或冠状动脉 CTA。

> **释义**
>
> ■ 必查项目是确保手术治疗安全、有效开展的基础，在术前必须完成。相关人员应认真分析检查结果，以便及时发现异常情况并采取对应处置。
>
> ■ 存在心肌缺血尤其是右冠状动脉病变导致的缺血，可以伴随出现房室传导阻滞。此类患者，可以先行冠状动脉评估。
>
> ■ 为缩短患者术前等待时间，检查项目可以在患者入院前于门诊完成。
>
> ■ 心电图在术前必须做，对于诊断已经明确的患者或先前已有动态心电图检查的患者，术前可以省略该项检查。近期（1~3 个月内）曾做胸片和超声心动图检查，本次住院无特殊其他表现，可以考虑不再重复上述两项检查。

（六）治疗方案的选择

安置永久性心脏起搏器。

> **释义**
>
> ■ 对于成人获得性房室传导阻滞，尤其是伴有心动过缓临床症状的患者，起搏器植入是唯一最安全有效的治疗方案。
>
> ■ 起搏器植入适应证的具体选择可参考 ACC/AHA，ESC/EHRA，及中国心脏起搏器植入指南。安装永久性起搏器前必须排除其他可逆因素导致的心律失常，纠正这些病因后往往即可恢复；也可以考虑采用中医辨证论治，标本同治，如气阴两虚证可使用通脉养心丸等，益气通络。

（七）预防性抗菌药物选择与使用时机

术前半小时及术后 24 小时内抗生素应用。

> **释义**
>
> ■ 清洁手术（Ⅰ类切口）通常不需要预防性使用抗菌药物，但起搏器植入属于涉及重要脏器的异物植入手术，可考虑预防用药。

■ 给药途径为静脉输注,在手术开始前即皮肤切开前0.5~1小时内开始给药,输注完毕后开始手术。预防用药时间通常不超过24小时,特殊情况可延长至48小时。

■ 首选第一、第二代头孢菌素。

(八) 手术日

入院后3~4天,如应用抗血小板药物需停用1周以上。

> **释义**
>
> ■ 围术期使用抗凝抗血小板药物增加术中出血及术后囊袋血肿的发生风险,应尽可能避免,已经使用的患者应保证术前足够的停药时间。
>
> ■ 对于因血栓栓塞风险极高无法停药的患者,或者因病情需要紧急植入起搏器的患者,术中应仔细止血,可局部应用凝血酶等促凝血药物,并适当延长术后囊袋压迫的时间。

(九) 术后恢复

3~7天。

> **释义**
>
> ■ 术后平卧及手术侧肩部制动24小时。
>
> ■ 术后24小时伤口换药。5~7天伤口拆线。
>
> ■ 采用皮内可吸收线缝合,可以免除拆线,有利于伤口的恢复,缩短住院观察时间。

(十) 出院标准

伤口愈合可、术后起搏器相关检查未见异常。

> **释义**
>
> ■ 术后1~3天复查胸片了解电极导线位置。行心电图及动态心电图检查了解起搏器功能。有需要的患者可以复查超声心动图检查。出院前行起搏器程控。

(十一) 变异及原因分析

1. 出现手术并发症延长住院时间。
2. 合并严重的其他部位的感染,延长住院时间。
3. 死亡,退出路径。

4. 因服用抗血小板或抗凝药物影响手术时间、需延长住院时间。

5. 入院后相关检查发现有二度 II 型以上的房室传导阻滞。

> **释义**
>
> ■ 变异是指入选临床路径的患者未能按路径流程完成医疗行为或未达到预期的医疗质量控制目标。包含以下情况：①按路径流程完成治疗，但超出了路径规定的时限。实际住院日超出标准住院日要求，或未能在规定的手术日时间限定内实施手术等；②不能按路径流程完成治疗，患者需要中途退出路径。如术前筛查过程中发现了可逆性的原因，去除该因素后患者不再需要进行起搏器植入。对这些患者，主管医师均应进行变异原因的分析，并在临床路径的表单中予以说明。
>
> ■ 起搏器植入的主要并发症有：穿刺及囊袋部位的出血、血肿，气胸或血胸，电极穿孔及心脏压塞（心包填塞）等。围术期使用抗凝抗血小板药物是引起出血、血肿的重要因素，术前停药等候亦是延长住院时间的因素。
>
> ■ 医师认可的变异原因主要指患者入选路径后，医师在检查及治疗过程中发现患者合并存在一些事前未预知的对本路径治疗可能产生影响的情况，需要中止执行路径或者是延长治疗时间、增加治疗费用。医师需在表单中明确说明。
>
> ■ 因患者方面的主观原因导致执行路径出现变异，也需要医师在表单中予以说明。

四、推荐表单

（一）医师表单

房室传导阻滞行永久起搏器植入术临床路径医师表单

适用对象：第一诊断为房室传导阻滞（ICD-10：I44.300）

行埋藏式心脏起搏器术

患者姓名：	性别：	年龄：	门诊号：	住院号：
住院日期：　年　月　日	出院日期：　年　月　日			标准住院日：6~12 天

时间	住院第 1 天	住院第 2 天	住院第 3 天
主要诊疗活动	□ 病史询问和体格检查 □ 完成住院病历书写 □ 安排相应检查 □ 上级医师查房 □ 完善治疗方案 □ 完成上级医师查房记录 □ 病情的观察和动态评价 □ 变异情况的判断及与其他路径的衔接	□ 上级医师查房 □ 完成上级医师查房记录 □ 对各项实验室检查的综合分析 □ 根据病情调整诊疗方案 □ 复查心电图等 □ 变异情况的判断及与其他路径的衔接	□ 上级医师查房 □ 完成三级医师查房记录 □ 根据病情调整诊疗方案 □ 复查心电图等 □ 变异情况的判断及与其他路径的衔接
重点医嘱	长期医嘱： □ 按心内科常规护理 □ 重症监护（对三度或高度房室传导阻滞伴严重心动过缓的患者，紧急植入临时起搏器的患者行心电、血压监测） □ 吸氧（对上述监护的危重患者可给予吸氧） 临时医嘱： □ 开常规化验单：血常规、尿常规、便常规+潜血、生化全项、甲状腺功能、凝血功能、D-二聚体、红细胞沉降率、乙肝 5 项、丙肝抗体、艾滋病和梅毒血清学检查等 □ 心电图、胸部 X 线片等 □ 心脏超声 □ 静脉注射阿托品或静脉输注异丙肾上腺素	长期医嘱： □ 按心内科常规护理 □ 一级或护理 □ 重症监护（同第 1 天） □ 吸氧 临时医嘱： □ 复查心电图 □ 用药调整（根据心率重复使用阿托品或维持异丙肾上腺素或停用） □ 申请手术及手术医嘱	长期医嘱： □ 按心内科常规护理 □ 一级护理 □ 重症监护 □ 吸氧 临时医嘱： □ 复查心电图或异常化验指标 □ 术前准备
病情变异记录	□ 无　□ 有，原因： 1. 2.	□ 无　□ 有，原因： 1. 2.	□ 无　□ 有，原因： 1. 2.
医师签名			

时间	住院第 4 天（手术日）	住院第 5~7 天（术后第 1~3 日）	住院 8~12 天（出院日）
主要诊疗工作	□ 查房明确是否可以预期手术 □ 告知患者及家属大致手术时间 □ 术后再次查房	□ 上级医师查房 □ 严密观察病情，及时发现术后并发症及处理 □ 交代患者及家属起搏器术后注意事项	□ 观察伤口渗血情况 □ 上级医师查房准许出院 □ 伤口换药（皮肤采用外科缝合法的术后 7 天拆线） □ 通知家属及住院处
重点医嘱	长期医嘱： □ 按心内科埋藏式起搏器术后常规护理 □ 陪护 1 人 □ 心电监护、吸氧（按需） 临时医嘱： □ 术前半小时抗生素应用 □ 复查心电图 □ 用药调整（维持异丙肾上腺素者可停用）	长期医嘱： □ 按心内科埋藏式起搏器术后常规护理 □ 陪护 1 人 □ 注意伤口渗血情况 临时医嘱： □ 术后 12 小时抗生素应用 □ 复查心电图 □ 换药 □ 胸部正侧位片（术后 1~3 天） □ 动态心电图 □ 起搏器程控检查	出院医嘱： □ 注意事项 □ 起搏器程控随访
病情变异记录	□ 无 □ 有，原因： 1. 2.	□ 无 □ 有，原因： 1. 2.	
医师签名			

（二）护士表单

房室传导阻滞行永久起搏器植入术临床路径护士表单

适用对象：第一诊断为房室传导阻滞（ICD-10：I44.300）
行埋藏式心脏起搏器术

患者姓名：	性别： 年龄： 门诊号：	住院号：
住院日期： 年 月 日	出院日期： 年 月 日	标准住院日：6~12天

时间	住院第1天	住院第2~3天	住院第4天
健康宣教	□ 给予患者及家属心理支持 □ 告知采取检查、治疗的意义及注意事项 □ 告知临时起搏器的作用及注意事项	□ 给予患者及家属心理支持 □ 告知采取检查、治疗的意义及注意事项 □ 告知永久起搏器植入的意义和注意事项	□ 给予患者及家属心理支持 □ 告知永久起搏器植入后的注意事项
护理处置	□ 心电、血压、氧气吸入 □ 遵医嘱完成相关检查 □ 采集血标本	□ 心电、血压、氧气吸入 □ 遵医嘱完成相关检查	□ 心电、血压监测（必要时） □ 遵医嘱完成相关检查
基础护理	□ 卧位护理：选择合理的卧位（植入临时起搏器的患者需保持上身平卧），预防下肢深静脉血栓 □ 饮食护理 □ 晨晚间护理 □ 排泄护理 □ 患者安全管理	□ 卧位护理：选择合理的卧位（植入临时起搏器的患者需保持上身平卧），预防下肢深静脉血栓 □ 饮食护理 □ 晨晚间护理 □ 排泄护理 □ 患者安全管理	□ 卧位护理：起搏器植入后保持上身平卧及植入侧肩部制动24小时，鼓励患者活动下肢，预防下肢静脉血栓 □ 饮食护理 □ 晨晚间护理 □ 排泄护理 □ 患者安全管理
专科护理	□ 病情观察 □ 完成入院评估 □ 氧气吸入（必要时） □ 遵医嘱给药 □ 心理护理	□ 病情观察 □ 氧气吸入 □ 遵医嘱给药 □ 完成术前医嘱 □ 心理护理	□ 病情观察，起搏器植入处伤口观察 □ 遵医嘱给药 □ 书写特护记录 □ 记录出入量 □ 心理护理
重点医嘱	□ 详见医嘱执行单	□ 详见医嘱执行单	□ 详见医嘱执行单
病情变异记录	□ 无 □ 有，原因： 1. 2.	□ 无 □ 有，原因： 1. 2.	□ 无 □ 有，原因： 1. 2.
护士签名			

时间	住院第 5~7 天	住院第 8~12 天（出院日）
健康宣教	□ 起搏器植入术相关知识宣教 □ 饮食、活动指导 □ 复查患者对起搏器植入后常见注意事项掌握情况	□ 出院宣教 　　复查时间 　　活动指导 □ 出院手续办理方法 □ 病历复印方法
护理处置	□ 遵医嘱完成相关检查 □ 生命体征监测	□ 办理出院手续 □ 领取出院带药
基础护理	□ 二级护理 □ 晨晚间护理 □ 患者安全管理	□ 二级护理 □ 协助或指导日常活动 □ 晨晚间护理 □ 患者安全管理
专科护理	□ 病情观察 □ 书写护理记录 □ 心理护理	□ 病情观察 □ 心理护理
重点医嘱	□ 详见医嘱执行单	□ 详见医嘱执行单
病情变异记录	□ 无　□ 有，原因： 1. 2.	□ 无　□ 有，原因： 1. 2.
护士签名		

（三）患者表单

房室传导阻滞行永久起搏器植入术临床路径患者表单

适用对象：第一诊断为房室传导阻滞（ICD-10：I44.300）
　　　　　行埋藏式心脏起搏器术

患者姓名：		性别：　　　年龄：　　　门诊号：	住院号：
住院日期：　　年　月　日		出院日期：　　年　月　日	标准住院日：6~12 天

时间	住院第 1 天	住院第 2~3 天	住院第 4 天
医患配合	□ 配合完成相关检查及治疗 □ 有任何不适及时告知医师 □ 医师向患者及家属介绍病情	□ 配合完成相关检查及治疗 □ 有任何不适及时告知医师 □ 医师向患者及家属介绍起搏器植入手术的注意事项	□ 配合完成起搏器植入手术 □ 有任何不适及时告知医师 □ 医师向患者及家属介绍起搏器植入术后的注意事项
护患配合	□ 配合完成心电监护（持续心电、血压，必要时） □ 配合吸氧 □ 配合完成相关检查及治疗 □ 植入临时起搏器的患者，配合床上活动，避免下肢深静脉血栓形成 □ 注意避免坠床 □ 有任何不适及时告知护士	□ 配合完成心电监护（持续心电、血压，必要时） □ 配合吸氧 □ 配合完成相关检查及治疗 □ 植入临时起搏器的患者，配合床上活动，避免下肢深静脉血栓形成 □ 注意避免坠床 □ 有任何不适及时告知护士	□ 配合床上制动及下肢活动，避免深静脉血栓 □ 注意避免坠床 □ 有任何不适及时告知护士
饮食	□ 正常饮食	□ 正常饮食	□ 正常饮食
排泄	□ 正常排便	□ 正常排便	□ 正常排便
活动	□ 适度活动，注意休息，预防感染	□ 适度活动，注意休息，预防感染	□ 卧床，上身平卧，植入侧肩部制动，下肢活动

时间	住院第 5~7 天	住院第 8~12 天（出院日）
医患配合	□ 配合完成相关检查及伤处换药或处置 □ 有任何不适及时告知医师 □ 医师向患者及家属介绍起搏器术后的注意事项	□ 接受出院前指导 □ 指导复查程序 □ 获取出院诊断证明书
护患配合	□ 配合完成相关检查及治疗 □ 接受相关知识宣教 □ 注意活动安全 □ 有任何不适及时告知护士	□ 接受出院宣教 □ 办理出院手续 □ 知道复印病历的方法
饮食	□ 正常饮食	□ 正常饮食
排泄	□ 正常排便	□ 正常排便
活动	□ 适度活动，避免植入侧上肢过度活动及负重	□ 适度活动，避免植入侧上肢过度活动及负重

附：原表单（2016 年版）

房室传导阻滞临床路径执行表单

适用对象：第一诊断为房室传导阻滞（ICD-10：I44.300）
行埋藏式心脏起搏器术

患者姓名：	性别：	年龄：	门诊号：	住院号：
住院日期： 年 月 日	出院日期： 年 月 日			标准住院日： 天

时间	住院第 1 天	住院第 2 天	住院第 3 天
诊疗工作	□ 询问病史，查体 □ 评价病史及基础病 □ 请上级医生看患者，制定诊疗方案 □ 告知患者及家属诊疗过程 □ 书写首次病程记录 □ 必要时安置心脏临时起搏器 □ 应用药物（按需） □ 心电监测	□ 收集检查结果 □ 上级医师查房确定患者是否需要安置埋藏式心脏起搏器 □ 完成术前检查 □ 告知患者及家属手术风险及相关的注意事项，签署手术知情同意书 □ 选择适当的起搏器 □ 应用药物（按需） □ 提手术 □ 与术者沟通，确定手术时间	□ 上级医师查房确定患者是否安置埋藏式心脏起搏器 □ 完成术前检查 □ 请术者看患者
重点医嘱	长期医嘱： □ 按心内科常规护理 □ 病危（按需） □ 卧床休息 □ 吸氧（按需） □ 陪护 1 人 □ 饮食 临时医嘱： □ 心电图 □ 动态心电图 □ 血常规+血型 □ 生化 □ 甲状腺功能 □ 凝血机制 □ 尿常规 □ 便常规 □ 术前三项 □ 心脏超声 □ 胸部正侧位	长期医嘱： □ 按心内科常规护理 □ 病危（按需） □ 卧床休息 □ 吸氧（按需） □ 陪护 1 人 临时医嘱： □ 复查入院时化验异常的指标	长期医嘱： □ 按心内科常规护理 □ 病危（按需） □ 卧床休息 □ 吸氧（按需） □ 陪护 1 人 临时医嘱： □ 复查入院时化验异常的指标
护理工作	□ 一级或二级护理 □ 入院宣教 □ 心理及生活护理	□ 一级或二级护理 □ 观察患者一般状况 □ 指导患者相关检查活动	□ 一级或二级护理 □ 观察患者一般状况 □ 指导患者相关检查活动

时间	住院第 1 天	住院第 2 天	住院第 3 天
病情 变异 记录	□无 □有，原因： 1. 2.	□无 □有，原因： 1. 2.	□无 □有，原因： 1. 2.
护士 签名			
医师 签名			

时间	住院第 4 天（手术日）		住院第 5 天（手术后第 1 天）
	术前	术后	
诊疗工作	□ 住院医师查房，确定患者能否如期手术 □ 调整抗心律失常药物 □ 术前预防性抗生素 □ 完善术前检查	□ 住院医师接诊术后患者，检查心率、血压等，书写病程记录 □ 手术伤口部位制定 □ 严密观察伤口血肿、渗血、感染情况 □ 观察患者有无不适，及时发现处理术后并发症 □ 适当局部加压包扎	□ 上级医师查房 □ 完成上级医师的查房记录 □ 严密观察病情，及时发现术后并发症及处理 □ 交代患者及家属起搏器术后注意事项及随访时间 □ 交给患者起搏器随访卡
重点医嘱	长期医嘱： □ 按心内科常规护理 □ 病危（按需） □ 陪护 1 人 □ 吸氧（按需） □ 心电监护 临时医嘱： □ 术前半小时抗生素应用	长期医嘱： □ 按心内科埋藏式起搏器术后常规护理 □ 陪护 1 人 □ 注意伤口血肿、渗血、感染情况 □ 心电监护 临时医嘱： □ 心电图 □ 血常规、生化等指标复查（按需）	长期医嘱： □ 按心内科埋藏式起搏器术后常规护理 □ 陪护 1 人 □ 注意伤口渗血情况 临时医嘱： □ 换药 □ 胸部正侧位片 □ 动态心电图
护理工作	□ 一级护理心理及生活护理 □ 对患者进行术前指导 □ 观察患者一般状况 □ 观察药物不良反应	□ 二级护理 □ 心理及生活护理 □ 对患者进行术后指导 □ 观察患者一般状况 □ 观察药物不良反应 □ 观察术区情况	□ 二级护理 □ 观察术区情况 □ 观察患者
病情变异记录	□ 无 □ 有，原因： 1. 2.	□ 无 □ 有，原因： 1. 2.	□ 无 □ 有，原因： 1. 2.
护士签名			
医师签名			

时间	住院第 6 天（术后第 2 天）	住院第 7~12 天（术后第 3~7 天）	住院第 天（术后第 天）
诊疗工作	□ 观察伤口渗血情况 □ 住院医师查房 □ 完成病程记录，详细记录医嘱变动情况（原因及更改内容） □ 调整用药（按需）	□ 观察伤口渗血情况 □ 上级医师查房准许出院 □ 伤口换药 □ 完成病程记录，详细记录医嘱变动情况（原因及更改内容） □ 出院小结 □ 术后 7 天拆线	
重点医嘱	长期医嘱： □ 按心内科埋藏式起搏器 □ 术后常规护理 □ 陪护 1 人 □ 注意伤口渗血情况 临时医嘱： □ 起搏器程控检查	长期医嘱： □ 按心内科埋藏式起搏器 □ 术后常规护理 □ 陪护 1 人 □ 注意伤口渗血情况 临时医嘱： □ 换药	长期医嘱： 临时医嘱：
护理工作	□ 二级护理心理及生活护理 □ 观察患者一般状况 □ 观察药物不良反应 □ 观察术区情况	□ 二级护理 □ 心理及生活护理 □ 观察患者一般状况 □ 观察药物不良反应 □ 观察术区情况	
病情变异记录	□ 无　□ 有，原因： 1. 2.	□ 无　□ 有，原因： 1. 2.	□ 无　□ 有，原因： 1. 2.
护士签名			
医师签名			

第十四章

风湿性二尖瓣狭窄临床路径释义

一、风湿性二尖瓣狭窄编码

1. 卫计委原编码

疾病名称及编码：风湿性二尖瓣狭窄（ICD-10：I05.0）

2. 修改编码

疾病名称及编码：风湿性二尖瓣狭窄（ICD-10：I05.0）

二尖瓣狭窄伴有关闭不全（ICD-10：I05.2）

二、临床路径检索方法

I05.0/I05.2

三、风湿性二尖瓣狭窄临床路径标准住院流程

（一）适用对象

第一诊断为风湿性二尖瓣狭窄（ICD-10：I05.0）。

（二）诊断依据

根据《临床诊疗指南·心血管内科分册》（中华医学会编著，人民卫生出版社，2009）、全国高等医药院校教材《内科学》（第8版）（人民卫生出版社，2013）、2012年ESC和2014年AHA/ACC《瓣膜性心脏病管理指南》。

1. 临床表现　可有呼吸困难、咳嗽、咯血、声嘶和右心衰竭症状以及心律失常、急性肺水肿、肺部感染、血栓栓塞和感染性心内膜炎等并发症。

2. 体格检查　心尖区可闻及第1心音亢进和开瓣音、低调的隆隆样舒张中晚期杂音、可触及舒张期震颤。可有肺动脉高压和右心扩大的心脏体征。

3. 辅助检查　心电图、胸部影像学检查、超声心动图等有相应表现。

> **释义**
>
> ■ 经胸超声心动图对于症状和体征怀疑有二尖瓣狭窄的患者明确诊断、评估血流动力学严重程度（平均跨瓣压差、二尖瓣面积和肺动脉压力）、伴随的其他瓣膜病变和瓣膜形态（是否适合球囊扩张术）有着非常重要的价值。二维超声胸骨旁长轴切面可以发现特征性的二尖瓣舒张期圆拱状改变，而短轴切面可见交界处粘连融合并可测量二尖瓣口面积。三维超声心动图测量更为准确但尚未常规使用。多普勒血流动力学参数通常从心尖四腔心测量而得，包括平均跨瓣压差、峰压差和有效瓣口面积。同时还要观察有无合并的二尖瓣关闭不全及其严重程度和其他瓣膜病变。通常通过三尖瓣反流连续波多普勒估算肺动脉收缩压。Wilkins评分综合了瓣膜厚度、活动度、钙化和瓣下瘢痕，共16分，有助于评估二尖瓣狭窄是否适合球囊扩张术。左房直径和容积指数、有无左房血栓也要仔细观察（当然要完全排除需要经食管超声心动图），还有其他完整的超声心动图数据如左、右室功能等。拟行经皮二尖

瓣球囊扩张术的患者术前应行经食管超声心动图检查，明确是否存在左房和左心耳血栓，同时也可进一步评估二尖瓣反流的严重程度。经食管超声心动图可以非常清楚地看到二尖瓣和左心房，对于部分经胸超声心动图难以获得满意图像的患者可作为替代方法。

（三）选择治疗方案的依据

根据《临床诊疗指南·心血管内科分册》（中华医学会 编著，人民卫生出版社，2009）、全国高等医药院校教材《内科学》（第 8 版）（人民卫生出版社，2013）、2012 年 ESC 和 2014 年 AHA/ACC《瓣膜病管理指南》。

1. 内科治疗

（1）一般治疗：减少体力活动，限制钠盐摄入，适当应用利尿剂，避免和控制诱发病情加重的因素，如感染、贫血等。

（2）处理急性肺水肿。

（3）心房颤动和血栓栓塞的防治：抗凝、转复或控制心室率。

（4）抗风湿治疗。

（5）二尖瓣球囊扩张术。

2. 外科治疗　直视分离术和人工瓣膜置换术。

> **释义**
>
> ■ 明确诊断为二尖瓣狭窄的患者可能会因为狭窄进行性加重，伴随的二尖瓣关闭不全或其他瓣膜病变加重，房颤、发热、贫血、甲状腺功能亢进或手术后状态导致血流动力学改变而引起症状恶化。所以诊治过程中如患者症状有变化应及时复查超声心动图以明确原因，同时应努力纠正导致血流动力学改变的因素如新发房颤或感染。
>
> ■ 急性肺水肿处理原则与急性左心衰竭所致的肺水肿相似，但也要注意以下三点：①避免使用以扩张小动脉为主、减轻心脏后负荷的血管扩张药物，应该选用扩张静脉系统、减轻心脏前负荷为主的硝酸酯类药物，以免导致严重的低血压；但使用时也应该严密监测血压。②正性肌力药物对二尖瓣狭窄的肺水肿无益；③合并急性快速性房颤时，因心室率快，舒张期充盈时间缩短，导致左房压力急剧增加心排血量降低，患者心功能常明显恶化，此时迅速控制心室率非常重要，可先静脉注射洋地黄类药物如毛花苷 C，若效果不佳可联用静脉地尔硫䓬或艾司洛尔；当患者血流动力学不稳定时如肺水肿难以纠正、休克或晕厥，应立即电复律。

（四）标准住院日

4~14 天。

（五）进入路径标准

1. 第一诊断必须符合风湿性二尖瓣狭窄（ICD-10：I05.0）。

2. 只需要内科治疗，进行二尖瓣球囊扩张者，需要无禁忌证（需要外科手术治疗者，进入外科相关路径）。

3. 进行二尖瓣球囊扩张：①具有二尖瓣狭窄症状：二尖瓣口面积≤1.5cm^2 或二尖瓣口面积>1.5cm^2，症状不能用其他原因解释；②无二尖瓣狭窄症状：二尖瓣口面积≤1.0cm^2 或二尖瓣口面积≤1.5cm^2 伴新发心房颤动。

4. 当患者同时具有其他疾病诊断，但在住院期间不需要特殊处理也不影响第一诊断的临床路径流程实施时，可以进入路径。

> **释义**
>
> ■ 进入路径的第一诊断必须是风湿性二尖瓣狭窄，需除外少见病因如先天性或老年退行性变所致二尖瓣狭窄；心尖区有舒张期杂音者需用超声心动图鉴别左房黏液瘤或主动脉瓣大量反流导致的相对性二尖瓣狭窄。
>
> ■ 拟行经皮二尖瓣球囊扩张术的患者术前应行经食管超声心动图排除左心房和左心耳血栓，不能耐受经食管超声心动图检查者可考虑应用左房CTA代替。术前应查红细胞沉降率、抗链 "O"、C反应蛋白除外风湿活动。

（六）住院期间的检查项目

1. 必需的检查项目
（1）血常规、尿常规、便常规。
（2）肝功能、肾功能、红细胞沉降率、抗链 "O"、C反应蛋白（CRP）、血生化、凝血功能、心肌酶、pro-BNP（BNP）。
（3）心电图、胸部影像学检查、超声心动图。
2. 根据情况可选择的检查项目　血型、感染性疾病筛查（乙型肝炎、丙型肝炎、梅毒、艾滋病等）、经食管超声心动图、心脏CT等。

> **释义**
>
> ■ 必查项目是确保患者药物及手术治疗安全、有效开展的基础，在入院后必须完成。医务人员应认真分析检查结果，以便及时发现异常情况并采取对应处置。
>
> ■ 红细胞沉降率、抗链 "O"、CRP检查诊断有风湿活动的患者应该积极抗风湿治疗后才能考虑行经皮二尖瓣球囊扩张术。
>
> ■ 对于疑有阵发性心律失常者可进行动态心电图检查。拟行经皮二尖瓣球囊扩张术者需用超声心动图明确手术适应证，包括瓣口面积、有无中度以上二尖瓣反流、左室大小、Wilkins评分，经食管超声心动图明确有无左心房和左心耳血栓。发现有左房血栓者应用华法林抗凝2~3个月后重新评估。

（七）治疗方案与药物选择

1. 评估患者是单纯内科药物治疗、二尖瓣球囊扩张还是需要外科手术治疗（进入外科手术路径）。
2. 单纯内科药物治疗
（1）抗风湿治疗。
（2）合并心房颤动患者：转复可以使用普罗帕酮、胺碘酮等；控制心室率可以使用β受体阻滞剂，非二氢吡啶类钙离子拮抗剂和洋地黄类；抗凝可以使用华法林等。

（3）合并慢性心力衰竭：可使用利尿剂和硝酸酯类药物等。

3. 二尖瓣球囊扩张术。

释义

■ 早期识别和治疗链球菌咽炎是预防风湿热的主要措施。风湿热反复常导致风湿性心脏病进展，无症状的 A 族链球菌感染可能也会导致风湿热复发，即使有症状的 A 族链球菌感染治疗后风湿热也可能复发。因此，对既往有明确风湿热或有风湿性心脏病病史的患者，长期抗链球菌治疗来进行风湿热的二级预防是有必要的。推荐的药物方案为苄星青霉素 120 万 U，每月肌注 1 次，持续至少 10 年或者到患者年龄大于 40 岁。

■ 严重二尖瓣狭窄的患者中 30%～40% 会发生房颤。房颤急性发作可因快心室率缩短了舒张期充盈时间及升高左房压而使血流动力学急剧恶化。治疗时应该抗凝和控制心室率，如果药物不能有效控制心率，可考虑电复律。对于稳定的患者，选择是节律控制还是频率控制策略取决于多项因素，包括房颤持续时间，房颤发作后血流动力学改变、左房大小、既往房颤发作史和栓塞事件。因为风湿本身可导致结间束和房间束纤维化、损伤窦房结，故对二尖瓣狭窄的患者实现节律控制可能更为困难。推荐对于已经通过介入或外科手术解决狭窄的患者，同时其房颤病史＜1 年、左房内径扩大不明显且无窦房结或房室结功能障碍者考虑药物复律（胺碘酮或普罗帕酮）或电复律。成功复律后需长期口服抗心律失常药物以预防复发。

■ 控制心室率可以使用 β 受体阻滞剂（推荐长效制剂，如琥珀酸美托洛尔缓释片、比索洛尔），非二氢吡啶类钙离子拮抗剂（地尔硫䓬或维拉帕米）和洋地黄类（地高辛）。

■ 慢性轻度心力衰竭时可联合噻嗪类利尿剂（如氢氯噻嗪）和螺内酯治疗，严重心力衰竭或有痛风者可使用袢利尿剂（呋塞米、托拉塞米）和螺内酯。

■ 二尖瓣狭窄合并房颤时极易发生血栓栓塞，若无禁忌，无论是阵发性、持续性还是永久性房颤都应长期口服华法林抗凝治疗，国际标准化比值（INR）控制在 2.5～3.0。二尖瓣狭窄既往有栓塞事件和左房血栓者也应抗凝治疗。

■ 经皮二尖瓣球囊扩张术对于瓣膜活动度良好、增厚及钙化不明显的患者疗效理想。手术时将球囊导管经股静脉经房间隔穿刺跨越二尖瓣，用生理盐水稀释的造影剂充盈球囊，分离瓣膜交界处的粘连融合而扩大瓣口，术后症状和血流动力学立即改善，严重并发症少见。其禁忌证包括近期（3 个月）内有血栓栓塞史、存在左房血栓、伴中重度二尖瓣关闭不全等。

（八）出院标准

1. 患者症状明显缓解，心功能 I～Ⅲ级。

2. 二尖瓣球囊扩张术者，没有需要住院处理的并发症和（或）合并症。超声心动图证实瓣膜功能良好，无明显并发症。

（九）变异及原因分析

1. 二尖瓣球囊扩张术围术期并发症　脑卒中、瓣膜功能障碍、心功能不全、栓塞、心脏压塞、出血、溶血、感染性心内膜炎、术后伤口感染、重要脏器功能不全等造成住院日延长和费用增加，如并发症严重需要专科治疗则退出路径。

2. 出现治疗相关不良反应时，需要进行相关诊断和治疗。

3. 患者入院后已发生严重的肺部感染、心功能不全、脑梗死等，需进行积极对症治疗和检查，导致住院时间延长，增加住院费用等，如并发症严重需要专科治疗则退出路径。

4. 当患者同时具有其他疾病诊断，住院期间病情发生变化，需要特殊处理，影响第一诊断的临床路径流程实施时，需要退出路径。

5. 患者需要进行外科手术处理二尖瓣时，退出路径。

四、风湿性二尖瓣狭窄临床路径给药方案

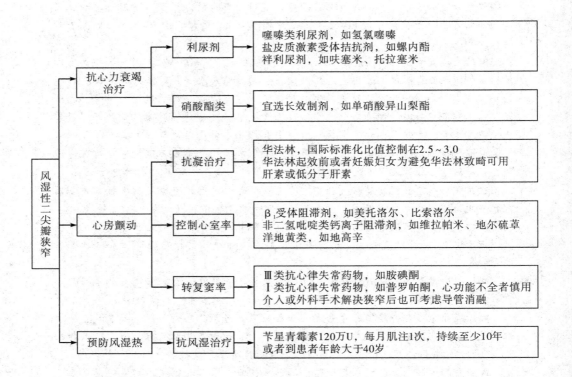

慢性轻度心力衰竭时可联合噻嗪类利尿剂（如氢氯噻嗪）和螺内酯治疗，严重心力衰竭或有痛风者可使用袢利尿剂（呋塞米、托拉塞米）和螺内酯。

二尖瓣狭窄合并房颤时极易发生血栓栓塞，若无禁忌，无论是阵发性、持续性还是永久性房颤都应长期口服华法林抗凝治疗，国际标准化比值（INR）控制在 2.5~3.0，华法林起效前或者妊娠妇女为避免华法林致畸可用肝素或低分子肝素。二尖瓣狭窄既往有栓塞事件和左房血栓者也应抗凝治疗。

控制心室率可以使用 β 受体阻滞剂（推荐长效制剂如琥珀酸美托洛尔缓释片、比索洛尔），非二氢吡啶类钙离子拮抗剂（地尔硫䓬或维拉帕米）和洋地黄类（地高辛）。

对于已经通过介入或外科手术解决狭窄的患者，同时其房颤病史<1 年、左房内径扩大不明显者且无窦房结或房室结功能障碍者考虑药物复律（胺碘酮或普罗帕酮）、电复律或导管消融。成功复律后需长期口服抗心律失常药物以预防复发。

推荐用苄星青霉素 120 万 U，每月肌注 1 次进行风湿热二级预防，持续至少 10 年或者到患者年龄大于 40 岁。

五、推荐表单

（一）医师表单

风湿性二尖瓣狭窄临床路径医师表单

适用对象：第一诊断为风湿性二尖瓣狭窄（ICD-10：I05.0）

患者姓名：		性别： 年龄： 门诊号：	住院号：
住院日期： 年 月 日		出院日期： 年 月 日	标准住院日：4~14 天

时间	住院第 1~2 天	住院第 2~5 天
主要诊疗工作	□ 询问病史及体格检查 □ 上级医师查房 □ 初步的诊断和治疗方案 □ 住院医师完成住院记录、首次病程、上级医师查房等病历 □ 完善检查	□ 继续完成实验室检查 □ 完成必要的相关科室会诊 □ 调整心脏及重要脏器功能 □ 上级医师查房 **拟行二尖瓣球囊扩张术者：** □ 上级医师查房，术前评估和决定手术方案 □ 住院医师完成术前小结、术前讨论、上级医师查房记录等 □ 向患者和（或）家属交代围术期注意事项并签署手术知情同意书、自费用品协议书、输血同意书、委托书 □ 完成各项术前准备
重点医嘱	**长期医嘱：** □ 心内科一级护理常规 □ 饮食 □ 吸氧（必要时） □ 半卧位休息（必要时） □ 记录出入量（必要时） □ 利尿剂 □ 洋地黄类 □ β 受体阻滞剂 □ 非二氢吡啶类钙拮抗剂 □ 华法林 □ 普通肝素或低分子肝素 **临时医嘱：** □ 血常规、尿常规、便常规 □ 肝功能、肾功能、红细胞沉降率、抗链"O"、CRP、血生化、凝血功能、心肌酶、pro-BNP（BNP） □ 心电图、胸部影像学检查、超声心动图	**长期医嘱：** 同前，根据病情调整 **临时医嘱：** □ 根据会诊科室要求开检查和化验单 □ 根据患者情况选择血型、感染性疾病筛查（乙型肝炎、丙型肝炎、梅毒、艾滋病等）、食管超声心动图、心脏 CT **拟行经皮二尖瓣球囊扩张术者：** □ 术前禁食、禁水，术区备皮 □ 准备术中特殊用药 □ 其他特殊医嘱
病情变异记录	□ 无 □ 有，原因： 1. 2.	□ 无 □ 有，原因： 1. 2.
医师签名		

时间	住院第 3~13 天	住院第 4~14 天
主要诊疗工作	**单纯内科治疗者:** □ 日常查房,完成病程记录 □ 上级医师查房:确定和调整治疗方案 □ 完成上级医师查房记录 □ 向家属及患者交代病情及下一步诊疗方案 **行二尖瓣球囊扩张术者:** □ 向家属交代病情、手术过程及术后注意事项 □ 术者完成手术记录 □ 完成术后病程 □ 严密观察穿刺部位出血、肢体血运情况,注意有无手术并发症	□ 上级医师查房,评估患者是否达到出院标准,明确是否出院 □ 完成出院志、病案首页、出院诊断证明书等所有病历 □ 向患者交代出院后的后续治疗及相关注意事项,预约复诊时间。
重点医嘱	**长期医嘱:** □ 特级护理常规 □ 饮食 □ 记录出入量(必要时) □ 利尿剂 □ 洋地黄类 □ β 受体阻滞剂 □ 非二氢吡啶类钙拮抗剂 □ 华法林 □ 普通肝素或低分子肝素 □ 其他医嘱 **行二尖瓣球囊扩张术者:** □ 伤口加压包扎 □ 穿刺肢体制动 □ 心电监护 **临时医嘱:** **使用华法林者:** □ 凝血酶原时间 **行二尖瓣球囊扩张术者:** □ 心电图 □ 胸部影像学检查 □ 超声心动图	**出院医嘱:** □ 出院带药 □ 定期复查 □ 不适随诊
病情变异记录	□ 无 □ 有,原因: 1. 2.	□ 无 □ 有,原因: 1. 2.
医师签名		

（二）护士表单

风湿性二尖瓣狭窄临床路径护士表单

适用对象：第一诊断为风湿性二尖瓣狭窄（ICD-10：I05.0）

患者姓名：　　　　　　性别：　　年龄：　　门诊号：　　　住院号：

住院日期：　　年　月　日　　出院日期：　　年　月　日　　标准住院日：≤14 天

时间	住院第 1 天	住院第 1~2 天（术前准备）	住院第 2~3 天（手术日）
健康宣教	□ 介绍主管医师、护士 □ 入院宣教（常规、安全）	□ 做球囊扩张术前宣教 □ 服药宣教 □ 疾病宣教 □ 饮食、饮水活动的宣教	□ 做球囊扩张术后当日宣教 □ 患者予以饮食、饮水活动宣教
护理处置	□ 安置患者，佩戴腕带 □ 通知医师 □ 生命体征的监测测量 □ 吸氧 □ 交接药物 □ 病情交班 □ 配合治疗 □ 完成护理记录	□ 协助患者完成临床检查 □ 遵医嘱完成治疗 □ 完成护理记录	□ 评估患者全身情况 □ 观察生命体征 □ 协助患者完成临床检查 □ 注意化验结果回报 □ 完成护理记录
基础护理	□ 准备床单位、监护、吸氧 □ 生命体征的观察 □ 一级或二级护理 □ 观察 24 小时出入量 □ 生活护理 □ 患者安全及心理护理	□ 生命体征的观察 □ 一级或二级护理 □ 生活护理 □ 观察 24 小时出入量 □ 患者安全及心理护理	□ 病情的观察（症状、体征神志、生命体征） □ 保持水、电解质平衡 □ 观察 24 小时出入量 □ 一级护理
专科护理	□ 使用药物的剂量 □ 各种置管情况 □ 观察胸痛情况	□ 使用药物的剂量 □ 各种置管情况 □ 观察胸痛情况	□ 相关并发症的观察 □ 球囊扩张术后定时观察穿刺部位 □ 鞘管拔除后伤口沙袋压迫 6 小时，患侧肢体制动 12 小时
重点医嘱	□ 详见医嘱执行单	□ 详见医嘱执行单	□ 详见医嘱执行单
病情变异记录	□ 无　□ 有，原因： 1. 2.	□ 无　□ 有，原因： 1. 2.	□ 无　□ 有，原因： 1. 2.
护士签名			

时间	住院第 3~4 天（术后第 1 天）	住院第 4~5 天（术后第 2 天）	住院第 6~14 天（出院日）
健康宣教	□ 饮食宣教 □ 服药宣教 □ 指导恢复期的康复和锻炼（床上肢体活动） □ 疾病宣教	□ 指导恢复期的康复和锻炼（床上肢体活动） □ 饮食宣教 □ 疾病宣教 □ 康复宣教和二级预防	□ 活动指导 □ 康复宣教和二级预防 □ 出院宣教 □ 对于吸烟者给予戒烟宣教
护理处置	□ 观察生命体征 □ 观察 24 小时出入量 □ 观察穿刺部位 □ 遵医嘱配合急救和治疗 □ 完成护理记录 □ 维持静脉通畅 □ 静脉和口服给药 □ 协助患者进餐 □ 保持排便通畅	□ 观察生命体征 □ 完成常规化验采集 □ 观察 24 小时出入量 □ 遵医嘱完成治疗 □ 维持静脉通畅 □ 静脉和口服给药 □ 保持排便通畅 □ 生活护理 □ 给予心理支持 □ 完成护理记录	□ 观察生命体征 □ 观察 24 小时出入量 □ 遵医嘱完成治疗 □ 维持静脉通畅 □ 静脉和口服给药 □ 保持排便通畅 □ 生活护理 □ 给予心理支持 □ 完成护理记录 □ 配合患者做好出院准备
基础护理	□ 心率、心律，血压，血氧饱和度，呼吸 □ 一级或二级护理 □ 准确记录出入量 □ 保持水、电解质平衡 □ 协助患者完成各项检查 □ 协助患者进食 □ 协助患者做好生活护理	□ 心率、心律，血压，血氧饱和度，呼吸 □ 完成常规标本采集 □ 准确记录出入量 □ 保持水、电解质平衡 □ 协助患者完成各项检查 □ 协助患者进食 □ 协助患者做好生活护理 □ 一级或二级护理	□ 心率、心律，血压，血氧饱和度，呼吸 □ 完成常规标本采集 □ 准确记录出入量 □ 保持水、电解质平衡 □ 协助患者完成各项检查 □ 协助患者进食 □ 办理出院事项 □ 二级护理
专科护理	□ 相关并发症的观察 □ 穿刺部位的观察	□ 相关并发症的观察	□ 相关并发症的观察
重点医嘱	□ 详见医嘱执行单	□ 详见医嘱执行单	□ 详见医嘱执行单
特殊情况记录	□ 无 □ 有，原因： 1. 2.	□ 无 □ 有，原因： 1. 2.	□ 无 □ 有，原因： 1. 2.
护士签名			

（三）患者表单

风湿性二尖瓣狭窄临床路径患者表单

适用对象：第一诊断为风湿性二尖瓣狭窄（ICD-10：I05.0）

患者姓名：	性别： 年龄： 门诊号：	住院号：
住院日期： 年 月 日	出院日期： 年 月 日	标准住院日：4~14 天

时间	住院第1~2天	住院第2~4天（手术日）	住院第4~14天（出院日）
监测	□ 测量生命体征、体重	□ 测量生命体征	□ 测量生命体征
医患配合	□ 护士行入院护理评估 □ 介绍主管医师、护士 □ 医师询问现病史、既往史、用药情况，收集资料并进行体格检查 □ 配合完善术前相关化验、检查 □ 入院宣教（常规、安全）	□ 做球囊扩张术后当日宣教 □ 球囊扩张术后患者予以饮食、饮水、活动宣教 □ 活动指导	□ 活动指导 □ 康复宣教和二级预防
重点诊疗及检查	重点诊疗： □ 一级或二级护理 □ 监护：心电、血压和血氧饱和度等 □ 建立静脉通路 □ 配合重症监护和救治 重要检查： □ 实验室检查、心电图、X线胸片、超声心动图 □ 肝肾功能、红细胞沉降率、抗链"O"、CRP、血生化、凝血功能、心肌酶、pro-BNP（BNP） □ 感染性疾病筛查	重点诊疗： □ 一级护理 □ 继续监护：心电、血压 □ 配合急救和治疗 重要检查： □ 实验室检查、心电图、超声心动图	重点诊疗： □ 二级护理 □ 带好出院带药 □ 酌情配合相关检查
饮食及活动	□ 流质饮食 □ 卧床休息，自主体位 □ 患肢制动	□ 半流质饮食 □ 卧床休息，自主体位 □ 患肢可活动	□ 低盐低脂饮食 □ 床边活动

附：原表单（2016 年版）

风湿性二尖瓣狭窄临床路径表单

适用对象：第一诊断为风湿性二尖瓣狭窄（ICD-10：I05.0）

患者姓名：　　　　　性别：　　年龄：　　门诊号：　　住院号：

住院日期：　年　月　日　　出院日期：　年　月　日　　标准住院日：4~14 天

时间	住院第 1~2 天	住院第 2~5 天
主要诊疗工作	□ 询问病史及体格检查 □ 上级医师查房 □ 初步的诊断和治疗方案 □ 住院医师完成住院记录、首次病程、上级医师查房等病历 □ 完善检查	□ 继续完成实验室检查 □ 完成必要的相关科室会诊 □ 调整心脏及重要脏器功能 □ 上级医师查房 **拟行二尖瓣球囊扩张术者：** □ 上级医师查房，术前评估和决定手术方案 □ 住院医师完成术前小结、术前讨论、上级医师查房记录等 □ 向患者和（或）家属交代围术期注意事项并签署手术知情同意书、自费用品协议书、输血同意书、委托书 □ 完成各项术前准备
重点医嘱	**长期医嘱：** □ 心内科一级护理常规 □ 饮食 □ 吸氧（必要时） □ 半卧位休息（必要时） □ 患者基础用药 □ 既往用药 **临时医嘱：** □ 血常规、尿常规、便常规 □ 肝功能、肾功能、红细胞沉降率、抗链 "O"、CRP、血生化、凝血功能、心肌酶、pro-BNP（BNP） □ 心电图、胸部影像学检查、超声心动图	**长期医嘱：** 同前，根据病情调整 **临时医嘱：** □ 根据会诊科室要求开检查和化验单 □ 根据患者情况选择血型、感染性疾病筛查（乙型肝炎、丙型肝炎、梅毒、艾滋病等）、食管超声心动图、心脏 CT **拟行经皮二尖瓣球囊扩张术者：** □ 术前禁食、禁水，术区备皮 □ 准备术中特殊用药 □ 其他特殊医嘱
主要护理工作	□ 介绍病房环境、设施设备 □ 入院护理评估 □ 防止皮肤压疮护理	□ 观察患者病情变化 □ 心理和生活护理 **拟行经皮二尖瓣球囊扩张术者：** □ 做好备皮等术前准备 □ 提醒患者术前禁食、禁水 □ 术前心理护理
病情变异记录	□ 无　□ 有，原因： 1. 2.	□ 无　□ 有，原因： 1. 2.

续　表

时间	住院第1~2天	住院第2~5天
护士 签名		
医师 签名		

时间	住院第 3~13 天	住院第 4~14 天
主要诊疗工作	**单纯内科治疗者:** □ 日常查房，完成病程记录 □ 上级医师查房：确定和调整治疗方案 □ 完成上级医师查房记录 □ 向家属及患者交代病情及下一步诊疗方案 **行二尖瓣球囊扩张术者:** □ 向家属交代病情、手术过程及术后注意事项 □ 术者完成手术记录 □ 完成术后病程 □ 严密观察穿刺部位出血、肢体血运情况，注意有无手术并发症	□ 上级医师查房，评估患者是否达到出院标准，明确是否出院 □ 完成出院志、病案首页、出院诊断证明书等所有病历 □ 向患者交代出院后的后续治疗及相关注意事项，预约复诊时间
重点医嘱	**长期医嘱:** □ 特级护理常规 □ 饮食 □ 药物治疗（参考治疗方案） □ 其他医嘱 **行二尖瓣球囊扩张术者:** □ 伤口加压包扎 □ 穿刺肢体制动 □ 心电监护 **临时医嘱:** **行二尖瓣球囊扩张术者:** □ 心电图 □ 胸部影像学检查 □ 超声心动图	**出院医嘱:** □ 出院带药 □ 定期复查 □ 不适随诊
主要护理工作	□ 观察患者病情变化并及时报告医生 **行二尖瓣球囊扩张术者:** □ 严密观察穿刺部位出血、渗血征象、观察穿刺点肢体血运情况 □ 术后心理与生活护理	□ 指导患者办理出院手续 □ 出院宣教
病情变异记录	□ 无 □ 有，原因： 1. 2.	□ 无 □ 有，原因： 1. 2.
护士签名		
医师签名		

第十五章

主动脉夹层（内科）临床路径释义

一、主动脉夹层疾病编码

1. 卫计委原编码

疾病名称及编码：主动脉夹层（ICD-10：I71.001）

2. 修改编码

疾病名称及编码：主动脉夹层（ICD-10：I71.0）

二、临床路径检索方法

I71.0

三、主动脉夹层（内科）临床路径标准住院流程

（一）适用对象

第一诊断为主动脉夹层（ICD-10：I71.001）。

> **释义**
>
> ■ 存在明确的主动脉夹层，主要指急性主动脉夹层，包括：主动脉夹层、壁内血肿和较大的穿透性溃疡。

（二）诊断依据

根据《临床诊疗指南·心血管内科分册》（中华医学会编著，人民卫生出版社，2009）、《中国高血压防治指南 2005 修订版》（卫生部心血管病防治研究中心，中国高血压联盟）及 2010 年 ACCF/AHA/AATS/ACR/ASA/SCA/SCA《胸主动脉疾病诊断和治疗指南》。

1. 临床表现

（1）突发的持续剧烈疼痛，呈刀割或者撕裂样，向前胸和背部放射，亦可以延伸至腹部、腰部、下肢和颈部。

（2）有夹层累及主动脉及主要分支的临床表现和体征。

2. 辅助检查

（1）MRA、CTA 或组织多普勒超声证实主动脉夹层。

（2）多数患者的红细胞沉降率、C 反应蛋白、D-二聚体明显升高。

> **释义**
>
> ■ 主动脉夹层（aortic dissection, AD）是指主动脉内膜撕裂后，循环中的血液通过裂口进入主动脉中层而形成的血肿，现多称为主动脉夹层分离，简称主动脉夹

层。急性主动脉夹层是发病极为凶险的心血管病急症。

■ AD 的分型主要依据病变发生的部位和累及的范围：

（1）DeBakey 法：Ⅰ型：起源于升主动脉，扩展至主动脉弓或其远端；Ⅱ型：起源并局限于升主动脉；Ⅲ型：起源于降主动脉沿主动脉向远端扩展，罕见情况下逆行扩展至主动脉弓和升主动脉；

（2）Stanford 法：A 型：无论起源部位，所有累及升主动脉的夹层分离；B 型：所有不累及升主动脉的夹层分离，仅累及降主动脉。近端指升主动脉，远端指降主动脉，DeBakey 法常用，Stanford 法与治疗方法选择有关。

■ AD 的分类：1 类：典型的 AD 即破裂撕脱的内膜片将主动脉分为真假两腔；2 类：主动脉中膜变性，有内膜下血肿形成或内膜下出血；3 类：局限与内膜破裂口附近小面积偏心性主动脉壁肿胀；4 类：主动脉附壁斑块破裂形成主动脉壁溃疡；5 类：医源性或创伤性 AD。

■ AD 发病的分期：一般分为急性期（发病 14 天以内）和慢性期（发病 14 天以上）；也有人主张更精细的分期，即发病时间 <72 小时为急性期，72 小时 ~14 天为亚急性期，>14 天为慢性期。

■ AD 的诊断和影像学检查：AD 的诊断需要收集病史、症状、体征等基本临床资料，最后确诊依靠影像学检查。内膜片和真假腔是 AD 影像学诊断的直接征象。应尽可能明确夹层的破口位置和累及范围。

■ 临床表现：根据发病时间和受累部位范围的不同，可呈现不同的临床征象组合。

症状和体征：严重胸痛为本病最重要的临床表现，约见于 85% 的患者。绝大多数患者起病突然，疼痛持续而剧烈，急性发作者疼痛开始即为撕裂样、刀割样或搏动性剧痛，常伴有烦躁不安、焦虑恐惧甚至濒死窒息感甚至有大汗淋漓、面色苍白、四肢湿冷、恶心呕吐和晕厥等休克表现，镇痛药物往往难以缓解。少数患者因严重主动脉瓣关闭不全致充血性心力衰竭。如累及冠状动脉可导致 ST 段抬高型心肌梗死；累及弓上动脉可发生缺血性脑卒中；累及内脏动脉可导致相应供血器官的缺血坏死；累及脊髓供血可导致截瘫；累及四肢动脉可导致肢体急性缺血；无神经定位体征之晕厥者常系近端病变破入心包腔致心脏压塞。总之，因累及的器官不同，可呈现不同的临床征象组合。

■ AD 的诊断和影像学检查：

X 线检查：胸部平片诊断主动脉夹层的特异性不高，不能作为确诊手段，但可作为筛选手段。胸片示主动脉及上纵隔增宽。

超声检查：二维超声可以直观动态地观察到主动脉剥脱内膜漂浮运动和扩大的主动脉腔，也可观测是否有心包积液和胸腔积液。彩色多普勒血流显像可以观察真假腔内血流，有助于破裂口的观察。可探测真假腔内血流速度的分层，对主动脉瓣关闭不全的判定也十分可靠。M 型和二维超声心动图诊断主动脉夹层的准确率约为 75%，但超声对分支血管情况显示不满意。采用经食管超声检查，可大大提高超声心动图对主动脉夹层的诊断准确，对 AD 的诊断其敏感性及特异性均 >90%，对降主动脉的诊断价值优于其他任何诊断方法。目前认为，超声心动图优点在于能床边进行，操作简便、快捷、无创、可重复观察，无需造影剂，对评估 AD 是一项简便准确的诊断技术。

■ 多拍 CT 血管造影（CTA）：无创、简便、安全、快捷、敏感性和特异性高，成为主动脉夹层首选的检查方法。其敏感性超过 95%，特异性达 87%～100%，并能确定破裂口的位置及累及范围。在主动脉弓分支血管病变检出的敏感性明显优于动脉造影，可给外科医师制定手术方案提供有效的信息，并可用于有效的随访。

■ MRI 检查：MRI 是一种无创性检查方法。无需注射造影剂就能够精确地显示主动脉夹层全貌，对主动脉夹层内膜瓣的显示及真假腔的识别较为可靠，对主动脉夹层的部位及范围以及主动脉分支是否受累，其分支是发自真腔还是假腔，均有较大的诊断价值。MRI 还可显示主动脉夹层对邻近器官的压迫，以及动脉夹层破裂后形成的纵隔血肿、心包积血和腹膜后出血等并发症，能为治疗方案的选择，尤其是手术方案的选择提供有价值的信息。此外，MRI 能很好显示血栓的新旧程度，可用于监测主动脉夹层假腔内血栓的变化情况以及是否有新的血栓继续形成。其缺点是不能对装置有心脏起搏器或金属异物的患者进行检查或复查；不能显示血管壁或内膜片的钙化。磁共振血管造影（MRA）的采集时间缩短，明显减轻呼吸和心脏运动对图像质量的影响，可用于显示心血管内异常血流区，可检出主动脉瓣关闭不全和主动脉夹层的内膜破口，对内膜破口和分支受累的识别优于 CTA，被认为是诊断 AD 的主要检测手段。

■ 主动脉造影检查：过去认为主动脉造影包括 DSA 为 AD 诊断的最佳标准，对 AD 诊断的敏感性和特异性>90%，但属有创方法。随着经食管超声、MRA、CTA 等无创检测技术的发展，已取代了主动脉造影的地位。主动脉造影可显示夹层的范围、破口和破口的部位，还可观测主动脉血液反流的严重程度和主动脉分支及冠状动脉是否累及。缺点为有创性，使用含碘造影剂，导管在主动脉内操作也可能导致夹层进展恶化。

（三）选择治疗方案的依据

根据《临床诊疗指南·心血管内科分册》（中华医学会编著，人民卫生出版社，2009）、《中国高血压防治指南 2005 修订版》（卫生部心血管病防治研究中心，中国高血压联盟）及 2010 年 ACCF/AHA/AATS/ACR/ASA/SCA/SCA《胸主动脉疾病诊断和治疗指南》。

处理原则：本临床路径主要针对主动脉夹层的高血压危象内科治疗部分。一旦确诊本病，应当立即开始内科处理。根据影像学结果，对患有 DeBakey Ⅰ 型和 Ⅱ 型夹层的患者，为防止夹层恶化和破裂，应当尽早外科手术治疗。对 DeBakey Ⅲ 型患者，如病情稳定，不伴有并发症，可选择内科综合治疗。

1. 控制疼痛　可选用吗啡、哌替啶和镇静剂等，镇痛有助于控制血压和心率。根据疼痛控制情况，可每 6～8 小时重复使用 1 次。缺点是有可能成瘾。疼痛剧烈的患者，可采用镇痛泵。

2. 尽快控制血压和心率至可耐受的低限，二者同步进行：β_1 受体阻滞剂和血管扩张剂联合应用。首先选用静脉给药路径，如选用硝普钠加美托洛尔和（或）乌拉地尔或艾司洛尔等，快速（10 分钟内）将血压降至 140/90mmHg 以下，心率至 70 次/分以下；若病情允许，患者能耐受，逐渐调整剂量，将血压和心率降至 100/70mmHg 和 50 次/分左右。稳定后，可逐步改用口服降压药物，如在 β 受体阻滞剂和（或）非二氢吡啶类钙通道阻滞剂的基础上，加用二氢吡啶类钙通道阻滞剂、ARB、ACEI、利尿剂等。

> **释义**
>
> ■ 主动脉夹层的治疗原则：目前多数学者主张 AD 患者均应以内科治疗开始，再经影像学检查评估确定 AD 的类型，以便进一步确定治疗方案。需及时会诊评估手术指征，对有手术指征患者及时外科手术或介入治疗。国外大量比较研究显示内科治疗可明显降低早期病死率。DeBakey Ⅰ、Ⅱ型主动脉夹层的治疗原则是一旦确诊，须尽早手术，急性者须行急诊手术。虽然急、慢性 DeBakey Ⅲ型主动脉夹层的内、外科远期效果相似，但目前多数学者主张以下情况需要外科或腔内治疗：①降主动脉夹层有破裂迹象，纵隔血肿或大量胸腔积液或积血；②重要脏器供血障碍；③药物不能控制的疼痛和严重高血压；④真、假腔直径>5.0mm。
>
> ■ 内科治疗
>
> 急性期患者应安置于重症监护病房，在对意识、血压、尿量、心率、心律及中心静脉压等血流动力学的严密监测下进行。以控制疼痛、降低血压、减轻血流搏动波对主动脉壁的冲击，降低左心室收缩率、预防 AD 破裂及其他并发症为原则。合并高血压的患者可应用硝普钠、β受体阻滞剂，也可选用钙离子阻滞剂，以减低心肌收缩力、减慢左心室收缩速度和降低外周动脉压。合并有休克者应抗休克治疗，如静脉输全血、血浆或液体。血压明显低于正常时可用升压药如多巴胺等，应从小剂量开始，以防血压升高过快。内科治疗的目标应使收缩压控制在 100~110mmHg，心率每分钟 50~70 次，以便有效地稳定或终止主动脉夹层继续进展，使症状缓解、疼痛消失。

（四）标准住院日

7~10 天。

> **释义**
>
> ■ 内科住院时间一般低于 10 天，如果发生合并症或转外科治疗，可能需要延长住院时间。

（五）进入路径标准

1. 第一诊断必须符合 ICD-10：I71.001 主动脉夹层疾病编码。
2. 如患有其他疾病，但在住院期间不需特殊处理（检查和治疗），也不影响第一诊断时，可以进入路径。

> **释义**
>
> ■ 必须符合以上 2 条方可进入临床路径。
>
> ■ 同时具有其他疾病影响第一诊断的临床路径流程实施时均不适合进入临床路径。

（六）住院期间检查项目

1. 必需的检查项目

（1）血常规、尿常规、便常规+潜血。

（2）肝肾功能、电解质、血脂、血糖、血型、凝血功能、血气分析、红细胞沉降率、C反应蛋白。

（3）心电图、床旁胸片、超声心动图，主动脉超声CTA或MRA。

（4）四肢血压（ABI）。

2. 根据患者情况可选择 血清心肌损伤标志物、感染性疾病筛查（乙型肝炎、丙型肝炎、艾滋病、梅毒等）、D-二聚体等。

> **释义**
>
> ■ 部分检查可以在急诊或床旁完成。
>
> ■ 根据病情部分检查可以选择或复查。

（七）药物选择

1. 急性期早期用药

（1）控制疼痛：对持续剧烈的疼痛，可选用吗啡、哌替啶和镇静剂等，镇痛有助于控制血压和心率。根据疼痛控制情况，可每6~8小时重复使用1次。缺点是有可能成瘾。疼痛剧烈的患者，可采用镇痛泵。

（2）尽快控制血压和心率至可耐受的低限，二者同步进行：β_1受体阻滞剂和血管扩张剂联合应用。首先选用静脉给药路径，如选用硝普钠加美托洛尔和（或）乌拉地尔或艾司洛尔等。快速（10分钟内）将血压降至140/90mmHg以下，心率至70次/分以下，若病情允许，患者能耐受，逐渐调整剂量，将血压和心率降至100/70mmHg和50次/分左右。

2. 急性期症状缓解后用药 症状缓解后，可逐步改用口服降压药物，如在β受体阻滞剂和（或）非二氢吡啶类钙通道阻滞剂的基础上，加用二氢吡啶类钙通道阻滞剂、ARB、ACEI、利尿剂等，继续将血压和心率控制在理想水平。

（八）出院标准

1. 疼痛明显缓解或消失，口服降压药物血压降至100~120/60~80mmHg，心率控制在50~70次/分。

2. 红细胞沉降率、C反应蛋白明显下降或恢复正常。

3. 没有急诊或近期进行外科手术或腔内介入治疗的指征。

> **释义**
>
> ■ 病情稳定，会诊后没有急诊或近期进行外科手术或腔内介入治疗的指征，可以出院。

（九）变异及原因分析

1. 病情不稳定，夹层进展。

2. 合并严重并发症。

3. 需要外科手术或介入治疗。

> 释义
>
> ■ 微小变异：因为医院个别检验项目难以及时，不能按照要求完成检查；因为节假日不能按照要求完成检查；患者不愿配合完成相应检查，短期不愿按照要求出院随诊。
>
> ■ 重大变异：因基础疾病需要进一步诊断和治疗；因各种原因需要其他治疗措施；医院与患者或家属发生医疗纠纷，患者要求离院或转院；不愿按照要求出院随诊而导致入院时间明显延长等。

四、主动脉夹层（内科）临床路径给药方案

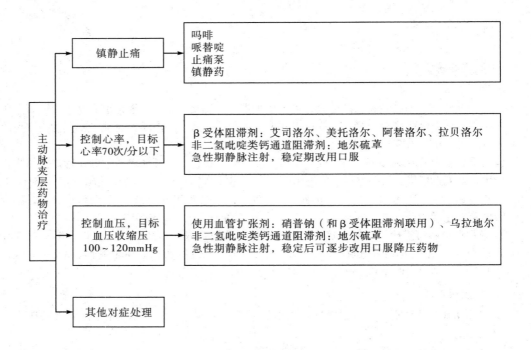

【用药选择】

1. 详见"（七）药物选择"。

2. 镇痛按常规处理，对顽固严重的疼痛有镇痛药依赖倾向的患者要请疼痛科会诊。

3. 合并高血压的患者按高血压急诊处理。在患者可以耐受的情况下，降压的目标应该低至收缩压 100~110mmHg，一般需要联合使用足量 β 受体阻滞剂使心率控制在 50~70 次/分。AD 急症常用静脉注射用降压药见下表。

4. 合并休克的患者按休克急诊处理，并尽快会诊是否需要急诊外科或腔内治疗。

降压药	剂 量	起 效	持 续	不良反应
硝普钠	0.25~10g/（kg·min）iv	立即	1~2分	恶心、呕吐、肌颤、出汗
艾司洛尔	250~500g/kg iv 此后 50~300ug/（kg·min）iv	1~2分	10~20分	低血压、恶心
乌拉地尔	10~50mg iv 6~24mg/h	5分	2~8小时	头晕、恶心、疲倦
地尔硫䓬	10mg iv 5~15g/（kg·min）iv	5分	30分	低血压、心动过缓
拉贝洛尔	20~100mg iv 0.5~2.0mg/min iv 24小时不 超过300mg	5~10分	3~6小时	恶心、呕吐、头麻、支气管痉挛、传导阻滞、直立性低血压

【药学提示】

1. 镇静镇痛药物有成瘾的顾虑，尤其是短时间内反复使用的患者；吗啡有催吐的不良反应，警惕加重夹层的撕裂。

2. 静脉注射硝普钠能够反射性引起心动过速，一般与β受体阻滞剂联用。

【注意事项】

1. 对于合并肾功能不全的患者硝普钠持续使用一般不超过48~72小时。

2. 合并心动过缓、严重房室传导阻滞或者哮喘的患者慎用β受体阻滞剂。

五、推荐表单

（一）医师表单

主动脉夹层临床路径医师表单

适用对象：第一诊断为主动脉夹层（ICD-10：I71.001）

患者姓名：		性别： 年龄： 门诊号：		住院号：
住院日期： 年 月 日		出院日期： 年 月 日		标准住院日：7~10 天
发病时间： 年 月 日 时 分		到达急诊时间： 年 月 日 时 分		

日期	到达急诊科 30 分钟内	到达急诊科 30~120 分钟
主要诊疗工作	□ 完成病史采集与体格检查 □ 描记 12 导联心电图、床旁 X 线胸片、心脏及主动脉超声、测量四肢血压 □ 生命体征监测 □ 对主动脉夹层做出初步诊断和病情判断 □ 开始镇痛，控制血压和心率治疗 □ 向患者家属交代病情	□ 持续血压、心率监测 □ 镇痛，控制血压和心率至理想范围 □ 行主动脉 CTA 或 MRA 检查 □ 进一步抢救治疗 □ 血管外科会诊有无急诊手术指征 □ 尽快收住监护病房治疗
重点医嘱	**长期医嘱：** □ 持续心电、血压监测 □ 血氧饱和度监测 **临时医嘱：** □ 描记 12 导联心电图 □ 测量四肢血压、床旁 X 线胸片、心脏及主动脉超声 □ 血气、血常规、尿常规、电解质、肝肾功能、红细胞沉降率、C 反应蛋白、血型、血糖 □ 心肌损伤标志物	**长期医嘱：** □ 主动脉夹层常规护理 □ 特级护理 □ 重症监护（持续心电、血压和血氧饱和度监测等） □ 吸氧 □ 绝对卧床 □ 记 24 小时出入量 **临时医嘱：** □ 静脉使用降压/控制心率药物，酌情给予口服药物 □ 镇痛，镇静药物 □ 主动脉 CTA 或者 MRA □ 其他对症处理
病情变异记录	□ 无 □ 有，原因： 1. 2.	□ 无 □ 有，原因： 1. 2.
医师签名		

日期	住院第 1~3 天	住院第 4~6 天	住院第 7~10 天
主要诊疗活动	□ 上级医师查房 □ 完成病历书写 □ 完成上级医师查房记录 □ 进一步完善检查，并复查有关异常的生化指标 □ 对各系统功能做出评价 □ 根据病情调整诊疗方案	□ 上级医师查房 □ 完成上级医师查房记录 □ 根据病情调整诊疗方案 □ 病情稳定者可转普通病房 □ 血管外科会诊有无择期手术指证	□ 上级医师查房 □ 完成三级医师查房记录 □ 根据病情调整诊疗方案 □ 主动脉夹层常规治疗 □ 通知患者和家属 □ 通知出院处 □ 向患者交代出院后注意事项，预约复诊日期 □ 完成出院病历书写 □ 将出院记录副本交给患者 □ 如果患者不能出院，在病程记录中说明原因和继续治疗的方案
重点医嘱	**长期医嘱：** □ 主动脉夹层常规护理 □ 特级护理 □ 重症监护（持续心电、血压和血氧饱和度监测等） □ 绝对卧床 □ 记录 24 小时出入量 **临时医嘱：** □ 静脉药物降压和控制心室率 □ 酌情加用口服药物，根据血压、心率调整药物的剂量和种类 □ 复查红细胞沉降率、C 反应蛋白、血常规、肝肾功能、电解质 □ 镇痛和镇静 □ 其他对症治疗	**长期医嘱：** □ 主动脉夹层常规护理 □ 特级护理 □ 重症监护（持续心电、血压监测等） □ 绝对卧床 **临时医嘱：** □ 逐步撤除镇痛，镇静治疗 □ 逐步撤除静脉降压和控制心室率药物 □ 逐步加用口服降压和控制心室率药物 □ 复查红细胞沉降率、C 反应蛋白、血常规、肝肾功能、电解质 □ 其他对症治疗	**长期医嘱：** □ 主动脉夹层常规护理 □ 一级/二级护理 □ 床上或床边活动 □ 血压、心率测量 bid **临时医嘱：** □ 复查心电图、床旁胸片、心脏及主动脉超声（酌情） □ 复查红细胞沉降率、C 反应蛋白、血常规、肝肾功能、电解质 □ 根据临床情况调整用药 **出院医嘱：** □ 注意事项 □ 出院带药 □ 门诊随诊，3 个月后复查主动脉 CTA 或 MRA
病情变异记录	□ 无 □ 有，原因： 1. 2.	□ 无 □ 有，原因： 1. 2.	□ 无 □ 有，原因： 1. 2.
医师签名			

（二）护士表单

主动脉夹层临床路径护士表单

适用对象：第一诊断为主动脉夹层（ICD-10：I71.001）

患者姓名：		性别： 年龄： 门诊号：		住院号：
住院日期： 年 月 日		出院日期： 年 月 日		标准住院日：7~10 天
发病时间： 年 月 日 时 分		到达急诊时间： 年 月 日 时 分		

日期	到达急诊科 30 分钟内	到达急诊科 30~120 分钟
健康宣教	□ 协助患者或家属完成急诊挂号、交费 □ 入院宣教 □ 静脉取血	□ 入院宣教
护理处置	□ 安置患者 □ 通知医师 □ 生命体征的监测测量 □ 保持排便通畅 □ 建立静脉通路	□ 协助患者完成临床检查 □ 遵医嘱完成治疗 □ 完成护理记录 □ 给予心理支持 □ 联系入院
基础护理	□ 心率、心律，血压，血氧饱和度，呼吸 □ 准确记录出入量 □ 协助患者完成检查 □ 协助患者做好生活护理	□ 心率、心律，血压，血氧饱和度，呼吸 □ 准确记录出入量 □ 协助患者完成检查 □ 保持水、电解质平衡 □ 协助患者做好生活护理
专科护理	□ 主动脉夹层常规护理 □ 绝对卧床 □ 相关并发症的观察	□ 主动脉夹层常规护理 □ 绝对卧床 □ 相关并发症的观察 □ 使用药物的浓度剂量 □ 各种置管情况 □ 观察胸痛情况
重点医嘱	□ 详见医嘱执行单	□ 详见医嘱执行单
病情变异记录	□ 无 □ 有，原因： 1. 2.	□ 无 □ 有，原因： 1. 2.
护士签名		

日期	住院第 1~3 天	住院第 4~6 天	住院第 7~10 天
健康宣教	□ 入院宣教 □ 介绍主管医师、护士 □ 静脉取血	□ 服药宣教 □ 疾病宣教 □ 饮食、饮水活动的宣教 □ 完成上级医师查房 □ 床上活动指导	□ 通知患者和家属 □ 通知出院处 □ 向患者交代出院后注意事项，预约复诊日期 □ 将出院记录副本交给患者 □ 如果患者不能出院，在病程记录中说明原因和继续治疗的方案 □ 床边活动指导
护理处置	□ 安置患者，佩戴腕带 □ 通知医师 □ 生命体征的监测测量 □ 保持排便通畅 □ 维持静脉通畅 □ 静脉和口服给药 □ 生活护理 □ 给予心理支持	□ 协助患者完成临床检查 □ 遵医嘱完成治疗 □ 完成护理记录 □ 观察生命体征 □ 维持静脉通畅 □ 静脉和口服给药 □ 保持排便通畅 □ 生活护理 □ 给予心理支持	□ 观察生命体征 □ 遵医嘱完成治疗 □ 维持静脉通畅 □ 静脉和口服给药 □ 保持排便通畅 □ 生活护理 □ 给予心理支持 □ 完成护理记录 □ 配合患者做好出院准备
基础护理	□ 心率、心律，血压，血氧饱和度，呼吸 □ 特级护理 □ 准确记录出入量 □ 协助患者完成各项检查 □ 保持水电解质平衡	□ 生命体征的观察 □ 特级护理 □ 患者安全及心理护理 □ 观察 24 小时出入量 □ 保持水电解质平衡	□ 生命体征的观察 □ 一级/二级护理 □ 观察 24 小时出入量 □ 患者安全及心理护理 □ 保持水、电解质平衡
专科护理	□ 绝对卧床 □ 主动脉夹层常规护理 □ 相关并发症的观察 □ 使用药物的浓度剂量 □ 各种置管情况 □ 观察胸痛情况	□ 绝对卧床 □ 主动脉夹层常规护理 □ 相关并发症的观察 □ 使用药物的浓度剂量 □ 各种置管情况 □ 观察胸痛情况	□ 床上或床边活动 □ 主动脉夹层常规护理 □ 相关并发症的观察 □ 观察胸痛情况
重点医嘱	□ 详见医嘱执行单	□ 详见医嘱执行单	□ 详见医嘱执行单
病情变异记录	□ 无 □ 有，原因： 1. 2.	□ 无 □ 有，原因： 1. 2.	□ 无 □ 有，原因： 1. 2.
护士签名			

（三）患者表单

主动脉夹层临床路径患者表单

适用对象：第一诊断为主动脉夹层（ICD-10：I71.001）

患者姓名：	性别：	年龄：	门诊号：	住院号：

住院日期： 年 月 日	出院日期： 年 月 日	标准住院日：7~10 天

发病时间： 年 月 日 时 分	到达急诊时间： 年 月 日 时 分

日期	到达急诊科 30 分钟内	到达急诊科 30~120 分钟
监测	□ 测量生命体征、血氧饱和度、体重	□ 测量生命体征、血氧饱和度
医患配合	□ 安排接诊 □ 护理评估 □ 医师询问现病史、既往史、用药情况，收集资料并进行体格、检查 □ 配合完善相关化验、检查	□ 协助患者完成临床检查 □ 做好疾病的宣教
重点诊疗及检查	□ 监护：心电、血压和血氧饱和度等 □ 建立静脉通路 □ 配合重症监护和救治 □ 开始镇痛，控制血压和心率治疗 □ 特级护理 □ 描记 12 导联心电图 □ 测量四肢血压、床旁 X 线胸片、心脏及主动脉超声 □ 血气、血常规、尿常规、电解质、肝肾功能、红细胞沉降率、C 反应蛋白、血型、血糖 □ 心肌损伤标志物	□ 监护：心电、血压和血氧饱和度等 □ 继续镇痛，控制血压和心率治疗至理想范围 □ 进一步抢救治疗 □ 血管外科会诊有无急诊手术指征 □ 特级护理 □ 行主动脉 CTA 或 MRA 检查
饮食及活动	□ 禁食或流质饮食 □ 绝对卧床	□ 禁食或流质饮食 □ 绝对卧床

日期	住院第 1~3 天	住院第 4~6 天	住院第 7~10 天
监测	□ 测量生命体征、血氧饱和度	□ 测量生命体征、血氧饱和度	□ 测量生命体征、血氧饱和度
医患配合	□ 护士行入院护理评估 □ 介绍主管医师、护士 □ 医师询问现病史、既往史、用药情况，收集资料并进行体格、检查 □ 配合完善术前相关化验、检查 □ 入院宣教（常规、安全）	□ 床上活动指导 □ 疾病宣教	□ 床上或床边活动指导 □ 安排出院和随访，3 个月后复查主动脉 CTA 或 MRA
重点诊疗及检查	□ 主动脉夹层常规护理 □ 特级护理 □ 重症监护（持续心电、血压和血氧饱和度监测等） □ 继续降压和控制心室率 □ 继续镇痛和镇静 □ 复查红细胞沉降率、C 反应蛋白、血常规、肝肾功能、电解质	□ 主动脉夹层常规护理 □ 特级护理 □ 重症监护（持续心电、血压监测等） □ 逐步撤除镇痛，镇静治疗 □ 逐步撤除静脉降压和控制心室率药物 □ 逐步加用口服降压和控制心室率药物 □ 复查红细胞沉降率、C 反应蛋白、血常规、肝肾功能、电解质	□ 主动脉夹层常规护理 □ 一级/二级护理 □ 血压、心率测量 bid □ 复查心电图、床旁胸片、心脏及主动脉超声（酌情） □ 复查红细胞沉降率、C 反应蛋白、血常规、肝肾功能、电解质
饮食及活动	□ 流质饮食 □ 绝对卧床	□ 流质饮食 □ 绝对卧床	□ 半流质饮食或易消化饮食 □ 床上或床边活动

附：原表单（2010 年版）

主动脉夹层临床路径表单

适用对象：第一诊断为主动脉夹层（ICD-10：I71.001）

患者姓名：	性别：　　年龄：　　门诊号：	住院号：
住院日期：　　年　月　日	出院日期：　　年　月　日	标准住院日：7~10 天
发病时间：　年　月　日　时　分	到达急诊时间：　年　月　日　时　分	

日期	到达急诊科 30 分钟内	到达急诊科 30~120 分钟
主要诊疗工作	□ 完成病史采集与体格检查 □ 描记 12 导联心电图、床旁 X 线胸片、心脏及主动脉超声、测量四肢血压 □ 生命体征监测 □ 对主动脉夹层做出初步诊断和病情判断 □ 开始镇痛，控制血压和心率治疗 □ 向患者家属交代病情	□ 持续血压、心率监测 □ 镇痛，控制血压和心率至理想范围 □ 行主动脉 CTA 或 MRA 检查 □ 进一步抢救治疗 □ 血管外科会诊有无急诊手术指征 □ 尽快收住监护病房治疗
重点医嘱	**长期医嘱：** □ 持续心电、血压监测 □ 血氧饱和度监测 **临时医嘱：** □ 描记 12 导联心电图 □ 测量四肢血压、床旁 X 线胸片、心脏及主动脉超声 □ 血气、血常规、尿常规、电解质、肝肾功能、红细胞沉降率、C 反应蛋白、血型、血糖 □ 心肌损伤标志物	**长期医嘱：** □ 主动脉夹层常规护理 □ 特级护理 □ 重症监护（持续心电、血压和血氧饱和度监测等） □ 吸氧 □ 绝对卧床 □ 记 24 小时出入量 **临时医嘱：** □ 静脉使用降压/控制心率药物，酌情给予口服药物 □ 镇痛，镇静药物 □ 主动脉 CTA 或者 MRA □ 其他对症处理
主要护理工作	□ 协助患者或家属完成急诊挂号、交费 □ 入院宣教 □ 静脉取血	□ 主动脉夹层护理常规 □ 特级护理
病情变异记录	□ 无　□ 有，原因： 1. 2.	□ 无　□ 有，原因： 1. 2.
护士签名		
医师签名		

日期	住院第 1~3 天	住院第 4~6 天	住院第 7~10 天
主要诊疗活动	□ 上级医师查房 □ 完成病历书写 □ 完成上级医师查房记录 □ 进一步完善检查，并复查有关异常的生化指标 □ 对各系统功能做出评价 □ 根据病情调整诊疗方案	□ 上级医师查房 □ 完成上级医师查房记录 □ 根据病情调整诊疗方案 □ 病情稳定者可转普通病房 □ 血管外科会诊有无择期手术指征	□ 上级医师查房 □ 完成三级医师查房记录 □ 根据病情调整诊疗方案 □ 主动脉夹层常规治疗 □ 通知患者和家属 □ 通知出院处 □ 向患者交代出院后注意事项，预约复诊日期 □ 完成出院病历书写 □ 将出院记录副本交给患者 □ 如果患者不能出院，在病程记录中说明原因和继续治疗的方案
重点医嘱	长期医嘱： □ 主动脉夹层常规护理 □ 特级护理 □ 重症监护（持续心电、血压和血氧饱和度监测等） □ 绝对卧床 □ 记录 24 小时出入量 临时医嘱： □ 静脉药物降压和控制心室率 □ 酌情加用口服药物，根据血压、心率调整药物的剂量和种类 □ 复查红细胞沉降率、C 反应蛋白、血常规、肝肾功能、电解质 □ 镇痛和镇静 □ 其他对症治疗	长期医嘱： □ 主动脉夹层常规护理 □ 特级护理 □ 重症监护（持续心电、血压监测等） □ 绝对卧床 临时医嘱： □ 逐步撤除镇痛，镇静治疗 □ 逐步撤除静脉降压和控制心室率药物 □ 逐步加用口服降压和控制心室率药物 □ 复查红细胞沉降率、C 反应蛋白、血常规、肝肾功能、电解质 □ 其他对症治疗	长期医嘱： □ 主动脉夹层常规护理 □ 一级/二级护理 □ 床上或床边活动 □ 血压、心率测量 bid 临时医嘱： □ 复查心电图、床旁胸片、心脏及主动脉超声（酌情） □ 复查红细胞沉降率、C 反应蛋白、血常规、肝肾功能、电解质 □ 根据临床情况调整用药 出院医嘱： □ 注意事项 □ 出院带药 □ 门诊随诊，3 个月后复查主动脉 CTA 或 MRA
主要护理工作	□ 主动脉夹层常规护理 □ 特级护理 □ 静脉取血	□ 主动脉夹层常规护理 □ 特级护理	□ 主动脉夹层常规护理 □ 一级/二级护理 □ 出院宣教 □ 协助办理出院手续
病情变异记录	□ 无　□ 有，原因： 1. 2.	□ 无　□ 有，原因： 1. 2.	□ 无　□ 有，原因： 1. 2.
护士签名			
医师签名			

第十六章

原发性肺动脉高血压临床路径释义

一、原发性肺动脉高血压编码

疾病名称及编码：原发性肺动脉高血压（ICD-10：I27.0）

二、临床路径检索方法

I27.0

三、原发性肺动脉高血压临床路径标准住院流程

（一）适用对象

第一诊断为肺动脉高血压（ICD-10：I27.0）。

> **释义**
>
> ■ 适用对象还包括原发性肺动脉高血压（ICD-10：I27.003）。
> ■ 需注意：在国际及国内指南及最新文献中，"原发性肺动脉高压"已被"特发性肺动脉高压"所取代。
> ■ 原发性肺动脉高压属于国际肺动脉高压分类中的第一大类，指没有发现任何原因，包括已知的遗传、病毒、药物和其他相关疾病所致的肺动脉高压。

（二）诊断依据

根据 2009 年美国心脏病学学会基金会/美国心脏协会肺动脉高压专家共识及 2009 年欧洲肺动脉高压诊断和治疗指南。

1. 临床表现　呼吸困难、乏力、胸痛、晕厥、水肿等。

2. 辅助检查　心电图示电轴右偏、右心室肥厚；X 线胸片呈肺动脉段突出、右下肺动脉增宽；超声心动图提示右心房室扩大、肺动脉压力增高；右心导管检查证实肺动脉平均压力≥25mmHg。

> **释义**
>
> ■ 原发性肺动脉高压患者症状缺乏特异性，不能通过临床症状明确诊断。在排除左心疾病、呼吸系统疾病、肺栓塞等常见疾病后应考虑肺动脉高压可能。由于肺动脉高压诊断和治疗复杂，涉及多个学科，建议患者就诊于肺血管病专科。目前国内部分省市已建立起地区性肺血管病专科诊疗中心，由接受过系统培训的专科医师对肺动脉高压患者进行诊断和治疗。对暂无肺血管疾病诊治中心的地区，建议医师接诊肺动脉高压患者后尽量将其推荐给熟悉肺动脉高压诊断治疗的医师或其他省份的肺血管疾病诊治中心。

■肺动脉高压是一个血流动力学概念，其诊断标准必须符合：在海平面状态下、静息时、右心导管测量肺动脉平均压（mPAP）≥25mmHg，同时肺小动脉楔压（PAWP）≤15mmHg，肺血管阻力（PVR）>3 Wood 单位。

■晕厥往往提示疾病进展到较为严重阶段，应重视高危人群的定期筛查，提高早期诊断率。

■超声心动图是筛查肺动脉高压最重要的无创检查手段，在不合并肺动脉瓣狭窄、肺动脉闭锁及右室流出道梗阻时，超声心动图估测肺动脉收缩压≥36mmHg 应考虑肺动脉高压可能，需根据是否存在可疑临床症状决定是否行右心导管检查或继续随访观察；如超声心动图估测肺动脉收缩压>50mmHg，不论是否存在可疑症状均应行右心导管检查进一步确诊。超声心动图还有助于发现先天性心脏病、心脏瓣膜异常和其他心脏结构及功能异常情况，在病因诊断中有重要价值。需强调的是，超声心动图只能提示诊断，不能直接确诊肺动脉高压。

■右心导管检查是确定患者肺循环血流动力学指标的金标准。符合肺动脉高压的血流动力学定义是诊断原发性肺动脉高压的前提之一。因此，如果未行右心导管检查，则不能诊断原发性肺动脉高压。

■原发性肺动脉高血压诊断过程中必须同时评估右心功能，包括但不限于：①WHO 肺动脉高压功能分级；②Borg 呼吸困难指数；③6 分钟步行距离；④生物标志物：NT-proBNP 或 BNP；⑤超声心动图：右心室/左心室大小、三尖瓣瓣环收缩期位移（TAPSE）、Tei 指数和心包积液等；⑥心脏 MRI：右心室射血分数（RVEF）；⑦右心导管：右心房压力、肺血管阻力、心排出量及混合静脉血氧饱和度。病情严重需要入住 ICU 的患者不适合进入临床路径。

（三）治疗方案的选择

根据 2009 年美国心脏病学学会基金会/美国心脏协会肺动脉高压专家共识及 2009 年欧洲肺动脉高压诊断和治疗指南。

1. 右心衰竭的处理
（1）一般处理：吸氧，监测心电图、血压和指端氧饱和度。
（2）利尿剂和洋地黄制剂的应用。
（3）血管活性药物应用：适于血流动力学不稳定时。
2. 抗凝治疗　适于部分动脉型肺动脉高压和慢性肺血栓栓塞性肺动脉高压。
3. 肺动脉高压靶向药物治疗　适于动脉型肺动脉高压、慢性肺血栓栓塞性肺动脉高压、未知的和（或）多因素所致的肺动脉高压。
（1）钙通道阻滞剂。
（2）前列环素及其类似物。
（3）内皮素受体拮抗剂。
（4）磷酸二酯酶抑制剂。

释义

■钙阻滞剂使用时应注意仅用于长期钙阻滞剂敏感者，前列环素及其类似物给药途径为皮下注射、吸入或静脉注射，必要时使用鸟苷酸环化酶激动剂。

■ 对所有女性原发性肺动脉高血压患者需严格避孕。静息状态下动脉氧饱和度低于90%的患者推荐进行吸氧治疗。右室容量负荷过重患者应行利尿治疗。而心输出量明显下降患者推荐使用地高辛治疗。

■ 原发性肺动脉高血压可能合并小肺动脉原位血栓形成，适当的抗凝治疗有助于改善患者预后。

■ 对急性肺血管扩张试验阳性的患者应选择钙通道阻滞剂（CCBs）。对于心率偏快患者首选地尔硫革，心率偏慢患者则首选硝苯地平。治疗期间需严密随访患者临床症状，心电图及心脏大小变化，以及不良反应的发生情况。如患者病情持续改善，右心大小回缩且无明显不良反应，可逐渐增大CCBs剂量至耐受剂量（推荐的最大耐受剂量：地尔硫革720mg/d，硝苯地平240mg/d）。服药一年后如患者心功能恢复至Ⅰ～Ⅱ级，右心大小基本正常，肺动脉压力恢复正常或接近正常，可判定为CCBs长期阳性，可考虑在严密监测下长期应用CCBs治疗。

■ 对于急性肺血管扩张试验阴性的患者可应根据病情选择肺动脉高压靶向治疗方案：如前列环素类似物、内皮素受体阻滞剂、磷酸二酯酶抑制剂或鸟苷酸环化酶激动剂。药物选择主要根据患者病情，患者经济状况及不良反应综合考虑。对临床症状严重，右心功能较差患者建议尽早启用两种或两种以上靶向药物联合治疗。治疗过程中需肺血管专科医师密切随访，根据病情变化调整治疗方案。

■ 组织型内皮素受体阻断剂马替生坦和鸟苷酸环化酶激动剂利奥西呱均为新型肺动脉高压靶向治疗药物，在我国即将上市用于肺动脉高压治疗。

■ 对于存在严重右心衰竭患者，除常规容量管理，肺动脉高压靶向药物治疗降低右心后负荷外，可应用药物增加心肌收缩力。临床中对于肺动脉高压导致的右心衰竭患者，首选静脉泵入多巴酚丁胺，二线治疗方案包括静脉泵入米力农或左西孟旦。

■ 对于充分药物治疗效果不佳的患者，可考虑行房间隔造口术，通过增加心排出量来改善患者血氧饱和度和临床症状。此项技术需在有经验的中心进行。对于已存在严重右心衰竭患者（右心房压力超过20mmHg）不宜进行此项手术。

■ 对于充分药物治疗仍病情严重，心功能维持在Ⅲ～Ⅳ级患者，应在肺移植中心进行登记和评估，必要时进行肺移植治疗。

（四）标准住院日

7～14天。

> **释义**
>
> ■ 本路径以明确诊断、改善症状、提高生活质量为主要目的，14天内能够明确原发性肺动脉高血压的诊断，改善症状并制定出有针对性治疗方案，达到临床医师制定的病情稳定目标。但原发性肺动脉高血压目前是一种无法治愈的慢性心血管疾病，需终生治疗，因此建议出院后在门诊继续随访治疗。
>
> ■ 如果患者条件允许，住院时间可以低于上述住院天数。

（五）进入路径标准

1. 第一诊断必须符合ICD-10：I27.0肺动脉高血压疾病编码。

2. 当患者同时具有其他疾病诊断，但在治疗期间不需要特殊处理也不影响第一诊断的临床路径流程实施时，可以进入路径。

释义

■ ICD-10 中原发性肺动脉高血压的编码为：ICD-10：I27.0；原发性肺动脉高压（特发性）的编码为：ICD-10：I27.003。

■ 患者同时具有其他疾病影响第一诊断的临床路径流程实施时均不适合进入临床路径。

■ 重症原发性肺动脉高血压或需要入住 ICU 的患者不适合进入临床路径。

（六）住院期间检查项目

1. 必需检查项目
(1) 血常规。
(2) 肝肾功能、电解质。
(3) 凝血功能、D-二聚体。
(4) 血气分析。
(5) 心电图、X 线胸片及超声心动图。
(6) 6 分钟步行距离（病情许可时）。

2. 根据患者情况可选择的检查项目
(1) 红细胞沉降率。
(2) 甲状腺功能。
(3) 乙型肝炎、丙型肝炎、艾滋病检查。
(4) 心力衰竭的生化标志物（如 BNP 或 NT-Pro BNP）。
(5) 风湿免疫学指标。
(6) 呼吸功能。
(7) 睡眠呼吸监测。
(8) 肺血管 CT。
(9) 肺灌注/通气显像。
(10) 心脏磁共振。
(11) 右心导管检查、急性肺血管扩张试验、肺动脉造影。
(12) 下肢静脉超声检查。
(13) 腹部超声检查。
(14) 左心导管、冠状动脉造影。

释义

■ 部分检查可以在门诊完成。

■ 必需的检查项目中包含诊断及判断疾病程度的项目，是能否进入本路径的必要条件，应在入院后尽快进行。

■ 右心导管检查时机：原发性肺动脉高压疑诊患者经钙拮抗剂治疗 1 年左右应复查右心导管及急性肺血管扩张试验，以判断是否为长期阳性；原发性肺动脉高压经治疗病情恶化时应复查右心导管。

■ 建议在 7~10 天内完成上述必需检查，但对于病情危重或暂不稳定患者，可延后存在加重患者病情风险的检查项目：如心导管检查，CT 肺动脉造影及肺功能检查。

■ 根据病情，部分可选择的检查项目可以不进行。

（七）治疗方案

1. 根据基础疾病情况对症治疗。
2. 基础治疗（吸氧、地高辛、利尿剂）。
3. 抗凝治疗。
4. 肺动脉高压靶向药物治疗　适用于肺动脉高压、慢性肺血栓栓塞性肺动脉高压、未知的和（或）多因性所致的肺动脉高压。
（1）钙阻滞剂。
（2）前列环素及其类似物。
（3）内皮素受体拮抗剂。
（4）5 型磷酸二酯酶抑制剂。

释义

■ 导致原发性肺动脉高压病情加重的常见因素有：感染；心律失常；电解质紊乱；咯血和药物不良反应。应根据患者既往治疗情况及入院检查结果给予对症治疗。对于心律失常及咯血，药物治疗控制不佳时可考虑行介入治疗；快速型心律失常可行电复律或射频消融治疗；严重咯血可行支气管动脉栓塞术。

■ 钙阻滞剂如硝苯地平、维拉帕米是肺动脉高压靶向治疗药物之一。皮下或静脉注射前列环素类药物是心功能Ⅲ~Ⅳ级原发性肺动脉高压患者首选一线治疗方案。如患者无法耐受药物不良反应，则可考虑应用雾化吸入前列环素和（或）口服内皮素受体阻断剂和（或）5 型磷酸二酯酶抑制剂的联合治疗方案。

■ 如患者需要联合治疗，建议在皮下或静脉注射前列环素类药物基础上联合磷酸二酯抑制剂或内皮素受体阻滞剂，或三者联合应用。

■ 鸟苷酸环化酶激动剂是新型肺动脉高压靶向治疗方案，禁忌与 5 型磷酸二酯酶抑制剂联合治疗，以避免出现严重低血压情况。此外，5 型磷酸二酯酶抑制剂禁忌与硝酸酯类药物合用，以避免出现严重低血压情况。

■ 必要时使用肺移植手术。

■ 原发性肺动脉高压患者禁忌应用 β 受体阻滞剂和硝酸酯类药物，急性肺血管扩张试验阴性患者不建议应用钙阻断剂。

（八）出院标准

1. 症状缓解。
2. 生命体征稳定。
3. 原发病得到有效控制。

> **释义**
>
> ■ 对于心功能Ⅳ级患者，症状缓解指血流动力学指标稳定，可撤除血流动力学药物，心功能至少恢复至Ⅲ级。
>
> ■ 若患者已经明确诊断，经过治疗后达到上述出院标准，患者可带药出院。
>
> ■ 若患者临床症状控制不佳，或者生命体征仍不平稳，可能需要延长住院时间，具体由主管医师决定。

（九）变异及原因分析

1. 病情危重，需气管插管及人工呼吸机辅助呼吸。
2. 等待外科手术和介入治疗。
3. 合并严重感染不易控制者。

> **释义**
>
> ■ 微小变异：因为医院检验项目的及时性，不能按照要求完成检查；因为节假日不能按照要求完成检查；患者不愿配合完成相应检查，短期不愿按照要求出院随诊。
>
> ■ 重大变异：因严重右心衰竭或因合并其他并发症需要进一步诊断和治疗；因各种原因需要其他治疗措施；医院与患者或家属发生医疗纠纷，患者要求离院或转院；不愿按照要求出院随诊而导致住院时间明显延长。

四、原发性肺动脉高血压临床路径给药方案

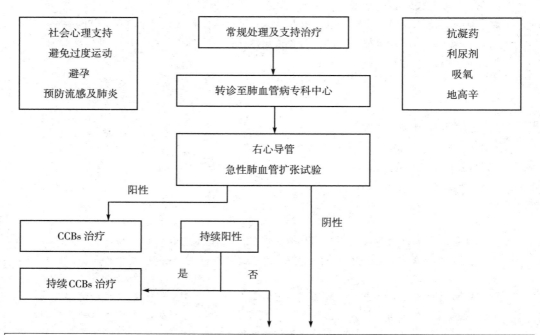

肺动脉高压靶向药物治疗

	心功能Ⅱ级	心功能Ⅲ级	心功能Ⅳ级
一线推荐药物	安立生坦，波生坦，西地那非，他达拉非，伐地那非，马替生坦，利奥西呱	安立生坦，波生坦，西地那非，他达拉非，伐地那非，马替生坦，利奥西呱，吸入伊洛前列素，皮下注射曲前列尼尔	皮下或静脉注射曲前列尼尔，吸入伊洛前列素
二线推荐药物	贝前列素	贝前列素	安立生坦，波生坦，西地那非，他达拉非，伐地那非，马替生坦，利奥西呱
起始联合治疗		推荐	推荐

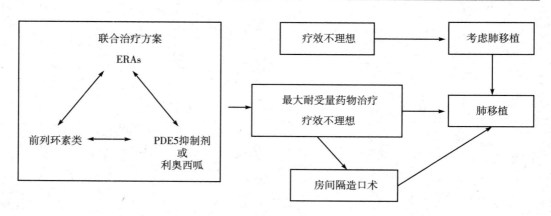

【用药选择】

1. 抗凝目前推荐应用华法林治疗。新型口服抗凝药在原发性肺动脉高压患者中应用的疗效和安全性尚不明确。

2. 应用 CCBs 前，必须确认为急性肺血管扩张试验阳性患者。需根据患者基础血压和心率情况选择合适药物。

3. 对于心功能稳定在 Ⅰ～Ⅱ级，右心功能稳定，临床症状较轻的患者推荐应用单一口服肺动脉高压靶向治疗药物。表单中推荐的各种口服药物之间在推荐程度上无差异，需根据临床医生对各类药物的熟悉程度，潜在不良反应和患者经济状况等情况来具体选择。

4. 对于心功能已恶化至Ⅲ～Ⅳ级，右心功能明显受损，临床症状较重的患者，推荐首选起始联合治疗方案。对于血流动力学不稳定患者，推荐尽早应用静脉或皮下注射或吸入前列环素类药物。

5. 对于充分联合治疗仍无效患者需考虑行肺移植。

【药学提示】

1. 肺动脉高压靶向治疗药物均有不同程度降低体循环血压作用，故和体循环降压药合用时需严密监测血压变化情况。

2. 5 型磷酸二酯酶抑制剂禁忌和硝酸酯类药物及鸟苷酸环化酶激动剂合用，以避免出现严重低血压事件。

3. 波生坦有潜在肝功能损害风险，故在肝功能受损患者中波生坦非首选治疗药物。但如果判断患者肝功能受损和右心衰竭明确相关，也可谨慎使用波生坦治疗。因波生坦降低肺血管阻力，改善右心功能后，相当比例患者肝功能可明显好转。

4. 注意其他说明书中列举的药物相互作用风险。

【注意事项】

1. 使用利尿剂治疗期间需定期监测电解质，及时纠正电解质紊乱。

2. 使用地高辛治疗期间需监测地高辛浓度。

3. 需记录患者应用肺动脉高压靶向治疗药物期间出现的不良反应情况。

4. 需定期随访患者，及时调整治疗方案。

五、推荐表单

（一）医师表单

原发性肺动脉高血压临床路径医师表单

适用对象：第一诊断为原发性肺动脉高血压（ICD-10：I27.0）

患者姓名：		性别： 年龄： 门诊号：	住院号：
住院日期： 年 月 日		出院日期： 年 月 日	标准住院日：7~14 天
发病时间： 年 月 日 时 分		到达急诊时间： 年 月 日 时 分	

日期	到达急诊科 （适于血流动力学不稳定患者）	住院第 1 天
主要诊疗工作	□ 完成病史采集与体格检查 □ 描记 18 导联心电图并对其作出评价 □ 完成床旁超声心动图检查 □ 生命体征监测，完善检查 □ 肺血管病专科医师会诊 □ 药物治疗稳定血流动力学，改善右心衰竭 □ 向患者家属交代病情	□ 上级医师查房 □ 制订进一步诊疗方案 □ 完成病历书写 □ 完成上级医师查房记录 □ 开始完善相关检查 □ 密切观察生命体征
重点医嘱	**长期医嘱：** □ 心脏病护理常规 □ 特级护理 □ 持续心电监测 □ 无创血压监测 □ 血氧饱和度监测 □ 吸氧 □ 记 24 小时出入量 □ 卧床 **临时医嘱：** □ 描记 18 导联心电图 □ 血气、血常规、电解质、肝肾功能、血糖、D-二聚体 □ 床旁胸片 □ 床旁超声心动图 □ 静脉应用利尿剂 □ 血管活性药物	**长期医嘱：** □ 心脏病常规护理 □ 一级/二级护理 □ 持续心电监测 □ 吸氧 □ 记录 24 小时出入量 □ 洋地黄制剂和利尿剂 **临时医嘱：** □ 血常规、肝肾功能、电解质、凝血功能、D-二聚体 □ 血气分析 □ 心电图、胸片及超声心动图 □ 必要时检查：红细胞沉降率、甲状腺功能、乙型肝炎、丙型肝炎、艾滋病检查、BNP 或 NT-Pro BNP、风湿免疫学指标、呼吸功能 □ 血管活性药物（必要时） □ 纠正水、电解质和酸碱平衡紊乱
病情变异记录	□ 无 □ 有，原因： 1. 2.	□ 无 □ 有，原因： 1. 2.
护士签名		
医师签名		

日期	住院第 2~7 天	住院第 8~13 天	住院第 14 天（出院日）
主要诊疗工作	□ 日常查房，完成病程记录 □ 完成上级医师查房记录 □ 进一步完善检查 □ 依据病情调整治疗方案 □ 密切观察生命体征	□ 上级医师查房 □ 制订进一步诊疗方案 □ 完成病历书写 □ 完成上级医师查房记录 □ 进一步完善检查 □ 密切观察生命体征	□ 通知住院处 □ 向患者交代出院后注意事项，预约复诊日期 □ 完成病历书写 □ 如果患者不能出院，在病程记录中说明原因和继续治疗的方案
重点医嘱	**长期医嘱：** □ 心脏病护理常规 □ 一级/二级护理 □ 持续心电监测 □ 吸氧 □ 记 24 小时出入量 □ 洋地黄制剂和利尿剂 **临时医嘱：** □ 肺血管 CT、肺灌注/通气显像、睡眠呼吸监测、6 分钟步行距离、下肢静脉超声、腹部超声（必要时） □ 右心导管检查和急性肺血管扩张试验、肺动脉造影（必要时） □ 血管活性药物（必要时）	**长期医嘱：** □ 心脏病常规护理 □ 二级护理 □ 持续心电监测 □ 吸氧 □ 记录 24 小时出入量 □ 洋地黄制剂和利尿剂 □ 肺动脉高压靶向药物治疗，观察药物的疗效和不良反应 □ 逐渐停用所有血管活性药物 **临时医嘱：** □ 复查血常规、肝肾功能、电解质 □ 复查心电图 □ 左心导管、冠状动脉造影、心脏磁共振（必要时）	□ 注意事项 □ 出院带药 □ 门诊随诊 □ 定期复查
病情变异记录	□ 无 □ 有，原因： 1. 2.	□ 无 □ 有，原因： 1. 2.	□ 无 □ 有，原因： 1. 2.
护士签名			
医师签名			

（二）护士表单

原发性肺动脉高血压临床路径护士表单

适用对象：第一诊断为原发性肺动脉高血压（ICD-10：I27.0）

患者姓名：		性别： 年龄： 门诊号：	住院号：
住院日期： 年 月 日		出院日期： 年 月 日	标准住院日：7~14 天
发病时间： 年 月 日 时 分		到达急诊时间： 年 月 日 时 分	

时间	住院第 1~3 天	住院第 4~6 天	住院第 7~14 天
健康宣教	□ 介绍主管医生、护士 □ 介绍环境、设施 □ 介绍住院注意事项 □ 向患者宣教戒烟、戒酒的重要性	□ 主管护士与患者沟通，了解并指导心理应对 □ 宣教疾病知识、用药知识及6 分钟步行距离试验、右心导管检查基本知识 □ 告知检查及操作前后饮食、活动及探视注意事项及应对方式	□ 康复和锻炼 □ 定时复查 □ 出院带药服用方法 □ 饮食、休息等注意事项指导 □ 讲解增强体质的方法，减少感染的机会
护理处置	□ 核对患者、佩戴腕带 □ 建立入院护理病历 □ 卫生处置：剪指甲、洗澡、更换病号服	□ 随时观察患者病情变化 □ 协助医生完成各项检查化验 □ 术前准备 □ 禁食、禁水	□ 办理出院手续 □ 书写出院小结
基础护理	□ 二级护理 □ 晨晚间护理 □ 患者安全管理	□ 二级护理 □ 晨晚间护理 □ 患者安全管理	□ 二级护理 □ 晨晚间护理 □ 患者安全管理
专科护理	□ 护理查体 □ 呼吸频率、血氧饱和度监测 □ 记 24 小时出入量 □ 需要时填写跌倒及压疮防范表 □ 需要时请家属陪伴 □ 心理护理	□ 呼吸频率、血氧饱和度监测 □ 记 24 小时出入量 □ 遵医嘱完成相关检查 □ 心理护理 □ 必要时吸氧 □ 遵医嘱正确给药 □ 提供并发症征象的依据	□ 病情观察：评估患者生命体征，特别是呼吸频率及血氧饱和度 □ 心理护理
重点医嘱	□ 详见医嘱执行单	□ 详见医嘱执行单	□ 详见医嘱执行单
病情变异记录	□ 无 □ 有，原因： 1. 2.	□ 无 □ 有，原因： 1. 2.	□ 无 □ 有，原因： 1. 2.
护士签名			

（三）患者表单

原发性肺动脉高血压临床路径患者表单

适用对象：第一诊断为原发性肺动脉高血压（ICD-10：I27.0）

患者姓名：	性别： 年龄： 门诊号：	住院号：
住院日期： 年 月 日	出院日期： 年 月 日	标准住院日：7~14 天
发病时间： 年 月 日 时 分	到达急诊时间： 年 月 日 时 分	

时间	入院当日	住院期间（第2~6天）	住院第7~14天（出院日）
医患配合	□ 配合询问病史、收集资料，请务必详细告知既往史、用药史、过敏史 □ 配合进行体格检查 □ 有任何不适告知医师	□ 配合完善相关检查、化验，如采血、留尿、心电图、X线胸片、6分钟步行距离等 □ 医师向患者及家属介绍病情，如有异常检查结果需进一步检查 □ 配合用药及治疗 □ 配合右心导管检查术前签字 □ 配合医师调整用药 □ 有任何不适告知医师	□ 接受出院前指导 □ 知道复查程序 □ 获取出院诊断书
护患配合	□ 配合测量体温、脉搏、呼吸、血压、血氧饱和度、体重 □ 配合完成入院护理评估单（简单询问病史、过敏史、用药史） □ 接受入院宣教（环境介绍、病室规定、订餐制度、贵重物品保管等） □ 有任何不适告知护士	□ 配合测量体温、脉搏、呼吸，询问每日排便情况 □ 接受相关化验检查宣教，正确留取标本，配合检查 □ 配合右心导管检查及急性肺血管扩张试验 □ 有任何不适告知护士 □ 接受输液、服药治疗 □ 注意活动安全，避免坠床或跌倒 □ 配合执行探视及陪伴 □ 接受疾病及用药等相关知识指导	□ 接受出院宣教 □ 办理出院手续 □ 获取出院带药 □ 知道服药方法、作用、注意事项 □ 知道复印病历方法
饮食	□ 控制液体入量	□ 控制液体入量	□ 控制液体入量
排泄	□ 正常排尿便	□ 正常排尿便	□ 正常排尿便
活动	□ 适量活动	□ 适量活动	□ 适量活动

附：原表单（2010 年版）

原发性肺动脉高血压临床路径表单

适用对象：第一诊断为原发性肺动脉高血压（ICD-10：I27.0）

患者姓名：		性别：	年龄：	门诊号：	住院号：
住院日期：	年　月　日	出院日期：	年　月　日		标准住院日：7~14 天
发病时间：	年　月　日　时　分		到达急诊时间：		年　月　日　时　分

日期	到达急诊科 （适于血流动力学不稳定患者）	住院第 1 天
主要诊疗工作	□ 完成病史采集与体格检查 □ 描记 18 导联心电图并对其作出评价 □ 生命体征监测，完善检查 □ 请肺血管病专科医师会诊 □ 制订治疗方案 □ 向患者家属交代病情	□ 上级医师查房 □ 制订进一步诊疗方案 □ 完成病历书写 □ 完成上级医师查房记录 □ 进一步完善检查 □ 密切观察生命体征
重点医嘱	**长期医嘱：** □ 心脏病护理常规 □ 特级护理 □ 持续心电监测 □ 无创血压监测 □ 血氧饱和度监测 □ 吸氧 □ 记 24 小时出入量 □ 卧床 **临时医嘱：** □ 描记 18 导联心电图 □ 血气、血常规、电解质、肝肾功能、血糖、D-二聚体 □ 床旁胸片 □ 床旁超声心动图 □ 静脉应用利尿剂 □ 血管活性药物	**长期医嘱：** □ 心脏病常规护理 □ 一级/二级护理 □ 持续心电监测 □ 吸氧 □ 记录 24 小时出入量 □ 洋地黄制剂和利尿剂 **临时医嘱：** □ 血常规、肝肾功能、电解质、凝血功能、D-二聚体 □ 血气分析 □ 心电图、胸片及超声心动图 □ 必要时检查：红细胞沉降率、甲状腺功能、乙型肝炎、丙型肝炎、艾滋病检查、BNP 或 NT-Pro BNP、风湿免疫学指标、呼吸功能 □ 血管活性药物（必要时） □ 纠正水、电解质和酸碱平衡紊乱
主要护理工作	□ 协助患者或家属完成急诊挂号、交费 □ 入院宣教 □ 静脉取血 □ 建立静脉通路	□ 入院宣教 □ 患者心理和生活护理 □ 安排各项检查时间 □ 静脉取血
病情变异记录	□ 无　□ 有，原因： 1. 2.	□ 无　□ 有，原因： 1. 2.

日期	到达急诊科 （适于血流动力学不稳定患者）	住院第 1 天
护士 签名		
医师 签名		

日期	住院第 2~7 天	住院第 8~13 天	住院第 14 天 （出院日）
主要诊疗工作	□ 日常查房，完成病程记录 □ 完成上级医师查房记录 □ 进一步完善检查 □ 依据病情调整治疗方案 □ 密切观察生命体征	□ 上级医师查房 □ 制订进一步诊疗方案 □ 完成病历书写 □ 完成上级医师查房记录 □ 进一步完善检查 □ 密切观察生命体征	□ 通知住院处 □ 向患者交代出院后注意事项，预约复诊日期 □ 完成病历书写 □ 如果患者不能出院，在病程记录中说明原因和继续治疗的方案
重点医嘱	长期医嘱： □ 心脏病护理常规 □ 一级/二级护理 □ 持续心电监测 □ 吸氧 □ 记 24 小时出入量 □ 洋地黄制剂和利尿剂 临时医嘱： □ 肺血管 CT、肺灌注/通气显像、睡眠呼吸监测、6 分钟步行距离、下肢静脉超声、腹部超声（必要时） □ 右心导管检查和急性肺血管扩张试验、肺动脉造影（必要时） □ 升压药（必要时）	长期医嘱： □ 心脏病常规护理 □ 二级护理 □ 持续心电监测 □ 吸氧 □ 记录 24 小时出入量 □ 洋地黄制剂和利尿剂 □ 肺动脉高压靶向药物治疗，观察药物的疗效和不良反应 □ 基础疾病的药物治疗 临时医嘱： □ 复查血常规、肝肾功能、电解质 □ 复查心电图 □ 左心导管、冠状动脉造影、心脏磁共振（必要时）	□ 注意事项 □ 出院带药 □ 门诊随诊 □ 定期复查
主要护理工作	□ 入院宣教 □ 患者心理和生活护理 □ 安排各项检查时间	□ 入院宣教 □ 患者心理和生活护理 □ 安排各项检查时间 □ 静脉取血	□ 出院宣教 □ 协助办理出院手续
病情变异记录	□ 无 □ 有，原因： 1. 2.	□ 无 □ 有，原因： 1. 2.	□ 无 □ 有，原因： 1. 2.
护士签名			
医师签名			

第十七章

肾血管性高血压临床路径释义

一、肾血管性高血压疾病编码

1. 卫计委原编码

疾病名称及编码：肾动脉狭窄伴肾血管性高血压（I70.101+I15.0）

手术操作名称及编码：肾动脉成形或支架植入术［ICD-9-CM-3：（39.9003/00.5501）伴 39.5002］

2. 修改编码

疾病名称及编码：肾血管性高血压（ICD-10：I15.0）

手术操作名称及编码：肾动脉球囊血管成形术（ICD-9-CM-3：39.5002）

肾动脉药物洗脱支架植入术（ICD-9-CM-3：00.5503）

肾动脉支架植入术（ICD-9-CM-3：39.9016）

二、临床路径检索方法

I15.0 伴（39.5002/00.5503/39.9016）

三、肾血管性高血压临床路径标准住院流程

（一）适用对象

第一诊断为肾动脉狭窄伴肾血管性高血压（ICD-10：I70.1 伴 I15.0）。

> **释义**
> ■ 存在明确的肾动脉狭窄，并导致高血压。

行肾动脉成形或支架植入术［ICD-9-CM-3：（39.9003/00.5501）伴 39.5002］。

> **释义**
> ■ 这种肾动脉狭窄可通过肾动脉球囊成形或支架植入术予以纠正。

（二）诊断依据

根据 2002 年 AHA《肾动脉血运重建临床试验报告指南》、2005 年《中国高血压防治指南》、2005 年 ACC/AHA 和 2007 年 TASC 的外周动脉病诊疗指南。

1. 肾动脉病变　影像检查显示肾动脉主干和（或）一级分支狭窄（≥50%），狭窄两端收缩压差>20mmHg 或平均压差>10mmHg。

2. 高血压　持续增高，多数达 II 或 III 级，<60 岁的患者多 SBP/DBP 同时升高，但老年患者可仅有 SBP 升高；对 ACE 抑制剂或血管紧张素受体阻断剂的反应敏感，降压幅度大；肾动

脉狭窄解除后血压明显下降或治愈。

3. 病变侧肾发生明显血流量下降，GFR 下降，甚至肾萎缩。

4. 病变侧肾因缺血诱发肾素分泌明显增加，可导致继发性高醛固酮血症。

5. 病因 主要是动脉粥样硬化，其次是大动脉炎和肌纤维发育不良等。

释义

■ 最近国内外专业学会有关肾动脉狭窄处理指南或专家共识。

■ 肾血管性高血压的诊断依据包括肾动脉狭窄的解剖依据和由此导致的功能异常，尤其是确定肾动脉狭窄与高血压有因果关系。

出现以下几种临床情况可能提示有肾动脉狭窄：

1. 以下几种高血压表现

(1) 重度高血压伴全身多发动脉狭窄。

(2) 既往可控制的高血压突然出现持续性的恶化。

(3) 顽固性高血压（当联合应用足量的包括利尿剂在内的 3 种降压药物时，仍旧难以达到目标血压者）。

(4) 应用 ACEI 或 ARB 类药物降压显著，但出现新发的氮质血症或肾功能恶化。

2. 存在难以解释的肾萎缩或双侧肾脏大小差距超过 1.5cm。

3. 高血压伴一过性肺水肿，但左室收缩功能无明显异常，难以解释肺水肿。

■ 诊断手段

推荐使用肾动脉多普勒超声检查、计算机断层扫描血管显像（CTA）、磁共振血管动脉成像（MRA）三种无创手段进行肾动脉狭窄的影像学诊断，当临床上高度怀疑而无创检查不能得出可靠结论时，可应用血管造影来确诊肾动脉狭窄。目前肾动脉造影术的适应证是有肾动脉狭窄的临床表现而无创检查无法得出可靠结论，或有临床症状且取得患者同意并准备接受外周动脉或冠状动脉造影检查的患者。

肾动脉多普勒超声检查检查的准确性依赖于操作者的水平，并受患者的体型和是否有肠胀气的影响，但简便易行。CTA 目前较 MRA 具有更高的空间分辨率而且更易操作，但是由于需要应用碘化造影剂，限制了其在肾功能受损患者中的应用。以钆为显影剂的 MRA 能够在更少损伤肾脏的情况下对肾动脉、外周血管、肾实质甚至是肾功能提供较好的结果，但费用较高，无法对植入了金属支架的患者进行显像。将 MRA 和 CTA 与经导管的造影术相比较，其敏感性（90％以上）和诊断价值在大多数血管段均无明显差异，观察者之间和不同形态的病变间的一致性良好。

卡托普利肾脏核素扫描、选择性肾静脉肾素水平测定、血浆肾素活性、分侧 GFR 测定和分侧肾血流量测定推荐用于肾动脉狭窄时的肾功能诊断，但不建议用于解剖确诊（敏感性低）。

■ 要确定肾动脉狭窄的原因，这也是选择治疗方案的重要依据。最常见原因为：动脉粥样硬化、大动脉炎和肌纤维发育不良。少见或罕见原因为：神经纤维瘤、先天性束带、嗜铬细胞瘤、外源性压迫、栓塞、动脉夹层、外伤及放射损伤等。

（三）选择治疗方案的依据

根据 2002 年 AHA《肾动脉血运重建临床试验报告指南》、2005 年 ACC/AHA 与 2007 年 TASC 的外周动脉病诊疗指南与 2014 年 SCAI《肾动脉支架适当使用专家共识》。

1. 肾动脉介入治疗适应证

临床标准：①高血压：未用降压药持续高血压Ⅲ级、顽固性高血压、恶性高血压、高血压伴一侧肾萎缩、不能耐受抗高血压药物。②挽救肾功能：肾功能不全/恶化无法用其他原因解释；使用降压药，尤其是血管紧张素转换酶抑制剂或血管紧张素Ⅱ受体拮抗剂后肾功能恶化。③伴随的心脏问题：不稳定心绞痛；反复发作的急性肺水肿与左室收缩功能不匹配。

血管解剖标准：狭窄肾动脉狭窄到何种程度必须进行血运重建目前尚无统一意见，推荐肾动脉狭窄最小阈值的直径狭窄≥50%。对于肾动脉直径狭窄50%~70%的患者，要有明确的血流动力学显著狭窄的依据，一般以跨病变收缩压差>20mmHg或平均压差>10mmHg为准。如能获得进一步证据表明狭窄与高血压和肾功能损害有因果关系，则适应证更明确。临床上一般对大动脉炎或纤维肌性发育不良导致的狭窄标准从宽（直径狭窄≥50%），而对动脉粥样硬化导致的狭窄标准从严（直径狭窄≥70%）。

介入标准：临床标准和血管解剖标准均符合。

2. 肾动脉介入治疗禁忌证 ①由于伴随的严重疾病，预期寿命有限的患者。②造影剂过敏或无法耐受抗血小板药物。③严重的慢性缺血性肾病，接近需要长期透析的患者，需要肾内科专家会诊（如必要时有即刻透析条件者），方可考虑行介入手术。④病变肾动脉的解剖不适合介入治疗，如源自腹主动脉瘤，弥漫钙化性病变等。⑤临床病情不稳定，不能耐受介入手术。⑥如病因系大动脉炎所致，炎症活动期一般不宜手术，要用免疫抑制剂治疗使红细胞沉降率/C反应蛋白降至正常范围2个月以上后方可考虑。⑦患肾严重萎缩，长度<7cm，GFR<10ml/min。

> **释义**
> ■ 根据最近国内外专业学会有关肾动脉狭窄处理指南或专家共识。
> ■ 选择治疗方案必须基于临床、病变解剖、功能意义和病因综合考虑，对不符合条件的患者选择药物保守治疗。
> ■ 血运重建治疗
> （1）介入治疗的适应证：介入治疗适用于：临床标准和血管解剖标准均需符合，对动脉粥样硬化肾动脉狭窄，肾动脉支架术的疗效争议很大，指征从严。
> （2）外科治疗：外科血运重建适用于需要同时进行肾旁主动脉重建（在治疗主动脉瘤或严重主髂动脉闭塞性疾病时）的动脉粥样硬化性肾动脉狭窄患者。合并延伸到节段动脉的复杂病变患者以及有巨大动脉瘤的动脉粥样硬化性肾动脉狭窄或FMD患者，或多个小肾动脉受累或主肾动脉的主要分支受累的患者。

（四）标准住院日

≤5天。

> **释义**
> ■ 住院时间一般低于5天，如果发生治疗并发症，可能需要延长住院时间。

（五）进入路径标准

1. 第一诊断必须符合 ICD-10：I70.1伴I15.0肾血管性高血压疾病编码；行肾动脉成形或支

架植入术（ICD-9-CM-3：39.9003/00.5501）伴 39.5002。

2. 除外肾动脉介入治疗禁忌证。

3. 当患者合并其他疾病，但住院期间不需特殊处理，也不影响第一诊断的临床路径实施时，可以进入路径。

> **释义**
>
> - 必须符合以上 3 条方可进入临床路径。
> - 同时具有其他疾病影响第一诊断的临床路径流程实施时均不适合进入临床路径。

（六）术前准备（术前评估）

1. 必需的检查项目

（1）血常规+血型、尿常规+酮体、大便常规+潜血。

（2）凝血功能、肝肾功能、电解质、血糖、血脂、血气分析、红细胞沉降率、C-反应蛋白或超敏 C-反应蛋白。

（3）感染性疾病筛查（乙型肝炎、丙型肝炎、艾滋病、梅毒等）。

（4）心电图、胸片、超声心动图，选择磁共振、CTA 或多普勒超声检查了解肾脏/肾动脉解剖。

2. 根据患者情况可选择的检查项目

（1）卧、立位肾素-血管紧张素-醛固酮水平。

（2）24 小时动态血压。

（3）肾放射性核素检查了解分肾功能，必要时做卡托普利激发试验。

（4）眼底检查。

> **释义**
>
> - 部分检查可以在门诊完成。
> - 根据病情部分检查可以不进行。

（七）选择用药

1. 抗高血压药物　血管紧张素转换酶抑制剂或紧张素Ⅱ受体阻滞剂一方面可特异性作用于肾素血管紧张素系统，控制肾血管性高血压十分有效，但另一方面由于阻断了出球小动脉的收缩，可能导致患肾肾小球滤过压下降，肾功能损害，对于双侧或单功能肾肾动脉狭窄患者，可能诱发急性肾功能不全。对于禁用血管紧张素转换酶抑制剂或血管紧张素Ⅱ受体阻滞剂的患者，钙通道阻滞剂和 β 受体阻滞剂为较安全有效的降压药物，其他药物如 α 受体拮抗剂、非特异性血管扩张剂及中枢性降压药也可考虑适当合用。

2. 抗血小板药物

（1）无禁忌证的患者均应当长期服用阿司匹林，如使用阿司匹林有禁忌或不能耐受者，可改用氯吡格雷替代。

（2）行介入治疗者，常规联用阿司匹林+氯吡格雷术前至少 2 天；术后维持 1~3 个月。

3. 调脂药物　高脂血症者长期应用他汀类和（或）贝特类药物。

4. 其他药物　伴随疾病的治疗药物等。

> **释义**
>
>   ■ 药物治疗
>
>   肾血管性高血压的降压治疗除遵循高血压指南的一般原则外，要重点拮抗肾动脉狭窄导致肾素-血管紧张素-醛固酮系统激活这一关键病理生理环节。为达到更为理想的降压效果，减少不良反应，往往需要联合使用两种或两种以上降压药物，或使用固定剂量复方制剂提高长期治疗依从性，如氨氯地平贝那普利片（Ⅱ）。常用联合降压方案包括 ACEI 或 ARB+噻嗪类利尿剂、ACEI 或 ARB+二氢吡啶类 CCB；真实世界研究显示，ARB/氢氯噻嗪（尤其是厄贝沙坦/氢氯噻嗪）的联合治疗方案降压达标率更高。
>
>   肾动脉粥样硬化的药物治疗：包括戒烟、调脂、降糖和服用阿司匹林等综合治疗。大动脉炎患者病变活动期需予以规范的抗炎和免疫抑制剂治疗。FMD 病因尚未见特异的药物治疗问世。其他特异性病因治疗本文不再涉及。

（八）经皮介入手术

1. 手术时间　完成常规检查和手术风险评估后。
2. 麻醉方式　局部麻醉。
3. 手术方式　肾动脉成形或支架植入术。
4. 术中用药　抗血栓药（普通肝素）、血管活性药、抗心律失常药等。
5. 术前、术中补液　在心功能允许的情况下，经静脉补液，保证充足的血容量。

（九）术后处理

1. 即刻检查项目　生命体征检查、心电图、心电监测、穿刺部位情况。
2. 病情不稳定或有严重并发症时住重症监护病房。
3. 停用或减用降压药物，密切观测血压变化，根据血压对介入治疗的反应调整抗高血压药物。
4. 多饮水或经静脉予以充分补液，保证 4~6 小时内尿量达 1000ml 以上，必要时给予呋塞米，使造影剂尽早尽快排泄。
5. 术后住院观察 1~3 天。
（1）每天需检查项目：心电图、血常规、尿常规、肾功能、电解质。
必要时根据需要查：大便潜血、血糖、凝血功能、腹部 B 超、血气分析。
（2）每天需观察项目：血压、尿量、是否有腹部不适、是否有穿刺部位出血、渗血情况，及时发现和处理并发症。

（十）出院标准

1. 肾功能正常，或与术前比较肾功能好转/无变化。
2. 血压与术前比较降低，或用降压药能<160/100mmHg。
3. 没有遗留未治疗的严重介入相关并发症。
4. 穿刺部位愈合良好。

> **释义**
>
>   ■ 按肾动脉介入规范处理。

（十一）变异及原因分析

1. 肾动脉造影后转血管外科行开放手术。
2. 肾动脉介入术中出现并发症。
3. 发现其他血管病变，需进一步检查治疗。

> **释义**
>
> ■ 微小变异：因为医院个别检验项目难以及时，不能按照要求完成检查；因为节假日不能按照要求完成检查；患者不愿配合完成相应检查，短期不愿按照要求出院随诊。
>
> ■ 重大变异：因基础疾病需要进一步诊断和治疗；因各种原因需要其他治疗措施；医院与患者或家属发生医疗纠纷，患者要求离院或转院；不愿按照要求出院随诊而导致住院时间明显延长等。

四、肾血管性高血压临床路径给药方案

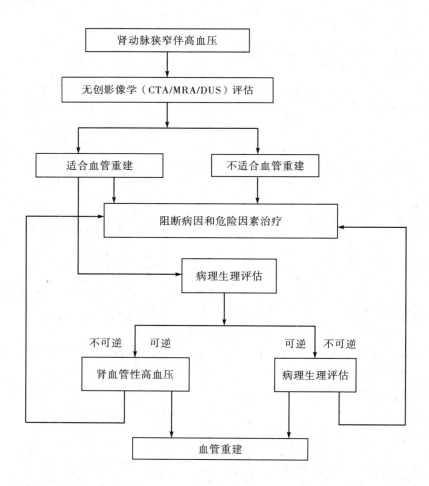

【用药选择】

ACEI、ARB 可以有效控制肾动脉狭窄患者的高血压，并延缓肾脏疾病的进展，对单侧肾动脉狭窄引起的高血压可列为首选。钙拮抗剂和 β 受体阻滞剂也可以使肾动脉狭窄患者的血压下降，但降压幅度往往不够理想。推荐使用 ACEI 或 ARB+噻嗪类利尿剂、ACEI 或 ARB+二氢吡啶类 CCB 等联合用药方案，降压幅度更大，不良反应较少。服用相应的复方制剂，如厄贝沙坦氢氯噻嗪、氨氯地平贝那普利片，氨氯地平缬沙坦片等不仅可以达到较为理想的降压效果，保护肾功能，降低尿蛋白，也可提高患者服药依从性。

【药学提示】

ACEI、ARB 可拮抗肾动脉狭窄导致肾素-血管紧张素-醛固酮系统激活这一关键病理生理环节。

【注意事项】

在双侧肾动脉狭窄、孤立肾的肾动脉狭窄的患者中应用 ACE 抑制剂、ARB 有可能导致急性肾衰竭，列为相对禁忌证，要十分谨慎。在初始服用阶段需小剂量开始，逐渐加量，并密切监视肾功能和尿量。如血肌酐轻度上升（升幅<30%），一般不需停药，严密监测；但如血肌酐升幅>50%，则提示诱发肾功能不全，应立即停用或减量。

五、推荐表单

(一) 医师表单

肾血管性高血压临床路径医师表单

适用对象：第一诊断为肾动脉狭窄伴肾血管性高血压（ICD-10：I70.1 伴 I15.0）

行肾动脉成形或支架置入术〔ICD-9-CM-3：（39.9003/00.5501）伴 39.5002〕

患者姓名：		性别：	年龄：	门诊号：	住院号：
住院日期：	年 月 日	出院日期：	年 月 日		标准住院日：≤5 天

日期	住院第 1 天	住院第 2 天 （术前准备）
主要诊疗工作	□ 病史采集与体格检查 □ 描记 18 导联心电图 □ 测量四肢血压（ABI） □ 上级查房：提出初步诊断，制订进一步诊疗方案 □ 进行常规治疗（参见相关心血管病诊疗指南） □ 完成病历书写及上级医师查房记录	□ 日常查房，完成病程记录 □ 完善术前常规检查，复查异常的检验结果 □ 上级查房：进行介入手术风险评估，制定肾动脉造影和介入治疗方案 □ 完成上级医师查房记录 □ 与患者及家属谈话：介绍手术适应证、手术过程和可能发生并发症的风险，并签署知情同意书 □ 检查、调整术前常规用药 □ 介入术前准备、术前医嘱 □ 术者术前看患者，确认手术指征、禁忌证，决定是否手术
重点医嘱	**长期医嘱：** □ 高血压护理常规 □ 一级/二级护理 □ 低盐低脂饮食 □ 阿司匹林、氯吡格雷联合应用 □ 调脂治疗：他汀类和（或）贝特类药物 □ 降压治疗：利尿剂、β 受体阻滞剂、钙阻滞剂（无禁忌证者常规使用） □ ACEI/ARB（其他降压药无效，无禁忌证者使用） **临时医嘱：** □ 血常规+血型、尿常规+酮体，大便常规+潜血 □ 凝血功能、肝肾功能、电解质、血糖、血脂、ESR、CRP，感染性疾病筛查 □ 心电图、胸片、超声心动图 □ 肾脏/肾动脉：选择 MRA、CTA 或组织多普勒超声 □ 必要时检查：血气分析，卧、立位肾素-血管紧张素-醛固酮水平，24 小时动态血压，眼底检查，GFR 或肾放射性核素卡托普利（开搏通）激发试验	**临时医嘱：** □ 拟明日行肾动脉造影+介入术 □ 术前 4~6 小时禁食、禁水 □ 备皮 □ 术前镇静 □ 足量使用抗血小板药物（阿司匹林+氯吡格雷）

续　表

日期	住院第 1 天	住院第 2 天（术前准备）
病情 变异 记录	□ 无　□ 有，原因： 1. 2.	□ 无　□ 有，原因： 1. 2.
医师 签名		

日期	住院第 3 天（手术日）	
	术前	术后
主要诊疗工作	□ 住院医师查房，检测心率、血压、心电图，完成术前病程记录 □ 肾血管性高血压常规治疗 □ 检查抗血小板药物剂量 □ 完成术前风险评估	□ 住院医师接诊术后患者，检查心率、血压、心电图，并书写术后病程记录 □ 严密观察穿刺部位出血、渗血征象 □ 观察患者不适症状，及时发现和处理介入术后并发症 □ 停用或减用降压药物，密切观测血压变化，根据血压对介入治疗的反应调整抗高血压药物 □ 介入术后常规治疗（参见相关心血管病诊疗指南）
重点医嘱	**临时医嘱：** □ 今日行肾动脉造影+支架植入术	**长期医嘱：** □ 介入术后护理常规 □ 一级护理 □ 低盐低脂饮食 □ 持续心电监测，血压监测 □ 停用或减用降压药物，密切观测血压变化，根据血压对介入治疗的反应调整抗高血压药物 □ 其他药物治疗同前 □ 介入术后常规治疗 **临时医嘱：** □ 尿常规、肾功能、电解质、血常规 □ 心电图
病情变异记录	□ 无　□ 有，原因： 1. 2.	□ 无　□ 有，原因： 1. 2.
医师签名		

日期	住院第 4 天（术后第 1 天）	住院第 5 天（出院日）
主要诊疗工作	□ 上级医师查房 □ 完成上级医师查房记录 □ 穿刺部位换药 □ 严密观察病情，及时发现和处理介入术后并发症	□ 住院医师查房，监测心率、血压、心电图，并完成出院前病程记录 □ 书写出院记录、诊断证明，填写住院病历首页 □ 向患者及家属交代出院后注意事项，预约复诊时间 □ 如果患者不能出院，在病程记录中说明原因和继续治疗的方案 □ 二级预防的方案
重点医嘱	长期医嘱： □ 介入术后护理常规 □ 一级/二级护理 □ 低脂饮食 □ 持续心电监测 □ 停用或减用降压药物，密切观测血压变化，根据血压对介入治疗的反应调整抗高血压药物 □ 其他药物治疗同前 □ 介入术后常规治疗	出院医嘱： □ 低盐低脂饮食、适当运动、改善生活方式（戒烟） □ 控制高血压、高血脂、糖尿病等危险因素 □ 出院带药（根据情况）：他汀类药物、抗血小板药物、β 受体阻滞剂、ACEI、钙阻滞剂等 □ 定期复查
病情变异记录	□ 无　□ 有，原因： 1. 2.	□ 无　□ 有，原因： 1. 2.
医师签名		

（二）护士表单

肾血管性高血压临床路径护士表单

适用对象：第一诊断为肾动脉狭窄伴肾血管性高血压（ICD-10：I70.1 伴 I15.0）

行肾动脉成形或支架置入术〔ICD-9-CM-3：（39.9003/00.5501）伴 39.5002〕

患者姓名：	性别：	年龄：	门诊号：	住院号：
住院日期： 年 月 日	出院日期： 年 月 日			标准住院日：≤5 天

时间	住院第 1~2 天	住院第 3 天	住院第 4~5 天
健康宣教	□ 介绍主管医师、护士 □ 介绍环境、设施 □ 介绍住院注意事项 □ 向患者宣教高血压生活方式的管理 □ 主管护士与患者沟通，了解并指导心理应对 □ 宣教疾病知识、用药知识及特殊检查操作过程注意事项	□ 告知手术操作前后饮食、活动及探视注意事项及应对方式	□ 告知康复和锻炼注意事项 □ 定时复查 □ 出院带药服用方法 □ 饮食休息等注意事项指导
护理处置	□ 核对患者，佩戴腕带 □ 建立入院护理病历 □ 备皮	□ 随时观察患者病情变化 □ 遵医嘱正确使用和核查用药 □ 遵医嘱完成相关检查 □ 心理护理	□ 办理出院手续 □ 书写出院小结
基础护理	□ 二级护理 □ 晨晚间护理 □ 患者安全管理	□ 一级护理 □ 晨晚间护理 □ 患者安全管理	□ 二级护理 □ 晨晚间护理 □ 患者安全管理
专科护理	□ 护理查体 □ 心率、血压监测 □ 需要时请家属陪护 □ 心理护理	□ 术前准备 □ 禁食、禁水 □ 执行术前医嘱，建立静脉通道，术前药物 □ 经静脉予以充分的补液，保证术中血容量充足 □ 术后心率、血压监测 □ 加强水化，记录尿量，术后 4~6 小时>1000ml □ 观察患者穿刺部位出血、渗血情况 □ 注意并发症征象	□ 注意并发症征象 □ 心理护理
重点医嘱	□ 详见医嘱执行单	□ 详见医嘱执行单	□ 详见医嘱执行单

时间	住院第 1~2 天	住院第 3 天	住院第 4~5 天
病情 变异 记录	□无 □有，原因： 1. 2.	□无 □有，原因： 1. 2.	□无 □有，原因： 1. 2.
护士 签名			

（三）患者表单

肾血管性高血压临床路径患者表单

适用对象：第一诊断为肾动脉狭窄伴肾血管性高血压（ICD-10：I70.1 伴 I15.0）

行肾动脉成形或支架置入术 ［ICD-9-CM-3：（39.9003/00.5501）伴 39.5002］

患者姓名：		性别：	年龄：	门诊号：	住院号：
住院日期： 年 月 日		出院日期： 年 月 日			标准住院日：≤5 天

时间	入院 1~2 天	住院第 3 天	住院第 4~5 天（出院日）
医患配合	□ 配合询问病史、收集资料，请务必详细告知既往史、用药史、过敏史 □ 配合进行体格检查 □ 配合完善相关检查、化验 □ 医师向患者及家属介绍病情，签订手术知情同意书 □ 配合医师调整用药 □ 有任何不适告知医师	□ 配合完成术前准备和了解手术注意事项 □ 配合术后观察、恢复（多饮水，卧床 24 小时） □ 有任何不适告知医师	□ 接受出院前指导 □ 知道复查程序 □ 获取出院诊断书
护患配合	□ 配合测量体温、脉搏、呼吸、血压、血氧饱和度、体重 □ 配合完成入院护理评估单（简单询问病史、过敏史、用药史） □ 接受入院宣教（环境介绍、病室规定、订餐制度、贵重物品保管等） □ 有任何不适告知护士	□ 配合测量体温、脉搏、呼吸，询问每日排便情况 □ 接受相关化验检查宣教，正确留取标本，配合检查 □ 有任何不适告知护士 □ 接受输液、服药治疗 □ 注意术后 24 小时卧床，限制患肢活动，避免穿刺点出血 □ 配合执行探视及陪护 □ 接受疾病及用药等相关知识指导	□ 接受出院宣教 □ 办理出院手续 □ 获取出院带药 □ 知道服药方法、作用、注意事项 □ 知道复印病历方法
饮食	□ 正常普食	□ 按医嘱	□ 正常普食
排泄	□ 正常排尿便	□ 术后卧床 24 小时排尿便	□ 正常排尿，大便避免用力
活动	□ 适量活动	□ 术后卧床 24 小时	□ 少量活动

附：原表单（2010 年版）

肾血管性高血压临床路径表单

适用对象：第一诊断为肾动脉狭窄伴肾血管性高血压（ICD-10：I70.1 伴 I15.0）

行肾动脉成形或支架植入术［ICD-9-CM-3：（39.9003/00.5501）伴 39.5002］

患者姓名：	性别：　　年龄：　　门诊号：	住院号：
住院日期：　　年　月　日	出院日期：　　年　月　日	标准住院日：≤5 天

日期	住院第 1 天	住院第 2 天（术前准备）
主要诊疗工作	□ 病史采集与体格检查 □ 描记 18 导联心电图 □ 测量四肢血压（ABI） □ 上级查房：提出初步诊断，制订进一步诊疗方案 □ 进行常规治疗（参见相关心血管病诊疗指南） □ 完成病历书写及上级医师查房记录	□ 日常查房，完成病程记录 □ 完善术前常规检查，复查异常的检验结果 □ 上级查房：进行介入手术风险评估，制定肾动脉造影和介入治疗方案 □ 完成上级医师查房记录 □ 与患者及家属谈话：介绍手术适应证、手术过程和可能发生并发症的风险，并签署知情同意书 □ 检查、调整术前常规用药 □ 介入术前准备、术前医嘱 □ 术者术前看患者，确认手术指征、禁忌证，决定是否手术
重点医嘱	**长期医嘱：** □ 高血压护理常规 □ 一级/二级护理 □ 低盐低脂饮食 □ 阿司匹林、氯吡格雷联合应用 □ 调脂治疗：他汀类和（或）贝特类药物 □ 降压治疗：利尿剂、β 受体阻滞剂、钙阻滞剂（无禁忌证者常规使用） □ ACEI/ARB（其他降压药无效，无禁忌证者使用） **临时医嘱：** □ 血常规+血型、尿常规+酮体，大便常规+潜血 □ 凝血功能、肝肾功能、电解质、血糖、血脂、ESR、CRP，感染性疾病筛查 □ 心电图、胸片、超声心动图 □ 肾脏/肾动脉：选择 MRA、CTA 或组织多普勒超声 □ 必要时检查：血气分析，卧、立位肾素-血管紧张素-醛固酮水平，24 小时动态血压，眼底检查，GFR 或肾放射性核素卡托普利激发试验	**长期医嘱：** □ 高血压护理常规 □ 一级/二级护理 □ 低盐低脂饮食 □ 降压治疗：利尿剂、β 受体阻滞剂、钙离子通道阻滞剂（无禁忌证者常规使用） □ 阿司匹林、氯吡格雷联合应用 □ 调脂治疗：他汀类和（或）贝特类药物 □ ACEI/ARB（其他降压药无效，无禁忌证者使用） **临时医嘱：** □ 拟明日行肾动脉造影+介入术 □ 术前 4~6 小时禁食、禁水 □ 备皮 □ 术前镇静 □ 足量使用抗血小板药物（阿司匹林+氯吡格雷）
主要护理工作	□ 入院宣教 □ 完成患者心理与生活护理 □ 安排各项检查时间 □ 完成日常护理工作	□ 完成患者心理与生活护理 □ 安排各项检查时间 □ 完成日常护理工作

续　表

日期	住院第 1 天	住院第 2 天（术前准备）
病情 变异 记录	□ 无　□ 有，原因： 1. 2.	□ 无　□ 有，原因： 1. 2.
护士 签名		
医师 签名		

日期	住院第 3 天（手术日）	
	术前	术后
主要诊疗工作	□ 住院医师查房，检测心率、血压、心电图，完成术前病程记录 □ 肾血管性高血压常规治疗 □ 检查抗血小板药物剂量 □ 完成术前风险评估	□ 住院医师接诊术后患者，检查心率、血压、心电图，并书写术后病程记录 □ 严密观察穿刺部位出血、渗血征象 □ 观察患者不适症状，及时发现和处理介入术后并发症 □ 停用或减用降压药物，密切观测血压变化，根据血压对介入治疗的反应调整抗高血压药物。 □ 介入术后常规治疗（参见相关心血管病诊疗指南）
重点医嘱	长期医嘱： □ 高血压护理常规 □ 一级/二级护理 □ 低盐低脂饮食 □ 持续心电监测 □ 阿司匹林、氯吡格雷联合应用 □ 调脂治疗：他汀类和（或）贝特类药物 □ 降压治疗：利尿剂、β 受体阻滞剂、钙阻滞剂（无禁忌证者常规使用） □ ACEI/ARB（其他降压药无效，无禁忌证者使用） 临时医嘱： □ 今日行肾动脉造影+支架植入术	长期医嘱： □ 介入术后护理常规 □ 一级护理 □ 低盐低脂饮食 □ 持续心电监测，血压监测 □ 停用或减用降压药物，密切观测血压变化，根据血压对介入治疗的反应调整抗高血压药物 □ 其他药物治疗同前 □ 介入术后常规治疗 临时医嘱： □ 尿常规、肾功能、电解质、血常规 □ 心电图
主要护理工作	□ 完成患者心理与生活护理 □ 完成日常护理工作 □ 完成术前护理工作 □ 执行术前医嘱，建立静脉通道，术前药物 □ 经静脉予以充分的补液，保证术中血容量充足	□ 完成患者心理与生活护理 □ 安排各项检查时间 □ 完成日常护理工作 □ 观察患者穿刺部位出血、渗血情况 □ 加强水化，记录尿量，术后 4~6 小时>1000ml
病情变异记录	□ 无　□ 有，原因： 1. 2.	□ 无　□ 有，原因： 1. 2.
护士签名		
医师签名		

日期	住院第 4 天（术后第 1 天）	住院第 5 天（出院日）
主要诊疗工作	□ 上级医师查房 □ 完成上级医师查房记录 □ 穿刺部位换药 □ 严密观察病情，及时发现和处理介入术后并发症	□ 住院医师查房，监测心率、血压、心电图，并完成出院前病程记录 □ 书写出院记录、诊断证明，填写住院病历首页 □ 向患者及家属交代出院后注意事项，预约复诊时间 □ 如果患者不能出院，在病程记录中说明原因和继续治疗的方案 □ 二级预防的方案
重点医嘱	长期医嘱： □ 介入术后护理常规 □ 一级/二级护理 □ 低脂饮食 □ 持续心电监测 □ 停用或减用降压药物，密切观测血压变化，根据血压对介入治疗的反应调整抗高血压药物 □ 其他药物治疗同前 □ 介入术后常规治疗	出院医嘱： □ 低盐低脂饮食、适当运动、改善生活方式（戒烟） □ 控制高血压、高血脂、糖尿病等危险因素 □ 出院带药（根据情况）：他汀类药物、抗血小板药物、β 受体阻滞剂、ACEI、钙阻滞剂等 □ 定期复查
主要护理工作	□ 完成患者心理与生活护理 □ 完成日常护理工作 □ 观察穿刺部位情况	□ 帮助办理出院手续 □ 出院指导 □ 出院后肾动脉狭窄二级预防宣教
病情变异记录	□ 无 □ 有，原因： 1. 2.	□ 无 □ 有，原因： 1. 2.
护士签名		
医师签名		

第十八章

肥厚型梗阻性心肌病临床路径释义

一、肥厚型梗阻性心肌病编码

疾病名称及编码：肥厚型梗阻性心肌病（ICD-10：I42.1）

手术操作及编码：经皮室间隔心肌消融术（ICD-9-CM-3：37.34）

　　　　　　　　室间隔切除术（ICD-9-CM-3：37.34）

　　　　　　　　起搏器植入术（ICD-9-CM-3：37.83）

　　　　　　　　植入式心律转复除颤器（ICD-9-CM-3：37.94）

二、临床路径检索方法

I42.1 伴（37.34/37.83/37.94）

三、标准住院流程

（一）适用对象

肥厚型梗阻性心肌病的患者。

> **释义**
>
> ■ 肥厚型心肌病（HCM）是一种以心肌肥厚为特征的心肌疾病，主要表现为左室室壁增厚，通常指二维超声心动图下测量的左心室壁厚度超过 15mm，有明确家族史患者，室间隔或左室壁超过 13mm，青少年成员 11~14mm，儿童患者指室壁厚度超过正常平均值大于或等于 2 倍的标准差，通常不伴有左心室腔的扩大。需排除负荷增加如高血压、主动脉瓣狭窄等引起的左室室壁增厚。
>
> ■ 根据超声心动图检查时测定的左室流出道与主动脉压力阶差，HCM 患者分为梗阻性、非梗阻性及隐匿梗阻性 HCM。这种分类方法有利于指导患者治疗方案的选择，是目前临床最常用的分类方法。安静时压力阶差超过 30mmHg 为梗阻性 HCM。隐匿性的患者安静时左室流出道与主动脉压力阶差正常，负荷运动时压差超过 30mmHg，无梗阻性安静或负荷时压力阶差低于 30mmHg。其中梗阻性或者隐匿梗阻性患者均称之为梗阻性肥厚型心肌病。

（二）诊断依据

症状：胸闷、胸痛（多在劳累后出现）、心悸、黑矇、晕厥、猝死、心力衰竭。

体格检查：心脏杂音（胸骨左缘下段心尖内侧可听到收缩中期或晚期喷射性杂音，体力劳动后或过早搏动后均可使杂音增强，下蹲、紧握拳时均可使杂音减弱）。

家族史。

心脏超声：提示肥厚型梗阻性心肌病［左心室间隔较心室后壁更为肥厚，左心室腔小，流出道狭窄和心脏收缩时二尖瓣前瓣叶向前移位（SAM 征）］。

心导管检查和左心室造影：左心导管检查显示左心室舒张末期压力显著升高，左心室腔与流出道之间存在收缩期压力阶差。左心室造影可显示流出道前上方肥厚隆起的心室间隔和流出道后壁的二尖瓣前瓣叶,左心室腔弯曲,收缩末期左心室容量小和粗大的乳头肌。

> **释义**
>
> ■ 本病常有明显家族史（约占 2/3）,目前被认为是常染色体显性遗传疾病,肌小节结构蛋白编码基因如心脏肌球蛋白重链及心脏型肌球蛋白结合蛋白 C 基因突变是主要的致病因素。
>
> ■ HCM 诊断主要依靠症状、体征和典型的超声心动图改变,超声心动图是诊断 HCM 的首选无创检查方法。HCM 症状和体征变异大,胸痛、胸闷、心悸是最为常见的症状,有的患者可无任何不适,也有患者首发症状就是猝死,而超声心动图可以作为确诊 HCM 的客观评价指标。成人中 HCM 的超声心动图诊断标准为:左室心肌某节段或多个节段室壁厚度≥15mm,并排除引起的心脏负荷增加的其他疾病,如高血压、瓣膜病等。对于超声检查不典型的患者可以给予心脏磁共振检查,心脏磁共振检查比超声心动图能提供更多信息,有助于确诊或者鉴别诊断。应该对所有可疑患者调查家族史。对于拟行侵入性治疗的患者应该完善心导管检查和左室造影检查,以了解冠脉各分支的情况和左室流出道压力、左室的形态。心电检查包括常规 12 导心电图和 24 小时动态心电图也是必须评价手段。有条件者建议行基因检测。
>
> ■ HCM 患者心脏杂音常与左室流出道梗阻和二尖瓣反流有关,与左室流出道梗阻有关的杂音多由室间隔上部肥厚以及二尖瓣收缩期前向运动（SAM）引起,导致紧邻 S1 前出现明显的递增递减型杂音,该杂音在心尖和胸骨左缘下部最清晰,可向腋窝和心底部传导,杂音比较粗糙。左室流出道梗阻加剧时杂音增强,常见于患者从蹲、坐、仰卧等姿势变换为直立姿势时,以及 Valsalva 动作、室性早搏后代偿性搏动的心肌收缩力增强或使用硝酸甘油后,左室流出道梗阻减轻时杂音减弱,常见于患者由站姿变换至坐或蹲姿,或双上肢交叉紧握、被动抬高下肢后。

（三）进入路径标准

符合诊断依据（二）并准备行酒精消融术及 DDD/ICD 的患者临床路径。

行酒精消融术适应证:左心导管检查静息状态下左室流出道压力阶差（LVOTPG）≥50mmHg 或激发的 LVOTPG≥100mmHg。超声显示主动脉瓣下肥厚,并有与 SAM 有关的压力阶差及室中部的阶差。冠状动脉造影有合适的间隔支。

DDD/ICD 适应证:不适合酒精消融术的患者,心电监测或动态心电图发现恶性心律失常（成对室性早搏、R On T 室性早搏、室性心动过速等）。

> **释义**
>
> ■ 梗阻性肥厚型心肌病治疗分为药物治疗和侵入性治疗。针对流出道梗阻,内科药物治疗效果差、左室流出道压差超过 50mmHg 以上的患者可以考虑侵入性的治疗方法,包括经皮室间隔心肌消融术（PTSMA）和室间隔切除术。拟行 PTSMA 者进入本路径,拟行外科室间隔切除术不进入本路径。
>
> ■ PTSMA 指征如上所述或者参照 2012 年肥厚型梗阻性心肌病室间隔心肌消融术中国专家共识。

■对于部分梗阻性或者隐匿梗阻性患者 LVOTO≥50mmHg、窦性心律且药物治疗无效的患者，若合并有室间隔酒精消融或室间隔切除术禁忌证或术后发生心传导阻滞风险较高，植入双腔 DDD 起搏器对有严重症状的梗阻型 HCM 可能有用，尤其适应于心率缓慢的患者。拟行 DDD 治疗者进入本路径。

■猝死是年轻 HCM 最严重的临床事件，HCM 是导致年轻人猝死的重要病因，所有 HCM 患者需要危险分层，对于高危患者应该考虑植入 ICD。可以评估患者是否需要植入 ICD 的临床因素包括：非持续性室性心动过速、最大左室室壁厚度超过 30mm、猝死家族史、不明原因的晕厥和运动时血压反应异常，其他指标如心肌纤维化、左室心尖部室壁瘤和肌节蛋白基因突变对评估患者猝死风险可能也有帮助。2014 年《ESC 肥厚型心肌病诊断与治疗管理指南》推出了猝死预测模型也有助于指导高危患者的评价和 ICD 植入。因此应该完善检查对上述猝死相关危险因素及时识别。拟行 ICD 治疗者进入本临床路径。

（四）标准住院日

平均 7 天。

释义

■术前完善检查 3 天，在住院 3~4 天内行介入治疗，介入治疗术后 3~4 天出院。总住院 7 天符合临床路径要求。

（五）住院期间的检查项目

1. 必需的检查项目 心脏超声、血常规、肝肾功能、电解质、凝血机制、术前三项、大便常规、尿常规、动态心电图、心肌酶及肌钙蛋白、冠脉造影、左心导管检查。
2. 根据患者病情进行的检查项目 脑钠肽、甲状腺功能、磁共振、运动负荷试验。

释义

■必须检查项目在介入治疗术前必须完成，确保治疗安全性。主管医师、病房护士和介入中心配台护士必须核查。

■术前需要完成甲状腺功能检查，因为进入临床路径的患者几乎均需要行含碘造影剂检查。Holter 也建议术前完成检查，HCM 患者要评价 SCD 风险。脑钠肽可根据患者心功能情况选做。

■对于超声心动图检查不典型的患者术前给予心脏磁共振检查，对于不典型部位肥厚的识别心脏磁共振检查优于超声心动图。

■左室流出道与主动脉之间的压力阶差是动态变化的，受各种改变心肌收缩力和负荷量因素的影响（如脱水、饮酒、饱食、运动、体位、用药等）。因此，对静息时没有发现左室流出道梗阻的患者，如果患者有症状，可考虑做运动负荷检查，以排除隐匿性梗阻，观察运动后左室流出道压差、血压的变化及合并心律失常等情况，运动负荷检查前应做好术前准备。运动负荷方法有标准症状限制 Bruce 方案，替代的方法有药物激发（即亚硝酸戊酯、多巴酚丁胺、异丙肾上腺素）和 Valsalva 试验。

（六）治疗方案的选择
足量长疗程 β 受体阻滞剂、非二氢吡啶类钙离子拮抗剂、酒精消融术/DDD/ICD 植入。

> 释义
>
> ■ 药物治疗是肥厚型梗阻性心肌病的基础治疗，β 受体阻滞剂是首选药物，根据血压、心率情况逐渐加至最大耐受尽量。对于有胸痛症状的患者，如果左室流出道压力阶差不超过 100mmHg 或者无肺水肿，也可以选用非二氢吡啶类钙离子拮抗剂，常用制剂维拉帕米，如果维拉帕米缓释片不耐受，可给予地尔硫草。
> ■ 约 1/4 的肥厚型心肌病患者合并房颤，一旦出现房颤即可启动口服抗凝治疗。
> ■ 酒精消融术/DDD/ICD 植入治疗指征参照进入路径标准。

（七）预防性抗菌药物选择与使用时机
无。

> 释义
>
> ■ 一般情况下植入 DDD/ICD 需要预防使用抗生素，常规介入应术前给予，术后给予不超过 48~72 小时。酒精消融术可不给予预防性使用抗生素，如术中植入临时起搏器，术后需要预防使用抗生素。

（八）手术日
入院后 1~3 天。

> 释义
>
> ■ 本路径规定介入治疗麻醉方式均是局部麻醉。行酒精消融术患者消融实施前给予镇痛药物，术中和术后根据疼痛情况追加。
> ■ 术中心电监测和血流动力学监测。
> ■ 术中超声心动图声学造影有利于指导选择消融靶血管，有条件的单位和患者可选择使用该技术。

（九）术后恢复
3~7 天。

> **释义**
>
> ■ 注意做好穿刺位点的管理，减少穿刺并发症。
>
> ■ 行酒精消融术治疗的患者，介入结束后转至监护病房观察 24 小时，密切监测各项声明体征和心电监测。行 DDD/ICD 治疗的患者如术中出现严重并发症或者血流动力学变化，也建议介入结束后转至监护病房观察。
>
> ■ 术后即刻和术后次日复查超声心动图，明确左室流出道压差变化和及时发现心脏本身的并发症。
>
> ■ 术后常规复查心电图。
>
> ■ 术后抽血检查包括心肌酶和 TNT/TNI、肝肾功能、电解质和血常规。
>
> ■ 术后根据血压、心率情况及时调整 β 受体阻滞剂、非二氢吡啶类钙离子拮抗剂的使用。

（十）出院标准

症状缓解，流出道压力阶差减小。

> **释义**
>
> ■ 无明显不适、无严重并发症的患者一般术后 3~4 天出院。
>
> ■ 酒精消融治疗有效标准：左室流出道压差下降≥50%，或静息压差<30mmHg。

（十一）变异及原因分析

1. 出现手术并发症　如血气胸、伤口感染、穿孔等，延长住院时间。
2. 死亡，退出路径。

> **释义**
>
> ■ 变异是指入选临床路径的患者未能按路径流程完成医疗行为或未达到预期的医疗质量控制目标。这包含三方面情况：①按路径流程完成治疗，但出现非预期结果，可能需要后续进一步处理。②按路径流程完成治疗，但超出了路径规定的时限。实际住院日超出标准住院日要求，或未能在规定的手术日时间限定内实施手术等；③不能按路径流程完成治疗，患者需要中途退出路径。如治疗过程中出现严重并发症，导致必须中止路径或需要转入其他路径进行治疗等。对这些患者，主管医师均应进行变异原因的分析，并在临床路径的表单中予以说明。
>
> ■ 酒精消融术并发症如室间隔穿孔、严重房室传导阻滞、冠状动脉夹层，DDD/ICD 植入并发症如血气胸、伤口感染等，以及共同面临的并发症如心脏压塞（心包填塞）、穿刺部位如严重血肿（包括腹膜后血肿）和假性动脉瘤、其他脏器损伤如造影剂肾病、蓝趾综合征等，均可能导致住院时间延长或者转入其他路径处理。
>
> ■ 医师认可的变异原因主要指患者入选路径后，医师在检查及治疗过程中发现患者合并存在一些事前未预知的对本路径治疗可能产生影响的情况，需要中止执行路径或者是延长治疗时间、增加治疗费用。医师需在表单中明确说明。

> ■ 因患者方面的主观原因导致执行路径出现变异，也需要医师在表单中予以说明。

四、肥厚型梗阻性心肌病临床路径给药方案

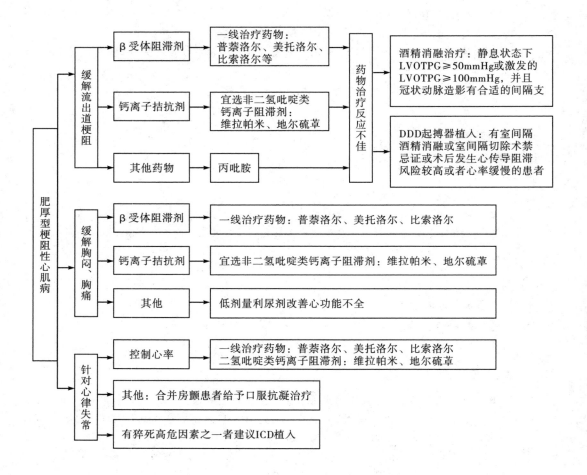

【用药选择】

β 受体阻滞剂是首选治疗药物，能够有效地减轻流出道梗阻和减缓心率，本身也有抗心律失常作用，临床上常用的 β 受体阻滞剂有普萘洛尔、美托洛尔和比索洛尔，需根据血压、心率情况逐渐加至最大耐受尽量。对于 β 受体阻滞剂不耐受的或者胸痛症状的患者，也可以选用非二氢吡啶类钙离子拮抗剂，常用非二氢吡啶类钙离子拮抗剂有维拉帕米，如果维拉帕米缓释片不耐受，可给予地尔硫草。对于不能耐受 β 受体阻滞剂或者维拉帕米的患者，Ia 类抗心律失常的药物丙吡胺也是有效的选择之一。约 1/4 的患者合并心房颤动，该类患者并发血栓栓塞（包括中风和外周血管栓塞事件）的发病率为接近 30%，显著高于普通房颤患者，因此该类患者无需 CHA2DS2-VASc 评分即可给予口服抗凝治疗，临床使用比较成熟的是华法林，对于患者国际标准化比值波动大不易调整的患者也可选用达比加群酯。

【药学提示】

1. β 受体阻滞剂　能使心肌收缩力减弱，减缓收缩期二尖瓣前向运动和减轻流出道梗阻，减少心肌氧耗，增加舒张期心室扩张，而且能减慢心率，延长舒张期，增加心搏出量和心肌有效灌注时间，同时本身有抗心律失常作用，因此该类药物适合于有心率快、流出道梗阻、心功能不全等不适的患者，对于心动过缓、RR 长间歇、低血压的患者慎用。常用剂量普萘洛尔、美托洛尔等 25~50mg/d，根据心率血压逐渐加至最大耐受剂量。

2. 钙离子通道阻断剂　是 β 受体阻滞剂的替代用药，该类药物阻断钙离子通道，减少钙内流，降低心肌收缩力，改善心肌的顺应性，从而有利于心脏的舒张。适应于心率快、流出道压差不超过 100mmHg 的患者，对于胸痛明显的患者也可与 β 受体阻滞剂合用。对于左室流出道压差严重升高（超过 100mmHg）或者肺水肿患者禁用，慎用与心动过缓、RR 长间歇、低血压患者。常用剂量维拉帕米 240~480mg/d、地尔硫䓬 30~90mg/d，缓释片更好。

3. 丙吡胺　是Ⅰ类抗心律失常药物，本身具有抗快速心律失常的作用，同时该药有较强的负性肌力作用，因此能够缓解左室流出道梗阻。该药适合于快速心律失常、β 受体阻滞剂或者钙离子通道阻断剂不耐受的患者。慎用于收缩期心力衰竭、前列腺肥大者。常用剂量100~150mg，每天 4 次。

4. 肥厚型心肌病合并房颤建议服用口服抗凝药物，使用剂量调整同于普通房颤抗凝。注意启动抗凝治疗不需要进行 CHA2DS2-VASc 评分，但出血情况评价可以参考房颤抗凝治疗的HAS-BLEED 出血评分。首选口服抗凝药物，如果华法林不耐受或者依从性不佳，建议阿司匹林+氯吡格雷长期应用。

【注意事项】

β 受体阻滞剂能和钙离子通道阻断剂联合使用，注意药物使用要遵循小剂量开始逐渐加量的原则，密切观察对于心率、心功能的抑制作用，一旦出现低血压、有症状的心动过缓，应该及时减量，严重的有症状低血压可以通过快速输液纠正，有症状的心动过缓可以植入临时起搏器。

注意肥厚型梗阻性心肌病患者慎用或者不用能够扩张血管或者降低后负荷的药物，包括ACEI/ARB、二氢吡啶类钙离子拮抗剂、硝酸酯类、α 受体阻滞剂，增加心肌收缩力的药物洋地黄类也慎用或者不用。

五、推荐表单

（一）医师表单

肥厚型梗阻性心肌病临床路径医师表单

适用对象：第一诊断为肥厚型梗阻性心肌病（ICD-10：I42.100）

行 DDD/ICD 安置术或酒精消融术

患者姓名：	性别： 年龄： 门诊号：	住院号：
住院日期： 年 月 日	出院日期： 年 月 日	标准住院日： 天

时间	住院第1天	住院第2天	住院第3天
诊疗工作	□ 询问病史，体检 □ 评价病史及基础病 □ 书写首次病程记录 □ 接诊后行常规心电图检查 □ 交代病情及其风险 □ 按需给予药物	□ 上级医师查房明确诊断与鉴别诊断，确定患者是否需要安置 DDD/ICD/酒精消融术 □ 完成术前准备，明确有无禁忌证 □ 告知患者及家属手术风险及相关的注意事项，签署手术知情同意书 □ 按需给予药物	□ 常规查房 □ 完成术前准备，明确有无禁忌证 □ 告知患者及家属手术风险及相关注意事项，签署手术知情同意书 □ 按需给予药物
重点医嘱	长期医嘱： □ 按心内科常规护理 □ 卧床休息 □ 吸氧 □ 病重 □ 陪护1人 临时医嘱： □ 心电图检查 □ 血常规 □ 生化 □ 凝血机制 □ 术前三项 □ 动态心电图 □ 心脏超声	长期医嘱： □ 按心内科常规护理 □ 卧床休息 □ 吸氧 □ 病重 □ 陪护1人 临时医嘱： □ 介入术前常规医嘱	长期医嘱： □ 按心内科常规护理 □ 卧床休息 □ 吸氧 □ 病重 □ 陪护1人 临时医嘱： □ 介入术前常规医嘱
病情变异记录	□ 无 □ 有，原因： 1. 2.	□ 无 □ 有，原因： 1. 2.	□ 无 □ 有，原因： 1. 2.
医师签名			

时间	住院第 4 天（手术日）		住院第 5 天
	术前	术后	
诊疗工作	□ 住院医师查房 □ 根据手术术前 2 小时至半小时预防性试验抗生素 □ 检查术前检查是否完善 □ 按需给予药物	□ 住院医师接诊术后患者，检查心率、血压、并书写病程记录 □ 穿刺部位加压包扎并制动 □ 严密观察穿刺部位、渗出情况 □ 观察患者不适情况，及时发现处理术后并发症 □ 必要时复查心肌坏死标志物和血常规等 □ 心电监护 □ 按需调整药物	□ 上级医师查房 □ 完成上级医师查房记录 □ 穿刺部位换药 □ 严密观察病情，及时发现和处理术后并发症 □ 按需调整药物
重点医嘱	长期医嘱： □ 按心内科常规护理 □ 卧床休息 □ 吸氧 □ 病重 □ 陪护 1 人 临时医嘱： □ 抗生素皮试（ ） □ 临时应用抗生素	长期医嘱： □ 按心内科常规护理 □ 卧床休息 □ 吸氧 □ 病重 □ 陪护 1 人 □ 注意伤口渗血情况 临时医嘱： □ 压迫 6 小时 □ 心电图 1 次 □ 持续心电监护	长期医嘱： □ 按心内科常规护理 □ 卧床休息 □ 吸氧 □ 病重 □ 陪护 1 人 □ 注意伤口渗血情况 临时医嘱： □ 动态心电图 □ 胸片 □ 持续心电监护 □ 血常规、生化
病情变异记录	□ 无　□ 有，原因： 1. 2.	□ 无　□ 有，原因： 1. 2.	□ 无　□ 有，原因： 1. 2.
医师签名			

时间	住院第 6 天	住院第 7 天（出院日）	住院第　天
诊疗工作	□ 上级医师查房 □ 伤口换药 □ 按需调整药物	□ 住院医师查房 □ 按需伤口换药 □ 按需调整药物	
重点医嘱	长期医嘱： □ 按心内科常规护理 □ 卧床休息 □ 吸氧 □ 病重 □ 陪护 1 人 □ 注意伤口渗血情况 □ 观察穿刺部位情况 临时医嘱： □ 穿刺处换药	长期医嘱： □ 按心内科常规护理 □ 卧床休息 □ 吸氧 □ 陪护 1 人 □ 注意伤口血肿、感染、渗血情况 □ 观察穿刺部位情况 临时医嘱： □ 穿刺处换药 □ 心脏超声 □ 出院	长期医嘱： 临时医嘱：
病情变异记录	□ 无　□ 有，原因： 1. 2.	□ 无　□ 有，原因： 1. 2.	□ 无　□ 有，原因： 1. 2.
医师签名			

（二）护士表单

肥厚型梗阻性心肌病临床路径护士表单

适用对象：第一诊断为肥厚型梗阻性心肌病（ICD-10：I42.100）

行 DDD/ICD 安置术或酒精消融术

患者姓名：		性别：　　年龄：　　门诊号：	住院号：
住院日期：　　年　月　日		出院日期：　　年　月　日	标准住院日：　　天

时间	住院第 1 天	住院第 2 天	住院第 3 天
健康宣教	□ 介绍主管医师、护士 □ 入院宣教（常规、安全）	□ 术前宣教 □ 服药宣教 □ 疾病宣教 □ 饮食、饮水、活动的宣教	□ DDD/ICD/酒精消融术前宣教
护理处置	□ 安置患者，佩戴腕带 □ 通知医师 □ 生命体征的监测测量 □ 吸氧 □ 交接液体 □ 病情交班 □ 配合治疗 □ 完成护理记录	□ 协助患者完成临床检查 □ 遵医嘱完成治疗 □ 完成护理记录	□ 评估患者全身情况 □ 观察生命体征 □ 协助患者完成临床检查 □ 注意化验结果回报 □ 完成护理记录
基础护理	□ 准备床单位、监护、吸氧 □ 生命体征的观察 □ 一级护理 □ 生活护理 □ 患者安全及心理护理	□ 生命体征的观察 □ 一级护理 □ 生活护理 □ 观察 24 小时出入量 □ 患者安全及心理护理	□ 病情的观察 □ 保持水、电解质平衡 □ 观察 24 小时出入量 □ 一级护理 □ 保证睡眠
专科护理	□ 使用药物的浓度剂量 □ 各种置管情况 □ 观察胸痛等不适情况	□ 使用药物的浓度剂量 □ 各种置管情况 □ 观察胸痛等不适情况	□ 介入治疗术前准备 □ 建立好静脉通路 □ 观察胸痛等不适情况
重点医嘱	□ 详见医嘱执行单	□ 详见医嘱执行单	□ 详见医嘱执行单
病情变异记录	□ 无　□ 有，原因： 1. 2.	□ 无　□ 有，原因： 1. 2.	□ 无　□ 有，原因： 1. 2.
护士签名			

时间	住院第 4 天（手术日）	住院第 5~6 天	住院第 7 天（出院日）
健康宣教	□ 饮食宣教 □ 服药宣教 □ 指导穿刺侧肢体活动 □ 疾病宣教	□ 指导恢复期的康复和锻炼（床上肢体活动） □ 饮食宣教 □ 疾病宣教 □ 康复宣教和二级预防	□ 活动指导 □ 康复宣教和二级预防 □ 出院宣教
护理处置	□ 观察生命体征 □ 观察 24 小时出入量 □ 观察穿刺部位 □ 遵医嘱配合急救和治疗 □ 完成护理记录 □ 维持静脉通畅 □ 静脉和口服给药 □ 协助患者进餐 □ 保持排便通畅	□ 观察生命体征 □ 完成常规化验采集 □ 观察 24 小时出入量 □ 遵医嘱完成治疗 □ 维持静脉通畅 □ 静脉和口服给药 □ 保持排便通畅 □ 生活护理 □ 给予心理支持 □ 完成护理记录	□ 观察生命体征 □ 观察 24 小时出入量 □ 遵医嘱完成治疗 □ 维持静脉通畅 □ 静脉和口服给药 □ 保持排便通畅 □ 生活护理 □ 给予心理支持 □ 完成护理记录 □ 配合患者做好出院准备
基础护理	□ 心率、心律，血压，血氧饱和度，呼吸 □ 一级护理 □ 准确记录出入量 □ 保持水、电解质平衡 □ 协助患者完成各项检查 □ 协助患者进食 □ 协助患者做好生活护理	□ 心率、心律，血压，血氧饱和度，呼吸 □ 完成常规标本采集 □ 准确记录出入量 □ 保持水、电解质平衡 □ 协助患者完成各项检查 □ 协助患者进食 □ 协助患者做好生活护理 □ 一级或护理	□ 心率、心律，血压，血氧饱和度，呼吸 □ 完成常规标本采集 □ 准确记录出入量 □ 保持水、电解质平衡 □ 协助患者完成各项检查 □ 协助患者进食 □ 办理出院事项 □ 二级护理
专科护理	□ 相关并发症的观察 □ 穿刺部位的观察	□ 做好拔除动脉鞘管的准备 □ 鞘管拔除时注意迷走反射的发生 □ 鞘管拔除后伤口沙袋压迫 6 小时，患侧肢体制动 24 小时 □ 相关并发症的观察	□ 相关并发症的观察
重点医嘱	□ 详见医嘱执行单	□ 详见医嘱执行单	□ 详见医嘱执行单
特殊情况记录	□ 无　□ 有，原因： 1. 2.	□ 无　□ 有，原因： 1. 2.	□ 无　□ 有，原因： 1. 2.
护士签名			

（三）患者表单

肥厚型梗阻性心肌病临床路径患者表单

适用对象：第一诊断为肥厚型梗阻性心肌病（ICD-10：I42.100）
　　　　　行 DDD/ICD 安置术或酒精消融术

患者姓名：		性别：　　　年龄：　　门诊号：	住院号：
住院日期：　　年　月　日		出院日期：　　年　月　日	标准住院日：　　　天

时间	住院第 1~2 天	住院第 2~3 天	住院第 4 天（手术日）
医患配合	□ 配合询问病史、收集资料，请务必详细告知既往史、用药史、过敏史 □ 配合进行体格检查 □ 配合进行相关检查与治疗 □ 有任何不适告知医师	□ 配合完善相关检查 □ 医师向患者及家属介绍病情及 DDD/ICD/酒精消融术相关内容，如有异常检查结果需进一步检查 □ 签署"知情同意书""自费协议书""心律失常导管消融知情同意书"等表单 □ 提供委托签字人身份证复印件 □ 配合用药及治疗 □ 有任何不适告知医师	□ 接受 DDD/ICD/酒精消融术治疗 □ 患者或家属与医师交流了解导管消融情况及术后注意事项 □ 配合用药及治疗
护患配合	□ 配合生命体征、身高、体重测量 □ 配合完成入院护理评估单 □ 接受入院宣教（环境、设施、人员介绍、病室规定、订餐制度、贵重物品保管、安全宣教等） □ 配合佩戴腕带 □ 配合相关检查及治疗 □ 有任何不适告知护士	□ 配合生命体征测量，询问每日排便情况 □ 接受相关化验检查宣教，正确留取标本，配合检查 □ 接受 DDD/ICD/酒精消融术前宣教 □ 配合完成术前准备 □ 注意活动安全，避免坠床或跌倒 □ 配合执行探视及陪伴制度 □ 有任何不适告知护士	□ 接受术后护理及宣教 □ 配合用药及治疗 □ 配合执行探视及陪伴制度 □ 有任何不适告知护士
饮食	□ 正常普食	□ 正常普食	□ 正常普食
排泄	□ 正常排尿便	□ 正常排尿便	□ 正常排尿便
活动	□ 适量活动	□ 适量活动	□ 卧床 □ 穿刺侧制动 24 小时

时间	住院第 5~6 天	住院第 7 天（出院日）
医患配合	□ 配合医师进行介入穿刺部位换药 □ 配合相关检查与治疗 □ 有任何不适告知医师	□ 了解 DDD/ICD/酒精消融随访情况 □ 接受出院带药宣教 □ 接受疾病健康教育
护患配合	□ 配合生命体征测量 □ 接受术后活动指导 □ 有任何不适告知护士	□ 接受办理出院手续宣教 □ 接受出院带药宣教 □ 接受疾病康复及健康教育宣教 □ 获取出院诊断书 □ 获取出院带药 □ 知道复印病历方法 □ 知道复诊时间
饮食	□ 正常普食	□ 正常普食
排泄	□ 正常排尿便	□ 正常排尿便
活动	□ 床边活动	□ 适量活动

附：原表单（2016 年版）

肥厚型梗阻性心肌病临床路径执行表单

适用对象：第一诊断为肥厚型梗阻性心肌病（ICD-10：I42.100）

行 DDD/ICD 安置术或酒精消融术

患者姓名：	性别：	年龄：	门诊号：	住院号：
住院日期：　年　月　日	出院日期：　年　月　日		标准住院日：　　天	

时间	住院第 1 天	住院第 2 天	住院第 3 天
诊疗工作	□ 询问病史，体查 □ 评价病史及基础病 □ 书写首次病程记录 □ 心电监护、血氧饱和度监测 □ 重症监护、吸氧 □ 超声心电图、动态心电图等检查	□ 上级医师查房确定患者是否需要安置 DDD/ICD/酒精消融术 □ 完成术前准备 □ 告知患者及家属手术风险及相关的注意事项，签署手术知情同意书	□ 上级医师查房确定患者是否需要安置 DDD/ICD/酒精消融术 □ 完成术前准备 □ 告知患者及家属手术风险及相关注意事项，签署手术知情同意书
重点医嘱	长期医嘱： □ 按心内科常规护理 □ 卧床休息 □ 吸氧 □ 病重 □ 陪护 1 人 临时医嘱： □ 心电图检查 □ 血常规 □ 生化 □ 凝血机制 □ 术前三项 □ 动态心电图 □ 心脏超声	长期医嘱： □ 按心内科常规护理 □ 卧床休息 □ 吸氧 □ 病重 □ 陪护 1 人 临时医嘱：	长期医嘱： □ 按心内科常规护理 □ 卧床休息 □ 吸氧 □ 病重 □ 陪护 1 人 临时医嘱：
护理工作	□ 一级护理	□ 一级护理	□ 一级护理
病情变异记录	□ 无　□ 有，原因： 1. 2.	□ 无　□ 有，原因： 1. 2.	□ 无　□ 有，原因： 1. 2.
护士签名			
医师签名			

时间	住院第 4 天（手术日）		住院第 5 天（手术后第 1 天）
	术前	术后	
诊疗工作	□ 住院医师查房 □ 根据手术术前 2 小时至半小时预防性试验抗生素 □ 检查术前检查是否完善	□ 住院医师接诊术后患者，检查心率、血压、并书写病程记录 □ 穿刺部位加压包扎并制动 □ 严密观察穿刺部位、渗出情况 □ 观察患者不适情况，及时发现处理术后并发症 □ 必要时复查心肌坏死标志物和血常规等 □ 心电监护	□ 上级医师查房 □ 完成上级医师查房记录 □ 穿刺部位换药 □ 严密观察病情，及时发现和处理术后并发症
重点医嘱	长期医嘱： □ 按心内科常规护理 □ 卧床休息 □ 吸氧 □ 病重 □ 陪护 1 人 临时医嘱： □ 抗生素皮试（　） □ 临时应用抗生素	长期医嘱： □ 按心内科常规护理 □ 卧床休息 □ 吸氧 □ 病重 □ 陪护 1 人 □ 注意伤口渗血情况 临时医嘱： □ 压迫 6 小时 □ 心电图 1 次	长期医嘱： □ 按心内科常规护理 □ 卧床休息 □ 吸氧 □ 病重 □ 陪护 1 人 □ 注意伤口渗血情况 临时医嘱： □ 动态心电图 □ 胸片
护理工作	□ 一级护理	□ 一级护理	□ 一级护理
病情变异记录	□ 无　□ 有，原因： 1. 2.	□ 无　□ 有，原因： 1. 2.	□ 无　□ 有，原因： 1. 2.
护士签名			
医师签名			

时间	住院第 6 天（术后第 2 天）	住院第 7 天（术后第 3 天）	住院第　天（术后第　天）
诊疗工作	□ 上级医师查房 □ 伤口换药	□ 住院医师查房 □ 伤口换药	
重点医嘱	**长期医嘱：** □ 按心内科常规护理 □ 卧床休息 □ 吸氧 □ 病重 □ 陪护 1 人 □ 注意伤口渗血情况 □ 观察穿刺部位情况 **临时医嘱：** □ 穿刺处换药	**长期医嘱：** □ 按心内科常规护理 □ 卧床休息 □ 吸氧 □ 陪护 1 人 □ 注意伤口血肿、感染、渗血情况 □ 观察穿刺部位情况 **临时医嘱：** □ 穿刺处换药 □ 心脏超声	长期医嘱： 临时医嘱：
护理工作	□ 一级护理	□ 二级护理	
病情变异记录	□ 无　□ 有，原因： 1. 2.	□ 无　□ 有，原因： 1. 2.	□ 无　□ 有，原因： 1. 2.
护士签名			
医师签名			

第十九章

扩张型心肌病（CRT/CRT-D）临床路径释义

一、扩张型心肌病（CRT/CRT-D）编码

疾病名称及编码：扩张型心肌病（ICD-10：I42.0）

手术操作名称及编码：心脏再同步起搏器植入术 CRT（ICD-9-CM-3：00.50）

心脏再同步除颤器植入术 CRT-D（ICD-9-CM-3：00.51）

二、临床路径检索方法

I42.0 伴（00.50/00.51）

三、扩张型心肌病（CRT/CRT-D）临床路径标准住院流程

（一）适用对象

扩张型心肌病（CRT/CRT-D），需行 CRT/CRT-D 治疗的患者。

> **释义**
>
> ■ 扩张型心肌病是一类既有遗传又有非遗传原因造成的复合型心肌病，以左室、右室或双心室扩大和收缩功能障碍等为特征，通常经二维超声心动图诊断。
>
> ■ CRT/CRT-D 是指不带有或带有除颤手段的心脏再同步化治疗，CRT 是在传统右心房、右心室双心腔起搏基础上增加左心室起搏，以恢复房室、室间和室内运动的同步性的方式治疗心室收缩不同步的心力衰竭患者。

（二）诊断依据

症状：胸闷、心悸、气短、活动耐力下降等。

体征：颈静脉怒张、肺部啰音、肢体水肿等。

心电图：窦性心律或房颤心律（心室率已控制或决定行房室结消融）、QRS 波群 ≥120ms 伴 LBBB 或 QRS 波群 ≥150ms 不伴 LBBB。

心脏超声：提示扩张型心肌病，EF≤35%。

> **释义**
>
> ■ 扩张型心肌病是多种疾病引发心室扩大并伴有心力衰竭症状的疾病总称，也可出现在一些没有明确病因的患者，因此需要通过现有检查手段明确可能的临床疾病并对扩张型心肌病进行分类。
>
> ■ 扩张型心肌病可以累及左心系统、右心系统或双心系统，因而可以出现不同的临床表现和体征。颈静脉怒张、肢体水肿往往提示右心系统受累，而肺部啰音的出现是左心系统受累的重要表现。
>
> ■ QRS 波增宽是心室除极活动延长的反映，也是左右心室电活动不同步的重要

提示，而左右心室电活动不同步是 CRT 治疗的理论基础。因此，接受 CRT 治疗的心力衰竭患者必须伴有 QRS 波的增宽。

■ 根据 2016 年欧洲 CRT 植入指南推荐，在充分药物治疗前提下患者心力衰竭分级仍不能达到纽约心功能分级 I 级且左室射血分数≤35%时，对伴有 QRS 波增宽的患者应该考虑 CRT 治疗。如果 QRS 波增宽显示为左束支阻滞型，为 I 类适应证；如果 QRS 波增宽显示为非左束支阻滞型，为 II 类适应证。

■ 对伴有束支阻滞且左室射血分析≤35%的患者，应考虑 CRT-D 治疗。

（三）进入路径标准

符合诊断依据（二），优化药物治疗 3~6 个月效果不佳，心功能经药物治疗后在 III 级以上，预期寿命大于 1 年且术前停用抗血小板药物 1 周以上的患者入临床路径。

> 释义
>
> ■ 对于未接受优化药物治疗的患者，应该首先调整患者的药物治疗方案而非考虑 CRT 治疗。
>
> ■ 根据我国 2007 年心肌病诊断与治疗建议，推荐心功能经药物治疗后仍在 III 级以上患者接受 CRT 治疗。然而随着更多证据的出现，2013 年欧洲已将纽约心功能分级为 II 级的患者列入治疗适应证，值得我们借鉴。

（四）标准住院日

10~14 天。

> 释义
>
> ■ 计划接受 CRT/CRT-D 治疗的扩张型心肌病患者入院后，术前评估 2~3 天，在第 4~5 日实施手术，术后恢复 3~5 天出院。总住院时间不超过 14 天均符合本路径要求。

（五）住院期间的检查项目

1. 必需的检查项目　血常规+血型、肝肾功能、电解质、凝血机制、术前三项、大便常规、尿常规、心肌酶及肌钙蛋白、心电图、动态心电图、心脏超声、胸部正侧位片、脑钠肽、D-二聚体、血气分析。
2. 根据患者病情进行的检查项目　甲状腺功能、冠脉 CT 或冠脉造影。

> 释义
>
> ■ 必查项目是确保手术治疗安全、有效开展的基础，在术前必须完成。相关人员应认真分析检查结果，以便及时发现异常情况并采取对应处置。
>
> ■ 为缩短患者术前等待时间，检查项目可以在患者入院前于门诊完成。

（六）治疗方案的选择

优化药物治疗 3~6 个月。

优化药物包括 ACEI、β 受体阻滞剂、MRA。

需行 CRT/CRT-D 的治疗。

> **释义**
>
> ■ 药物治疗是扩张型心肌病的基础治疗，充分的观察期是药物发挥最大效应的必要条件。
>
> ■ 到目前为止，ACEI、β 受体阻滞剂等药物已经成为心力衰竭患者的标准治疗药物。
>
> ■ 对于 ACEI 不耐受患者，可以使用 ARB 类药物替代。
>
> ■ 对于合并肾功能不全的患者，使用 ACEI/ARB 药物要监测肾功能及电解质的变化，避免肾功能恶化和高钾血症的出现。
>
> ■ β 受体阻滞剂使用要缓慢增加剂量，避免因负性肌力作用而加重心力衰竭症状。

（七）预防性抗菌药物选择与使用时机

抗生素（根据手术时间 1~2 次）。

术前、术后 24 小时内。

> **释义**
>
> ■ 推荐使用一代头孢，如头孢唑林。在发生青霉素耐药葡萄球菌较多的中心或对头孢菌素过敏患者，推荐使用万古霉素。
>
> ■ 建议器械植入前 60 分钟经非肠道途径给予抗生素，如果使用万古霉素，应在术前 90~120 分钟使用。
>
> ■ 目前并不推荐术后持续给予抗生素治疗，这是基于下列原因：无证据支持、可能发生抗生素药物相关不良反应、诱导生物体耐药以及经济效益比。

（八）手术日

心功能 III 级以上患者入院后 1~3 天。

> **释义**
>
> ■ 在相关检查完善后，尽快实施手术可以使患者更早获益并有效减少住院时间。

（九）术后恢复

3~10 天。

> **释义**
> ■ 术后恢复期需观察有无并发症发生，如气胸、囊袋出血、囊袋感染等。
> ■ 了解 CRT/CRT-D 工作状态，确保心室起搏比率占心搏总数的 98% 以上。

（十）出院标准

伤口愈合可，心功能改善。

> **释义**
> ■ 出院时伤口必须愈合良好，无局部分泌物、无渗血、囊袋无出血、红肿等表现。
> ■ 心功能改善并非是确定患者能否出院的决定性指标，部分患者需要经过一段时间的治疗后心功能才能有所改善。

（十一）变异及原因分析

1. 出现手术并发症，如血气胸、伤口感染、心肌穿孔等，延长住院时间。
2. 因各种原因导致心功能恶化需延长住院时间。
3. 合并严重的肺部感染，延长住院时间。
4. 死亡，退出路径。
5. 患者入院时未决定行 CRT/CRTD 植入，入院后经商议后决定行 CRT/CRTD，需延长住院时间。

> **释义**
> ■ 变异是指入选临床路径的患者未能按路径流程完成医疗行为或未达到预期的医疗质量控制目标。这包含三方面情况：①按路径流程完成治疗，但出现非预期结果，可能需要后续进一步处理。如本路径治疗后出现气胸、囊袋出血等并发症需要延长治疗时间；②按路径流程完成治疗，但超出了路径规定的时限。实际住院日超出标准住院日要求，或未能在规定的手术日时间限定内实施手术等；③不能按路径流程完成治疗，患者心功能恶化不能配合完成手术或出现其他疾病而延期进行手术。对这些患者，主管医师均应进行变异原因的分析，并在临床路径的表单中予以说明。
> ■ CRT/CRTD 植入的并发症，有气胸、冠状静脉夹层、电极穿孔、囊袋血肿、囊袋感染等。
> ■ 医师认可的变异原因主要指患者入选路径后，医师在检查及治疗过程中发现患者合并存在一些事前未预知的对本路径治疗可能产生影响的情况，需要中止执行路径或者是延长治疗时间、增加治疗费用。医师需在表单中明确说明。
> ■ 因患者方面的主观原因导致执行路径出现变异，也需要医师在表单中予以说明。

四、扩张型心肌病临床路径给药方案

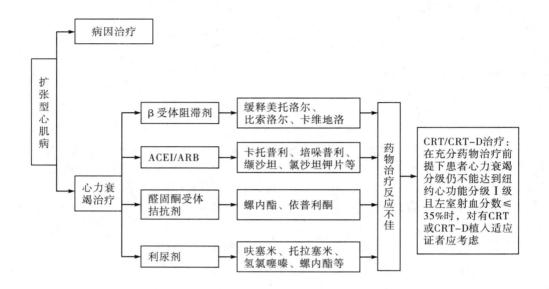

【用药选择】

β 受体阻滞剂、ACEI/ARB、醛固酮受体拮抗剂在心力衰竭治疗中都有充分的证据支持，并在无禁忌证患者均为 I 类适应证。对于心力衰竭症状不稳定或加重的患者，不应轻易加用或加量 β 受体阻滞剂。在患者症状稳定、体重无增加并且停用静脉扩血管药物 3 天后，方可考虑加用小剂量 β 受体阻滞剂，且药物剂量增加应缓慢。对于已应用 β 受体阻滞剂的不稳定心力衰竭患者，如果调整其他心力衰竭药物治疗效果不佳，应考虑减少 β 受体阻滞剂用量。ARB 作为 ACEI 的替代品，用于 ACEI 不耐受患者。对于能够耐受 ACEI 治疗的患者，不应首选 ARB 治疗。此外，仅在少数情况下可以考虑 ACEI 和 ARB 的联合使用。醛固酮受体拮抗剂作为神经内分泌受体拮抗剂被应用于心力衰竭治疗，而非仅仅利用其利尿作用。利尿剂对于缓解患者临床症状有重要作用，因为减少容量负荷是改善患者症状的重要手段。

【药学提示】

1. β 受体阻滞剂　降低交感神经过度兴奋，降低去甲肾上腺素对心肌细胞的毒性作用及解除冠脉痉挛，降低心率，减少心肌氧耗，改善舒张期充盈和顺应性，从而达到治疗心衰的作用。此外，β 受体阻滞剂还能通过抑制肾素-血管紧张素-醛固酮系统、调控细胞内钙离子转运等方式改善心功能状态。在心衰治疗中，对无禁忌患者，指南推荐应用比索洛尔、卡维地洛和缓释美托洛尔。对于心动过缓、RR 长间歇、低血压患者慎用。

2. ACEI/ARB　ACEI 可通过抑制肾素-血管紧张素-醛固酮系统和抑制缓激肽降解来达到治疗心力衰竭的作用。ARB 可阻断 AT1 受体并增加 Ang II 与 AT2 受体结合，进而激活激肽、NO 等系统达到心脏保护作用。对于心力衰竭患者，无论心功能分级，只要无禁忌证均应加用 ACEI 或 ARB。在能够耐受 ACEI 治疗的患者，应首选 ACEI 治疗而非 ARB 治疗。在中~重度心力衰竭者，可以考虑联合使用 ACEI 和 ARB 以降低心血管死亡，但使用中应遵循在 ACEI 治疗达到靶剂量后逐渐加用 ARB 的原则。对于双侧肾动脉狭窄、高钾血症、血肌酐水平显著升高等情况，ACEI/ARB 需禁用或慎用。

3. 醛固酮受体拮抗剂　可逆转心力衰竭时因醛固酮升高导致的一系列不良反应，包括水钠潴留、血管内皮功能异常和心肌纤维化等。因此，对于纽约心功能分级 II~IV 级且 LVEF<

35%的患者，在无使用禁忌证的情况下均应加用醛固酮受体拮抗剂。然而，当患者血肌酐>2.5mg/dl（男）或>2.0mg/dl（女），估测的肾小球滤过率<30ml/（min·1.73m²）或血钾水平>5mmol/L时，应用醛固酮受体拮抗剂可能有害。

4. 利尿剂 对于存在水钠潴溜证据的患者，均应使用利尿剂。在心衰患者，合并肾脏病变并非少见，因此在使用利尿剂时应关注患者肾功能状态。肾小球滤过率<30ml/（min·1.73m²）的患者，非袢利尿剂常常无效。

【注意事项】

β受体阻滞剂存在负性肌力作用，因而在使用时，特别是在使用初期，要密切关注患者心功能变化情况，并且严格遵循小剂量开始逐渐加量的原则。另外，关注患者心率和血压变化也极为重要。一旦患者出现低血压、有症状的心动过缓，应及时减少β受体阻滞剂用量。对严重的有症状低血压，可通过快速输液纠正，而在有症状的心动过缓患者可以植入临时起搏器。咳嗽是ACEI类药物最常见的不良反应，在不同患者其程度往往差异较大。大多数患者咳嗽症状轻微且逐渐耐受或消失，因此不需调整治疗药物。但对于少数患者，咳嗽症状可以严重影响生活治疗，此时应该换用ARB类药物。给药方法上，应强调ACEI和ARB从小剂量开始并逐渐加量至靶剂量。在严重肾功能减退、双肾动脉狭窄及使用后致血管神经性水肿的患者，禁用ACEI/ARB。利尿剂使用时要关注电解质变化，对于低钾患者可使用保钾利尿剂并酌情补钾治疗，对于低钠患者，可以考虑应用保钠利尿剂托伐普坦。在应用上述药物时，切记监测患者血压水平，避免低血压引发的不良事件。

五、推荐表单

（一）医师表单

扩张型心肌病（CRT/CRT-D）临床路径医师表单

适用对象：第一诊断为扩张型心肌病（ICD-10：I42.000）
行 CRT/CRT-D 安置术

患者姓名：	性别：	年龄：	门诊号：	住院号：
住院日期：　年　月　日	出院日期：　年　月　日		标准住院日：　　天	

时间	住院第1天	住院第2天	住院第3天
诊疗工作	□ 询问病史，查体 □ 评价病史及基础病 □ 请上级医师看患者，制定诊疗方案 □ 告知患者及家属诊疗过程 □ 书写首次病程记录 □ 心电血压监测、血氧饱和度监测 **重症监护：** □ 吸氧（按需） □ 超声心电图 动态心电图等检查 □ 心功能评估 □ 改善心功能药物（按需） □ 了解患者是否已停用抗血小板类药物	□ 上级医师查房确定患者是否需要安置 CRT/CRT-D □ 告知患者及家属手术风险及相关的注意事项，签署手术知情同意书 □ 完成术前准备 □ 心功能评估 □ 改善心功能药物（按需） □ 与术者沟通，确定手术时间	□ 上级医师查房确定患者是否需要安置 CRT/CRT-D □ 完成术前准备 □ 心功能评估 □ 改善心功能药物（按需） □ 请术者看患者
重点医嘱	**长期医嘱：** □ 按心内科常规护理 □ 卧床休息 □ 吸氧（按需） □ 陪护1人 □ 饮食 **临时医嘱：** □ 心电图检查 □ 血常规+血型 □ 生化 □ 凝血机制 □ 术前三项 □ 动态心电图 □ 心脏超声 □ BNP □ 血气分析（按需）	**长期医嘱：** □ 按心内科常规护理 □ 卧床休息 □ 吸氧（按需） □ 陪护1人 **临时医嘱：** □ 根据异常指标进行复查 □ 电解质（按需）	**长期医嘱：** □ 按心内科常规护理 □ 卧床休息 □ 吸氧（按需） □ 陪护1人 **临时医嘱：** □ 根据异常指标进行复查 □ 电解质（按需）
病情变异记录	□ 无　□ 有，原因： 1. 2.	□ 无　□ 有，原因： 1. 2.	□ 无　□ 有，原因： 1. 2.
医师签名			

时间	住院第 4 天（手术日）		住院第 5 天（手术后第 1 天）
	术前	术后	
诊疗工作	□ 住院医师查房，确定患者能否如期手术 □ 术前 2 小时至半小时预防性试验抗生素 □ 检查术前检查是否完善 □ 完成术前小结	□ 住院医师接诊术后患者，检查心率、血压、并书写病程记录 □ 囊袋部位包扎、沙袋压迫（3~6 小时）并制动 □ 严密观察囊袋切口部位渗出情况 □ 观察患者不适情况，及时发现处理术后并发症 □ 必要时复查心肌坏死标志物和血常规等 □ 心电、血压及血氧监护 □ 注意心功能	□ 上级医师查房 □ 完成上级医师查房记录 □ 囊袋切口部位换药 □ 严密观察病情，及时发现和处理术后并发症
重点医嘱	长期医嘱： □ 按心内科常规护理 □ 卧床休息 □ 吸氧（按需） □ 陪护 1 人 临时医嘱： □ 抗生素皮试（　） □ 临时应用抗生素	长期医嘱： □ 按心内科常规护理 □ 卧床休息 □ 陪护 1 人 □ 注意伤口渗血情况 临时医嘱： □ 压迫止血（根据术中情况压迫时间不等） □ 心电图 1 次 □ 血常规、生化等指标复查（按需）	长期医嘱： □ 按心内科常规护理 □ 卧床休息（按需） □ 陪护 1 人 □ 注意伤口渗血情况 临时医嘱： □ 动态心电图 □ 胸部正侧位 □ 起搏器程控检查 □ 12 导联心电图 □ 心脏彩超 □ 换药
病情变异记录	□ 无　□ 有，原因： 1. 2.	□ 无　□ 有，原因： 1. 2.	□ 无　□ 有，原因： 1 2.
医师签名			

时间	住院第 6 天（术后第 2 天）	住院第 7~10 天（术后第 3~7 天）	住院第　天（术后第　天）
诊疗工作	□ 住院医师查房 □ 完成病程记录，详细记录医嘱变动情况（原因及更改内容） □ 调整用药（按需）	□ 上级医师查房准许出院 □ 伤口换药 □ 出院医嘱 □ 完成出院小结 □ 出院医嘱：常规改善心功能药物继续服用	
重点医嘱	长期医嘱： □ 按心内科常规护理 □ 卧床休息（按需） □ 陪护 1 人 □ 注意伤口渗血情况 □ 观察穿刺部位情况 临时医嘱： □ 穿刺处换药	长期医嘱： □ 按心内科常规护理 □ 卧床休息（按需） □ 陪护 1 人 □ 注意伤口渗血情况 □ 观察穿刺部位情况 临时医嘱： □ 穿刺处换药 □ 心脏超声	长期医嘱： 临时医嘱：
病情变异记录	□ 无　□ 有，原因： 1. 2.	□ 无　□ 有，原因： 1. 2.	□ 无　□ 有，原因： 1. 2.
医师签名			

（二）护士表单

扩张型心肌病（CRT/CRT-D）临床路径护士表单

适用对象：第一诊断为扩张型心肌病（ICD-10：I42.000）
行 CRT/CRT-D 安置术

患者姓名：	性别： 年龄： 门诊号：	住院号：
住院日期： 年 月 日	出院日期： 年 月 日	标准住院日： 天

时间	住院第 1 天	住院第 2 天	住院第 3 天
健康宣教	□ 介绍主管医师、护士 □ 入院宣教（常规、安全）	□ 术前宣教 □ 服药宣教 □ 疾病宣教 □ 饮食、饮水活动的宣教	□ CRT/CRT-D 植入前宣教
护理处置	□ 安置患者，佩戴腕带 □ 通知医师 □ 生命体征的监测测量 □ 吸氧 □ 交接液体 □ 病情交班 □ 配合治疗 □ 完成护理记录	□ 协助患者完成临床检查 □ 遵医嘱完成治疗 □ 完成护理记录	□ 评估患者全身情况 □ 观察生命体征 □ 协助患者完成临床检查 □ 注意化验结果回报 □ 完成护理记录
基础护理	□ 准备床单位、监护、吸氧 □ 生命体征的观察 □ 一级护理 □ 生活护理 □ 患者安全及心理护理	□ 生命体征的观察 □ 一级护理 □ 生活护理 □ 观察 24 小时出入量 □ 患者安全及心理护理	□ 病情的观察 □ 保持水、电解质平衡 □ 观察 24 小时出入量 □ 一级护理 □ 保证睡眠
专科护理	□ 使用药物的浓度剂量 □ 各种置管情况 □ 观察胸痛等不适情况	□ 使用药物的浓度剂量 □ 各种置管情况 □ 观察胸痛等不适情况	□ 介入治疗术前准备 □ 建立好静脉通路 □ 观察胸痛等不适情况
重点医嘱	□ 详见医嘱执行单	□ 详见医嘱执行单	□ 详见医嘱执行单
病情变异记录	□ 无 □ 有，原因： 1. 2.	□ 无 □ 有，原因： 1. 2.	□ 无 □ 有，原因： 1. 2.
护士签名			

时间	住院第 4 天（手术日）		住院第 5 天 （手术后第 1 天）
	术前	术后	
健康宣教	□ 饮食宣教 □ 服药宣教 □ 指导穿刺侧肢体活动 □ 疾病宣教	□ 指导恢复期的康复和锻炼 　（床上肢体活动） □ 饮食宣教 □ 疾病宣教 □ 康复宣教和二级预防	□ 饮食宣教 □ 服药宣教 □ 指导器械植入侧肢体活动 □ 疾病宣教
护理工作	□ 一级护理 □ 心理及生活护理 □ 对患者进行术前指导 □ 观察患者一般状况 □ 观察药物不良反应	□ 一级护理 □ 心理及生活护理 □ 对患者进行术后指导 □ 观察患者一般状况 □ 观察药物不良反应 □ 观察术区情况	□ 一/二级护理 □ 心理及生活护理 □ 观察患者一般状况 □ 观察药物不良反应 □ 观察术区情况
重点医嘱	□ 详见医嘱执行单	□ 详见医嘱执行单	□ 详见医嘱执行单
病情变异记录	□ 无　□ 有，原因： 1. 2.	□ 无　□ 有，原因： 1. 2.	□ 无　□ 有，原因： 1. 2.
护士签名			

时间	住院第 6 天 （术后第 2 天）	住院第 7~10 天 （术后第 3~7 天）	住院第　天 （术后第　天）
健康宣教	□ 饮食宣教 □ 服药宣教 □ 指导穿刺侧肢体活动 □ 疾病宣教	□ 指导恢复期的康复和锻炼 　（床上肢体活动） □ 饮食宣教 □ 疾病宣教 □ 康复宣教和二级预防	□ 活动指导 □ 康复宣教和二级预防 □ 出院宣教
护理工作	□ 二级护理 □ 心理及生活护理 □ 观察患者一般状况 □ 观察药物不良反应 □ 观察术区情况	□ 二级护理 □ 心理及生活护理 □ 观察患者一般状况 □ 观察药物不良反应 □ 观察术区情况	
重点医嘱	□ 详见医嘱执行单	□ 详见医嘱执行单	□ 详见医嘱执行单
病情变异记录	□ 无　□ 有，原因： 1. 2.	□ 无　□ 有，原因： 1. 2.	□ 无　□ 有，原因： 1 2.
护士签名			

（三）患者表单

扩张型心肌病（CRT/CRT-D）临床路径患者表单

适用对象：第一诊断为扩张型心肌病（ICD-10：I42.000）
行 CRT/CRT-D 安置术

患者姓名：	性别：	年龄：	门诊号：	住院号：
住院日期： 年 月 日	出院日期： 年 月 日			标准住院日： 天

时间	住院第 1~2 天	住院第 2~3 天	住院第 4 天（手术日）
医患配合	□ 配合询问病史、收集资料，请务必详细告知既往史、用药史、过敏史 □ 配合进行体格检查 □ 配合进行相关检查与治疗 □ 有任何不适告知医师	□ 配合完善相关检查 □ 医师向患者及家属介绍病情及 CRT/CRT-D 植入术相关内容，如有异常检查结果需进一步检查 □ 签署"知情同意书""自费协议书""CRT/CRT-D 植入知情同意书"等表单 □ 提供委托签字人身份证复印件 □ 配合用药及治疗 □ 有任何不适告知医师	□ 接受 CRT/CRT-D 植入治疗 □ 患者或家属与医师交流了解植入术情况及术后注意事项 □ 配合用药及治疗
护患配合	□ 配合生命体征、身高、体重测量 □ 配合完成入院护理评估单 □ 接受入院宣教（环境、设施、人员介绍、病室规定、订餐制度、贵重物品保管、安全宣教等） □ 配合佩戴腕带 □ 配合相关检查及治疗 □ 有任何不适告知护士	□ 配合生命体征测量，询问每日排便情况 □ 接受相关化验检查宣教，正确留取标本，配合检查 □ 接受 CRT/CRT-D 植入术前宣教 □ 配合完成术前准备 □ 注意活动安全，避免坠床或跌倒 □ 配合执行探视及陪伴制度 □ 有任何不适告知护士	□ 接受术后护理及宣教 □ 配合用药及治疗 □ 配合执行探视及陪伴制度 □ 有任何不适告知护士
饮食	□ 正常普食	□ 正常普食	□ 正常普食
排泄	□ 正常排尿便	□ 正常排尿便	□ 正常排尿便
活动	□ 适量活动	□ 适量活动	□ 卧床 □ 穿刺侧制动 24 小时

时间	住院第 5~10 天	住院第　　天（出院日）
医患配合	□ 配合医师进行囊袋切开部位换药 □ 配合相关检查与治疗 □ 有任何不适告知医师	□ 了解 CRT/CRT-D 植入随访情况 □ 接受出院带药宣教 □ 接受疾病健康教育
护患配合	□ 配合生命体征测量 □ 接受术后活动指导 □ 有任何不适告知护士	□ 接受办理出院手续宣教 □ 接受出院带药宣教 □ 接受疾病康复及健康教育宣教 □ 获取出院诊断书 □ 获取出院带药 □ 知道复印病历方法 □ 知道复诊时间
饮食	□ 正常普食	□ 正常普食
排泄	□ 正常排尿便	□ 正常排尿便
活动	□ 床边活动	□ 适量活动

附：原表单（2016 年版）

扩张型心肌病（CRT/CRT-D）临床路径表单

适用对象：第一诊断为扩张型心肌病（ICD-10：I42.000）
　　　　　行 CRT/CRT-D 安置术

患者姓名：	性别：	年龄：	门诊号：	住院号：
住院日期：　年　月　日	出院日期：　年　月　日		标准住院日：　　天	

时间	住院第 1 天	住院第 2 天	住院第 3 天
诊疗工作	□ 询问病史，查体 □ 评价病史及基础病 □ 请上级医师看患者，制定诊疗方案 □ 告知患者及家属诊疗过程 □ 书写首次病程记录 □ 心电血压监测、血氧饱和度监测 **重症监护：** □ 吸氧（按需） □ 超声心电图动态心电图等检查 □ 心功能评估 □ 改善心功能药物（按需） □ 了解患者是否已停用抗血小板类药物	□ 上级医师查房确定患者是否需要安置 CRT/CRT-D □ 告知患者及家属手术风险及相关的注意事项，签署手术知情同意书 □ 完成术前准备 □ 心功能评估 □ 改善心功能药物（按需） □ 与术者沟通，确定手术时间	□ 上级医师查房确定患者是否需要安置 CRT/CRT-D □ 完成术前准备 □ 心功能评估 □ 改善心功能药物（按需） □ 请术者看患者
重点医嘱	**长期医嘱：** □ 按心内科常规护理 □ 卧床休息 □ 吸氧（按需） □ 陪护 1 人 □ 饮食 **临时医嘱：** □ 心电图检查 □ 血常规+血型 □ 生化 □ 凝血机制 □ 术前三项 □ 动态心电图 □ 心脏超声 □ BNP □ 血气分析（按需）	**长期医嘱：** □ 按心内科常规护理 □ 卧床休息 □ 吸氧（按需） □ 陪护 1 人 **临时医嘱：** □ 根据异常指标进行复查 □ 电解质（按需）	**长期医嘱：** □ 按心内科常规护理 □ 卧床休息 □ 吸氧（按需） □ 陪护 1 人 **临时医嘱：** □ 根据异常指标进行复查 □ 电解质（按需）
护理工作	□ 一级护理 □ 入院宣教 □ 病房设施及相关规定介绍 □ 心理及生活护理	□ 一/二级护理 □ 心理及生活护理 □ 指导患者相关治疗和检查活动观察患者一般状况 □ 观察药物不良反应	□ 一/二级护理 □ 心理及生活护理 □ 指导患者相关治疗和检查活动观察患者一般状况 □ 观察药物不良反应

续　表

时间	住院第 1 天	住院第 2 天	住院第 3 天
病情 变异 记录	□无　□有，原因： 1. 2.	□无　□有，原因： 1. 2.	□无　□有，原因： 1. 2.
护士 签名			
医师 签名			

时间	住院第 4 天（手术日）		住院第 5 天（手术后第 1 天）
	术前	术后	
诊疗工作	□ 住院医师查房，确定患者能否如期手术 □ 术前 2 小时至半小时预防性试验抗生素 □ 检查术前检查是否完善 □ 完成术前小结	□ 住院医师接诊术后患者，检查心率、血压、并书写病程记录 □ 穿刺部位加压包扎并制动 □ 严密观察穿刺部位、渗出情况 □ 观察患者不适情况，及时发现处理术后并发症 □ 必要时复查心肌坏死标志物和血常规等 □ 心电、血压及血氧监护 □ 注意心功能	□ 上级医师查房 □ 完成上级医师查房记录 □ 穿刺部位换药 □ 严密观察病情，及时发现和处理术后并发症
重点医嘱	长期医嘱： □ 按心内科常规护理 □ 卧床休息 □ 吸氧（按需） □ 陪护 1 人 临时医嘱： □ 抗生素皮试（ ） □ 临时应用抗生素	长期医嘱： □ 按心内科常规护理 □ 卧床休息 □ 陪护 1 人 □ 注意伤口渗血情况 临时医嘱： □ 压迫止血（根据术中情况压迫时间不等） □ 心电图 1 次 □ 血常规、生化等指标复查（按需）	长期医嘱： □ 按心内科常规护理 □ 卧床休息（按需） □ 陪护 1 人 □ 注意伤口渗血情况 临时医嘱： □ 动态心电图 □ 胸部正侧位 □ 起搏器程控检查 □ 12 导联心电图 □ 心脏彩超 □ 换药
护理工作	□ 一级护理 □ 心理及生活护理 □ 对患者进行术前指导 □ 观察患者一般状况 □ 观察药物不良反应	□ 一级护理 □ 心理及生活护理 □ 对患者进行术后指导 □ 观察患者一般状况 □ 观察药物不良反应 □ 观察术区情况	□ 一/二级护理 □ 心理及生活护理 □ 观察患者一般状况 □ 观察药物不良反应 □ 观察术区情况
病情变异记录	□ 无 □ 有，原因： 1. 2.	□ 无 □ 有，原因： 1. 2.	□ 无 □ 有，原因： 1. 2.
护士签名			
医师签名			

时间	住院第 6 天 （术后第 2 天）	住院第 7~10 天 （术后第 3~7 天）	住院第　天 （术后第　天）
诊疗工作	□ 住院医师查房 □ 完成病程记录，详细记录医嘱变动情况（原因及更改内容） □ 调整用药（按需）	□ 上级医师查房准许出院 □ 伤口换药 □ 出院医嘱 □ 完成出院小结 □ 出院医嘱：常规改善心功能药物继续服用 □ 术后 7 天拆线	
重点医嘱	长期医嘱： □ 按心内科常规护理 □ 卧床休息（按需） □ 陪护 1 人 □ 注意伤口渗血情况 □ 观察穿刺部位情况 临时医嘱： □ 穿刺处换药	长期医嘱： □ 按心内科常规护理 □ 卧床休息（按需） □ 陪护 1 人 □ 注意伤口渗血情况 □ 观察穿刺部位情况 临时医嘱： □ 穿刺处换药 □ 心脏超声	长期医嘱： 临时医嘱：
护理工作	□ 二级护理 □ 心理及生活护理 □ 观察患者一般状况 □ 观察药物不良反应 □ 观察术区情况	□ 二级护理 □ 心理及生活护理 □ 观察患者一般状况 □ 观察药物不良反应 □ 观察术区情况	
病情变异记录	□ 无　□ 有，原因： 1. 2.	□ 无　□ 有，原因： 1. 2.	□ 无　□ 有，原因： 1. 2.
护士签名			
医师签名			

第二十章

稳定型冠心病临床路径释义

一、稳定型冠心病编码

　　疾病名称及编码：稳定型心绞痛（ICD-10：I20.801）

　　　　　　　　　　劳力性心绞痛（ICD-10：I20.803）

　　　　　　　　　　慢性稳定型心绞痛（ICD-10：I20.806）

　　　　　　　　　　稳定劳力性心绞痛（ICD-10：I20.807）

　　手术操作名称及编码：冠状动脉造影术（ICD-9-CM-3：88.55/88.56/88.57）

二、临床路径检索方法

　　（I20.801/I20.803/I20.806/I20.807）伴（88.55/88.56/88.57）

三、稳定型冠心病临床路径标准住院流程

（一）适用对象

冠心病稳定型心绞痛的患者。

> **释义**
>
> ■ 慢性稳定型心绞痛是指心绞痛发作的程度、频度、性质及诱发因素在2个月以上无显著变化的患者。主要的病因是冠状动脉发生粥样硬化病变导致冠状动脉管腔狭窄，在可导致心肌需氧量增加的诱发因素（如体力活动、情绪激动等）存在的情况下，心肌发生短暂的、可逆性的缺血和缺氧，导致胸闷、胸痛的发生。部分为冠状动脉存在外来压迫（例如心肌桥），或存在微血管功能障碍或冠状动脉痉挛。多发生于中老年人，男性发病年龄早于女性，绝经期后女性发病率增加。除年龄和性别外，发生冠心病的常见危险因素包括高血压、高血脂、糖尿病和家族史等。

（二）诊断依据

符合冠心病稳定型心绞痛的诊断。

> **释义**
>
> ■ 根据《慢性稳定型心绞痛诊断与治疗指南》（中华医学会心血管病学分会，2007）及2012年ACC/AHA与2013年ESC相关指南，冠心病稳定型心绞痛的诊断依据包括临床发作特点，症状发作时心电图变化和除外心肌坏死。
>
> 　　1. 临床发作特点　由运动或其他增加心肌需氧量的情况所诱发，短暂的胸痛（<10分钟，一般症状持续3~5分钟），称压迫感或紧缩感，通常位于胸骨后，可向左肩背部或左上肢放射，休息、停止活动或含服硝酸甘油可使之迅速缓解。

2. **心电图变化**　胸痛发作时相邻两个或两个以上导联心电图 ST 段压低≥ 0.1mV，胸痛缓解后 ST 段恢复。

3. **心肌损伤标志物**（心脏特异的肌钙蛋白 T 或 I、肌酸激酶 CK、CK-MB）不升高，代表心肌仅发生短暂的、可逆性的缺血。

4. **临床症状稳定在 2 个月以上。**

■ 通常见于冠状动脉至少一支主要分支管腔直径狭窄在 50%～70%以上的患者，当体力或精神应激时，患者的血压升高、心率增快，随之心肌耗氧量增加，但冠状动脉血流不能相应地增加以满足心肌代谢的需要，导致心肌缺血和缺氧，从而引发心绞痛。心绞痛也可发生在瓣膜病（尤其主动脉瓣病变）、左心室流出道梗阻、肥厚型心肌病和未控制的高血压以及甲状腺功能亢进、严重贫血等患者。冠状动脉"正常"者也可由于冠状动脉痉挛或内皮功能障碍所致的冠状动脉微循环障碍等原因发生心绞痛。某些非心脏性疾病如食管、胸壁或肺部疾病也可引起类似心绞痛的症状，临床上需注意鉴别。

（三）进入路径标准

符合诊断依据（二），需行冠脉造影检查。

| 释义 |

■ 根据患者的临床症状、发作时心电图改变，结合患者的年龄、冠状动脉粥样硬化的危险因素，并排除其他可导致胸痛的疾病等后可做出心绞痛的临床诊断。但稳定型心绞痛的诊断通常还需要包括对冠状动脉病变的评估。冠状动脉 CTA 是筛查冠状动脉病变的无创检查手段，其阴性预测价值高，但对冠状动脉狭窄程度的定量判断存在局限性，有创的冠状动脉造影仍是评估冠状动脉病变的重要手段，结合包括血管内超声（IVUS）或光学相干断层扫描（OCT）在内的腔内影像技术和血流储备分数（FFR）在内的功能评价技术可对冠状动脉病变的形态和功能做比较全面的了解，为后续的治疗（包括血运重建）提供依据。

冠状动脉造影检查的适应证如下：

（1）严重心绞痛（CCS 分级 3 级或以上者），特别是药物治疗不能缓解症状者。

（2）经无创方法评价为高危患者（①不论心绞痛严重程度；②高危特点）。

（3）心脏停搏存活者。

（4）有严重室性心律失常的患者。

（5）血管重建（PCI 或 CABG）的患者，有早期的中等或严重的心绞痛复发。

（6）伴有慢性心力衰竭或左室射血分数明显减低的心绞痛患者。

■ 建议结合 2014 年版 ACC/AHA/AATS/PCNA/SCAI/STS 联合发布的《稳定性缺血性心脏病患者的诊断和管理指南的更新》调整 CAG 的适应证。

◇ 为了查明胸痛或心绞痛等位症状的原因。

◇ 为行冠脉血管重建术，明确无创性应激试验结果显示为高风险的患者冠脉解剖学情况［与（2）合并］。

◇ 判断哪几种 CAD 可能是左室射血分数压低的原因［与（6）合并］。

◇ 评价可能的缺血引起的室性心律失常 [与 (4) 合并]。

◇ 评估实质性器官移植的接受人和捐赠候选人的心血管风险。

◇ 评价那些有不可接受的缺血症状（指那些用药物无法控制的症状和那些会限制活动或影响生活品质的症状）的患者是否适合行冠脉重建术 [与 (1) 合并]。

◇ 对于那些初始应激试验的结果不确定或有争议的患者，血管造影可能会有所帮助。

(四) 标准住院日

5 天。

> **释义**
>
> ■ 计划接受有创冠状动脉造影检查的患者入院后，术前评估 1~3 天，在第 2~4 日实施手术，术后恢复观察 1~2 天出院。一般住院时间不超过 5 天均符合路径要求。如果经冠状动脉造影后需要进行介入治疗或外科搭桥术，则转入冠状动脉介入治疗患者路径或外科搭桥术路径。

(五) 住院期间的检查项目

1. 必需的检查项目

(1) 血常规、尿常规、便常规+大便隐血、凝血功能；

(2) 肝功能、肾功能、电解质、血脂、血糖（空腹和餐后 2 小时）、CRP、proBNP、AA+ADP 诱导的血小板聚集率、术前三项。

(3) 胸部 X 线片、心电图、超声心动图、平板试验（负荷心电图）。

> **释义**
>
> ■ 必查项目是为了了解患者的一般情况、危险因素，评估心脏功能，了解是否存在药物治疗的禁忌（如出血倾向，肝、肾功能不全），评估药物治疗的效果（如血小板功能）以及进行鉴别诊断等，也是确保冠状动脉造影手术安全所必需的术前检查。相关人员应认真分析检查结果，以便及时发现异常情况并采取对应处置。
>
> ■ 对于有心律失常、低氧血症等患者可进行动态心电图、肺功能、血气分析等检查。
>
> ■ 为缩短患者术前等待时间，检查项目可以在患者入院前于门诊完成。
>
> ■ 心电图是在术前必须做的，在患者发生胸痛症状时应及时做心电图检查，并在胸痛症状缓解后复查，动态变化的 ST 段和 T 波对诊断心肌缺血有价值。而 3 个月内曾做胸片和超声心动图检查，本次住院无特殊其他表现，可考虑不再重复上述两项检查。

2. 根据患者病情进行的检查项目 甲状腺功能、糖化血红蛋白、上消化道钡餐、胃镜、24小时动态心电图、MRI、SPECT。

释义

■ 甲状腺功能异常和心脏疾病关系密切，且如果需要做冠状动脉造影需要注射含碘对比剂，也需要在术前了解甲状腺功能。糖化血红蛋白有助于帮助确诊糖尿病并协助了解糖尿病患者血糖控制情况，指导二级预防。上消化道疾病包括胃炎、胃溃疡等症状如表现为发作性上腹痛需要和心绞痛鉴别，使用抗血小板药，例如阿司匹林等，增加胃溃疡发生的风险，存在胃溃疡者也是围术期接受抗凝药物后发生消化道出血的高危人群。因此，对临床怀疑上消化道疾病的患者，必要时应行上消化道钡餐或胃镜检查，首选胃镜。

■ 慢性肺栓塞可表现为胸闷、活动后气促等症状，需要与心绞痛鉴别。怀疑肺栓塞者可行 D-二聚体、肺动脉 CTA 等检查。

（六）治疗方案的选择

常规药物治疗效果欠佳酌情考虑行冠脉造影检查。

释义

■ 治疗方案的选择与治疗依据 2012 年 ACC/AHA、2013 年 ESC 相关指南和中国经皮冠状动脉介入治疗指南（2016）、中成药临床应用指南（心血管疾病分册）、中国成人血脂异常防治指南（中国成人血脂异常防治指南修订联合委员会，2016 年）。

■ 药物治疗是慢性稳定型心绞痛的基础治疗。稳定型心绞痛药物治疗的目的主要有两个方面：一是抗心肌缺血，减少心绞痛发作，以提高生活质量；二是预防血栓和心肌梗死，以延长生命。此外，还需积极处理危险因素。

■ 积极使用硝酸酯类、钙离子通道阻滞剂或 β 受体阻滞剂以改善心肌缺血症状，是缓解稳定型心绞痛患者症状的主要用药。速效救心丸、银杏叶滴丸等具有扩张冠脉和抗血栓的效果，可改善血液循环、抗心肌缺血，急性期应注意参照说明书足量用药。其他药物如曲美他嗪也能够改善心肌代谢，缓解心绞痛；尼可地尔可同时扩张心外膜冠状动脉和冠脉微循环，也可用于进一步改善心肌缺血症状。前列地尔可同时扩张冠脉和抑制血小板聚集，可以缓解心绞痛，有效预防心肌梗死。甾体总皂苷天然药物，如地奥心血康，可以对心肌细胞起到内源性保护作用，多靶点改善患者心肌缺血症状，并能有效减少心血管事件的发生率，提高患者生活质量。

■ 抗血小板药物可以预防冠状动脉内血栓形成，未接受血运重建者服用单药抗血小板，首选阿司匹林，无禁忌证者建议终生服药。不能耐受阿司匹林或有禁忌者，可服用氯吡格雷。接受介入治疗或外科搭桥术后的患者根据指南推荐服用 6~12 个月双联抗血小板药物，双联抗血小板药物的最佳时间应根据患者的血栓风险和出血风险、是否同时合并使用抗凝药以及植入的支架类型而个体化确定。

■ 降脂药物（他汀类、胆固醇吸收抑制剂和复方红曲制剂等）通过降低胆固醇，起稳定斑块的作用，其治疗 LDL-C 的目标值为 1.8mmol/L。他汀类药物单药使用血脂不能达标或不耐受他汀类药物者可联合或单独使用胆固醇吸收抑制剂，甘油三酯明显升高者可使用贝特类降脂药物。复方红曲制剂如脂必泰胶囊具有全面调脂、保肝护肝作用，与他汀类联合应用有良好的协同调脂作用，并且可降低不良反应的发生率。对于他汀类药物不能耐受，包括肝酶和肌酶升高的血脂异常患者，亦可单独使用脂必泰胶囊。

■ 越来越多的研究表明，高强度他汀治疗伴随着更高的肌病以及肝酶上升风险，因此临床推荐使用中小剂量他汀类药物，对于多药合用的患者应注意选用肝药酶代谢少的他汀类药物，如匹伐他汀钙片、瑞舒伐他汀。

■ 治疗 3~5 期心肾综合征应注意选用经肾代谢最少的他汀类药物，如匹伐他汀钙片、阿托伐他汀等。

■ 如无禁忌，阿司匹林、β 受体阻滞剂、他汀类药物［和（或）复方红曲制剂］均应长期服用。

■ 高危的稳定型心绞痛患者，包括合并有糖尿病、心功能不全、高血压病、心肌梗死后左心室功能不全的患者，均应使用 ACEI。不能耐受的患者使用 ARB 治疗，可降低心血管事件的发生率。

■ 西药常规治疗联合中成药辨证使用可以取得较好的临床效果。疼痛期以通为主，如盾叶冠心宁片可有效改善心绞痛症状、血液流变学和血脂水平，适用于气滞血瘀型患者；血塞通软胶囊、血栓通胶囊具有缓解心肌缺血性损伤、抑制血小板聚集等作用，可适当选用以改善患者血瘀；脑心通胶囊，尤适用于伴乏力、心悸症状的患者；芪参益气滴丸可改善患者的血液流变学指标和心功能，提高临床疗效，适用于气虚血瘀证患者。缓解期以调整气血、培补正气为主，可选用通脉养心丸，能有效改善患者心绞痛症状及血管内皮功能，降低心绞痛发作频率及持续时间，且安全性较高。Meta 分析显示，西药常规治疗联用大株红景天注射液等可提高冠心病患者心绞痛症状改善率和心电图恢复率，比单纯西药治疗具有一定优势，安全性好。

■ 改变不良生活方式：包括戒烟限酒、适当运动、控制体重及饮食，控制饮食中胆固醇的摄入，多摄入新鲜的蔬菜、水果。对于中、重度尼古丁依赖的患者，需要更强的戒烟干预，如进行行为矫正及使用戒烟药物等。

■ 控制危险因素：包括控制血压、控制血脂、控制糖尿病。

（七）预防性抗菌药物选择与使用时机

无。

（八）手术日

入院 2~3 天。

> 释义
>
> ■ 入院后需进行一些必查项目的检测，以排除手术禁忌，确保需要行冠状动脉造影检查者手术治疗安全、有效的开展。同时给予可能需要行介入治疗患者抗血小板负荷药物治疗。在 PCI 围术期应用前列地尔，可减少慢血流现象的发生，改善心功能。
>
> ■ 抗心绞痛药物治疗和休息可有助于患者症状的缓解。

（九）术后恢复

2天。

> **释义**
>
> ■ 行冠状动脉造影术的患者术后需要观察1（经桡动脉）或2（股动脉）天，观察患者是否有出血，穿刺部位情况，随访心电图、心肌坏死标志物、肾功能等。术后当日应行心电图检查，出现胸闷症状者应随时复查心电图。心肌损伤标志物可以检出是否存在手术相关的心肌损伤或心肌梗死，血常规可帮助判断是否存在失血，尤其是术后发生低血压者，术后肾功能检查可帮助检出对比剂相关的急性肾功能损伤，以便及时掌握病情变化。术后主管医师应对患者病情进行评估。术后出现低血压者应及时行超声心动图检查，重点关注是否存在心包积液。

（十）出院标准

无胸闷、胸痛发作。

> **释义**
>
> ■ 慢性稳定型心绞痛患者出院前应完成必须检查项目，明确冠状动脉病变情况，行冠状动脉造影检查者穿刺部位愈合良好，无出血、血肿、感染及血管杂音。经药物治疗者症状明显缓解。经介入治疗者无其他需要继续住院治疗的并发症。

（十一）变异及原因分析

1. 术后出现严重并发症导致住院时间延长。
2. 患者死亡，退出临床路径。

> **释义**
>
> ■ 变异是指入选临床路径的患者未能按路径流程完成医疗行为或未达到预期的医疗质量控制目标。这包含三方面情况：①按路径流程完成治疗，但出现非预期结果，可能需要后续进一步处理，如本路径经冠状动脉造影术后需要行介入治疗或需要外科行冠状动脉旁路移植手术；②按路径流程完成治疗，但超出了路径规定的时限。实际住院日超出标准住院日要求，或未能在规定的手术日时间限定内实施手术等；③不能按路径流程完成治疗，患者需要中途退出路径，如治疗过程中出现严重并发症，导致必须中止路径或需要转入其他路径进行治疗等。对这些患者，主管医师均应进行变异原因的分析，并在临床路径的表单中予以说明。
>
> ■ 医师认可的变异原因主要指患者入选路径后，医师在检查及治疗过程中发现患者合并存在一些事前未预知的对本路径治疗可能产生影响的情况，需要中止执行路径或者是延长治疗时间、增加治疗费用。医师需在表单中明确说明。
>
> ■ 因患者方面的主观原因导致执行路径出现变异，也需要医师在表单中予以说明。

四、稳定型冠心病临床路径给药方案

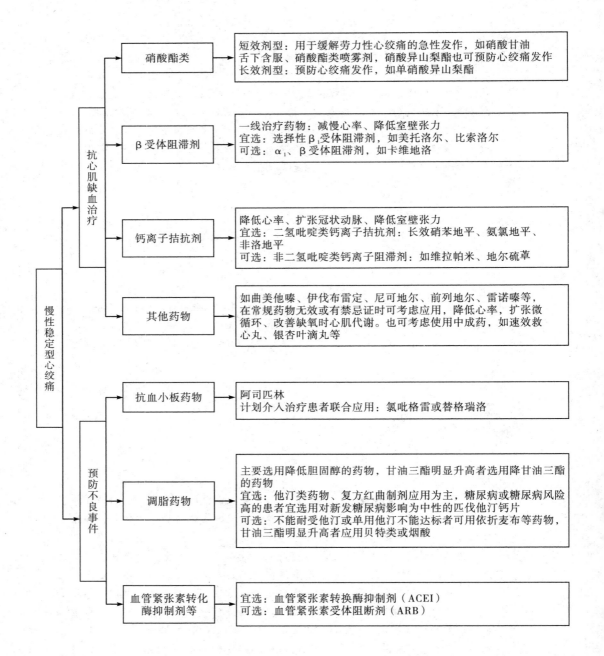

【用药选择】

稳定型心绞痛患者药物治疗的目的主要有两个：①抗心肌缺血，缓解心绞痛症状，从而提高生活质量；②稳定斑块、预防血栓形成，预防心肌梗死及死亡的发生，从而延长生存时间。具体药物如下：

1. 抗心肌缺血药物

（1）硝酸酯类：短效硝酸酯类药物，如硝酸甘油，舌下含服可缓解劳力性心绞痛急性发作，一些硝酸酯类的喷雾剂对缓解心绞痛的发作也能迅速起效，硝酸异山梨酯口服可有效

预防心绞痛的发作；长效硝酸酯类药物，如单硝酸异山梨酯口服，应用于预防心绞痛发作。

（2）β受体阻滞剂：无禁忌证的患者，β受体阻滞剂应作为一线治疗药物，通过降低心率、降低心肌收缩力及室壁张力而降低心肌耗氧量，心率减慢可延长舒张期时间以增加心肌灌注量和供氧量，从而有效减少心肌缺血。根据患者的心率调整药物剂量，稳定型心绞痛患者静息心率的目标值是55~60次/分。

（3）钙离子阻滞剂：二氢吡啶类钙离子通道阻滞剂，如长效硝苯地平、氨氯地平、非洛地平，其强效动脉扩张作用使其适用于具有高血压的心绞痛患者，与β受体阻滞剂可联合应用。非二氢吡啶类钙离子通道阻滞剂，如维拉帕米、地尔硫䓬，以降低心率为主，可用于β受体阻滞剂有禁忌证的患者减慢心率，不推荐和β受体阻滞剂联用。对有冠脉痉挛的患者，首选钙离子阻滞剂。

（4）其他药物：包括曲美他嗪（trimetazidine），抗缺血代谢调节剂，增加缺氧条件下心肌对氧的利用率，优化心肌能量代谢，改善心肌缺血，缓解心绞痛，适用于对一线抗心绞痛疗法控制不佳或无法耐受的患者进行对症治疗；伊伐布雷定（ivabradine）特异性选择性作用于窦房结细胞阻滞 f 通道减慢窦性心率，用于心率增快的稳定型心绞痛患者联合β受体阻滞剂，或者β受体阻滞剂禁忌不耐受患者的单药治疗；地奥心血康可改善患者心电图 ST 段及 T 波异常的表现和心肌缺血症状，还可保护心肌细胞膜结构和功能的作用，与硝酸异山梨酯的作用相当，两药也可联合使用；尼可地尔（nicorandil），ATP 依赖的 K^+ 通道开放剂，可扩张冠状动脉包括微血管，可在应用β受体阻滞剂及钙离子阻滞剂无效或有禁忌证患者中加用；雷诺嗪（ranolazine），阻止心肌细胞内 Na^+ 依赖钙超负荷，从而发挥抗缺血和改善代谢作用；速效救心丸，增加冠状动脉血流量，抗心肌缺血。

2. 抗血小板药物

（1）阿司匹林：无禁忌证患者长期小剂量口服，75~150mg/d。肠溶制剂可减少对胃黏膜损伤的副作用。主要副作用是胃黏膜损伤和可能增加消化性溃疡的发生和出血风险。

（2）血小板 P2Y12 抑制剂：抑制血小板 ADP 受体，计划接受介入治疗的患者应联合阿司匹林同时应用。药物选择包括氯吡格雷（75mg/d）或替格瑞洛（90mg，每天 2 次），但需注意后者在稳定型心绞痛介入治疗患者中证据尚欠缺。另外，在未计划接受介入治疗的稳定型心绞痛患者中，双联抗血小板药物的应用缺乏证据。氯吡格雷（75mg/d）也可单独用于不能耐受阿司匹林的稳定型冠心病患者。

（3）其他抗血小板药物：西洛他唑及双嘧达莫，均为磷酸二酯酶抑制剂。有消化道出血或阿司匹林禁忌的患者，可选择西洛他唑和氯吡格雷联合应用于需要介入治疗的患者。双嘧达莫有窃血作用，已很少应用于冠心病患者。

3. 调脂药物　以低密度脂蛋白胆固醇（LDL-C）<1.8mmol/L 或较基础测值降低 50% 为治疗目标，通常以他汀类药物或（和）复方红曲制剂应用为主。对于他汀类药物不能耐受或单用他汀类药物不能使 LDL-C 达标者，可换用或联合使用依折麦布。甘油三酯明显升高者可应用贝特类、烟酸类，但此类药物尚缺乏证据来证实其临床获益。对于接受介入治疗的患者，围术期强化他汀类药物治疗有可能降低围术期心肌损伤的发生率。

4. 血管紧张素转换酶抑制剂（ACEI）　无禁忌证的稳定型心绞痛患者，特别是合并高血压、糖尿病、左心室收缩功能不全（射血分数<40%）的患者，均应使用 ACEI。ACEI 不能耐受患者可选用血管紧张素受体阻断剂（ARB），不推荐 ACEI 和 ARB 同时应用。

5. 其他药物　可酌情辨证加用中成药，提高治疗有效率。不推荐常规应用止痛剂，如选择性环氧合酶-2（COX-2）抑制剂、非选择性非甾体抗炎药（NSAIDs）。若必须应用 NSAIDs 类药物，也应当小剂量开始并尽早停用，同时联用小剂量阿司匹林以取得充分的抗血小板效应。

【药学提示】

1. 硝酸酯类药物通过激发血管活性成分一氧化氮（NO），扩张冠状动脉及静脉系统（降低前负荷）发挥抗缺血效应。β受体阻滞剂直接作用于心脏，降低心率、心肌收缩力、房室结传导及异位节律的发生；同时可通过延长心脏舒张期及增加非缺血区域血管阻力来增加缺血心肌的冠状动脉血流。钙离子通道阻滞剂主要药理学作用为选择性抑制血管平滑肌和心肌细胞L通道开放，从而发挥血管扩张及降低外周血管阻力效应。二氢吡啶类钙离子阻滞剂的血管选择性更高。

2. 阿司匹林不可逆性阻断血小板COX-1及后续血栓素（TXA_2）的产生。P2Y12抑制剂为血小板二磷酸腺苷（ADP）受体P2Y12拮抗剂，从而抑制血小板聚集。

3. 他汀类药物通过抑制胆固醇合成中的限速酶HMG-CoQ还原酶而抑制肝脏内胆固醇的合成，依折麦布是肠道胆固醇吸收抑制剂，和他汀类联合使用有协同降低胆固醇的作用。贝特类药物主要降低甘油三酯。复方红曲制剂如脂必泰胶囊，具有全面调脂、保肝护肝的特点，可降低TC、LDL-C、TG和ApoB，升高HDL-C和ApoA1，不良反应少，尤其适合他汀类药物不能耐受的患者。有临床证据显示，他汀类药物长期用药可能增加新发糖尿病风险，系统评价结果显示匹伐他汀钙片对于新发糖尿病的影响为中性。

4. ACEI和ARB类药物阻断肾素-血管紧张素-醛固酮系统的不良作用，可以扩张血管，抗纤维化，改善心室重构，抑制斑块进展。

【注意事项】

1. 相关药物应用时应熟知其不良反应、禁忌证、药物间的交互作用及慎用人群，密切监测不良反应的发生。

2. 药物干预应同时考虑症状缓解及事件预防，同时需要考虑患者接受介入治疗所需的相关药物，如联合应用阿司匹林和氯吡格雷（或替格瑞洛）。

3. 稳定型冠心病患者的二级预防中，心血管危险因素的综合控制非常重要，包括血压、血糖及血脂的管理还需要改变不良的生活方式，控制饮食，适量运动。

五、推荐表单

（一）医师表单

稳定型冠心病临床路径医师表单

适用对象：第一诊断为稳定型冠心病（ICD-10：I25.901）
行冠状动脉造影手术

患者姓名：		性别： 年龄： 门诊号：	住院号：
住院日期： 年 月 日		出院日期： 年 月 日	标准住院日：≤5 天

时间	住院第 1 天	住院第 1~3 天 （术前准备）
主要诊疗工作	□ 病史采集与体格检查 □ 描记 18 导联心电图 □ 上级医师查房：危险分层，明确诊断，制订诊疗方案 □ 进行"常规治疗"（参见《心血管病诊疗指南解读》） □ 完成病历书写及上级医师查房记录	□ 日常查房，完成病程记录 □ 上级医师查房：确定治疗方案和冠脉造影日期 □ 完成上级医师查房记录 □ 完善术前常规检查，复查异常的检验结果 □ 向家属及患者交代冠脉造影手术风险 □ 检查抗血小板药物剂量 □ PCI 术前准备，术前医嘱 □ 术者术前访视患者，确认手术指征、禁忌证，决定是否手术，签署知情同意书
重点医嘱	**长期医嘱：** □ 冠心病护理常规 □ 一级或二级护理 □ 低盐低脂饮食 □ 戒烟 □ 持续心电监测 □ β 受体阻滞剂（无禁忌证者常规使用） □ 硝酸酯类药物 □ 阿司匹林、氯吡格雷联合应用 □ 调脂治疗：他汀类药物 □ 钙离阻滞剂：可与 β 受体阻滞剂联合应用 □ ACEI **临时医嘱：** □ 血常规+血型、尿常规+酮体，便常规+大便隐血 □ 血清心肌损伤标志物、凝血功能、肝肾功能、电解质、血糖（空腹和餐后 2 小时）、血脂、传染性疾病筛查（肝炎、梅毒、HIV） □ 心电图、X 线胸片、超声心动图 □ 必要时检查：脑钠肽、D-二聚体、血气分析、红细胞沉降率、C-反应蛋白、24 小时动态心电图、心脏负荷试验（运动平板试验或负荷心超、负荷心脏核素）	**长期医嘱：** □ 冠心病护理常规 □ 一级或二级护理 □ 低盐低脂饮食 □ 戒烟 □ 持续心电监测 □ β 受体阻滞剂（无禁忌证者常规使用） □ 硝酸酯类药物 □ 阿司匹林、氯吡格雷联合应用 □ 调脂治疗：他汀类药物 □ 钙离子通道阻滞剂：可与 β 受体阻滞剂联合应用 □ ACEI **临时医嘱：** □ 拟明日行冠脉造影（+支架植入术） □ 明早禁食、禁水 □ 备皮（计划桡动脉路径者无需备皮） □ 术前镇静 □ 足量使用抗血小板药物（负荷剂量阿司匹林+氯吡格雷） □ 术前晚可适当使用镇静药物

续　表

时间	住院第 1 天	住院第 1~3 天（术前准备）
病情 变异 记录	□ 无　□ 有，原因： 1. 2.	□ 无　□ 有，原因： 1. 2.
医师 签名		

时间	住院第 2~4 天（手术日）		住院第 4~5 天
	术前	术后（当日）	（出院前 1 日或出院日）
主要诊疗工作	□ 住院医师查房，检测心率、血压、心电图，完成术前病程记录 □ 慢性稳定型心绞痛常规治疗 □ 检查抗血小板药物剂量	□ 住院医师接诊术后患者，检查心率、血压、心电图，并书写术后病程记录 □ 严密观察穿刺部位出血、渗血征象 □ 观察患者不适症状，及时发现和处理冠脉造影术后并发症，观察是否有对比剂过敏征象 □ 慢性稳定型心绞痛常规治疗 □ 冠脉造影术后常规治疗（参见《心血管病诊疗指南解读》）	□ 上级医师查房 □ 完成上级医师查房记录 □ 穿刺部位伤口处理 □ 严密观察病情，及时发现和处理术后并发症 □ 病情稳定者可准备出院
重点医嘱	长期医嘱： □ 冠心病护理常规 □ 一级或二级护理 □ 低盐低脂饮食 □ 戒烟 □ 持续心电监测 □ β 受体阻滞剂（无禁忌证者常规使用） □ 硝酸酯类药物 □ 阿司匹林、氯吡格雷联合应用 □ 调脂治疗：他汀类药物 □ 钙离子通道阻滞剂：可与 β 受体阻滞剂联合应用 □ ACEI □ 慢性稳定型心绞痛的常规治疗 临时医嘱： □ 今日行冠脉造影+支架植入术	长期医嘱： □ 冠脉造影术后护理常规 □ 一级护理 □ 低盐低脂饮食 □ 戒烟 □ 持续心电监测 □ 药物治疗同前，未行介入治疗者停用可停用氯吡格雷 □ 术后常规治疗 临时医嘱： □ 急查尿常规 □ 心肌损伤标志物（TNT、TNI、CK-MB）、血常规 □ 复查肾功能 □ 心电图	长期医嘱： □ 冠脉造影术后护理常规 □ 一级或二级护理 □ 低脂饮食 □ 戒烟 □ 持续心电监测 □ 药物治疗同前 □ 病情稳定者出院
病情变异记录	□ 无　□ 有，原因： 1. 2.	□ 无　□ 有，原因： 1. 2.	□ 无　□ 有，原因： 1. 2.
医师签名			

（二）护士表单

稳定型冠心病临床路径护士表单

适用对象：第一诊断为稳定型冠心病（ICD-10：I25.901）
　　　　　行冠状动脉造影手术

患者姓名：		性别：　年龄：　门诊号：		住院号：
住院日期：　　年　月　日		出院日期：　　年　月　日		标准住院日：≤5天

时间	住院第1天	住院第1~3天 （术前准备）	住院第2~4天 （手术日）	住院第4~5天 （出院前1日或出院日）
健康宣教	□ 介绍主管医生、护士 □ 入院宣教（常规、安全） □ 吸烟者评估尼古丁依赖程度	□ 做冠脉造影术前宣教 □ 服药宣教 □ 疾病宣教 □ 饮食、饮水活动的宣教	□ 做冠脉造影术后当日宣教 □ 予以饮食、饮水活动宣教	□ 饮食和服药宣教 □ 活动指导 □ 康复宣教和二级预防 □ 出院宣教 □ 戒烟宣教
护理处置	□ 安置患者，佩戴腕带 □ 通知医师 □ 生命体征的监测测量 □ 交接液体 □ 病情交班 □ 配合治疗 □ 完成护理记录	□ 评估患者全身情况 □ 协助患者完成临床检查 □ 注意化验结果回报 □ 遵医嘱完成治疗 □ 完成护理记录	□ 评估患者全身情况 □ 观察生命体征 □ 观察是否有过敏征象 □ 协助患者完成临床检查 □ 注意化验结果回报 □ 完成护理记录	□ 观察生命体征 □ 遵医嘱完成治疗 □ 口服给药 □ 保持排便通畅 □ 生活护理 □ 给予心理支持 □ 完成护理记录 □ 配合患者做好出院准备
基础护理	□ 准备床单位、监护、吸氧 □ 生命体征的观察 □ 一级或二级护理 □ 观察24小时出入量 □ 生活护理 □ 患者安全及心理护理	□ 生命体征的观察 □ 一级或二级护理 □ 生活护理 □ 观察24小时出入量 □ 患者安全及心理护理	□ 病情的观察（症状、生命体征、神志、皮疹） □ 保持水电解质平衡 □ 观察24小时出入量 □ 一级护理	□ 心率、心律，血压，血氧饱和度，呼吸 □ 完成常规标本采集 □ 准确记录出入量 □ 保持水电解质平衡 □ 协助患者完成各项检查 □ 协助患者进食 □ 办理出院事项 □ 二级护理
专科护理	□ 使用药物的浓度剂量 □ 各种置管情况 □ 观察胸痛情况	□ 使用药物的浓度剂量 □ 各种置管情况 □ 观察胸痛情况	□ 相关并发症的观察 □ 冠脉造影术后定时观察穿刺部位 □ 做好拔除股动脉鞘管的准备	□ 相关并发症的观察 □ 健康生活方式及二级预防宣教

续　表

时间	住院第 1 天	住院第 1~3 天 （术前准备）	住院第 2~4 天 （手术日）	住院第 4~5 天 （出院前 1 日或出院日）
			□ 股动脉鞘管拔除时注意迷走反射的发生（维持静脉通路通常） □ 股动脉鞘管拔除后伤口沙袋压迫 10 小时，患侧肢体制动 12 小时 □ 穿刺侧下肢制动时采取预防下肢静脉血栓的措施	
重点医嘱	□ 详见医嘱执行单	□ 详见医嘱执行单	□ 详见医嘱执行单	□ 详见医嘱执行单
病情变异记录	□ 无　□ 有，原因： 1. 2.	□ 无　□ 有，原因： 1. 2.	□ 无　□ 有，原因： 1. 2.	□ 无　□ 有，原因： 1. 2.
护士签名				

（三）患者表单

稳定型冠心病临床路径患者表单

适用对象：第一诊断为稳定型冠心病（ICD-10：I25.901）
行冠状动脉造影术

患者姓名：	性别：　年龄：　门诊号：	住院号：
住院日期：　　年　月　日	出院日期：　　年　月　日	标准住院日：≤5 天

时间	住院第 1~3 天 （术前准备）	住院第 2~4 天 （手术日）	住院第 4~5 天 （出院前 1 日或出院日）
监测	□ 测量生命体征、体重	□ 测量生命体征	□ 测量生命体征
医患配合	□ 入院宣教（常规、安全） □ 护士行入院护理评估 □ 介绍主管医师、护士 □ 医师询问现病史、既往史、用药情况，收集资料并进行体格、检查 □ 配合完善术前相关化验、检查 □ 签署手术知情同意书	□ 做冠脉造影术后当日宣教 □ 冠脉造影术后患者予以饮食、饮水、活动宣教 □ 活动指导	□ 活动指导 □ 康复宣教和二级预防 □ 生活方式改变，服药宣教
重点诊疗及检查	重点诊疗： □ 一级或二级护理 □ 监护：心电、血压和血氧饱和度等 □ 化验检查、心电图、X 线胸片 □ 血清心肌酶学和损伤标志物测定 □ 凝血监测，大便隐血监测 □ 传染性疾病筛查	重点诊疗： □ 一级护理 □ 继续监护：心电、血压 □ 配合急救和治疗 重要检查： □ 化验检查、心电图、X 线胸片 □ 血清心肌酶学和损伤标志物测定 □ 肾功能随访	重点诊疗： □ 二级护理 □ 带好出院带药 □ 酌情配合相关检查
饮食及活动	□ 卧床休息，自主体位 □ 低脂低盐饮食	□ 卧床休息，自主体位 □ 患肢可活动患肢制动 □ 半流质饮食	□ 床边活动 □ 低盐低脂饮食

附：原表单（2016 年版）

稳定型冠心病临床路径执行表单

适用对象：第一诊断为稳定型冠心病（ICD-10：I25.901）
行冠脉造影检查术

患者姓名：	性别：	年龄：	门诊号：	住院号：
住院日期： 年 月 日	出院日期： 年 月 日		标准住院日： 天	

时间	住院第 1 天	住院第 2 天
诊疗工作	□ 询问病史，体查 □ 评价病史及基础病 □ 书写首次病程记录 □ 吸氧 □ 超声心电图、动态心电图等检查	□ 上级医师查房确定患者是否需要行冠脉造影检查 □ 完成术前准备 □ 告知患者及家属手术风险及相关的注意事项，签署手术知情同意书
重点医嘱	**长期医嘱：** □ 按心内科常规护理 □ 卧床休息 □ 吸氧 □ 病重 □ 陪护 1 人 □ 阿司匹林 100mg □ 阿托伐他汀钙片 20mg qn **临时医嘱：** □ 心电图检查 □ 血常规 □ 生化 □ 凝血机制 □ 术前三项 □ 动态心电图 □ 胸片 □ 心脏超声	**长期医嘱：** □ 按心内科常规护理 □ 卧床休息 □ 吸氧 □ 病重 □ 陪护 1 人 □ 阿司匹林 100mg □ 阿托伐他汀钙片 20mg qn **临时医嘱：** □ 胸片 □ 心脏超声
护理工作	□ 二级护理	□ 二级护理
病情变异记录	□ 无 □ 有，原因： 1. 2.	□ 无 □ 有，原因： 1. 2.
护士签名		
医师签名		

时间	住院第 3~4 天（手术日）		住院第 5 天（手术后第 1 天）
	术前	术后	
诊疗工作	□ 住院医师查房 □ 检查术前检查是否完善	□ 住院医师接诊术后患者，检查心率、血压、并书写病程记录 □ 穿刺部位加压包扎并制动 □ 严密观察穿刺部位、渗出情况 □ 观察患者不适情况，及时发现处理术后并发症 □ 必要时复查心肌坏死标志物和血常规等 □ 心电监护	□ 上级医师查房 □ 完成上级医师查房记录 □ 穿刺部位换药 □ 严密观察病情，及时发现和处理术后并发症
重点医嘱	长期医嘱： □ 按心内科常规护理 □ 卧床休息 □ 病重 □ 陪护 1 人 □ 阿司匹林 100mg □ 他汀类药物 □ 硝酸酯类 □ β 受体阻滞剂 临时医嘱： □ 阿司匹林肠溶片（必要时） □ 硫酸氢氯吡格雷片（必要时）	长期医嘱： □ 按心内科常规护理 □ 卧床休息 □ 吸氧 □ 病重 □ 陪护 1 人 □ 注意伤口渗血情况 □ 按冠脉造影检查术后常规护理 □ 阿司匹林 100mg □ 阿托伐他汀钙片 20mg qn 临时医嘱： □ 盐袋压迫 6 小时 □ 心电图 1 次	长期医嘱： □ 按心内科常规护理 □ 卧床休息 □ 吸氧 □ 病重 □ 陪护 1 人 □ 注意伤口渗血情况 □ 按冠脉造影检查术后常规护理 □ 阿司匹林 100mg □ 阿托伐他汀钙片 20mg qn 临时医嘱： □ 心脏超声
护理工作	□ 二级护理	□ 二级护理	□ 二级护理
病情变异记录	□ 无　□ 有，原因： 1. 2.	□ 无　□ 有，原因： 1. 2.	□ 无　□ 有，原因： 1. 2.
护士签名			
医师签名			

时间	住院第__天（术后第2天）	住院第__天（术后第3天）	住院第__天（术后第4天）
诊疗工作			
重点医嘱	长期医嘱： 临时医嘱：	长期医嘱： 临时医嘱：	长期医嘱： 临时医嘱：
护理工作			
病情变异记录	□无 □有，原因： 1. 2.	□无 □有，原因： 1. 2.	□无 □有，原因： 1. 2.
护士签名			
医师签名			

第二十一章

非 ST 段抬高型急性冠状动脉综合征介入治疗临床路径释义

一、非 ST 段抬高型急性冠状动脉综合征介入治疗编码

1. 卫计委原编码

疾病名称及编码：不稳定型心绞痛（ICD-10：I20.0/20.1/20.9）

非 ST 段抬高型心肌梗死（ICD-10：I21.4）

手术操作名称及编码：冠状动脉内支架植入术（ICD-9-CM-3：36.06/36.07）

2. 修改编码

疾病名称及编码：不稳定型心绞痛（ICD-10：I20.0）

心绞痛伴有确证的痉挛（ICD-10：I20.1）

非 ST 段抬高型心肌梗死（ICD-10：I21.4）

手术操作名称及编码：非药物洗脱冠状动脉支架植入（ICD-9-CM-3：36.06）

药物洗脱冠状动脉支架植入（ICD-9-CM-3：36.07）

二、临床路径检索方法

（I20.0/I20.1/I21.4）伴（36.06/36.07）

三、非 ST 段抬高型急性冠脉综合征介入治疗临床路径标准住院流程

（一）适用对象

第一诊断为不稳定型心绞痛（ICD-10：I20.0/20.1/20.9）或非 ST 段抬高型心肌梗死（ICD-10：I21.4）；行冠状动脉内支架植入术（ICD-9-CM-3：36.06/36.07）。

> **释义**
>
> ■ 非 ST 段抬高型急性冠脉综合征包括不稳定型心绞痛和非 ST 段抬高型心肌梗死。不稳定型心绞痛是指心绞痛发作频率增加、程度较重、持续时间延长、发作诱因改变，甚至休息时亦出现持续时间较长的心绞痛。非 ST 段抬高型心肌梗死是指不稳定型心绞痛伴有血清心肌坏死标志物明显升高。非 ST 段抬高型急性冠脉综合征的血管重建治疗，主要包括经皮冠状动脉介入治疗（PCI）和冠状动脉旁路移植术（CABG）等。本路径适用于行冠脉内支架植入术（PCI）的患者。

（二）诊断依据

根据《临床诊疗指南·心血管内科分册》（中华医学会编著，人民卫生出版社，2009），《不稳定心绞痛及非 ST 段抬高性心肌梗死诊断与治疗指南》（中华医学会心血管病学分会，2007）及 ACC/AHA 与 ESC 相关指南。

1. 临床发作特点　表现为运动或自发性胸痛，休息或含服硝酸甘油可迅速缓解，可持续时间较长并反复发作。

2. 心电图表现　胸痛发作时相邻两个或两个以上导联心电图 ST 段压低或抬高>0.1mV，或 T

波倒置≥0.2mV，胸痛缓解后 ST-T 变化可恢复。

3. 心肌损伤标志物不升高或未达到心肌梗死诊断水平，如心肌损伤标志物升高（心肌损伤标志物增高或增高后降低，至少有 1 次数值超过参考值上限的 99 百分位），则诊断为非 ST 段抬高型心肌梗死。

4. 临床类型

（1）初发心绞痛：病程在 1 个月内新发生的心绞痛，可表现为自发性与劳力性发作并存，疼痛分级在Ⅲ级以上。

（2）恶化劳力性心绞痛：既往有心绞痛史，近 1 个月内心绞痛恶化加重，发作次数频繁，时间延长或痛阈降低［即加拿大劳力型心绞痛分级（CCSⅠ～Ⅳ）至少增加 1 级，或至少达到Ⅲ级］。

（3）静息心绞痛：心绞痛发生在休息或安静状态，发作持续时间通常在 20 分钟以上。

（4）梗死后心绞痛：指急性心肌梗死发病 24 小时后至 1 个月内发生的心绞痛。

（5）变异型心绞痛：休息或一般活动时发生的心绞痛，发作时心电图显示 ST 段一过性抬高，多数患者可自行缓解，仅有少数可演变为心肌梗死。

（6）非 ST 段抬高型心肌梗死：休息或轻微活动时发作的缺血性胸痛，持续时间通常超过 15 分钟，可反复发作。

释义

■ 非 ST 段抬高型急性冠脉综合征是指急性胸痛但是心电图没有持续 ST 段抬高的临床综合征，其特征是心肌供氧和需氧之间平衡失调，这是由于粥样硬化的斑块破裂发生的非阻塞性血栓导致冠状动脉狭窄所致。不稳定型心绞痛包括了除稳定型劳力性心绞痛以外的初发型、恶化型劳力性心绞痛和各型自发性心绞痛。非 ST 段抬高型心肌梗死和不稳定型心绞痛在病因和临床表现上相似，其主要区别在于缺血程度是否会导致足够量的心肌损害，若不稳定型伴有血清心肌坏死标志物明显升高，此时可确立非 ST 段抬高型心肌梗死的诊断。高敏肌钙蛋白 0h/1h 检测方案可快速诊断或排除非 ST 段抬高型心肌梗死，但如果前两次肌钙蛋白检测结果阴性但临床表现仍然提示 ACS，建议在 3～6 小时之后再做 1 次检查。非 ST 段抬高型急性冠脉综合征常见病因是心肌血流灌注减少，休息或含服硝酸甘油可迅速缓解，或持续时间较长时间才能缓解或缓解后仍反复发作。但也有无冠状动脉粥样硬化基础的，引起胸痛的其他原因分为心源性（心肌心包炎、急性心力衰竭、高血压急症、主动脉瓣狭窄、快速型心律失常等）、肺源性（肺栓塞、张力性气胸、胸膜炎等）、血管源性（主动脉夹层、有症状的主动脉瘤等）、胃肠源性（胃炎、胆囊炎、胰腺炎等）、骨源性（胸部外伤、肌肉损伤、肋软骨炎等）及带状疱疹、贫血、甲状腺功能亢进、感染、发热等，其中主动脉夹层、肺栓塞、张力性气胸可能危及生命但却可治，临床上需注意鉴别。

（三）治疗方案的选择及依据

根据《临床诊疗指南·心血管内科分册》（中华医学会编著，人民卫生出版社，2009 年），《不稳定心绞痛及非 ST 段抬高性心肌梗死诊断与治疗指南》（中华医学会心血管病学分会，2007 年）及 ACC/AHA 与 ESC 相关指南。

1. 危险度分层　根据 TIMI 风险评分或患者心绞痛发作类型及严重程度、心肌缺血持续时间、心电图和心肌损伤标志物测定结果，分为低、中、高危三组。

2. 药物治疗　抗心肌缺血药物、抗血小板药物、抗凝药物、调脂药物。

3. 冠脉血运重建治疗　在强化药物治疗的基础上，中、高危患者可优先选择经皮冠状动脉介入治疗（PCI）或冠状动脉旁路移植术（CABG）。

（1）PCI：有下列情况时，可于2小时内紧急冠状动脉造影，对于没有严重合并疾病、冠状动脉病变适合PCI者，实施PCI治疗：①在强化药物治疗的基础上，静息或小运动量时仍有反复的心绞痛或缺血发作；②心肌标志物升高（TNT或TNI）；③新出现的ST段明显压低；④心力衰竭症状或体征，新出现或恶化的二尖瓣反流；⑤血流动力学不稳定；⑥持续性室性心动过速。无上述指征的中、高危患者可于入院后12~48小时内进行早期有创治疗。

（2）CABG：对于左主干病变、3支血管病变SYNTAX积分高危，且伴有左室功能不全或糖尿病者可作为首选。

4. 主动脉内球囊反搏术　在强化药物治疗后仍有心肌缺血复发，在完成冠状动脉造影和血运重建前血流动力学不稳定的患者，可应用主动脉内球囊反搏术。

5. 保守治疗　对于低危患者，可优先选择保守治疗，在强化药物治疗的基础上，病情稳定后可进行负荷试验检查，择期冠脉造影和血运重建治疗。

6. 改善不良生活方式，控制危险因素。

释义

■ 治疗方案的选择与治疗依据可参考《非ST段抬高性急性冠脉综合征诊断与治疗指南（2012）》（中华医学会心血管病学分会和中华心血管病杂志编辑委员会），《中国经皮冠状动脉介入治疗指南（2016）》（中华医学会心血管病分会）及2014年ACC/AHA与2015年ESC相关指南。

■ 药物治疗、介入治疗和冠状动脉旁路移植手术是现代冠心病治疗的三种手段，其中药物治疗是最基本的手段。药物治疗中，如无禁忌证均需应用抗血小板药物治疗；β受体阻滞剂如无禁忌建议尽早并长期使用，他汀调整类药物如无禁忌建议尽早开始并长期使用高强度他汀，AECI类药物如无禁忌建议FVEF≤40%或心力衰竭、高血压、糖尿病或稳定性慢性肾脏病的患者长期服用，如不能耐受可换用ARB类药物；醛固酮受体拮抗剂如无禁忌建议LVEF≤35%、心衰或糖尿病但无明显肾功能不全或高钾血症的患者服用。

■ 根据患者的危险度分层选择合适的冠脉血运重建治疗时机，多支冠脉病变的患者根据临床情况、合并症以及疾病严重程度（包括病变分布、病变特征和SYNTAX评分）选择血运重建策略（罪犯血管PCI、多血管PCI或冠脉搭桥手术）。CABG不适用本路径。

（1）极高危患者，包括：①血流动力学不稳定或心源性休克；②顽固性心绞痛；③危及生命的心律失常或心脏停搏；④心肌梗死机械性并发症；⑤急性心力衰竭伴难治性心绞痛和ST段改变；⑥再发心电图ST-T动态演变，尤其是伴有间歇性ST段抬高。推荐紧急冠状动脉造影（<2小时）。

（2）高危患者，包括：①肌钙蛋白升高；②心电图ST-T动态演变（有或无症状）；③GRACE评分>140分。推荐早期行冠状动脉造影，根据病变情况决定是否行侵入策略（<24小时）。

（3）中危患者，包括：①糖尿病；②肾功能不全，eGFR < 60ml/（min·1.73m^2）；③左心室功能下降（LVEF<40%）或慢性心力衰竭；④心肌梗死后早发心绞痛；⑤近期行PCI治疗；⑥既往行CABG治疗；⑦109分<GRACE评分<140分；

⑧无创性负荷试验时再发心绞痛症状或出现缺血性心电图改变。推荐侵入策略（<72 小时）。

（4）低危缺血患者，先行非侵入性检查（首选心脏超声等影像学检查），寻找缺血证据，再决定是否采用侵入策略。

　　■ 改善不良生活方式：包括戒烟、适当运动、控制体重及饮食控制。
　　■ 控制危险因素：包括控制血压、控制血脂、控制糖尿病。

（四）标准住院日

7~10 天。

> **释义**
>
> 　　■ 非 ST 段抬高型急性冠脉综合征的患者标准住院日是于 CCU 治疗 1~3 天，由 CCU 病房转出后，于普通病房继续治疗 4~7 天。对于极高危患者立即（<2 小时）行介入治疗，高危患者早期（<24 小时）行介入治疗，中危患者 72 小时内行介入治疗。对于需接受择期冠脉造影及血运重建的患者应于入普通病房的第 1~4 天完成，术后恢复 3~5 天出院。总住院时间 7~10 天为标准住院日。

（五）进入路径标准

1. 第一诊断必须符合不稳定型心绞痛疾病编码（ICD-10：I20.0/20.1/20.9）或急性非 ST 段抬高型心肌梗死疾病编码（ICD-10：I21.4）。
2. 除外急性 ST 段抬高型心肌梗死、主动脉夹层、急性肺栓塞、急性心包炎等疾病。
3. 如患有其他非心血管疾病，但在住院期间不需特殊处理（检查和治疗），也不影响第一诊断时，可以进入路径。

> **释义**
>
> 　　■ 符合进入路径标准的患者必须是指南中明确诊断的非 ST 段抬高型急性冠脉综合征的患者。
>
> 　　■ 需要除外患有 ST 段抬高型心肌梗死、主动脉夹层、肺栓塞、急性心包炎、肥厚型心肌病等疾病的患者。
>
> 　　■ 当患者同时患有其他非心血管疾病，本次住院期间不需要检查和治疗，且本次入院第一诊断为非 ST 段抬高型急性冠脉综合征，也可以进入路径。

（六）术前准备（术前评估）0~3 天

1. 必需的检查项目
（1）血常规、尿常规、便常规+隐血。
（2）肝功能、肾功能、电解质、血糖、血脂、血清心肌损伤标志物、凝血功能、感染性疾病筛查（乙型肝炎、丙型肝炎、艾滋病、梅毒等）。

（3）胸部影像学检查、心电图、超声心动图。

2. 根据患者具体情况可查

（1）血气分析、脑钠肽、D-二聚体、红细胞沉降率、C-反应蛋白或高敏C-反应蛋白。

（2）24小时动态心电图、心脏负荷试验。

（3）心肌缺血评估（低危、非急诊血运重建患者）。

释义

■ 必查项目是确保手术治疗安全、有效开展的基础，在术前必须完成。相关人员应认真分析检查结果，以便及时发现异常情况并采取对应处置。对于接受急诊冠脉造影和血运重建的患者，术前应根据患者病情在必查检查项目中选择完成，其他检查入院后继续完成。

■ 心电图是在术前必须做的，对于行急诊冠脉造影和血运重建的患者如怀疑心血管事件导致血流动力学不稳定的患者，应当立即行心脏彩超检查评估心室和瓣膜功能。

■ 对于有心律失常、心力衰竭、低氧血症等患者可进行动态心电图、血气、D-二聚体、脑钠肽等检查。

■ 对于低危、非急诊血运重建的患者，通常应于CCU病房继续评估心肌缺血情况及完善相关检查，如果CCU床位不足时可以收入普通病房，但应严密观察病情变化，如加重可转入CCU病房继续诊治。

（七）选择用药

1. 双重抗血小板药物　常规联用阿司匹林+氯吡格雷。

2. 抗凝药物　低分子肝素、普通肝素等。

3. 抗心肌缺血药物　β受体阻滞剂、硝酸酯类、钙离子拮抗剂等。

（1）β受体阻滞剂：无禁忌证者24小时内常规口服。

（2）硝酸酯类：舌下含服硝酸甘油后静脉滴注维持，病情稳定后可改为硝酸酯类药物口服。

（3）钙拮抗剂：对使用足量β受体阻滞剂后仍有缺血症状或高血压者，如无禁忌可应用非二氢吡啶类钙拮抗剂。

4. 镇静镇痛药　硝酸甘油不能即刻缓解症状或出现急性肺充血时，可静脉注射吗啡。

5. 抗心律失常药物　有心律失常时应用。

6. 调脂药物　早期应用他汀类药物。

7. 血管紧张素转换酶抑制剂（ACEI）　用于左心室收缩功能障碍或心力衰竭、高血压，以及合并糖尿病者。如无低血压等禁忌证，应在24小时内口服。不能耐受者可选用ARB治疗。

8. 其他药物　伴随疾病的治疗药物等。

释义

■ 药物治疗是非ST段急性冠脉综合征的基础治疗。到目前为止，抗血小板药、β受体阻滞剂、他汀降脂药物及ACEI/ARB药物已经成为标准治疗。

■ 若无禁忌证（过度出现风险）建议阿司匹林治疗基础上使用$P2Y_{12}$抑制剂治疗12个月。常规选择阿司匹林联合氯吡格雷，用于无禁忌证或需要长期口服抗凝药治疗的患者。

■ 非 ST 段抬高型急性冠脉综合征诊断明确的患者，根据缺血和出血风险，建议使用肠道外抗凝药物。普通肝素与低分子肝素不建议交叉使用。

■ 积极使用硝酸酯类、β 受体阻滞剂或钙拮抗剂以改善心肌缺血症状，对于无心力衰竭、心排量减低、心源性休克高风险或其他 β 受体阻滞剂禁忌证的患者，住院 24 小时内应启动口服 β 受体阻滞剂治疗，对于病情稳定且 LVEF≤40% 的患者如无禁忌证使用 β 受体阻滞剂。对于使用 β 受体阻滞剂和硝酸酯类药物后仍有复发缺血症状，如无禁忌或引起严重的不良反应，应用非二氢吡啶类钙拮抗剂。对于冠状动脉痉挛的患者，使用长效钙拮抗剂和硝酸酯类药物。

■ 对于硝酸酯不能缓解的急性心肌梗死患者，可给予吗啡镇静镇痛，应用时应注意患者动脉氧分压。

■ 非 ST 段抬高型急性冠脉综合征急性期致死性心律失常发生率约为 3%，对于有心律失常的患者应积极使用抗心律失常药物控制。

■ 如无禁忌，尽早开始并长期使用高强度他汀类药物治疗。

■ 对于合并有糖尿病、心功能不全、高血压病、心肌梗死后左心室功能不全的患者如无禁忌证均应使用 ACEI，不能耐受的患者使用 ARB 治疗。

（八）手术日为入院第 0~7 天（如需要进行手术）

1. 麻醉方式　局部麻醉。
2. 手术方式　冠状动脉造影+支架植入术。
3. 手术内置物　冠状动脉内支架。
4. 术中用药　抗血栓药（肝素化，必要时可使用 GPⅡb/Ⅲa 受体拮抗剂）、血管活性药、抗心律失常药等。
5. 介入术后即刻需检查项目　生命体征检查、心电监测、心电图、穿刺部位的检查。
6. 必要时，介入术后住重症监护病房。
7. 介入术后第 1 天需检查项目　心电图。必要时根据病情检查：血常规、尿常规、心肌损伤标志物、粪便常规+隐血、肝功能、肾功能、电解质、血糖、凝血功能、超声心动图、胸部 X 线片、血气分析等。

> **释义**
>
> ■ 本路径规定的非 ST 段抬高型急性冠脉综合征的介入治疗麻醉方式均是局部麻醉。
>
> ■ 术中经过冠状动脉造影证实病变的位置、性质，依据情况选择相应的支架植入。
>
> ■ 术中需要给予肝素抗凝治疗，若 PCI 术间出现紧急情况或者血栓栓塞，使用血小板 GPⅡb/Ⅲa 受体拮抗剂，对于术中出现低血压、心律失常等情况需要给予血管活性药物及抗心律失常药物。
>
> ■ 介入术后患者需要立即行心电图、心电监测，密切观察生命体征及穿刺部位的情况。
>
> ■ 对于介入术中出现低血压、心律失常、穿刺部位血肿等情况的患者应严密观察，转入普通病房的患者必要时再次入 CCU 病房。

> ■ 非 ST 段抬高型急性冠脉综合征患者术后当日应行心电图检查，根据患者病情需要，开展相应的检查及治疗，必要时查心肌损伤标志物、血尿常规等检查，检查内容不只限于路径中规定的必须复查项目，可根据需要增加，如血气分析、凝血功能分析、超声、胸片等。必要时可增加同一项目的检查频次。

（九）术后住院恢复 3~5 天

必须复查的检查项目：

1. 观察患者心肌缺血等不适症状，及时发现和处理并发症。
2. 继续严密观察穿刺部位出血、渗血情况。

> **释义**
> ■ 术后主管医师对患者心肌缺血等不适症状再次进行评估，完成必须复查项目，及时发现和处理相关并发症。

（十）出院标准

1. 生命体征平稳。
2. 血流动力学稳定。
3. 心肌缺血症状得到有效控制。
4. 无其他需要继续住院的并发症。

> **释义**
> ■ 患者出院前不仅应完成必须复查项目，且复查项目应无明显异常，生命体征（体温、血压、心率、呼吸频率）平稳，穿刺部位愈合良好，无出血、血肿、感染及血管杂音。无其他需要继续住院治疗的并发症。

（十一）变异及原因分析

1. 冠脉造影后转外科行急诊冠状动脉旁路移植术。
2. 等待二次 PCI 或择期冠状动脉旁路移植术。
3. 病情危重。
4. 出现严重并发症。

> **释义**
> ■ 变异是指入选临床路径的患者未能按路径流程完成医疗行为或未达到预期的医疗质量控制目标。这包含三方面情况：①按路径流程完成治疗，但出现非预期结果，可能需要后续进一步处理。如本路径治疗后需要外科行冠状动脉旁路移植手术或需要二次行 PCI；②按路径流程完成治疗，但超出了路径规定的时限。实际住院日超出标准住院日要求，或未能在规定的手术日时间限定内实施手术等；③不能按

路径流程完成治疗，患者需要中途退出路径。如治疗过程中患者心绞痛未再发作，心电图无缺血改变，无左心衰竭临床证据，未行介入治疗出院的患者，病情危重出现死亡或放弃治疗的患者或治疗中出现严重并发症，导致必须终止路径或需要转入其他路径进行治疗等；对这些患者，主管医师均应进行变异原因的分析，并在临床路径的表单中予以说明。

■ 冠脉介入的并发症有：心内并发症，如心脏压塞（心包填塞）、冠状动脉夹层，穿刺部位并发症，如严重血肿（包括腹膜后血肿），其他脏器损伤如造影剂肾病、蓝趾综合征等。

■ 医师认可的变异原因主要指患者入选路径后，医师在检查及治疗过程中发现患者合并存在一些事前未知的对本路径治疗可能产生影响的情况，需要中止执行路径或者是延长治疗时间、增加治疗费用。医师需在表单中明确说明。

■ 因患者方面的主观原因导致执行路径出现变异，也需要医师在表单中予以说明。

四、非 ST 段抬高型急性冠脉综合征临床路径给药方案

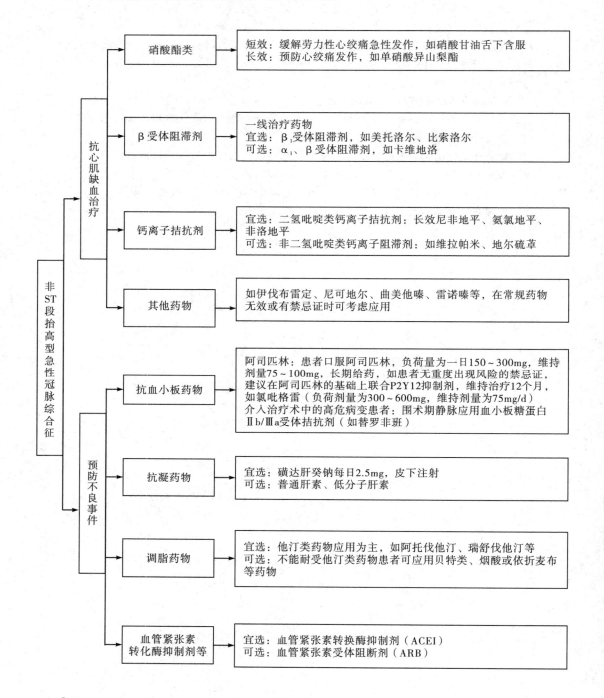

【用药选择】

对于非 ST 段抬高型急性冠脉综合征药物治疗的目的为缓解症状及预防心血管不良事件发生，具体药物如下：

1. 抗心肌缺血药物

（1）硝酸酯类：通过激发血管活性成分一氧化氮（NO），扩张冠状动脉及静脉系统（降低

前负荷）发挥抗缺血效应，短效硝酸酯类药物，如硝酸甘油，舌下含服可缓解劳力性心绞痛急性发作；长效硝酸酯类药物，如单硝酸异山梨酯，应用于预防心绞痛发作。

（2）β 受体阻滞剂：直接作用于心脏，降低心率、心肌收缩力、房室结传导及异位节律的发生；同时可通过延长心脏舒张期及增加非缺血区域血管阻力来增加缺血心肌的冠状动脉血流。无禁忌证者，β 受体阻滞剂应用作为一线治疗药物（Ⅰ，A）。

（3）钙离子阻滞剂：选择性抑制血管平滑肌和心肌细胞 L 通道开放，从而发挥血管扩张及降低外周血管阻力效应，二氢吡啶类钙离子阻滞剂的血管选择性更高。非二氢吡啶类钙离子通道阻滞剂，如维拉帕米、地尔硫䓬，以降低心率为主，通常不推荐和 β 受体阻滞剂联用。对于使用 β 受体阻滞剂和硝酸酯类药物后仍有复发缺血症状，如无禁忌可应用非二氢吡啶类钙拮抗剂。二氢吡啶类钙离子通道阻滞剂，如长效尼非地平、氨氯地平、非洛地平，其强效动脉扩张作用使其适用于具有高血压的心绞痛患者，与 β 受体阻滞剂也可联合应用（Ⅰ，C）。

（4）其他药物：包括伊伐布雷定（ivabradine）：减慢心率，可用于不能耐受 β 受体阻滞剂患者；尼可地尔（nicorandil）：可在应用 β 受体阻滞剂及钙离子阻滞剂无效或有禁忌证患者中加用；曲美他嗪（trimetazidine）：抗缺血代谢调节剂，抗心绞痛疗效与普萘洛尔相似；雷诺嗪（ranolazine）：阻止心肌细胞内 Na^+ 依赖钙超负荷，从而发挥抗缺血和改善代谢作用。

2. 抗血小板药物

（1）阿司匹林：不可逆性阻断血小板 COX-1 及后续血栓素的产生，抑制血小板聚集。建议无禁忌证的患者口服阿司匹林，负荷量为每日 150~300mg，维持剂量 75~100mg，长期给药，与治疗策略无关（Ⅰ，A）。

（2）P2Y12 抑制剂：血小板二磷酸腺苷（ADP）受体 P2Y12 拮抗剂，从而抑制血小板聚集。如患者无重度出现风险的禁忌证，建议在阿司匹林的基础上联合 P2Y12 抑制剂，维持治疗12 个月（Ⅰ，A）。推荐：①氯吡格雷（负荷剂量为 300~600mg，维持剂量为 75mg/d）。②替格瑞洛（负荷剂量为 180mg，维持剂量一日 2 次，每次 90mg），应用于中、高度缺血风险的患者（如肌钙蛋白升高），且无禁忌证的患者。

（3）对介入治疗术中的高危病变患者，可考虑应用血小板 GPⅡb/Ⅲa 受体阻断剂，GPⅡb/Ⅲa 受体拮抗剂阻止纤维蛋白原与糖蛋白Ⅱb/Ⅲa 结合，因而阻断血小板的交联及血小板的聚集，需密切评估出血风险（Ⅱa，C）。

3. 抗凝药物　干扰凝血因子，抑制凝血过程中某些环节而阻滞血液凝固。对于诊断明确的患者，评估缺血和出血风险，建议使用肠道外抗凝药物（Ⅰ，B）；建议使用磺达肝癸钠（2.5mg/d，皮下注射），可取得最理想的效果且安全性较高（Ⅰ，B）；如果磺达肝癸钠的效果不佳，建议换成低分子肝素（1mg/kg，bid）或者普通肝素（Ⅰ，B）；除非有其他用药指征，否则 PCI 术后都应考虑停止抗凝药物（Ⅱa，C）。

4. 调脂药物　通常以他汀类药物应用为主。它是 HMG-CoA 还原酶的竞争性抑制剂，抑制胆固醇合成，继而上调细胞表面 LDL 受体，LDL 的廓清加速，使血 TC 和 LDL 下降，也可使 TG 和 VLDL 下降，而 HDL 和 apoAⅠ增高。以低密度脂蛋白（LDL）<1.8mmol/L 或较基础测及值降低 50% 为目标。除存在禁忌证外，推荐尽早启动高强度他汀类药物治疗，并长期维持（Ⅰ，A）。使用最大剂量他汀类药物但低密度脂蛋白-胆固醇（LDL-C）仍≥1.8mmol/L（70mg/dl）的患者，应考虑加用非他汀类降脂药物（如胆固醇吸收抑制剂依折麦布）进一步降低 LDL-C（Ⅱa，B）。

5. 血管紧张素转换酶抑制剂（ACEI）　抑制血管紧张素Ⅰ至血管紧张素Ⅱ转化活性酶，干扰RAAS 系统，增加激肽活性及增加激肽介导的前列腺素。无禁忌证的非 ST 段抬高型急性冠脉综合征的患者，特别是合并高血压、糖尿病、左心室收缩功能不全（射血分数<40%）的患者，均应使用 ACEI。不推荐 ACEI 和血管紧张素受体阻断剂（ARB）同时应用，但 ACEI 不能耐受患者可选用 ARB 治疗（Ⅰ，A）。

6. 其他药物　不推荐常规应用止痛剂，如选择性环氧合酶-2（COX-2）抑制剂、非选择性非甾体抗炎药（NSAIDs）。若必须应用 NSAIDs 类药物，也应当小剂量开始并尽早停用，同时联用小剂量阿司匹林以取得充分的抗血小板效应。

【药学提示】

1. 硝酸酯类药物　适用于冠心病心绞痛的治疗及预防，也可用于降低血压或治疗充血性心力衰竭。禁用于对硝酸酯类过敏者、青光眼、明显低血压、休克、肥厚型梗阻性心肌病、急性心肌梗死合并低血压或心动过速。对于酒精过敏者不宜用硝酸甘油，禁忌与西地那非联用，下壁伴右心室心肌梗死时即使无低血压也应慎用。

2. β 受体阻滞剂　适用于快速心律失常、冠心病、心力衰竭合并高血压、交感神经活性增高、围术期高血压、高循环动力（如甲状腺功能亢进）。禁用于过敏者、支气管哮喘急性发作期、严重心动过缓、二度及二度以上房室传导阻滞、重度心力衰竭、急性肺水肿患者。

3. 钙离子通道阻滞剂　适用于中、重度高血压、冠心病（劳力型心绞痛）、急性冠脉综合征、外周血管病的患者。禁用于过敏者、病态窦房结综合征未安装起搏器者、二度或三度房室传导阻滞未安装起搏器者、收缩压低于 90mmHg、急性心肌梗死或肺充血者。

4. 阿司匹林与 P2Y12 抑制剂适用于预防动脉粥样硬化血栓形成事件，禁用于对任何一成分过敏者、活动性病理性出血（如消化道溃疡或颅内出血）。

5. GP Ⅱb/Ⅲa 受体拮抗剂　适用于有血栓病史、急性冠脉综合征、介入治疗中发生慢血流或无复流现象、静脉旁路移植血管病变、糖尿病小血管病变。禁用于对任何成分过敏的患者、活动性出血、颅内出血、颅内肿瘤、动静脉畸形及动脉瘤的患者及既往使用本品出现血小板减少的患者。

6. 抗凝药物　适用于预防血栓栓塞性疾病、治疗已形成的深静脉栓塞、与阿司匹林同用治疗急性冠脉综合征、血液透析体外循环中，防止血栓形成。禁用于过敏患者、严重凝血障碍、有肝素或低分子肝素诱导血小板减少病史、活动性消化道溃疡或出血倾向的器官损害、急性感染性心内膜炎、严重肝肾功能不全的患者。

7. 他汀调脂药物　适用于高胆固醇血症和冠心病的患者。禁用于对本药任何成分过敏者、活动性肝病患者、血清转氨酶持续超过上限 3 倍且原因不明者、妊娠哺乳期患者。

8. 血管紧张素转换酶抑制剂（ACEI）　适用于高血压和心力衰竭、左室功能异常、急性心肌梗死后、糖尿病肾病的患者。主要禁用于对该类药物任何辅料过敏者、双肾动脉狭窄、妊娠或哺乳期、血管性水肿及左室流出道梗阻（如主动脉瓣狭窄及梗阻型肥厚性心肌病），血钾或肌酐异常增高亦不宜使用。

【注意事项】

1. 相关药物应用时应熟知其不良反应、禁忌证、药物间的交互作用及慎用人群。

2. 药物干预应同时考虑症状缓解及事件预防，同时需要考虑患者接受介入治疗所需的相关药物。

五、推荐表单

（一）医师表单

非 ST 段抬高型急性冠脉综合征介入治疗临床路径医师表单

适用对象：第一诊断为不稳定型心绞痛（ICD-10：I20.0/20.1/20.9）或非 ST 段抬高型心肌梗死（ICD-10：I21.4）
行冠状动脉内支架植入术（ICD-9-CM-3：36.06/36.07）

患者姓名：		性别：	年龄：	门诊号：	住院号：	
住院日期：	年　月　日	出院日期：	年　月　日		标准住院日：7~10 天	
发病时间：	年　月　日　时　分		到达急诊科时间：		年　月　日　时　分	

时间	到达急诊科（0~10 分钟）	到达急诊科（0~30 分钟）
主要诊疗活动	□ 完成病史采集与体格检查 □ 描记"18 导联"心电图，评价初始 18 导联心电图 □ 明确诊断，立即口服阿司匹林、替格瑞洛或氯吡格雷（有禁忌除外） □ 开始常规治疗（参见不稳定型心绞痛诊断与常规治疗）	□ 心血管内科专科医师急会诊 □ 迅速危险分层，评估尽早血运重建治疗或保守治疗的适应证和禁忌证 □ 确定急诊冠脉造影及血运重建（直接 PCI 和急诊 CABG）治疗方案 □ 对于在急诊科未行早期有创治疗者，尽快将患者转入 CCU 继续治疗，再次评估早期血运重建的必要性及风险
重点医嘱	**长期医嘱：** □ 重症监护 □ 持续心电、血压和血氧饱和度监测等 □ 吸氧 **临时医嘱：** □ 描记"18 导联"心电图，胸部影像学检查 □ 血清心肌损伤标志物测定 □ 血常规、血糖、肝功能、肾功能、电解质、凝血功能 □ 感染性疾病筛查 □ 建立静脉通道 □ 其他特殊医嘱	**长期医嘱：** □ 一级护理或特级护理 □ 记 24 小时出入量 □ 重症监护（持续心电、血压和血氧饱和度监测等） □ 吸氧 **临时医嘱：** □ 镇静镇痛：吗啡（酌情） □ 静脉滴注硝酸甘油
病情变异记录	□ 无　□ 有，原因： 1. 2.	□ 无　□ 有，原因： 1. 2.
医师签名		

时间	到达急诊科（0~60分钟）	住院第1天（CCU）
主要诊疗活动	对需要进行"急诊冠脉造影和血运重建"治疗的高危患者： □ 向患者及家属交代病情和治疗措施 □ 签署"手术知情同意书" □ 行"急诊冠脉造影和血运重建"治疗 □ 术前服用足量的抗血小板药物（阿司匹林，替格瑞洛/氯吡格雷） □ 术前水化（肾功能不全者） □ 维持合适的血压、心率、心功能和重要脏器功能，能承受急诊造影及血运重建 □ 完成常规术前医嘱 □ 手术后将患者转入CCU或外科恢复室继续治疗	□ 监测血压、心率、尿量、呼吸、药物反应等情况 □ 观察穿刺点及周围情况；观察有无心电图变化；检查有无血红蛋白下降及心肌损伤标志物升高 □ 上级医师查房：危险性分层，监护强度和治疗效果评估，制订下一步诊疗方案 □ 完成病历及上级医师查房记录 □ 冠心病常规药物治疗 □ 预防手术并发症 □ 对于在急诊科未行早期有创治疗者，再次危险分层，评价手术必要性及风险，对于中、高危患者应在入院后12~48小时内完成冠脉造影和血运重建
重点医嘱	**长期医嘱：** □ 重症冠心病护理常规 □ 一级护理或特级护理 □ 重症监护（持续心电、血压和血氧饱和度监测等） □ 吸氧 □ 记24小时出入量 **临时医嘱：** □ 备皮 □ 术前镇静 □ 足量使用抗血小板药物（阿司匹林+氯吡格雷）	**长期医嘱：** □ 重症冠心病护理常规 □ 一级护理或特级护理 □ 吸氧 □ 低盐低脂饮食 □ 重症监护（持续心电、血压和血氧饱和度监测等） □ 保持大便通畅 □ β受体阻滞剂（无禁忌证者常规使用） □ ACEI：如无禁忌证（低血压、肺淤血或LVEF≤0.40、高血压或糖尿病）者，应在24小时内口服。不能耐受者可选用血管紧张素Ⅱ受体阻断剂（ARB）治疗 □ 硝酸酯类药物 □ 阿司匹林+替格瑞洛/氯吡格雷联合应用 □ 术后应用低分子肝素2~8天 □ 调脂治疗：他汀类药物 □ 钙拮抗剂（酌情） **临时医嘱：** □ 心电图 □ 动态监测心肌损伤标志物 □ 床旁胸部X线片 □ 床旁超声心动图
病情变异记录	□ 无　□ 有，原因： 1. 2.	□ 无　□ 有，原因： 1. 2.
医师签名		

时间	住院第 4~6 天 （普通病房第 1~3 天）	住院第 7~9 天 （普通病房第 4~6 天）	住院第 8~10 天 （出院日）
主要诊疗工作	□ 上级医师查房：心功能和治疗效果评估 □ 确定下一步治疗方案 □ 完成上级医师查房记录 □ 完成"转科记录" □ 完成上级医师查房记录 □ 血运重建术（PCI 或 CABG）患者术后治疗 □ 预防手术并发症	□ 上级医师查房与诊疗评估 □ 完成上级医师查房记录 □ 预防并发症 □ 再次血运重建治疗评估，包括 PCI、CABG □ 完成择期 PCI □ 心功能再评价 □ 治疗效果、预后和出院评估 □ 确定患者是否可以出院 □ 康复和宣教	**如果患者可以出院：** □ 通知出院处 □ 通知患者及其家属出院 □ 向患者交代出院后注意事项，预约复诊日期 □ 将"出院总结"交给患者 □ 如果患者不能出院，请在"病程记录"中说明原因和继续治疗 □ 二级预防的方案
重点医嘱	**长期医嘱：** □ 冠心病护理常规 □ 二级护理 □ 床旁活动 □ 低盐低脂普食 □ β 受体阻滞剂（无禁忌证者常规使用） □ ACEI 或 ARB 治疗（酌情） □ 口服硝酸酯类药物 □ 阿司匹林+氯吡格雷联用 □ 术后应用低分子肝素 2~8 天 □ 调脂治疗：他汀类药物 □ 钙拮抗剂（酌情）	**长期医嘱：** □ 冠心病护理常规 □ 二级护理 □ 床旁活动 □ 低盐低脂普食 □ β 受体阻滞剂（无禁忌证者常规使用） □ ACEI 或 ARB 治疗（酌情） □ 口服硝酸酯类药物 □ 阿司匹林+氯吡格雷联合应用 □ 调脂治疗：他汀类药物 □ 钙拮抗剂（酌情） **临时医嘱：** □ 心电图、心脏超声、胸部 X 线片、肝功能、肾功能、电解质、血常规、尿常规、便常规、凝血功能	**出院医嘱：** □ 低盐低脂饮食、适当运动、改善生活方式（戒烟） □ 控制高血压、高血脂、糖尿病等危险因素 □ 出院带药（根据情况）：他汀类药物、抗血小板药物、β 受体阻滞剂、ACEI、钙拮抗剂等 □ 定期复查
病情变异记录	□ 无 □ 有，原因： 1. 2.	□ 无 □ 有，原因： 1. 2.	□ 无 □ 有，原因： 1. 2.
医师签名			

（二）护士表单

非 ST 段抬高型急性冠脉综合征介入治疗临床路径护士表单

适用对象：第一诊断为不稳定型心绞痛（ICD-10：I20.0/20.1/20.9）或非 ST 段抬高型心肌
梗死（ICD-10：I21.4）

行冠状动脉内支架置入术（ICD-9-CM-3：36.06/36.07）

患者姓名：		性别： 年龄： 门诊号：	住院号：
住院日期： 年 月 日		出院日期： 年 月 日	标准住院日：7~10 天
发病时间： 年 月 日 时 分		到达急诊科时间： 年 月 日 时 分	

时间	住院第 1 天（CCU）	住院第 1~3 天（CCU）	住院第 1~6 天（手术日）
健康宣教	□ 介绍主管医师、护士 □ 入院宣教（常规、安全） □ 吸烟者评估尼古丁依赖程度	□ 做 PCI 术前宣教 □ 服药宣教 □ 疾病宣教 □ 饮食、饮水活动的宣教	□ 做 PCI 术后当日宣教 □ PCI 患者予以饮食、饮水活动宣教
护理处置	□ 安置患者，佩戴腕带 □ 通知医师 □ 生命体征的监测测量 □ 吸氧 □ 交接液体 □ 病情交班 □ 配合治疗 □ 完成护理记录	□ 协助患者完成临床检查 □ 遵医嘱完成治疗 □ 完成护理记录	□ 评估患者全身情况 □ 观察生命体征 □ 协助患者完成临床检查 □ 注意化验结果回报 □ 完成护理记录
基础护理	□ 准备床单位、监护、吸氧 □ 生命体征的观察 □ 一级或二级护理 □ 观察 24 小时出入量 □ 生活护理 □ 患者安全及心理护理	□ 生命体征的观察 □ 一级或二级护理 □ 生活护理 □ 观察 24 小时出入量 □ 患者安全及心理护理	□ 病情的观察（症状、体征神志、生命体征） □ 保持水、电解质平衡 □ 观察 24 小时出入量 □ 一级护理
专科护理	□ 使用药物的浓度剂量 □ 各种置管情况 □ 观察胸痛情况	□ 使用药物的浓度剂量 □ 各种置管情况 □ 观察胸痛情况	□ 相关并发症的观察 □ PCI 术后定时观察穿刺部位 □ 做好拔除动脉鞘管的准备 □ 股动脉鞘管拔除时注意迷走反射的发生 □ 鞘管拔除后伤口沙袋压迫 10 小时，患侧肢体制动 12 小时
重点医嘱	□ 详见医嘱执行单	□ 详见医嘱执行单	□ 详见医嘱执行单

续　表

时间	住院第 1 天（CCU）	住院第 1~3 天（CCU）	住院第 1~6 天（手术日）
病情变异记录	□无 □有，原因： 1. 2.	□无 □有，原因： 1. 2.	□无 □有，原因： 1. 2.
护士签名			

时间	住院第 2~6 天（术后第 1 天）	住院第 3~7 天（术后第 2 天）	住院第 3~10 天（出院日）
健康宣教	□ 饮食宣教 □ 服药宣教 □ 指导恢复期的康复和锻炼 　（床上肢体活动） □ 疾病宣教	□ 指导恢复期的康复和锻炼 　（床上肢体活动） □ 饮食宣教 □ 疾病宣教 □ 康复宣教和二级预防	□ 活动指导 □ 康复宣教和二级预防 □ 出院宣教 □ 对于吸烟者给予戒烟宣教
护理处置	□ 观察生命体征 □ 观察 24 小时出入量 □ 观察穿刺部位 □ 遵医嘱配合急救和治疗 □ 完成护理记录 □ 维持静脉通畅 □ 静脉和口服给药 □ 协助患者进餐 □ 保持排便通畅	□ 观察生命体征 □ 完成常规化验采集 □ 观察 24 小时出入量 □ 遵医嘱完成治疗 □ 维持静脉通畅 □ 静脉和口服给药 □ 保持排便通畅 □ 生活护理 □ 给予心理支持 □ 完成护理记录	□ 观察生命体征 □ 观察 24 小时出入量 □ 遵医嘱完成治疗 □ 维持静脉通畅 □ 静脉和口服给药 □ 保持排便通畅 □ 生活护理 □ 给予心理支持 □ 完成护理记录 □ 配合患者做好出院准备
基础护理	□ 心率、心律，血压，血氧饱和度，呼吸 □ 一级或二级护理 □ 准确记录出入量 □ 保持水、电解质平衡 □ 协助患者完成各项检查 □ 协助患者进食 □ 协助患者做好生活护理	□ 心率、心律，血压，血氧饱和度，呼吸 □ 完成常规标本采集 □ 准确记录出入量 □ 保持水、电解质平衡 □ 协助患者完成各项检查 □ 协助患者进食 □ 协助患者做好生活护理 □ 一级或二级护理	□ 心率、心律，血压，血氧饱和度，呼吸 □ 完成常规标本采集 □ 准确记录出入量 □ 保持水、电解质平衡 □ 协助患者完成各项检查 □ 协助患者进食 □ 办理出院事项 □ 二级护理
专科护理	□ 相关并发症的观察 □ 穿刺部位的观察	□ 相关并发症的观察	□ 相关并发症的观察
重点医嘱	□ 详见医嘱执行单	□ 详见医嘱执行单	□ 详见医嘱执行单
特殊情况记录	□ 无　□ 有，原因： 1. 2.	□ 无　□ 有，原因： 1. 2.	□ 无　□ 有，原因： 1. 2.
护士签名			

（三）患者表单

非 ST 段抬高型急性冠脉综合征介入治疗临床路径患者表单

适用对象：第一诊断为不稳定型心绞痛（ICD-10：I20.0/20.1/20.9）或非 ST 段抬高型心肌
　　　　　梗死（ICD-10：I21.4）
　　　　　行冠状动脉内支架置入术（ICD-9-CM-3：36.06/36.07）

患者姓名：		性别：　　年龄：　　门诊号：	住院号：
住院日期：　　年　月　日		出院日期：　　年　月　日	标准住院日：7~10 天
发病时间：　年　月　日　时　分		到达急诊科时间：　　年　月　日　时　分	

时间	住院第 1~2 天（手术日）	住院第 2~6 天（手术日）	住院第 7~10 天（出院日）
监测	□ 测量生命体征、体重	□ 测量生命体征	□ 测量生命体征
医患配合	□ 护士行入院护理评估 □ 介绍主管医师、护士 □ 医师询问现病史、既往史、用药情况，收集资料并进行体格、检查 □ 配合完善术前相关化验、检查 □ 入院宣教（常规、安全） □ 做 PCI 患者术后当日宣教	□ 做 PCI 患者术后当日宣教 □ PCI 患者予以饮食、饮水、活动宣教 □ 活动指导	□ 活动指导 □ 康复宣教和二级预防
重点诊疗及检查	重点诊疗： □ 一级护理 □ 监护：心电、血压和血氧饱和度等 □ 建立静脉通路 □ 配合重症监护和救治 重要检查： □ 实验室检查、心电图，X 线胸片 □ 血清心肌酶学和损伤标志物测定 □ 心肌酶动态监测，凝血监测 □ 感染性疾病筛查	重点诊疗： □ 一级护理 □ 继续监护：心电、血压 □ 配合急救和治疗 重要检查： □ 实验室检查、心电图，胸片 □ 血清心肌酶学和损伤标志物测定	重点诊疗： □ 二级护理 □ 带好出院带药 □ 酌情配合相关检查
饮食及活动	□ 卧床休息，自主体位 □ 患肢制动 □ 流质饮食	□ 卧床休息，自主体位 □ 患肢可活动 □ 半流质饮食	□ 床边活动 □ 低盐低脂饮食

附：原表单（2016 年版）

非 ST 段抬高型急性冠脉综合征介入治疗临床路径表单

适用对象：第一诊断为不稳定型心绞痛（ICD-10：I20.0/20.1/20.9）或非 ST 段抬高型心肌梗死（ICD-10：I21.4）

行冠状动脉内支架植入术（ICD-9-CM-3：36.06/36.07）

患者姓名：		性别：	年龄：	门诊号：	住院号：
住院日期： 年 月 日		出院日期： 年 月 日			标准住院日：7~10 天
发病时间： 年 月 日 时 分			到达急诊科时间： 年 月 日 时 分		

时间	到达急诊科（0~10 分钟）	到达急诊科（0~30 分钟）
主要诊疗活动	□ 完成病史采集与体格检查 □ 描记"18 导联"心电图，评价初始 18 导联心电图 □ 明确诊断，立即口服阿司匹林及氯吡格雷（有禁忌除外） □ 开始常规治疗（参见不稳定型心绞痛诊断与常规治疗）	□ 心血管内科专科医师急会诊 □ 迅速危险分层，评估尽早血运重建治疗或保守治疗的适应证和禁忌证 □ 确定急诊冠脉造影及血运重建（直接 PCI 和急诊 CABG）治疗方案 □ 对于在急诊科未行早期有创治疗者，尽快将患者转入 CCU 继续治疗，再次评估早期血运重建的必要性及风险
重点医嘱	**长期医嘱：** □ 重症监护 □ 持续心电、血压和血氧饱和度监测等 □ 吸氧 **临时医嘱：** □ 描记"18 导联"心电图，胸部影像学检查 □ 血清心肌损伤标志物测定 □ 血常规、血糖、肝功能、肾功能、电解质、凝血功能 □ 感染性疾病筛查 □ 建立静脉通道 □ 其他特殊医嘱	**长期医嘱：** □ 一级护理或特级护理 □ 记 24 小时出入量 □ 重症监护（持续心电、血压和血氧饱和度监测等） □ 吸氧 **临时医嘱：** □ 镇静镇痛：吗啡（酌情） □ 静脉滴注硝酸甘油
主要护理工作	□ 协助患者或其家属完成急诊挂号、交费和办理"入院手续"等工作 □ 静脉取血	□ 一级护理或特级护理
病情变异记录	□ 无 □ 有，原因： 1. 2.	□ 无 □ 有，原因： 1. 2.
护士签名		
医师签名		

时间	到达急诊科（0~60 分钟）	住院第 1 天（CCU）
主要诊疗活动	对需要进行"急诊冠脉造影和血运重建"治疗的高危患者： □ 向患者及家属交代病情和治疗措施 □ 签署"手术知情同意书" □ 行"急诊冠脉造影和血运重建"治疗 □ 术前服用足量的抗血小板药物（阿司匹林及氯吡格雷） □ 术前水化（肾功能不全者） □ 维持合适的血压、心率、心功能和重要脏器功能，能承受急诊造影及血运重建 □ 完成常规术前医嘱 □ 手术后将患者转入 CCU 或外科恢复室继续治疗	□ 监测血压、心率、尿量、呼吸、药物反应等情况 □ 观察穿刺点及周围情况；观察有无心电图变化；检查有无血红蛋白下降及心肌损伤标志物升高 □ 上级医师查房：危险性分层，监护强度和治疗效果评估，制订下一步诊疗方案 □ 完成病历及上级医师查房记录 □ 冠心病常规药物治疗 □ 预防手术并发症 □ 对于在急诊科未行早期有创治疗者，再次危险分层，评价手术必要性及风险，对于中、高危患者应在入院后 12~48 小时内完成冠脉造影和血运重建
重点医嘱	**长期医嘱：** □ 重症冠心病护理常规 □ 一级护理或特级护理 □ 重症监护（持续心电、血压和血氧饱和度监测等） □ 吸氧 □ 记 24 小时出入量 **临时医嘱：** □ 备皮 □ 术前镇静 □ 足量使用抗血小板药物（阿司匹林+氯吡格雷）	**长期医嘱：** □ 重症冠心病护理常规 □ 一级护理或特级护理 □ 吸氧 □ 低盐低脂饮食 □ 重症监护（持续心电、血压和血氧饱和度监测等） □ 保持大便通畅 □ β 受体阻滞剂（无禁忌证者常规使用） □ ACEI：如无禁忌证（低血压、肺淤血或 LVEF≤0.40、高血压或糖尿病）者，应在 24h 内口服。不能耐受者可选用血管紧张素 Ⅱ 受体阻断剂（ARB）治疗 □ 硝酸酯类药物 □ 阿司匹林+氯吡格雷联合应用 □ 术后应用低分子肝素 2~8 天 □ 调脂治疗：他汀类药物 □ 钙拮抗剂（酌情） **临时医嘱：** □ 心电图 □ 动态监测心肌损伤标志物 □ 床旁胸部 X 线片 □ 床旁超声心动图
主要护理工作	□ 重症冠心病护理常规 □ 特级护理	□ 疾病恢复期心理与生活护理 □ 根据患者病情和危险性分层，指导并监督患者恢复期的治疗与活动
病情变异记录	□ 无　□ 有，原因： 1. 2.	□ 无　□ 有，原因： 1. 2.

续　表

时间	到达急诊科（0~60分钟）	住院第1天（CCU）
护士 签名		
医师 签名		

时间	住院第 2 天（CCU）	住院第 3 天（CCU）
主要诊疗工作	□ 继续重症监护 □ 观察穿刺点及周围情况 □ 观察有无心电图变化 □ 监测有无血色素下降及心肌损伤标志物升高 □ 上级医师查房：评估治疗效果，修订诊疗方案 □ 完成病历、病程记录、上级医师查房记录 □ 继续冠心病常规药物治疗 □ 对于保守治疗患者，随时评价进行急诊血运重建的必要性，并强化抗心肌缺血药物治疗	□ 继续重症监护 □ 心电监测 □ 上级医师查房：评价心功能 □ 完成上级医师查房和病程记录 □ 继续和调整药物治疗 □ 确定患者是否可以转出 CCU □ 对于低危患者在观察期间未再发生心绞痛、心电图也无缺血改变，无左心衰竭的临床证据，留院观察家 2～24 小时其间未发现心肌损伤标志物升高，可留院观察 24～48 小时后出院 □ 转出者完成转科记录
重点医嘱	**长期医嘱：** □ 重症冠心病护理常规 □ 一级护理或特级护理 □ 卧床（必要时） □ 低盐低脂饮食 □ 持续心电、血压和血氧饱和度监测等 □ 保持大便通畅 □ β 受体阻滞剂（无禁忌证者常规使用） □ ACEI 或 ARB 治疗（酌情） □ 硝酸酯类药物 □ 阿司匹林+氯吡格雷联合应用 □ 术后应用低分子肝素 2～8 天 □ 调脂治疗：他汀类药物 □ 钙拮抗剂（酌情） **临时医嘱：** □ 心电图 □ 心肌损伤标志物	**长期医嘱：** □ 重症冠心病护理常规 □ 一级护理或特级护理 □ 卧床（必要时） □ 低盐低脂饮食 □ 保持大便通畅 □ β 受体阻滞剂（无禁忌证者常规使用） □ ACEI 或 ARB 治疗（酌情） □ 硝酸酯类药物 □ 阿司匹林+氯吡格雷联合应用 □ 术后应用低分子肝素 2～8 天 □ 调脂治疗：他汀类药物 □ 钙拮抗剂（酌情） **临时医嘱：** □ 心电图 □ 心肌损伤标志物
主要护理工作	□ 配合急救和诊疗 □ 生活与心理护理 □ 根据患者病情和危险性分层指导患者恢复期的康复和锻炼 □ 配合稳定患者由 CCU 转至普通病房	□ 配合医疗工作 □ 生活与心理护理 □ 配合康复和二级预防宣教 □ 如果患者可以转出 CCU：办理转出 CCU 事项 □ 如果患者不能转出 CCU：记录原因
病情变异记录	□ 无　□ 有，原因： 1. 2.	□ 无　□ 有，原因： 1. 2.
护士签名		
医师签名		

时间	住院第 4~6 天 （普通病房第 1~3 天）	住院第 7~9 天 （普通病房第 4~6 天）	住院第 8~10 天 （出院日）
主要诊疗工作	□ 上级医师查房：心功能和治疗效果评估 □ 确定下一步治疗方案 □ 完成上级医师查房记录 □ 完成"转科记录" □ 完成上级医师查房记录 □ 血运重建术（PCI 或 CABG）患者术后治疗 □ 预防手术并发症	□ 上级医师查房与诊疗评估 □ 完成上级医师查房记录 □ 预防并发症 □ 再次血运重建治疗评估，包括 PCI、CABG □ 完成择期 PCI □ 心功能再评价 □ 治疗效果、预后和出院评估 □ 确定患者是否可以出院 □ 康复和宣教	如果患者可以出院： □ 通知出院处 □ 通知患者及其家属出院 □ 向患者交代出院后注意事项，预约复诊日期 □ 将"出院总结"交给患者 □ 如果患者不能出院，请在"病程记录"中说明原因和继续治疗 □ 二级预防的方案
重点医嘱	长期医嘱： □ 冠心病护理常规 □ 二级护理 □ 床旁活动 □ 低盐低脂普食 □ β 受体阻滞剂（无禁忌证者常规使用） □ ACEI 或 ARB 治疗（酌情） □ 口服硝酸酯类药物 □ 阿司匹林+氯吡格雷联用 □ 术后应用低分子肝素 2~8 天 □ 调脂治疗：他汀类药物 □ 钙拮抗剂（酌情）	长期医嘱： □ 冠心病护理常规 □ 二级护理 □ 床旁活动 □ 低盐低脂普食 □ β 受体阻滞剂（无禁忌证者常规使用） □ ACEI 或 ARB 治疗（酌情） □ 口服硝酸酯类药物 □ 阿司匹林+氯吡格雷联合应用 □ 调脂治疗：他汀类药物 □ 钙拮抗剂（酌情） 临时医嘱： □ 心电图、心脏超声、胸部 X 线片、肝功能、肾功能、电解质、血常规、尿常规、便常规、凝血功能	出院医嘱： □ 低盐低脂饮食、适当运动、改善生活方式（戒烟） □ 控制高血压、高血脂、糖尿病等危险因素 □ 出院带药（根据情况）：他汀类药物、抗血小板药物、β 受体阻滞剂、ACEI、钙拮抗剂等 □ 定期复查
主要护理工作	□ 疾病恢复期心理与生活护理 □ 根据患者病情和危险性分层，指导并监督患者恢复期的治疗与活动 □ 二级预防教育	□ 疾病恢复期心理与生活护理 □ 根据患者病情和危险性分层，指导并监督患者恢复期的治疗与活动 □ 二级预防教育 □ 出院准备指导	□ 帮助患者办理出院手续、交费等事项 □ 出院指导
病情变异记录	□ 无 □ 有，原因： 1. 2.	□ 无 □ 有，原因： 1. 2.	□ 无 □ 有，原因： 1. 2.
护士签名			
医师签名			

第二十二章

先天性心脏病介入治疗临床路径释义

一、先天性心脏病介入治疗编码

1. 卫计委原编码

疾病名称及编码：动脉导管未闭（ICD-10：Q25.000）

房间隔缺损（ICD-10：Q21.100）

室间隔缺损（ICD-10：Q21.000）

2. 修改编码

疾病名称及编码：动脉导管未闭（ICD-10：Q25.0）

房间隔缺损（ICD-10：Q21.1）

室间隔缺损（ICD-10：Q21.0）

手术操作名称及编码：房间隔缺损闭式封堵术（ICD-9-CM-3：35.52）

室间隔缺损闭式封堵术（ICD-9-CM-3：35.55）

动脉导管未闭封堵术（ICD-9-CM-3：39.79）

二、临床路径检索方法

（Q25.0/Q21.0/Q21.1）伴（35.52/35.55/39.79）

三、先天性心脏病介入治疗临床路径标准住院流程

（一）适用对象

第一诊断为先天性心脏病（动脉导管未闭 Q25.000、房间隔缺损 Q21.100、室间隔缺损 Q21.000）。

释义

■ 动脉导管原本系胎儿时期肺动脉与主动脉间的正常血流通道，婴儿出生后，导管失去原来的功能而自行闭合，如果持续不闭合则形成动脉导管未闭（PDA）。动脉导管未闭是最常见的先天性心脏病之一，约占先天性心脏病的 10%~20%，早产儿易发，女性多见，男女比约为 1:3。动脉导管未闭一经诊断，应予治疗，绝大部分都可以通过介入方法治愈。

■ 房间隔缺损（ASD）是指在胚胎发育过程中，因各种因素影响导致房间隔发生、吸收、融合出现异常，房间隔完整性异常，导致左右心房之间的缺损。约占所有先天性心脏病的 10%，女性多见。根据解剖学特点，房间隔缺损又分为原发孔型、继发孔型和静脉窦型，继发孔型房间隔缺损多见，占 ASD 的 60%~70%，也是介入治疗主要的适应类型。

■ 室间隔缺损（VSD）是指胚胎发育过程中因各种因素导致室间隔发育不全，室间隔连续性中断，左右心室之间形成的异常交通。室间隔缺损是最常见的先天性心脏病，约占先天性心脏病的 20%，可单独存在，也可合并其他心脏畸形。部分室

间隔缺损可以通过介入治疗治愈。室间隔缺损外科修补术后残余漏，急性心肌梗死后室间隔穿孔也可以通过介入治疗。

（二）诊断依据

根据《临床诊疗指南·心血管分册》（中华医学会编著，人民卫生出版社，2009），《临床技术操作规范·心血管病学分册》（中华医学会编著，人民军医出版社，2007）。

1. 临床表现　反复发作呼吸道感染，发育迟缓等表现，部分患者为体检时发现先天性心脏病。
2. 体征　心脏听诊可闻及病理性杂音。
3. 辅助检查　超声心动图提示先天性心脏病（动脉导管未闭、房间隔缺损和室间隔缺损）。

> **释义**
>
> ■先天性心脏病：诊断主要依据症状、典型的杂音、超声心动图改变，超声心动图是诊断先天性心脏病最重要的无创检查方法。
>
> ■动脉导管未闭：轻者可无明显症状，重者可发生心力衰竭。常见的症状有劳累后心悸、气急、乏力，易患呼吸道感染和生长发育迟缓。典型的体征是胸骨左缘第2肋间听到响亮的连续性机器样杂音，伴有震颤，肺动脉瓣第2音亢进。X线可见心影增大，早期为左心室增大，升主动脉和主动脉弓增宽，肺动脉段突出，肺动脉分支增粗，肺野充血。心电图可见电轴左偏、左心室高电压或左心室肥大。超声心动图可见左心房、左心室增大，肺动脉增宽，在主动脉与肺动脉分叉之间可见异常的管道。
>
> ■房间隔缺损：患者除易患感冒等呼吸道感染外可无症状，活动亦不受限制，一般到青年时期才表现有气急、心悸、乏力等症状。随着年龄增长，会发生各种房性心律失常。有时可有反常栓塞。典型体征为胸骨左缘第2、3肋间闻及Ⅱ～Ⅲ级收缩期吹风样杂音，伴有第2心音亢进和固定分裂。X线胸片可见肺野充血、心影轻到中度增大和肺动脉段突出。心电图可见电轴右偏、不完全性右束支传导阻滞和右心室肥大，房性心律失常多见。超声心动图可见右心房和右心室增大，房间隔中部连续性中断。
>
> ■室间隔缺损：如缺损较小，可无症状。缺损大者，症状出现早且明显，可影响生长发育。有气促、呼吸困难、多汗、喂养困难、乏力和反复肺部感染，严重时可发生心力衰竭。有明显肺动脉高压时可出现发绀。本病易罹患感染性心内膜炎。典型体征为胸骨左缘3～4肋间有Ⅲ～Ⅳ级粗糙全收缩期杂音，向心前区传导，伴收缩期震颤。X线胸片可见心影增大，左心缘向左向下延长，肺动脉段突出，主动脉结变小，肺门充血。心电图可见左心室高电压、左心室肥厚等表现。超声心动图可见左心房、左心室内径增大，室间隔回声连续中断。
>
> ■部分先天性心脏病患者无临床症状，在体检时发现心脏杂音，后由超声心动图明确诊断。

（三）治疗方案的选择及依据

根据《临床诊疗指南·心血管分册》（中华医学会 编著，人民卫生出版社，2009），《临床技术操作规范·心血管病学分册》（中华医学会 编著，人民军医出版社，2007）

1. 一般治疗 心内科护理常规、二级护理、饮食、测血压、陪人。
2. 介入治疗 动脉导管未闭封堵术、房间隔缺损封堵术、室间隔缺损封堵术。

释义

■ 先天性心脏病治疗分为介入治疗和外科手术治疗。介入治疗具有创伤小、美观、恢复快、住院时间短、经济、并发症少等特点，可以完全治愈。不能行介入治疗的患者或者合并其他心脏畸形需要外科矫正的可行外科手术治疗。

1. 动脉导管未闭介入治疗适应证 体重大于8kg，具有临床症状和心脏超负荷表现，且不合并需要外科手术的其他心脏畸形。

动脉导管未闭介入治疗操作方法：局麻下，穿刺右侧股动静脉置管，主动脉弓降部造影，显示PDA形态大小，测量PDA直径，经过PDA建立动静脉导丝桥，根据测量结果选择合适封堵器，目前最常用的封堵器为蘑菇伞形封堵器。从静脉沿导丝送入输送鞘，再送入封堵器，释放封堵器后再次造影，观察封堵器位置形态，有无残余分流。位置形态良好，无残余分流，即可释放封堵器。

2. 房间隔缺损介入治疗适应证 ①年轻≥3岁；②继发孔型ASD直径≥5mm，≤36mm，为左向右分流；③缺损边缘距离冠状静脉窦，上、下腔静脉、肺静脉的距离≥5mm，距离房室瓣≥7mm；④房间隔直径大于所选封堵伞左房侧伞盘直径；⑤无其他需要外科手术的心脏畸形。

房间隔缺损介入治疗操作方法：局麻下，穿刺右侧股静脉置管，给予肝素100U/kg肝素化，送入右心导管测量血流动力学指标，后将右心导管送入左上肺静脉，再沿右心导管送入直头加硬长导丝，撤出右心导管。根据床旁心脏超声测量结果，选择合适大小的封堵器，目前常用双盘型封堵器。沿导丝送入输送鞘，再送入封堵器试封堵，床旁心脏超声观察封堵效果，行牵拉试验，形态良好，位置稳固，即可释放封堵器。

3. 室间隔缺损介入治疗适应证 ①膜周部室间隔缺损；②年轻≥3岁；③体重>10kg；④VSD直径>3mm，<14mm；⑤VSD上缘距离主动脉右冠窦≥2mm；无右冠窦脱垂及主动脉瓣反流；⑥VSD位于超声大血管短轴切面9~12点之间；⑦肌部VSD直径>3mm；⑧外科术后残余分流；⑨心肌梗死或外伤后室间隔穿孔。

室间隔缺损介入治疗操作方法：局麻下，行右侧股动静脉穿刺置管，给予肝素100U/kg肝素化，行左右心导管检查，送入猪尾巴导管至左心室，行左心室造影，显示VSD形态和大小，测量VSD直径。回撤导管至主动脉瓣上造影，显示主动脉瓣反流情况，观察记录术前心电图，床旁心脏超声监测。建立动静脉导丝轨道，选择合适大小的封堵器，目前常用双盘型封堵器，根据不同类型的VSD，封堵器有对称型、偏心型、细腰不等边型等供选择。沿导丝送入输送鞘，调整输送鞘至合适位置，再送入封堵器试封堵，行左心室和主动脉瓣上造影，了解封堵器位置及形态，有无残余分流，对主动脉瓣的影响，床旁心脏超声监测三尖瓣和主动脉瓣反流情况，心电图监测有无房室传导阻滞，监测无明显异常，位置形态良好，无残余分流，即可释放。

（四）标准住院日

5~7 天。

> **释义**
>
> ■患者术前完善检查1~3天，在住院3~4天行介入治疗，介入治疗术后2~3天出院。总住院5~7天符合临床路径要求。

（五）进入路径标准

1. 第一诊断必须符合先天性心脏病（动脉导管未闭 Q25.000、房间隔缺损 Q21.100、室间隔缺损 Q21.000）疾病编码。
2. 如患有其他非心血管疾病，但在住院期间不需特殊处理（检查和治疗），也不影响第一诊断时，可进入路径。

> **释义**
>
> ■第一诊断为动脉导管未闭、房间隔缺损、室间隔缺损，且符合介入治疗标准，可以行介入治疗的患者进入临床路径。
>
> ■住院期间合并其他疾病，但不需要本次住院进行特殊检查和治疗，不影响第一诊断疾病诊治过程者，也可以进入路径。

（六）检查项目

1. 血常规、血型、尿常规。
2. 血气分析、生化全套、术前免疫四项（乙肝三系、丙肝抗体、HIV 抗体、梅毒螺旋体抗体）、血凝系列。
3. 胸片、心电图、超声心动图。
4. 必要时检查项目 粪便常规、甲状腺系列、风湿系列、肿瘤系列、24 小时动态心电图、经食管超声心动图、肝胆脾 B 超、泌尿系 B 超、颈部血管 B 超、下肢血管 B 超。

> **释义**
>
> ■前三项必须检查项目，必须在术前完成，确保介入治疗完全性，避免手术禁忌证。术前主管医师、护士、介入医师必须核查相关检查项目。
>
> ■室间隔缺损及动脉导管未闭介入治疗需要造影，故术前需要检查甲状腺功能。部分房间隔缺损患者经胸超声显示不清，需要经食管超声明确缺损大小、缺损数目、边缘情况。
>
> ■24 小时动态心电图可以明确心律失常诊断，指导临床对症治疗。室间隔缺损介入治疗有发生房室传导阻滞可能，术前 24 小时动态心电图有助于术中和术后判断。老年患者根据需要完善肝胆脾 B 超、颈部血管 B 超、下肢血管 B 超等检查。

（七）出院标准

1. 查体 心脏听诊病理性杂音减弱或消失。

2. 复查心脏超声，无残余分流。

> **释义**
>
> ■ 常见先天性心脏病介入治疗技术成熟，目前动脉导管未闭的成功率在98%~100%，房间隔缺损成功率在98%左右，室间隔缺损成功率在96%左右，残余分流少见。封堵后即刻查体病理性杂音消失，或者明显减弱。术后24小时复查超声心动图见封堵器位置良好，无残余分流，无血管并发症和其他并发症，可以出院。

（八）变异及原因分析

1. 辅助检查合并有其他系统疾病需进一步检查及处理。
2. 术后存在并发症及不良反应。

> **释义**
>
> ■ 变异是指入选临床路径的患者未能按路径流程完成医疗行为或未达到预期的医疗质量控制目标。这包含三方面情况：①按路径流程完成治疗，但出现非预期结果，可能需要后续进一步处理。②按路径流程完成治疗，但超出了路径规定的时限。实际住院日超出标准住院日要求，或未能在规定的手术日时间限定内实施手术等；③不能按路径流程完成治疗，患者需要中途退出路径。如治疗过程中出现严重并发症，导致必须中止路径或需要转入其他路径进行治疗等。对这些患者，主管医师均应进行变异原因的分析，并在临床路径的表单中予以说明。
>
> ■ 先天性心脏病介入治疗，虽然技术成熟，器材选择众多，但仍不能完全杜绝并发症的发生。首先是血管并发症，如血肿、假性动脉瘤、动静脉瘘等。其次介入封堵相关并发症，动脉导管未闭可发生封堵器脱落、封堵器移位、残余分流、溶血等并发症。房间隔缺损可发生封堵器脱落和移位、残余分流、心脏压塞、血栓栓塞、心律失常等并发症。室间隔缺损可发生封堵器脱落和移位、心脏压塞、残余分流、房室传导阻滞等并发症。严重并发症如封堵器脱落、心脏压塞，需要外科手术取出封堵器甚至外科修补治疗，会明显延长住院时间，增加治疗费用，需要转入其他路径处理。
>
> ■ 医师认可的变异原因主要指患者入选路径后，医师在检查及治疗过程中发现患者合并存在一些事前未预知的对本路径治疗可能产生影响的情况，如感染、凝血功能障碍、感染性心内膜炎不能除外、合并其他疾病等，需要延长诊治时间、增加治疗费用。此时需要终止临床路径，医师需在表单中明确说明。
>
> ■ 因患者方面的主观原因导致执行路径出现变异，如患者放弃治疗，或不愿意进一步治疗，也需要医师在表单中予以说明。

四、推荐表单

(一) 医师表单

先天性心脏病介入治疗临床路径医师表单

适用对象：第一诊断为先天性心脏病（动脉导管未闭 Q25.000、房间隔缺损 Q21.100、室间隔缺损 Q21.000）

患者姓名：	性别：	年龄：	门诊号：	住院号：
住院日期：　　年　月　日	出院日期：　　年　月　日		标准住院日：　　天	

时间	住院第 1 天	住院第 2 天	住院第 3 天
诊疗工作	□ 询问病史，体查 □ 评价病史及基础病 □ 书写首次病程记录 □ 接诊后行常规心电图检查 □ 交代病情及其风险 □ 按需给予药物	□ 上级医师查房明确诊断与鉴别诊断，确定患者是否需要行介入治疗 □ 完成术前准备，明确有无禁忌证 □ 告知患者及家属手术风险及相关的注意事项，签署手术知情同意书 □ 按需给予药物	□ 常规查房 □ 完成术前准备，明确有无禁忌证 □ 告知患者及家属手术风险及相关注意事项，签署手术知情同意书 □ 按需给予药物
重点医嘱	长期医嘱： □ 按心内科常规护理 □ 二级护理 □ 饮食 □ 测血压及血氧饱和度 □ 陪护 1 人 临时医嘱： □ 血气分析、血常规、尿常规、生化全套、术前免疫四项（乙肝三系、丙肝抗体、HIV 抗体、梅毒螺旋体抗体）、血凝系列 □ 胸片、心电图、超声心动图 □ 必要时检查项目（参考之前内容）	长期医嘱： □ 按心内科常规护理 □ 二级护理 □ 饮食 □ 测血压及血氧饱和度 □ 陪护 1 人 临时医嘱：	长期医嘱： □ 按心内科常规护理 □ 二级护理 □ 饮食 □ 测血压及血氧饱和度 □ 陪护 1 人 临时医嘱： □ 介入术前常规医嘱：明日手术、术前备皮+去毛、全麻术前禁食、禁水 6 小时，手术当日晨起补液
病情变异记录	□ 无　□ 有，原因： 1. 2.	□ 无　□ 有，原因： 1. 2.	□ 无　□ 有，原因： 1. 2.
医师签名			

时间	住院第 4 天（手术日）		住院第 5 天
	术前	术后	
诊疗工作	□ 住院医师查房 □ 检查术前检查是否完善 □ 按需给予药物	□ 住院医师接诊术后患者，检查心率、血压、并书写病程记录 □ 穿刺部位加压包扎并制动 □ 严密观察穿刺部位、渗出情况 □ 观察患者不适情况，及时发现处理术后并发症 □ 必要查床旁心超和血常规等 □ 心电监护 □ 按需调整药物	□ 上级医师查房 □ 完成上级医师查房记录 □ 穿刺部位换药 □ 严密观察病情，及时发现和处理术后并发症 □ 按需调整药物
重点医嘱	长期医嘱： □ 按心内科常规护理 □ 一级护理 □ 饮食 □ 测血压及血氧饱和度 □ 陪护 1 人 临时医嘱： □ 抗生素皮试（如果使用青霉素类药品） □ 临时应用抗生素：术前半小时	长期医嘱： □ 按心内科常规护理 □ 一级护理 □ 饮食 □ 测血压及血氧饱和度 □ 陪护 1 人 □ 注意伤口渗血情况 临时医嘱： □ 右下肢制动 8~12 小时（股静脉穿刺）/20~24 小时（股动脉穿刺）、沙袋压迫 6 小时，观察穿刺部位及肢体远端血运 □ 房间隔缺损、室间隔缺损介入治疗患者，术后低分子肝素针皮下注射，24~48 小时 □ 心电图 1 次 □ 持续心电监护	长期医嘱： □ 按心内科常规护理 □ 二级护理 □ 饮食 □ 测血压及血氧饱和度 □ 陪护 1 人 □ 注意伤口渗血情况 □ 拜阿司匹林 0.1~0.2 qd 口服 临时医嘱： □ 心脏超声 □ 胸片
病情变异记录	□ 无　□ 有，原因： 1. 2.	□ 无　□ 有，原因： 1. 2.	□ 无　□ 有，原因： 1. 2.
医师签名			

时间	住院第 6 天	住院第 7 天（出院日）
诊疗工作	□ 上级医师查房 □ 按需伤口换药 □ 按需调整药物	□ 住院医师查房 □ 按需伤口换药 □ 按需调整药物
重点医嘱	**长期医嘱：** □ 按心内科常规护理 □ 二级护理 □ 饮食 □ 测血压及血氧饱和度 □ 陪护 1 人 □ 注意伤口渗血情况 **临时医嘱：** □ 穿刺处换药	**长期医嘱：** 按心内科常规护理 □ 二级护理 □ 饮食 □ 测血压及血氧饱和度 □ 陪护 1 人 □ 注意伤口渗血情况 **临时医嘱：** □ 今日出院
病情变异记录	□ 无 □ 有，原因： 1. 2.	□ 无 □ 有，原因： 1. 2.
医师签名		

（二）护士表单

先天性心脏病介入治疗临床路径护士表单

适用对象：第一诊断为先天性心脏病（动脉导管未闭 Q25.000、房间隔缺损 Q21.100、室间隔缺损 Q21.000）

患者姓名：	性别：　　年龄：　　门诊号：	住院号：
住院日期：　　年　月　日	出院日期：　　年　月　日	标准住院日：　　　天

时间	住院第 1 天	住院第 2 天	住院第 3 天
健康宣教	□ 介绍主管医师、护士 □ 入院宣教（常规、安全）	□ 术前宣教 □ 服药宣教 □ 疾病宣教 □ 饮食、饮水活动的宣教	□ 介入治疗术前宣教
护理处置	□ 安置患者，佩戴腕带 □ 通知医师 □ 生命体征的监测测量 □ 病情交班 □ 配合治疗 □ 完成护理记录	□ 协助患者完成临床检查 □ 遵医嘱完成治疗 □ 完成护理记录	□ 评估患者全身情况 □ 观察生命体征 □ 协助患者完成临床检查 □ 注意化验结果回报 □ 完成护理记录
基础护理	□ 准备床单位 □ 生命体征的观察 □ 二级护理 □ 生活护理 □ 患者安全及心理护理	□ 生命体征的观察 □ 二级护理 □ 生活护理 □ 患者安全及心理护理	□ 生命体征的观察 □ 二级护理 □ 生活护理 □ 保证睡眠
专科护理	□ 使用药物的浓度剂量 □ 观察有无不适情况	□ 使用药物的浓度剂量 □ 观察有无不适情况	□ 介入治疗术前准备 □ 建立好静脉通路
重点医嘱	□ 详见医嘱执行单	□ 详见医嘱执行单	□ 详见医嘱执行单
病情变异记录	□ 无　□ 有，原因： 1. 2.	□ 无　□ 有，原因： 1. 2.	□ 无　□ 有，原因： 1. 2.
护士签名			

时间	住院第4天（手术日）	住院第5~6天	住院第7天（出院日）
健康宣教	□ 饮食宣教 □ 服药宣教 □ 指导穿刺侧肢体活动 □ 疾病宣教	□ 指导恢复期的康复和锻炼（床上肢体活动） □ 饮食宣教 □ 疾病宣教 □ 康复宣教	□ 活动指导 □ 康复宣教 □ 出院宣教
护理处置	□ 观察生命体征 □ 观察24小时出入量 □ 观察穿刺部位 □ 遵医嘱配合急救和治疗 □ 完成护理记录 □ 维持静脉通畅 □ 静脉和口服给药 □ 协助患者进餐 □ 保持排便通畅	□ 观察生命体征 □ 完成常规化验采集 □ 遵医嘱完成治疗 □ 维持静脉通畅 □ 静脉和口服给药 □ 保持排便通畅 □ 生活护理 □ 给予心理支持 □ 完成护理记录	□ 观察生命体征 □ 遵医嘱完成治疗 □ 静脉和口服给药 □ 生活护理 □ 完成护理记录 □ 配合患者做好出院准备
基础护理	□ 心率、心律，血压，血氧饱和度，呼吸 □ 一级护理 □ 准确记录出入量 □ 保持水电解质平衡 □ 协助患者完成各项检查 □ 协助患者进食 □ 协助患者做好生活护理	□ 心率、心律，血压，血氧饱和度，呼吸 □ 完成常规标本采集 □ 准确记录出入量 □ 保持水电解质平衡 □ 协助患者完成各项检查 □ 协助患者进食 □ 协助患者做好生活护理 □ 二级护理	□ 心率、心律，血压，血氧饱和度，呼吸 □ 办理出院事项 □ 二级护理
专科护理	□ 相关并发症的观察 □ 穿刺部位的观察 □ 鞘管拔除后伤口沙袋压迫6小时，患侧肢体制动12~24小时	□ 穿刺部位的观察 □ 相关并发症的观察	□ 相关并发症的观察
重点医嘱	□ 详见医嘱执行单	□ 详见医嘱执行单	□ 详见医嘱执行单
特殊情况记录	□ 无 □ 有，原因： 1. 2.	□ 无 □ 有，原因： 1. 2.	□ 无 □ 有，原因： 1. 2.
护士签名			

（三）患者表单

先天性心脏病介入治疗临床路径患者表单

适用对象：第一诊断为先天性心脏病（动脉导管未闭 Q25.000、房间隔缺损 Q21.100、室间隔缺损 Q21.000）

患者姓名：	性别：	年龄：	门诊号：	住院号：
住院日期：　　年　月　日	出院日期：　　年　月　日			标准住院日：　　天

时间	住院第 1~2 天	住院第 2~3 天	住院第 4 天（手术日）
医患配合	□ 配合询问病史、收集资料，请务必详细告知既往史、用药史、过敏史 □ 配合进行体格检查 □ 配合进行相关检查与治疗 □ 有任何不适告知医师	□ 配合完善相关检查 □ 医师向患者及家属介绍病情及先心病介入治疗相关内容，如有异常检查结果需进一步检查 □ 签署"知情同意书""自费协议书""先天性心脏病介入治疗知情同意书"等表单 □ 提供委托签字人身份证复印件 □ 配合用药及治疗 □ 有任何不适告知医师	□ 接受先天性心脏病介入治疗 □ 患者或家属与医师交流了解介入治疗情况及术后注意事项 □ 配合用药及治疗
护患配合	□ 配合生命体征、身高、体重测量 □ 配合完成入院护理评估单 □ 接受入院宣教（环境、设施、人员介绍、病室规定、订餐制度、贵重物品保管、安全宣教等） □ 配合佩戴腕带 □ 配合相关检查及治疗 □ 有任何不适告知护士	□ 配合生命体征测量，询问每日排便情况 □ 接受相关化验检查宣教，正确留取标本，配合检查 □ 接受先天性心脏病介入治疗术前宣教 □ 配合完成术前准备 □ 注意活动安全，避免坠床或跌倒 □ 配合执行探视及陪伴制度 □ 有任何不适告知护士	□ 接受术后护理及宣教 □ 配合用药及治疗 □ 配合执行探视及陪伴制度 □ 有任何不适告知护士
饮食	□ 正常普食	□ 正常普食	□ 正常普食
排泄	□ 正常排尿便	□ 正常排尿便	□ 正常排尿便
活动	□ 适量活动	□ 适量活动	□ 卧床 □ 穿刺侧制动 12~24 小时

时间	住院第 5~6 天	住院第 7 天（出院日）
医患配合	□ 配合医师进行介入穿刺部位换药 □ 配合相关检查与治疗 □ 有任何不适告知医师	□ 了解先天性心脏病介入治疗随访情况 □ 接受出院带药宣教 □ 接受疾病健康教育
护患配合	□ 配合生命体征测量 □ 接受术后活动指导 □ 有任何不适告知护士	□ 接受办理出院手续宣教 □ 接受出院带药宣教 □ 接受疾病康复及健康教育宣教 □ 获取出院诊断书 □ 获取出院带药 □ 知道复印病历方法 □ 知道复诊时间
饮食	□ 正常普食	□ 正常普食
排泄	□ 正常排尿便	□ 正常排尿便
活动	□ 床边活动	□ 适量活动

附：原表单（2016 年版）

先天性心脏病介入治疗临床路径表单

适用对象：第一诊断为先天性心脏病（动脉导管未闭 Q25.000、房间隔缺损 Q21.100、室间隔缺损 Q21.000）

患者姓名：	性别：	年龄：	门诊号：	住院号：
住院日期： 年 月 日	出院日期： 年 月 日		标准住院日：5~7 天
发病时间： 年 月 日 时 分	到达急诊时间： 年 月 日 时 分

时间	入院当天	手术当天
主要诊疗工作	□ 完成病史采集与体格检查 □ 描记 12 导联心电图 □ 向患者家属交代病情	□ 主刀医师查房
重点医嘱	**长期医嘱：** □ 心内科护理常规 □ 二级护理 □ 饮食 □ 测血压及血氧饱和度 □ 陪人 **临时医嘱：** □ 血气分析、血常规、尿常规、生化全套、术前免疫四项（乙肝三系、丙肝抗体、HIV 抗体、梅毒螺旋体抗体）、血凝系列 □ 胸片、心电图、超声心动图 □ 必要时检查项目（参考之前内容） □ 术前医嘱：明日手术、术前备皮+去毛 □ 全麻术前禁食、禁水 6 小时，手术当日晨起补液	**长期医嘱：** □ 抗生素（术前半小时） **临时医嘱：** □ 血常规、生化全套 □ 术后心电图、心脏超声
主要护理工作	□ 入院宣教 □ 备皮 □ 静脉取血 □ 青霉素皮试（如果使用青霉素类药品）	□ 测血压 □ 右下肢制动 8 小时（股静脉穿刺）/12 小时（股动脉穿刺）、沙袋压迫 6 小时，观察穿刺部位及肢体远端血运 □ 房间隔缺损介入治疗患者，术后低分子肝素针皮下注射，24~8 小时
病情变异记录	□ 无 □ 有，原因： 1. 2.	□ 无 □ 有，原因： 1. 2.
护士签名		
医师签名		

时间	术后第 1 天	术后第 2 天	
主要诊疗活动	□ 主刀医师查房 □ 完善术后辅助检查 □ 出院		
重点医嘱	长期医嘱： □ 阿司匹林片 0.1 qd 临时医嘱： □ 今日出院	临时医嘱： □ 今日出院	
主要护理工作	□ 先心病常规护理 □ 特级护理 □ 静脉取血	□ 二级护理 □ 患者宣教	
病情变异记录	□ 无　□ 有，原因： 1. 2.	□ 无　□ 有，原因： 1. 2.	
护士签名			
医师签名			

参考文献

［1］中华医学会心血管病学分会，中华心血管病杂志编辑委员会. 不稳定性心绞痛和非 ST 段抬高心肌梗死诊断与治疗指南［J］. 中华心血管病杂志，2007，35（4）：295-304.

［2］Hamm CW，Bassand JP，Agewall S，et al. ESC Guidelines for the management of acute coronary syndromes in patients presenting without persistent ST-segment elevation：The Task Force for the management of acute coronary syndromes（ACS）in patients presenting without persistent ST-segment elevation of the European Society of Cardiology（ESC）［J］. Eur Heart J，2011，32（23）：2999-3054.

［3］于守华，李艳，刘静，等. 阿魏酸钠联合单硝酸异山梨酯治疗不稳定型心绞痛的临床观察［J］. 中国药房，2010（48）：4545-4546.

［4］徐国良，林淑梅，徐卉，等. 丹红注射液治疗不稳定型心绞痛的 Meta 分析［J］. 时珍国医国药，2011，22（3）：765-767.

［5］Landoni G，Zangrillo A，Lomivorotov VV，et al. Cardiac protection with phosphocreatine：a meta-analysis.［J］. Cardiothorac Vasc Anesth，2016，30（4）：S16-S16.

［6］陈可冀，张敏州，霍勇. 急性心肌梗死中西医结合诊疗专家共识［J］. 中国中西医结合杂志，2014，34（4）：389-395.

［7］Yang X，Xiong X，Wang H，et al. Xuesaitong Soft Capsule（Chinese Patent Medicine）for the Treatment of Unstable Angina Pectoris：A Meta-Analysis and Systematic Review［J］. Evid Based Complement Alternat Med，2013，2013：948319.

［8］Mizukami K，Murakami K，Abe T，et al. Aspirin-induced small bowel injuries and the preventive effect of rebamipide［J］. World J Gastroenterol，2011，17（46）：5117-5122.

［9］石亚飞，闫荟，孙世光，等. 两种丹参类中药注射剂治疗冠心病心绞痛的系统评价及其药物经济学分析［J］. 中国循证医学杂志，2014（3）：287-291.

［10］王巍巍，黄元升，卓琳，等. 速效救心丸与消心痛治疗冠心病心绞痛效果比较的 Meta 分析［J］. 中国循证心血管医学杂志，2015，7（3）：298-303.

［11］中华医学会心血管病分会，心血管病杂志编辑委员会. 慢性稳定性心绞痛诊断与治疗指南［J］. 中华心血管病杂志，2007，35（3）：195-206.

［12］Fihn SD，Gardin JM，Abrams J，et al. 2012 ACCF/AHA/ACP/AATS/PCNA/SCAI/STS Guideline for the diagnosis and management of patients with stable ischemic heart disease：a report of the American College of Cardiology Foundation/American Heart Association Task Force on Practice Guidelines，and the American College of Physicians，American Association for Thoracic Surgery，Preventive Cardiovascular Nurses Association，Society for Cardiovascular Angiography and Interventions，and Society of Thoracic Surgeons［J］. J Am Coll Cardiol，2012，60（24）：e44-e164.

［13］Task Force Members，Montalescot G，sechtem U，et al. 2013 ESC guidelines on the management of stable coronary artery disease：the Task Force on the management of stable coronary artery disease of the European Society of Cardiology［J］. Eur Heart J，2013，34（38）：2949-3003.

［14］中华医学会心血管病学分会介入心脏病学组，中国医师协会心血管内科医师分会，血栓防治专业委员会，等. 中国经皮冠状动脉介入治疗指南（2016）［J］. 中华心血管病杂志，

2016, 44 (5)：382-400.

[15] 中国成人血脂异常防治指南修订联合委员会. 中国成人血脂异常防治指南（2016 年修订版）[J]. 中国循环杂志, 2016, 31 (10)：937-953.

[16] 胡元会. 中成药临床应用指南·心血管疾病分册 [M]. 北京：中国中医药出版社, 2017.

[17] 孟繁军, 展倩丽. 通脉养心丸治疗冠心病心绞痛的临床疗效及其对血管内皮功能的影响 [J]. 实用心脑肺血管病杂志, 2016, 24 (5)：84-86.

[18] 王佳坤, 杨昌云, 檀岭改, 等. 大株红景天注射液治疗心绞痛的 Meta 分析 [J]. 中国现代应用药学, 2015, 32 (5)：607-612.

[19] 汪晓军, 徐保宁. 速效救心丸治疗冠心病心绞痛 Meta 分析 [J]. 陕西中医, 2008, 29 (9)：1249-1251.

[20] O'Gara PT, Kushner FG, Ascheim DD, et al. 2013 ACCF/AHA guideline for the management of ST-elevation myocardial infarction：a report of the American College of Cardiology Foundation/American Heart Association Task Force on Practice Guidelines [J]. Circulation, 2013, 127 (4)：e362-425.

[21] Task Force on the management of ST-segment elevation acute myocardial infarction of the European Society of Cardiology (ESC) 1, Steg PG, James SK, et al. ESC Guidelines for the management of acute myocardial infarction in patients presenting with ST-segment elevation [J]. Eur Heart J, 2012, 33 (20)：2569-2619.

[22] 中华医学会心血管分会, 中华心血管疾病杂志编辑委员. 急性 ST 段抬高型心肌梗死诊断和治疗指南 [J]. 中华心血管病杂志, 2010, 38 (8)：675-689.

[23] 中华医学会心血管病学分会, 中华心血管病杂志编辑委员. 经皮冠状动脉介入治疗指南（2009）[J]. 中华心血管病杂志, 2009, 37 (1)：4-25.

[24] 2012 Writing Committee Members, Jneid H, Anderson JL, et al. 2012 ACCF/AHA focused update of the guideline for the management of patients with unstable angina/Non-ST-elevation myocardial infarction (updating the 2007 guideline and replacing the 2011 focused update)：a report of the American College of Cardiology Foundation/American Heart Association Task Force on practice guidelines [J]. Circulation, 2012, 126 (7)：875-910.

[25] 中华医学会心血管病学分会. 非 ST 段抬高急性冠脉综合征诊断和治疗指南 [J]. 中华心血管病杂志, 2012, 40 (5)：353-367.

[26] Thygesen K, Alpert JS, Jaffe AS, et al. Third universal definition of myocardial infarction [J]. Circulation, 2012, 126 (16)：2020-2035.

[27] Steg PG, James S, Harrington RA, et al. Ticagrelor versus clopidogrel in patients with ST-elevation acute coronary syndromes intended for reperfusion with primary percutaneous coronary intervention：A Platelet Inhibition and Patient Outcomes (PLATO) trial subgroup analysis [J]. Circulation, 2010, 122 (21)：2131-2141.

[28] Mehta SR, Tanguay JF, Eikelboom JW, et al. Double-dose versus standard-dose clopidogrel and high-dose versus low-dose aspirin in individuals undergoing percutaneous coronary intervention for acute coronary syndromes (CURRENT-OASIS 7)：a randomised factorial trial [J]. Lancet, 2010, 376 (9748)：1233-1243.

[29] Patrono C, Andreotti F, Arnesen H, et al. Antiplatelet agents for the treatment and prevention of atherothrombosis [J]. Eur Heart J, 2011, 32 (23)：2922-2932.

[30] Giraldez RR, Nicolau JC, Corbalan R, et al. Enoxaparin is superior to unfractionated heparin in patients with ST elevation myocardial infarction undergoing fibrinolysis regardless of the choice of lytic：an ExTRACT-TIMI 25 analysis [J]. Eur Heart J, 2007, 28 (13)：1566-1573.

[31] Yusuf S, Mehta SR, Chrolavicius S, et al. Effects of fondaparinux on mortality and reinfarction in

patients with acute ST-segment elevation myocardial infarction：the OASIS-6 randomized trial ［J］. JAMA, 2006, 295 (13)：1519-1530.

［32］ Roffi M, Patrono C, Collet JP, et al. 2015 ESC Guidelines for the management of acute coronary syndromes in patients presenting without persistent ST-segment elevation：Task Force for the Management of Acute Coronary Syndromes in Patients Presenting without Persistent ST-Segment Elevation of the European Society of Cardiology (ESC) ［J］. Eur Heart J, 2016, 37 (3)：267-315.

［33］ 中华医学会心血管病学分会，中华心血管病杂志编辑部. 急性 ST 段抬高型心肌梗死诊断和治疗指南 ［J］. 中华心血管病杂志, 2015, 45 (5)：380-393.

［34］ 李和敏，刘爱英，李志恩，等. 急性心肌梗死患者静脉滴注单硝酸异山梨酯与硝酸甘油疗效比较 ［J］. 中国综合临床, 2004, 20 (5)：394-395.

［35］ 国家卫生计生委合理用药专家委员会，中国药师协会. 急性 ST 段抬高型心肌梗死溶栓治疗的合理用药指南 ［J/CD］. 中国医学前沿杂志：电子版, 2016, 8 (8)：25-41.

［36］ 中华中医药学会介入心脏病学专家委员会. 经皮冠状动脉介入治疗（PCI）术后胸痛中医诊疗专家共识 ［J］. 中医杂志, 2014, 55 (13)：1167-1170.

［37］ 陈鹏，程江涛，朱明军，等. 丹参酮Ⅱa 注射液联合益气复脉注射液对急性心肌梗死患者 PCI 术后心功能的影响 ［J］. 中华中医药杂志, 2017 (4)：1886-1888.

［38］ 李骁飞，张彩霞，刘玲玲，等. 注射用益气复脉治疗急性心肌梗死合并左心力衰竭 39 例临床研究 ［J］. 河北中医, 2016, 38 (2)：262-264.

［39］ 世界中医药学会联合会介入心脏病专业委员会，中华中医药学会介入心脏病学专家委员会，中国中西医结合学会心血管病专业委员会介入心脏病学组，等. 经皮冠状动脉介入治疗围手术期心肌损伤中医诊疗专家共识 ［J］. 中国中西医结合杂志, 2017, 37 (4)：389-393.

［40］ Shang H, Zhang Y, Yao C, et al. Qi-Shen-Yi-Qi Dripping Pills for the Secondary Prevention of Myocardial Infarction：A Randomised Clinical Trial ［J］. Evid Based Complement Alternat Med, 2013, 2013：738391.

［41］ 中华医学会心血管病分会，中华心血管病杂志编辑委员会. 急性心力衰竭诊断和治疗指南 ［J］. 中华心血管病杂志, 2010, 38 (3)：195-208.

［42］ 中华医学会心血管病分会，中华心血管病杂志编辑委员会. 中国心力衰竭诊断和治疗指南 2014 ［J］. 中华心血管病杂志, 2014, 42 (2)：98-122.

［43］ Januzzi JL, van Kimmenade R, Lainchbury J, et al. NT-proBNP testing for diagnosis and short-term prognosis in acute destabilized heart failure：an international pooled analysis of 1256 patients：the International Collaborative of NT-proBNP Study ［J］. Eur Heart J, 2006, 27 (3)：330-337.

［44］ Anwaruddin S, Lloyd-Jones DM, Baggish A, et al. Renal function, congestive heart failure, and amino-terminal pro-brain natriuretic peptide measurement：results from the ProBNP Investigation of Dyspnea in the Emergency Department (PRIDE) Study ［J］. Am Coll Cardiol, 2006, 47 (1)：91-97.

［45］ Hashim T, Sanam K, Revilla-Martinez M, et al. Clinical Characteristics and Outcomes of Intravenous Inotropic Therapy in Advanced Heart Failure ［J］. Circ Heart Fail, 2015, 8 (5)：880-886.

［46］ Ponikowski P, Voors AA, Anker SD, et al. 2016 ESC Guidelines for the diagnosis and treatment of acute and chronic heart failure：The Task Force for the diagnosis and treatment of acute and chronic heart failure of the European Society of Cardiology (ESC) Developed with the special contribution of the Heart Failure Association (HFA) of the ESC ［J］. Eur Heart J. 2016, 37 (27)：2129-2200.

［47］WRITING COMMITTEE MEMBERS, Yancy CW, Jessup M, et al. 2013 ACCF/AHA guideline for the management of heart failure：A report of the American College of Cardiology Foundation/American Heart Association Task Force on practice guidelines ［J］. Circulation, 2013, 128 （16）：e240-327.

［48］Mebazaa A, Yilmaz MB, Levy P, et al. Recommendations on pre-hospital & early hospital management of acute heart failure：a consensus paper from the Heart Failure Association of the European Society of Cardiology, the European Society of Emergency Medicine and the Society of Academic Emergency Medicine ［J］. Eur J Heart Fail, 2015, 17 （6）：544-558.

［49］Yancy CW, Jessup M, Bozkurt B, et al. 2016 ACC/AHA/HFSA Focused Update on New Pharmacological Therapy for Heart Failure：An Update of the 2013 ACCF/AHA Guideline for the Management of Heart Failure：A Report of the American College of Cardiology/American Heart Association Task Force on Clinical Practice Guidelines and the Heart Failure Society of America ［J］. J Am Coll Cardiol, 2016, 68 （13）：1476-1488.

［50］McMurray JJ, Packer M, Desai AS, et al. Angiotensin-neprilysin inhibition versus enalapril in heart failure ［J］. N Engl J Med, 2014, 371 （11）：993-1004.

［51］国家卫生计生委合理用药专家委员会, 中国药师协会. 心力衰竭合理用药指南 ［J/CD］. 中国医学前沿杂志（电子版）, 2016, 8 （9）：19-66.

［52］中国中西医结合学会心血管疾病专业委员会. 慢性心力衰竭中西医结合诊疗专家共识节选 ［J］. 中华医学信息导报, 2016, 31 （6）：14-15.

［53］王贤良, 马宁, 侯雅竹, 等. 注射用益气复脉（冻干）联合西药常规治疗慢性心力衰竭疗效的 Meta 分析 ［J］. 中医杂志. 2016, 57 （5）：391-395.

［54］安丽丽, 张新梅, 黄文正, 等. 注射用益气复脉联合重组人脑钠肽治疗老年冠心病慢性心力衰竭急性加重期效果观察 ［J］. 中国医学创新, 2017, 14 （5）：85-88.

［55］熊尧, 徐程, 陈嘉音, 等. 注射用益气复脉（冻干）治疗心力衰竭的 Meta 分析 ［J］. 沈阳药科大学学报, 2017 （5）：428-435.

［56］王拴虎, 毛静远, 侯雅竹, 等. 西药常规加用芪参益气滴丸治疗慢性心力衰竭随机对照试验的系统评价 ［J］. 中国中西医结合杂志, 2013, 33 （11）：1468-1475.

［57］国家药典委员会. 中华人民共和国药典临床用药须知：2010 年版 ［M］. 北京：中国医药科技出版社, 2011：218-219.

［58］抗菌药物临床应用指导原则. 卫医发 ［2004］285 号.

［59］中华医学会. 临床技术操作规范·心电生理和起搏分册 ［M］. 北京：人民军医出版社, 2009.

［60］中国生物医学工程学会心律分会, 中华医学会心血管病学分会. 胺碘酮抗心律失常治疗应用指南 （2008）. 中国心脏起搏与心电生理杂志, 2008, 22 （5）：377.

［61］中华医学会心血管病学分会, 中国生物医学工程学会心律分会, 中国医师协会循证医学专业委员会, 等. 心律失常紧急处理专家共识 ［J］. 中华心血管病杂志, 2013, 41 （5）：363-376.

［62］李瑾, 唐海沁, 李结华, 等. 稳心颗粒抗心律失常的 Meta 分析 ［J］. 中国循证心血管医学杂志, 2011, 3 （2）：84-89.

［63］Kirchhof P, Benussi S, Kotecha D, et al. 2016 ESC Guidelines for the management of atrial fibrillation developed in collaboration with EACTS ［J］. Eur Heart J, 2016, 37 （38）：2893-2962.

［64］European Heart Rhythm Association；European Association for Cardio-Thoracic Surgery, Camm AJ, et al. Guidelines for the management of atrial fibrillation：the Task Force for the Management of Atrial Fibrillation of the European Society of Cardiology （ESC） ［J］. Eur Heart J, 2010, 31

（19）：2369-2429.

［65］中国医师协会心律学专业委员会心房颤动防治专家工作委，中华医学会心电生理和起搏分会. 心房颤动：目前的认识和治疗建议-2015［J］. 中华心律失常学杂志，2015，19（5）：321-384.

［66］January CT, Wann LS, Alpert JS, et al. 2014 AHA/ACC/HRS guideline for the management of patients with atrial fibrillation：a report of the American College of Cardiology/American Heart Association Task Force on Practice Guidelines and the Heart Rhythm Society［J］. J Am Coll Cardiol, 2014, 64（21）：e1-76.

［67］Page RL, Joglar JA, Caldwell MA, et al. 2015 ACC/AHA/HRS Guideline for the Management of Adult Patients With Supraventricular Tachycardia：A Report of the American College of Cardiology/American Heart Association Task Force on Clinical Practice Guidelines and the Heart Rhythm Society［J］. Circulation, 2016, 133（14）：e506-574.

［68］Katritsis DG, Josephson ME. Differential diagnosis of regular, narrow-QRS tachycardias［J］. Heart Rhythm, 2015, 12（7）：1667-1676.

［69］Neumar RW, Otto CW, Link MS, et al. Part 8：adult advanced cardiovascular life support：2010 American Heart Association Guidelines for Cardiopulmonary Resuscitation and Emergency Cardiovascular Care［J］. Circulation, 2010, 122（18 Suppl 3）：S729-767.

［70］Chuang SF, Liao CC, Yeh CC, et al. Reduced risk of stroke in patients with cardiac arrhythmia receiving traditional Chinese medicine：A nationwide matched retrospective cohort study［J］. Complement Ther Med, 2016, 25：34-38.

［71］Brignole M, Auricchio A, Baron-Esquivias G, et al. 2013 ESC Guidelines on cardiac pacing and cardiac resynchronization therapy：the Task Force on cardiac pacing and resynchronization therapy of the European Society of Cardiology（ESC）. Developed in collaboration with the European Heart Rhythm Association（EHRA）［J］. Eur Heart J, 2013, 34（29）：2281-2329.

［72］抗菌药物临床应用管理办法. 卫生部令第84号.

［73］葛均波，徐永健. 内科学［M］8版. 北京：人民卫生出版社，2013.

［74］Nishimura RA, Otto CM, Bonow RO, et al. 2014 AHA/ACC guideline for the management of patients with valvular heart disease：a report of the American College of Cardiology/American Heart Association Task Force on Practice Guidelines［J］. J Am Coll Cardiol, 2014, 63（22）：e57-185.

［75］中华医学会心血管学分会，中华心血管病杂志编辑委员会. 肺动脉高压筛查诊断与治疗专家共识［J］. 中华心血管病杂志，2007，35（11）：979-987.

［76］McLaughlin VV, Archer SL, Badesch DB, et al. ACCF/AHA 2009 expert consensus document on pulmonary hypertension a report of the American College of Cardiology Foundation Task Force on Expert Consensus Documents and the American Heart Association developed in collaboration with the American College of Chest Physicians；American Thoracic Society, Inc.；and the Pulmonary Hypertension Association［J］. J Am Coll Cardiol, 2009, 53（17）：1573-1619.

［77］Galiè N, Hoeper MM, Humbert M, et al. Guidelines for the diagnosis and treatment of pulmonary hypertension：the Task Force for the Diagnosis and Treatment of Pulmonary Hypertension of the European Society of Cardiology（ESC）and the European Respiratory Society（ERS）, endorsed by the International Society of Heart and Lung Transplantation（ISHLT）［J］. Eur Heart J, 2009, 30（20）：2493-2537.

［78］Martin LG, Rundback JH, Wallace MJ, et al. Quality improvement guidelines for angiography, angioplasty, and stent placement for the diagnosis and treatment of renal artery stenosis in adults［J］. J Vasc Interv Radiol, 2010, 21（4）：421-430.

［79］ European Stroke Organisation, Tendera M, Aboyans V, et al. ESC Guidelines on the diagnosis and treatment of peripheral artery diseases: Document covering atherosclerotic disease of extracranial carotid and vertebral, mesenteric, renal, upper and lower extremity arteries: the Task Force on the Diagnosis and Treatment of Peripheral Artery Diseases of the European Society of Cardiology (ESC) ［J］. Eur Heart J, 2011, 32 (22): 2851-2906.

［80］ Anderson JL, Halperin JL, Albert NM, et al. Management of patients with peripheral artery disease (compilation of 2005 and 2011 ACCF/AHA guideline recommendations): a report of the American College of Cardiology Foundation/American Heart Association Task Force on Practice Guidelines ［J］. Circulation, 2013, 127 (13): 1425-1443.

［81］ Parikh SA, Shishehbor MH, Gray BH, et al. SCAI expert consensus statement for renal artery stenting appropriate use ［J］. Catheter Cardiovasc Interv, 2014, 84 (7): 1163-1171.

［82］ 动脉粥样硬化性肾动脉狭窄诊治中国专家建议（2010）写作组. 动脉粥样硬化性肾动脉狭窄诊治中国专家建议（2010）［J］. 中华老年医学杂志, 2010, 29 (4): 265-270.

［83］ Peng M, Jiang XJ, DongH, et al. Etiology of renal artery stenosis in 2047 patients: a single-center retrospective analysis during a 15-year period in China ［J］. J Hum Hypertens, 2016, 30 (2): 124-128.

［84］ 中国高血压防治指南起草委员会. 中国高血压防治指南（2005 年修订版）［M］. 北京：人民卫生出版社, 2006.

［85］ Authors/Task Force members, Elliott PM, Anastasakis A, et al. 2014 ESC Guidelines on diagnosis and management of hypertrophic cardiomyopathy: the Task Force for the Diagnosis and Management of Hypertrophic Cardiomyopathy of the European Society of Cardiology (ESC) ［J］. Eur Heart J, 2014, 35 (39): 2733-2779.

［86］ Gersh BJ, Maron BJ, Bonow RO, et al. 2011 ACCF/AHA guideline for the diagnosis and treatment of hypertrophic cardiomyopathy: executive summary: a report of the American College of Cardiology Foundation/American Heart Association Task Force on Practice Guidelines ［J］. Circulation, 2011, 124 (24): 2761-2796.

［87］ Klues HG, Schiffers A, Maron BJ. Phenotypic spectrum and patterns of left ventricular hypertrophy in hypertrophic cardiomyopathy: morphologic observations and significance as assessed by two-dimensional echocardiography in 600 patients ［J］. J Am Coll Cardiol, 1995, 26 (7): 1699-1708.

［88］ O'Hanlon R, Assomull RG, Prasad SK. Use of cardiovascular magnetic resonance for diagnosis and management in hypertrophic cardiomyopathy ［J］. Curr Cardiol Rep, 2007, 9 (1): 51-56.

［89］ 专家共识组. 肥厚型梗阻性心肌病室间隔心肌消融术中国专家共识 ［J］. 中国心血管病研究, 2012, 10 (1): 1-7.

［90］ Spirito P, Seidman CE, McKenna WJ, et al. The management of hypertrophic cardiomyopathy ［J］. N Engl J Med, 1997, 336 (11): 775-785.

［91］ Fifer MA, Vlahakes GJ. Management of symptoms in hypertrophic cardiomyopathy ［J］. Circulation, 2008, 117 (3): 429-439.

［92］ Stenson RE, Flamm MD Jr, Harrison DC, et al. Hypertrophic subaortic stenosis. Clinical and hemodynamic effects of long-term propranolol therapy ［J］. Am J Cardiol, 1973, 31 (6): 763-773.

［93］ Epstein SE, Rosing DR. Verapamil: its potential for causing serious complications in patients with hypertrophic cardiomyopathy ［J］. Circulation, 1981, 64 (3): 437-441.

［94］ Spicer RL, Rocchini AP, Crowley DC, et al. Hemodynamic effects of verapamil in children and adolescents with hypertrophic cardiomyopathy ［J］. Circulation, 1983, 67 (2): 413-420.

［95］ Rosing DR, Idänpään-Heikkilä U, Maron BJ, et al. Use of calciumchannel blocking drugs in hypertrophic cardiomyopathy ［J］. Am J Cardiol, 1985, 55（3）：185B-195B.

［96］ Toshima H, Koga Y, Nagata H, et al. Comparable effects of oral diltiazem and verapamil in the treatment of hypertrophic cardiomyopathy. Double-blind crossover study ［J］. Jpn Heart J, 1986, 27（5）：701-715.

［97］ Sherrid MV, Shetty A, Winson G, et al. Treatment of obstructive hypertrophic cardiomyopathy symptoms and gradient resistant to first-line therapy with beta-blockade or verapamil ［J］. Circ Heart Fail, 2013, 6（4）：694-702.

［98］ Olivotto I, Cecchi F, Casey SA, et al. Impact of atrial fibrillation on the clinical course of hypertrophic cardiomyopathy ［J］. Circulation, 2001, 104（21）：2517-2524.

［99］ 中华医学会心血管病学分会, 中华心血管病杂志编辑委员会, 中国心肌病诊断与治疗建议工作组. 心肌病诊断与治疗建议 ［J］. 中华心血管病杂志, 2007, 35（1）：5-16.

［100］ Ponikowski P, Voors AA, Anker SD, et al. 2016 ESC Guidelines for the Diagnosis and Treatment of Acute and Chronic Heart Failure. Rev Esp Cardiol（Engl Ed）, 2016, 69（12）：1167.

［101］ Baddour LM, Epstein AE, Erickson CC, et al. Update on cardiovascular implantable electronic device infections and their management：a scientific statement from the American Heart Association ［J］. Circulation, 2010, 121（3）：458-477.

［102］ 郭雷, 石磊. 三七总皂苷治疗冠心病心绞痛的研究进展 ［J］. 现代中西医结合杂志, 2010, 19（10）：1290-1292.

［103］ 蔡羚琴, 王晓湘. 银杏叶滴丸治疗老年冠心病心绞痛临床研究 ［J］. 河南中医, 2015, 35（8）：1802-1804.

［104］ 中国中西医结合学会心血管病专业委员会血脂与动脉粥样硬化学组. 动脉粥样硬化中西医结合诊疗专家共识 ［J］. 中国全科医学, 2017, 20（5）：507-511.

［105］ 李丽萍, 徐国良, 秦玲. 芪参益气滴丸治疗冠心病心绞痛有效性及安全性的 Meta 分析 ［J］. 中国中医急症, 2013, 22（11）：1873-1875.

［106］ Amsterdam EA, Wenger NK, Brindis RG, et al. 2014 AHA/ACC Guideline for the Management of Patients with Non-ST-Elevation Acute Coronary Syndromes：a report of the American College of Cardiology/American Heart Association Task Force on Practice Guidelines ［J］. J Am Coll Cardiol, 2014, 64（24）：e139-e228.

［107］ CURRENT-OASIS 7 Investigators, Mehta SR, Bassand JP, et al. Dose comparisons of clopidogrel and aspirin in acute coronary syndromes ［J］. N Engl J Med, 2010, 363（10）：930-942.

［108］ Wallentin L, Becker RC, Budaj A, et al. Ticagrelor versus clopidogrel in patients with acute coronary syndromes ［J］. N Engl J Med, 2009, 361（11）：1045-1057.

［109］ Fifth Organization to Assess strategies in Acute Ischemic syndromes Investigators, Yusuf S, Mehta SR, et al. Comparison of fondaparinux and enoxaparin in acute coronary syndromes ［J］. N Engl J Med, 2006, 354（14）：1464-1476.

［110］ 中国医师协会心血管内科分会先心病工作委员会. 常见先天性心脏病介入治疗中国专家共识 三、动脉导管未闭的介入治疗 ［J］. 介入放射学杂志, 2011, 20（3）：172-176.

［111］ 中国医师协会心血管内科分会先心病工作委员会. 常见先天性心脏病介入治疗中国专家共识 一、房间隔缺损介入治疗 ［J］. 介入放射学杂志, 2011, 20（1）：3-9.

［112］ 中国医师协会心血管内科分会先心病工作委员会. 常见先天性心脏病介入治疗中国专家共识 二、室间隔缺损介入治疗 ［J］. 2011, 20（2）：87-92.

附录 1

急性心肌梗死临床路径病案质量监控表单

1. 进入临床路径标准

急性非 ST 段抬高型心肌梗死（ICD-10：I21.4）

急性 ST 段抬高型心肌梗死（ICD-10：I21.0~I21.3）

2. 病案质量监控表

监控重点／监控项目／住院时间		评估要点	监控内容	分数	减分理由	备注
病案首页		主要诊断名称及编码	急性非 ST 段抬高型心肌梗死（ICD-10：I21.4） 急性 ST 段抬高型心肌梗死（ICD-10：I21.0~I21.3）	5□ 4□ 3□ 1□ 0□		
		主要手术名称及编码	冠状动脉内支架植入术（ICD-9-CM-3：36.06/36.07）			
		其他诊断名称及编码	无遗漏，编码准确			
		其他项目	内容完整、准确、无遗漏	5□ 4□ 3□ 1□ 0□		
住院第 1 天	入院记录	主诉	简明扼要的提炼主要症状和体征	5□ 4□ 3□ 1□ 0□		入院24小时内完成
		现病史 主要症状	是否描述主要症状胸痛，并重点描述： 1. 发病诱因：运动或激动等 2. 起病急缓 3. 按时间顺序对胸痛进行描述。发生时间、部位、性质、程度、放射部位、持续时间、频率、一定时间段内发作的次数等 4. 口含硝酸甘油是否可以缓解	5□ 4□ 3□ 1□ 0□		
		病情演变过程	是否描述主要症状的演变过程如： 1. 胸痛发作频率、持续时间、严重程度的变化 2. 缓解方式的变化或已经不能缓解 3. 发作诱因的变化	5□ 4□ 3□ 1□ 0□		

续　表

监控重点 住院时间　　监控项目		评估要点	监控内容	分数	减分 理由	备注
		其他 伴随 症状	是否记录伴随症状如：心悸、胸闷、晕厥、出汗、呼吸困难、恶心、呕吐、咳嗽、咳痰等	5□ 4□ 3□ 1□ 0□		
		院外 诊疗 过程	是否记录诊断、治疗情况，特别是急诊科的治疗情况如： 1. 是否诊断过"冠心病"或"心绞痛"或诊断为其他疾病 2. 是否做过心电图、心肌酶检查，检查的时间，结果是否正常 3. 是否有药物治疗，用药物的时间、剂量、使用方法及效果 4. 是否行急诊冠脉造影及血运重建（直接 PCI 或急诊 CABG） 5. 急诊科的治疗情况	5□ 4□ 3□ 1□ 0□		
		既往史 个人史 家族史	是否按照病历书写规范记录，并重点记录： 1. 高血压、糖尿病、高脂血症 2. 吸烟史、饮酒史、饮食习惯 3. 家族相似疾病	5□ 4□ 3□ 1□ 0□		
		体格 检查	是否按照病历书写规范记录，并记录重要体征，无遗漏，如： 1. 体型 2. 血压、心率、心律 3. 心尖部收缩期杂音 4. 第四或第三心音奔马律	5□ 4□ 3□ 1□ 0□		
		辅助 检查	是否记录辅助检查结果，如： 1. 心电图 2. 心肌损伤标志物 3. 冠脉造影结果	5□ 4□ 3□ 1□ 0□		
	首次 病程 记录	病例 特点	是否简明扼要，重点突出，无遗漏： 1. 存在易患因素 2. 可有诱因或发作时的状态 3. 胸痛发作的特点 4. 伴随症状 5. 体格检查，包括阳性或阴性体征 6. 院外治疗效果 7. 心电图和心肌损伤标志物结果 8. 其他疾病史	5□ 4□ 3□ 1□ 0□		

续　表

住院时间　监控重点　监控项目		评估要点	监控内容	分数	减分理由	备注
		初步诊断	第一诊断为： 急性非 ST 段抬高型心肌梗死（ICD-10：I21.4） 急性 ST 段抬高型心肌梗死（ICD-10：I21.0~I21.3）	5□ 4□ 3□ 1□ 0□		
		诊断依据	是否充分、分析合理： 心肌损伤标志物（主要是肌钙蛋白）增高，至少超过 99% 参考值上限，并至少伴有下列一项心肌缺血指标者即可诊断： 1. 典型缺血症状（缺血性胸痛>30 分钟，含服硝酸甘油不缓解，伴出汗、恶心呕吐、面色苍白） 2. 心电图变化提示有新的心肌缺血，即新的 ST-T 动态演变，或左束支传导阻滞（LBBB），心电图病理性 Q 波形成 3. 影像学证据显示有新发生的局部室壁运动异常 4. 冠脉造影证实冠状动脉内有血栓	5□ 4□ 3□ 1□ 0□		
		鉴别诊断	是否根据病例特点与下列疾病鉴别：急性心包炎、主动脉夹层、急性肺栓塞等	5□ 4□ 3□ 1□ 0□		
		诊疗计划	是否全面并具有个性化： 1. 危险度分层 2. 心电监护、吸氧（SO_2<95%）及一般治疗 3. 冠脉血运重建治疗：本患者选择溶栓治疗、经皮冠状动脉介入治疗（PCI）或冠状动脉旁路移植术（CABG）的理由以及实施的时机 4. 药物治疗：抗心肌缺血药物、抗血小板药物、抗凝药物、调脂药物、抗心衰治疗 5. 是否需要主动脉内球囊反搏术 6. 本患者需要改善的不良生活方式，需要控制的危险因素，以及具体措施 7. 是否完成并记录必需的检查项目： （1）血常规+血型、尿常规+酮体、大便常规+潜血	5□ 4□ 3□ 1□ 0□		

监控重点 监控项目 住院时间		评估要点	监控内容	分数	减分理由	备注
			（2）肝功能、肾功能、电解质、血脂、血糖（空腹和餐后 2 小时）、DIC 全套、CRP、proBNP、动脉血气分析、甲功三项、AA+ADP 诱导的血小板聚集率 （3）心肌酶及心肌坏死标志物 （4）胸部 X 线片、心电图、床旁超声心动图、床旁心电监测 8. 根据患者病情进行的检查项目：冠脉造影、CTA、MRI、同位素、B 超、肝炎系列等			
		上级医师查房记录	是否有重点内容并结合本病例： 1. 补充病史和查体 2. 诊断、鉴别诊断分析 3. 确定危险度分层 4. 病情评估和预后评估 5. 治疗方案分析，提出诊疗意见，如 PCI 或 CABG 6. 提示需要观察和注意的内容	5□ 4□ 3□ 1□ 0□		
	病程记录	住院医师查房记录	是否记录、分析全面： 1. 胸痛等症状和体征的变化，监测血压、心率、尿量、呼吸、药物反应等情况 2. 有无心电图变化，检查有无血红蛋白下降及心肌损伤标志物升高 3. 如果已经行 PCI，则观察穿刺点及周围情况 4. 药物治疗措施：如阿司匹林、氯吡格雷、肝素、β 受体阻滞剂、硝酸酯类、钙离子拮抗剂、他汀类药物等 5. 分析：辅助检查结果、治疗方案、病情及评估、预后评估等 6. 记录：上级医师查房意见的执行情况；患者及家属意见，以及医师的解释内容 7. 签署病情、PCI 知情同意书（必要时）等 8. 如行 PCI 书写操作记录	5□ 4□ 3□ 1□ 0□		

续　表

监控重点 监控项目 住院时间	评估要点	监控内容	分数	减分理由	备注
操作记录	术者记录	是否记录 1. 自然项目（非另页书写可略） 2. 操作名称 3. 操作时间 4. 操作步骤 5. 操作结果 6. 患者一般情况 7. 操作过程是否顺利，有无不良反应 8. 术后注意事项及是否向患者说明 9. 如有麻醉，记录麻醉情况并有麻醉师签名 10. 操作者签名及时间	5□ 4□ 3□ 1□ 0□		
住院期间 病程记录	住院医师查房记录	是否记录、分析如下内容： 1. 胸痛等症状和体征的变化，监测血压、心率、尿量、呼吸、药物反应等情况 2. 有无心电图变化，检查有无血红蛋白下降及心肌损伤标志物升高 3. 如果已经行 PCI，则观察穿刺点及周围情况 4. 核查辅助检查的结果是否有异常 5. 病情评估 6. 调整治疗分析 7. 上级医师意见执行情况 8. 对患者的宣教情况 9. 转出 CCU 时书写转出记录	5□ 4□ 3□ 1□ 0□		转出24小时内完成
	上级医师查房记录	是否记录： 1. 病情评估，疗效评估、评价心功能 2. 修订诊疗方案 3. 疾病、诊断、治疗新进展 4. 有无手术并发症，如继发感染、药物不良反应等 5. 补充、更改诊断分析和确定诊断分析 6. 确定患者是否可以转出 CCU	5□ 4□ 3□ 1□ 0□		
转出记录	住院医师查房记录	是否记录： 1. 自然项目患者姓名、性别、年龄 2. 入院日期 3. 转出日期 4. 主诉 5. 入院情况 6. 入院诊断	5□ 4□ 3□ 1□ 0□		

监控重点 监控项目 住院时间		评估要点	监控内容	分数	减分理由	备注
			7. 诊疗经过 8. 目前情况 9. 目前诊断 10. 转出科室 11. 转科目的 12. 注意事项 13. 医师签名			
住院第 4~6 天（普通病房第 1~3 天）	病程记录	住院医师查房记录	是否记录、分析： 1. 病情评估、主要症状、体征的变化 2. 记录穿刺点情况 3. 记录心电图、心肌损伤标志物 4. 调整治疗分析 5. 上级医师意见执行情况	5□ 4□ 3□ 1□ 0□		
		上级医师查房记录	是否记录： 1. 病情评估，心功能和治疗效果评估 2. 确定下一步治疗方案 3. 维持原有治疗或调整药物、提示注意药物不良反应	5□ 4□ 3□ 1□ 0□		
	转入记录	住院医师查房记录	是否记录： 1. 自然项目患者姓名、性别、年龄 2. 入院时间 3. 转入时间 4. 主诉 5. 入院情况 6. 入院诊断 7. 诊疗经过 8. 目前情况 9. 目前诊断 10. 转入科室 11. 转科目的 12. 治疗计划 13. 医师签名	5□ 4□ 3□ 1□ 0□		
住院第 7~9 天出院前 1~3 日	病程记录	住院医师查房记录	是否记录、分析： 1. 目前症状体征情况，穿刺点情况，合并症、并发症的情况，心电图等检查情况 2. 病情评估及疗效评估 3. 目前的治疗情况 4. 分析是否符合出院标准 5. 出院后的治疗方案 6. 出院后注意事项	5□ 4□ 3□ 1□ 0□		

续 表

监控重点 住院时间	监控项目	评估要点	监控内容	分数	减分理由	备注
住院第8~14天（出院当日）	上级医师查房记录		是否记录、分析： 1. 诊疗、心功能评估 2. 预期目标完成情况 3. 再次血运重建治疗评估，包括 PCI、CABG，完成择期 PCI 4. 确定符合出院标准 出院后治疗方案	5□ 4□ 3□ 1□ 0□		
	病程记录	住院医师查房记录	是否记录： 1. 目前症状及体征 2. 辅助检查指标正常与否 3. 目前主要治疗情况 4. 向患者交代出院后注意事项 5. 二级预防方案，康复和宣教	5□ 4□ 3□ 1□ 0□		
	出院记录		记录是否齐全，重要内容无遗漏，如： 1. 入院情况 2. 诊疗经过：麻醉、手术方式；术中特殊情况及处理；术后并发症等 3. 出院情况：症状体征、功能恢复、切口愈合情况及病理结果等 4. 出院医嘱：出院带药需写明药物名称、用量、服用方法，需要调整的药物要注明调整的方法；出院后患者需要注意的事项；门诊复查时间及项目等	5□ 4□ 3□ 1□ 0□		
	特殊检查、特殊治疗同意书的医学文书		内容包括自然项目（非另页书写时可以不写）、特殊检查、特殊治疗项目名称、目的、可能出现的并发症及风险、患者或家属签署是否同意检查或治疗、患者签名、医师签名等	5□ 4□ 3□ 1□ 0□		
	病危（重）通知书		自然项目（非另页书写时可以不写）、目前诊断、病情危重情况，患方签名、医师签名并填写日期	5□ 4□ 3□ 1□ 0□		

续 表

住院时间 / 监控重点 / 监控项目		评估要点	监控内容	分数	减分理由	备注
医嘱	长期医嘱	住院第1天	监护室一级护理 心电血压监护 卧床 吸氧 记24h尿量 饮食：根据患者情况 测血糖（糖尿病患者） 阿司匹林 100mg qd 氯吡格雷 75mg qd 或替格瑞洛 90mg bid 低分子肝素 40mg 皮下注射 q12h 他汀类药物 β受体阻滞剂及 ACEI，根据病情，尽早使用 患者既往疾病基础用药 心肌梗死患者健康教育	5□ 4□ 3□ 1□ 0□		
		住院第2~3天 （CCU第2~3日）	一级护理或特级护理 卧床或床旁活动 半流食或低盐低脂普食 重症监护 保持大便通畅 药物治疗同前			
		住院第4~6天 （普通病房第1~3天）	二级护理 床旁活动 低盐低脂普食 药物治疗同前，根据情况调整			
		住院第7~9天 出院前1~3日	二级护理 室内或室外活动 低盐低脂普食 药物治疗同前，根据情况调整			
	临时医嘱	住院第1天	阿司匹林 600mg po st 氯吡格雷 600mg po st 或替格瑞洛 180mg po 大分子肝素 50U/kg，iv 冠脉介入手术 备皮 血常规、尿常规、粪常规+隐血 肝功能、肾功能、电解质、血脂、血糖（空腹和餐后2小时）、DIC全套、CRP、proBNP、动脉血气分析、甲功三项、肿瘤全套、AA+ADP诱导的血小板聚集率 心梗一套、心肌酶谱 胸部X线片、心电图、床旁心超、床旁动态心电图			

续　表

住院时间 监控重点 监控项目		评估要点	监控内容	分数	减分理由	备注
		住院第2~3天（CCU第2~3日）	心电图心肌损伤标志物			
		住院第4~6天（普通病房第1~3天）	心电图心肌损伤标志物			
		住院第7~9天出院前1~3日	心电图、超声心动图、胸片血常规、尿常规、大便常规肝肾功能、电解质、凝血功能			
	出院日	出院医嘱	改善生活方式低盐低脂普食适当运动控制高血压、高血脂、糖尿病等危险因素定期复查出院带药：β受体阻滞剂、ACEI、硝酸酯类药物、阿司匹林、他汀类药物、钙拮抗剂（根据情况）			
一般书写规范		各项内容	完整、准确、清晰、签字	5□4□3□1□0□		
变异情况		变异条件及原因	是否记录：1. 冠脉造影后转外科行急诊冠状动脉旁路移植术2. 等待二次PCI或择期冠状动脉旁路移植术3. 有合并症或病情危重不能出ICU或不能出院4. 出现严重并发症	5□4□3□1□0□		

附录 2

制定/修订《临床路径释义》的基本方法与程序

曾宪涛　蔡广研　陈香美　陈新石　葛立宏　高润霖　顾　晋　韩德民
贺大林　胡盛寿　黄晓军　霍　勇　李单青　林丽开　母义明　钱家鸣
任学群　申昆玲　石远凯　孙　琳　田　伟　王　杉　王行环　王宁利
王拥军　邢小平　徐英春　鱼　锋　张力伟　郑　捷　郎景和

中华人民共和国国家卫生和计划生育委员会采纳的临床路径（Clinical pathway）定义为针对某一疾病建立的一套标准化治疗模式与诊疗程序，以循证医学证据和指南为指导来促进治疗和疾病管理的方法，最终起到规范医疗行为，减少变异，降低成本，提高质量的作用。世界卫生组织（WHO）指出临床路径也应当是在循证医学方法指导下研发制定，其基本思路是结合诊疗实践的需求，提出关键问题，寻找每个关键问题的证据并给予评价，结合卫生经济学因素等，进行证据的整合，诊疗方案中的关键证据，通过专家委员会集体讨论，形成共识。可以看出，遵循循证医学是制定/修订临床路径的关键途径。

临床路径在我国已推行多年，但收效不甚理想。当前，在我国推广临床路径仍有一定难度，主要是因为缺少系统的方法论指导和医护人员循证医学理念薄弱[1]。此外，我国实施临床路径的医院数量少，地域分布不平衡，进入临床路径的病种数量相对较少，病种较单一；临床路径实施的持续时间较短[2]，各学科的临床路径实施情况也参差不齐。英国国家与卫生保健研究所（NICE）制定临床路径的循证方法学中明确指出要定期检索证据以确定是否有必要进行更新，要根据惯用流程和方法对临床路径进行更新。我国三级综合医院评审标准实施细则（2013 年版）中亦指出"根据卫生部《临床技术操作规范》《临床诊疗指南》《临床

路径管理指导原则（试行）》和卫生部各病种临床路径，遵循循证医学原则，结合本院实际筛选病种，制定本院临床路径实施方案"。我国医疗资源、医疗领域人才分布不均衡[3]，并且临床路径存在修订不及时和篇幅限制的问题，因此依照国家卫生和计划生育委员会颁发的临床路径为蓝本，采用循证医学的思路与方法，进行临床路径的释义能够为有效推广普及临床路径、适时优化临床路径起到至关重要的作用。

基于上述实际情况，为规范《临床路径释义》制定/修订的基本方法与程序，本团队使用循证医学[4]的思路与方法，参考循证临床实践的制定/修订的方法[5]制定本共识。

一、总则

1. 使用对象：本《制定/修订〈临床路径释义〉的基本方法与程序》适用于临床路径释义制定/修订的领导者、临床路径的管理参加者、评审者、所有关注临床路径制定/修订者，以及实际制定临床路径实施方案的人员。

2. 临床路径释义的定义：临床路径释义应是以国家卫生和计划生育委员会颁发的临床路径为蓝本，克服其篇幅有限和不能及时更新的不足，结合最新的循证医学证据和更新的临床实践指南，对临床路径进行解读；同时在此基础上，制定出独立的医师表单、护士表单、患者表单、临床药师表单，从而达到推广和不断优化临床路径的目的。

3. 制定/修订必须采用的方法：制定/修订临床路径释义必须使用循证医学的原理及方法，更要结合我国的国情，注重应用我国本土的医学资料，整个过程避免偏倚，符合便于临床使用的需求。所有进入临床路径释义的内容均应基于对现有证据通过循证评价形成的证据以及对各种可选的干预方式进行利弊评价之后提出的最优指导意见。

4. 最终形成释义的要求：通过提供明晰的制定/修订程序，保证制定/修订临床路径释义的流程化、标准化，保证所有发布释义的规范性、时效性、可信性、可用性和可及性。

5. 临床路径释义的管理：所有临床路径的释义工作均由卫生和计划生育委员会相关部门统一管理，并委托相关学会、出版社进行制定/修订，涉及申报、备案、撰写、表决、发布、试用反馈、实施后评价等环节。

二、制定/修订的程序及方法

1. 启动与规划：临床路径释义制定/修订前应得到国家相关管理部门的授权。被授权单位应对已有资源进行评估，并明确制定/修订的目的、资金来源、使用者、受益者及时间安排等问题。应组建统一的指导委员会，并按照学科领域组建制定/修订指导专家委员会，确定首席专家及所属学科领域各病种的组长、编写秘书等。

2. 组建编写工作组：指导委员会应由国家相关管理部门的领导、临床路径所涉及的各个学科领域的专家、医学相关行业学会的领导、卫生经济学领域专家、循证医学领域专家、期刊编辑与传播领域专家、出版社领导、病案管理专家、信息部门专家、医院管理者等构成。按照学科组建编写工作小组，编写小组由首席专家、组长、编写秘书等人员组成，首席专家应由该学科领域具有权威性与号召力的专家担任，负责总体的设计和指导，并具体领导工作的开展。应为首席专家配备 1~2 名编写秘书，负责整个制定/修订过程的联络工作。按照领域疾病具体病种来遴选组长，再由组长遴选参与制定/修订的专家及秘书。例如，以消化系统疾病的临床路径释义为例，选定首席专家及编写秘书后，再分别确定肝硬化腹水临床路径释义、胆总管结石临床路径释义、胃十二指肠临床路径释义等的组长及组员。建议组

员尽量是由具有丰富临床经验的年富力强的且具有较高编写水平及写作经验的一线临床专家组成。

3. 召开专题培训：制定/修订工作小组成立后，在开展释义制定/修订工作前，就流程及管理原则、意见征询反馈的流程、发布的注意事项、推广和实施后结局（效果）评价等方面，对工作小组全体成员进行专题培训。

4. 确定需要进行释义的位点：针对国家正式发布的临床路径，由各个专家组根据各级医疗机构的理解情况、需要进一步解释的知识点、当前相关临床研究及临床实践指南的进展进行讨论，确定需要进行释义的位点。

5. 证据的检索与重组：对于固定的知识点，如补充解释诊断的内容可以直接按照教科书、指南进行释义。诊断依据、治疗方案等内容，则需要检索行业指南、循证医学证据进行释义。与循证临床实践指南[5]类似，其证据检索是一个"从高到低"的逐级检索的过程。即从方法学质量高的证据向方法学质量低的证据的逐级检索。首先检索临床实践指南、系统评价/Meta 分析、卫生技术评估、卫生经济学研究。如果有指南、系统评价/Meta 分析则直接作为释义的证据。如果没有，则进一步检索是否有相关的随机对照试验（RCT），再通过 RCT 系统评价/Meta 分析的方法形成证据体作为证据。除临床大数据研究或因客观原因不能设计为 RCT 和诊断准确性试验外，不建议选择非随机对照试验作为释义的证据。

6. 证据的评价：若有质量较高、权威性较好的临床实践指南，则直接使用指南的内容；指南未涵盖的使用系统评价/Meta 分析、卫生技术评估及药物经济学研究证据作为补充。若无指南或指南未更新，则主要使用系统评价/Meta 分析、卫生技术评估及药物经济学研究作为证据。此处需注意系统评价/Meta 分析、卫生技术评估是否需要更新或重新制作，以及有无临床大数据研究的结果。需要采用 AGREE Ⅱ工具[5]对临床实践指南的方法学质量进行评估，使用 AMSTAR 工具或 ROBIS 工具评价系统评价/Meta 分析的方法学质量[6-7]，使用 Cochrane 风险偏倚评估工具评价 RCT 的

方法学质量[7]，采用 QUADAS-2 工具评价诊断准确性试验的方法学质量[8]，采用 NICE 清单、SIGN 清单或 CASP 清单评价药物经济学研究的方法学质量[9]。

证据质量等级及推荐级别建议采用 GRADE 方法学体系或牛津大学循证医学中心（Oxford Centre for Evidence-Based Medicine，OCEBM）制定推出的证据评价和推荐强度体系[5]进行评价，亦可由临床路径释义编写工作组依据 OCEBM 标准结合实际情况进行修订并采用修订的标准。为确保整体工作的一致性和完整性，对于质量较高、权威性较好的临床实践指南，若其采用的证据质量等级及推荐级别与释义工作组相同，则直接使用；若不同，则重新进行评价。应优先选用基于我国人群的研究作为证据；若非基于我国人群的研究，在进行证据评价和推荐分级时，应由编写专家组制定适用性评价的标准，并依此进行证据的适用性评价。

7. 利益冲突说明：WHO 对利益冲突的定义为："任何可能或被认为会影响到专家提供给 WHO 建议的客观性和独立性的利益，会潜在地破坏或对 WHO 工作起负面作用的情况。"因此，其就是可能被认为会影响专家履行职责的任何利益。

因此，参考国际经验并结合国内情况，所有参与制定/修订的专家都必须声明与《临床路径释义》有关的利益关系。对利益冲突的声明，需要做到编写工作组全体成员被要求公开主要经济利益冲突（如收受资金以与相关产业协商）和主要学术利益冲突（如与推荐意见密切相关的原始资料的发表）。主要经济利益冲突的操作定义包括咨询服务、顾问委员会成员以及类似产业。主要学术利益冲突的操作定义包括与推荐意见直接相关的原始研究和同行评议基金的来源（政府、非营利组织）。工作小组的负责人应无重大的利益冲突。《临床路径释义》制定/修订过程中认为应对一些重大的冲突进行管理，相关措施包括对相关人员要求更为频繁的对公开信息进行更新，并且取消与冲突有关的各项活动。有重大利益冲突的相关人员，将不参与就推荐意见方向或强度进行制定的终审会议，亦不对存在利益冲突的推荐意见进行投票，但可参与讨论并就证据的解

释提供他们的意见。

8. 研发相关表单：因临床路径表单主要针对医师，而整个临床路径的活动是由医师、护师、患者、药师和检验医师共同完成的。因此，需要由医师、护师和方法学家共同制定/修订医师表单、护士表单和患者表单，由医师、药师和方法学家共同制定/修订临床药师表单。

9. 形成初稿：在上述基础上，按照具体疾病的情况形成初稿，再汇总全部初稿形成总稿。初稿汇总后，进行相互审阅，并按照审阅意见进行修改。

10. 发布/出版：修改完成，形成最终的文稿，通过网站进行分享，或集结成专著出版发行。

11. 更新：修订《临床路径释义》可借鉴医院管理的 PDSA 循环原理［计划（plan），实施（do），学习（study）和处置（action）］对证据进行不断的评估和修订。因此，发布/出版后，各个编写小组应关注研究进展、读者反馈信息，适时的进行《临床路径释义》的更新。更新/修订包括对知识点的增删、框架的调改等。

三、编制说明

在制/修订临床路径释义的同时，应起草《编制说明》，其内容应包括工作简况和制定/修订原则两大部分。

1. 工作简况：包括任务来源、经费来源、协作单位、主要工作过程、主要起草人及其所做工作等。

2. 制定/修订原则：包括以下内容：（1）文献检索策略、信息资源、检索内容及检索结果；（2）文献纳入、排除标准，论文质量评价表；（3）专家共识会议法的实施过程；（4）初稿征求意见的处理过程和依据：通过信函形式、发布平台、专家会议进行意见征询；（5）制/修订小组应认真研究反馈意见，完成意见汇总，并对征询意见稿进行修改、完善，形成终稿；（6）上一版临床路径释义发布后试行的结果：对改变临床实践及临床路径执行的情况，患者层次、实施者层次和组织者层次的评价，以及药物经济学评价等。

参考文献

[1] 于秋红, 白水平, 栾玉杰, 等. 我国临床路径相关研究的文献回顾 [J]. 护理学杂志, 2010, 25 (12): 85 - 87. DOI: 10.3870/hlxzz.2010.12.085.

[2] 陶红兵, 刘鹏珍, 梁婧, 等. 实施临床路径的医院概况及其成因分析 [J]. 中国医院管理, 2010, 30 (2): 28 - 30. DOI: 10.3969/j.issn.1001-5329.2010.02.013.

[3] 彭明强. 临床路径的国内外研究进展 [J]. 中国循证医学杂志, 2012, 12 (6): 626-630. DOI: 10.3969/j.issn.1672-2531.2010.06.003.

[4] 曾宪涛. 再谈循证医学 [J]. 武警医学, 2016, 27 (7): 649-654. DOI: 10.3969/j.issn.1004-3594.2016.07.001.

[5] 王行环. 循证临床实践指南的研发与评价 [M]. 北京: 中国协和医科大学出版社, 2016.1-188.

[6] Whiting P, Savović J, Higgins JP, et al. ROBIS: A new tool to assess risk of bias in systematic reviews was developed [J]. J Clin Epidemiol, 2016, 69: 225 - 234. DOI: 10.1016/j.jclinepi.2015.06.005.

[7] 曾宪涛, 任学群. 应用 STATA 做 Meta 分析 [M]. 北京: 中国协和医科大学出版社, 2017: 17-24.

[8] 邬兰, 张永, 曾宪涛. QUADAS-2 在诊断准确性研究的质量评价工具中的应用 [J]. 湖北医药学院学报, 2013, 32 (3): 201 - 208. DOI: 10.10.7543/J.ISSN.1006-9674.2013.03.004.

[9] 桂裕亮, 韩晟, 曾宪涛, 等. 卫生经济学评价研究方法学治疗评价工具简介 [J]. 河南大学学报 (医学版), 2017, 36 (2): 129 - 132. DOI: 10.15991/j.cnki.41-1361/r.2017.02.010.

DOI: 10.3760/cma.j.issn.0376-2491.2017.40.004

基金项目: 国家重点研发计划专项基金 (2016YFC0106300)

作者单位: 430071 武汉大学中南医院泌尿外科循证与转化医学中心 (曾宪涛、王行环); 解放军总医院肾内科 (蔡广研、陈香美), 内分泌科 (母义明); 《中华医学杂志》编辑部 (陈新石); 北京大学口腔医学院 (葛立宏); 中国医学科学院阜外医院 (高润霖、胡盛寿); 北京大学首钢医院 (顾晋); 首都医科大学附属北京同仁医院耳鼻咽喉头颈外科 (韩德民), 眼科中心 (王宁利); 西安交通大学第一附属医院泌尿外科 (贺大林); 北京大学人民医院血液科 (黄晓军), 胃肠外科 (王杉); 北京大学第一医院心血管内科 (霍勇); 中国医学科学院北京协和医院胸外科 (李单青), 消化内科 (钱家鸣), 内分泌科 (邢小平), 检验科 (徐英春), 妇产科 (郎景和); 中国协和医科大学出版社临床规范诊疗编辑部 (林丽开); 河南大学淮河医院普通外科 (任学群); 首都医科大学附属北京儿童医院 (申昆玲、孙琳); 中国医学科学院肿瘤医院 (石远凯); 北京积水潭医院脊柱外科 (田伟、鱼锋); 首都医科大学附属北京天坛医院 (王拥军、张力伟); 上海交通大学医学院附属瑞金医院皮肤科 (郑捷)

通信作者: 郎景和, Email: langjh@hotmil.com